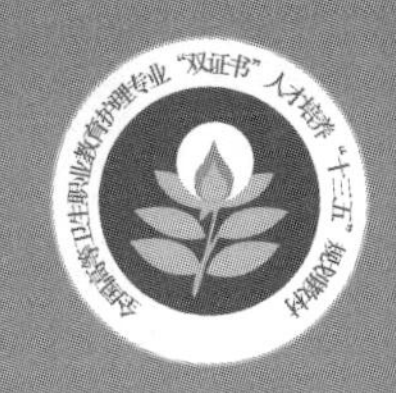

全国高等卫生职业教育护理专业
“双证书”人才培养“十三五”规划教材

供护理、助产等专业使用

妇产科护理技术(第2版)

(含实训)

主　编　谭文绮　于　蕾　姚月荣

副主编　刘　丹　方丽霖　靳　晶　王　芬

编　者　(以姓氏笔画为序)

于　蕾　枣庄科技职业学院

马　梅　铁岭卫生职业学院

王　芬　湖北职业技术学院

王　晶　锡林郭勒职业学院

方丽霖　江西卫生职业学院

刘　丹　铁岭卫生职业学院

姚月荣　盘锦职业技术学院

靳　晶　内蒙古医科大学护理学院

谭文绮　广州医科大学卫生职业技术学院

華中科技大學出版社
http://www.hustp.com
中国·武汉

内容简介

本书为全国高等卫生职业教育护理专业“双证书”人才培养“十三五”规划教材。

本书由十九个项目和十三个实训组成。其中，实训部分内容包括女性骨盆、孕期腹部检查、骨盆外测量、正常分娩的护理、产褥期会阴护理、妇科检查、放置(取出)宫内节育器手术的护理、人工流产术的护理、经腹输卵管结扎术的护理、阴道冲洗、会阴湿热敷、阴道或宫颈上药和会阴切开缝合术的护理。

本书主要供高职高专护理、助产等专业学生使用，也可供其他层次护理、助产等专业的学生、教师和临床护理工作者参考。

图书在版编目(CIP)数据

妇产科护理技术/谭文绮，于蕾，姚月荣主编. —2版. —武汉：华中科技大学出版社，2015.5
全国高等卫生职业教育护理专业“双证书”人才培养“十三五”规划教材
ISBN 978-7-5680-0934-8

Ⅰ.①妇… Ⅱ.①谭… ②于… ③姚… Ⅲ.①妇产科学-护理学-高等职业教育-教材 Ⅳ.①R473.71

中国版本图书馆CIP数据核字(2015)第120068号

妇产科护理技术(第2版) 谭文绮 于 蕾 姚月荣 主编

策划编辑：居 颖
责任编辑：叶丽萍
封面设计：范翠璇
责任校对：邹 东
责任监印：周治超
出版发行：华中科技大学出版社(中国·武汉)
武昌喻家山 邮编：430074 电话：(027)81321913
录 排：华中科技大学惠友文印中心
印 刷：武汉华工鑫宏印务有限公司
开 本：787mm×1092mm 1/16
印 张：25
字 数：617千字
版 次：2012年6月第1版 2017年12月第2版第4次印刷
定 价：59.80元

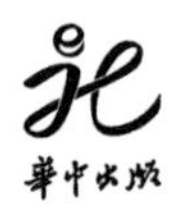

全国高等卫生职业教育护理专业“双证书”人才培养“十三五”规划教材编委会

总序

preface

世界职业教育发展的经验和我国职业教育发展的历程都表明，职业教育是提高国家核心竞争力的要素之一。近年来，我国高等职业教育发展迅猛，成为我国高等教育的重要组成部分，与此同时，作为高等职业教育重要组成部分的高等卫生职业教育的发展也取得了巨大成就，为国家输送了大批高素质技能型、应用型医疗卫生人才。截至 2010 年底，我国各类医药卫生类高职高专院校已达 343 所，年招生规模超过 24 万人，在校生 78 万余人。

医药卫生体制的改革要求高等卫生职业教育也应顺应形势调整目标，根据医学发展整体化的趋势，医疗卫生系统需要全方位、多层次、各种专业的医学专门人才。护理专业与临床医学专业互为羽翼，在维护人民群众身体健康、提高生存质量等方面起到了不可替代的作用。当前，我国正处于经济、社会发展的关键阶段，护理专业已列入国家紧缺人才专业。根据卫生部的统计，到 2015 年我国对护士的需求将增加到 232.3 万人，平均每年净增加 11.5 万人，这为护理专业的毕业生提供了广阔的就业空间，也对高等卫生职业教育如何进行高素质技能型护理人才的培养提出了新的要求。

教育部《关于全面提高高等职业教育教学质量的若干意见》中明确指出，高等职业教育必须“以服务为宗旨，以就业为导向，走产学结合的发展道路”，中共中央、国务院《关于深化教育改革全面推进素质教育的决定》中再次强调“在全社会实行学业证书和执业资格证书并重的制度”。上述文件均为新时期我国职业教育的发展提供了具有战略意义的指导意见。高等卫生职业教育既具有职业教育的普遍特性，又具有医学教育的特殊性，护理专业的专科人才培养应以职业技能的培养为根本，与护士执业资格考试紧密结合，力求满足学科、教学和社会三方面的需求，把握专科起点，突出职业教育特色。高等卫生职业教育发展的形势使得目前使用的教材与新形势下的教学要求不相适应的矛盾日益突出，加强高等卫生职业教育教材建设成为各院校的迫切要求，新一轮教材建设迫在眉睫。

为了顺应高等卫生职业教育教学改革的新形势和新要求，在认真、细致调研的基础上，在教育部高职高专医学类及相关医学类专业教学指导委员会专家和部分高职高专示范院校领导的指导下，我们组织全国 30 所高职高专医药院校的 200 多位老师编写了这套秉承“学业证书和执业资格证书并重”理念的全国高等卫生职业教育护理专业“双证书”人才培养“十三五”规划教材。本套教材由国家示范性院校引领，多所学校广泛参与，其中有副教授及以上职称的老师占 70%，每门课程的主编、副主编均由来自高职高专医药院校教学一线的教研室主任或学科带头人组成。教材编写过程中,全体主编和参编人员进行了认真的研讨和细致的分工,在教材编写体例和内容上均有所创新,各主编单位高度重视并有力配合教材编写工作,责任编辑和主审专家严谨和忘我地工作,确保了本套教材的编写质量。

本套教材充分体现新一轮教学计划的特色,强调以就业为导向、以能力为本位、贴近学生的原则,体现教材的"三基"(基本知识、基本理论、基本实践技能)及"五性"(思想性、科学性、先进性、启发性和适用性)要求,着重突出以下编写特点。

(1) 紧跟教改,接轨"双证书"制度。紧跟教育部教学改革步伐,引领职业教育教材发展趋势,注重学业证书和执业资格证书相结合,提升学生的就业竞争力。

(2) 创新模式,理念先进。创新教材编写体例和内容编写模式,迎合高职高专学生思维活跃的特点,体现"工学结合"特色。教材的编写以纵向深入和横向宽广为原则,突出课程的综合性,淡化学科界限,对课程采取精简、融合、重组、增设等方式进行优化,同时结合各学科特点,适当增加人文社会科学相关知识,提升专业课的文化层次。

(3) 突出技能,引导就业。注重实用性,以就业为导向,专业课围绕高素质技能型护理人才的培养目标,强调突出护理、注重整体、体现社区、加强人文的原则,构建以护理技术应用能力为主线、相对独立的实践教学体系。充分体现理论与实践的结合,知识传授与能力、素质培养的结合。

(4) 紧扣大纲,直通护考。紧扣教育部制定的高等卫生职业教育教学大纲和最新护士执业资格考试大纲,随章节配套习题,全面覆盖知识点与考点,有效提高护士执业资格考试通过率。

这套规划教材作为秉承"双证书"人才培养编写理念的护理专业教材,得到了各学校的大力支持与高度关注,它将为高等卫生职业教育护理专业的课程体系改革作出应有的贡献。我们衷心希望这套教材能在相关课程的教学中发挥积极作用,并得到读者的青睐。我们也相信这套教材在使用过程中,通过教学实践的检验和实际问题的解决,不断得到改进、完善和提高。

全国高等卫生职业教育护理专业"双证书"人才培养"十三五"规划教材
编写委员会

前言 foreword

在全国高等卫生职业教育护理专业“双证书”人才培养“十三五”规划教材编写委员会的领导下，我们遵循整套教材的编写指导思想和原则，对高职高专护理、助产等专业的《妇产科护理技术（含实训）》教材进行了修订和完善。教材紧扣高职高专培养目标和要求，突出高职高专特色，充分体现高职高专“以服务为宗旨，以就业为导向，走产学结合的发展道路”的办学方针。本教材紧跟教改，与“双证书”接轨，内容充分体现“三基”（基本理论、基本知识、基本实践技能）、“五性”（思想性、科学性、先进性、启发性、适用性）的要求，把握专科起点，突出职业教育特色，以高职高专妇产科护理教学大纲为依据，以职业技能培养为根本，与护士执业资格考试紧密结合，把握教材的深度和广度，理论知识以“必需、够用”为原则，既不脱离以往教材的框架，又有创新。

第 2 版教材的主要特点如下：①以项目-任务教学为主线，将理论知识与临床实践紧密结合（推行案例教学，教材中编入常见、典型案例引导教学；教材特编实训部分），另外突出对学生能力及人文素质的培养，为学生参加护理工作奠定了基础，对学生今后的实习和工作具有指导作用；②专业学习与护士执业资格考试紧密结合，每个任务的学习目标与每个项目的能力检测，均以 2014 年国家护士执业资格考试大纲为指导，并适当引入了执业资格考试的历年真题，充分体现“双证书”特点，提升学生的就业能力；③教材以护理程序为主线，重点介绍了护理评估、护理诊断、护理措施，加强学生职业行为规范的培养，使之在临床实践中能正确应用护理程序科学地管理患者，促进整体护理工作的开展；④利用知识链接的方式，简述必要的基础或扩展知识、小常识及背景知识等，以丰富教学内容，同时也可提高学生的学习兴趣。

本教材共十九个项目，精美图表约 150 个，其中：项目一、项目二、项目八、实训一、实训二、实训三由谭文绮编写；项目三、项目十八、实训四、实训十、实训十一、实训十二由靳晶编写；项目四、实训五由王晶编写；项目五由方丽霖编写；项目六、项目十、实训六由王芬编写；项目七、项目十四由姚月荣编写；项目九、项目十一、项目十三、项目十七、实训七、实训八、实训九由刘丹编写；项目十二、项目十五、项目十九、实训十三由于蕾编写；项目十六由马梅编写。

本教材供高职高专护理、助产等专业学生，在职护士及进修人员学习使用。

本书的编写得到了华中科技大学出版社、广州医科大学卫生职业技术学院、铁岭卫生职业学院、盘锦职业技术学院、江西卫生职业学院、内蒙古医科大学护理学院、枣庄科技职业学院、湖北职业技术学院、锡林郭勒职业学院的领导和老师的大力支持,在此特致谢意!

由于编者们的知识面和护理实践区域的局限性,加之时间仓促,书中难免有不妥之处,热诚欢迎各位专家、同道、读者给予宝贵意见!

编　者

目录 contents

项目一　女性生殖系统解剖与生理 / 1

任务一　女性生殖系统解剖 / 1

任务二　女性生殖系统生理 / 11

项目二　妊娠期妇女的护理 / 22

任务一　妊娠生理 / 22

任务二　妊娠期母体变化 / 27

任务三　妊娠诊断 / 32

任务四　妊娠期护理 / 37

任务五　评估胎儿健康的技术 / 48

项目三　分娩期妇女的护理 / 58

任务一　影响分娩的因素 / 58

任务二　枕先露的分娩机制 / 62

任务三　先兆临产、临产与产程 / 64

任务四　正常分娩妇女的护理 / 65

项目四　产褥期妇女的护理 / 79

任务一　产褥期妇女的变化 / 79

任务二　产褥期妇女的护理 / 82

项目五　异常妊娠妇女的护理 / 89

任务一　自然流产 / 89

任务二　异位妊娠 / 93

任务三　前置胎盘 / 98

任务四　胎盘早剥 / 102

任务五　妊娠期高血压疾病 / 106

任务六　羊水量异常 / 110

任务七　早产 / 114

任务八　多胎妊娠 / 116

任务九　过期妊娠 / 119

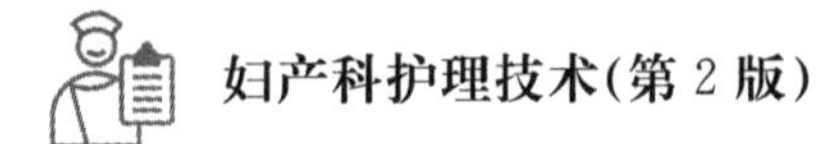

项目六　妊娠期合并症妇女的护理 / 127
任务一　心脏病 / 127
任务二　糖尿病 / 132
任务三　病毒性肝炎 / 137
任务四　缺铁性贫血 / 141
项目七　异常分娩妇女的护理 / 147
任务一　产力异常 / 147
任务二　产道异常 / 155
任务三　胎儿异常 / 161
项目八　分娩期并发症妇女的护理 / 170
任务一　胎膜早破 / 170
任务二　产后出血 / 173
任务三　子宫破裂 / 179
任务四　羊水栓塞 / 182
任务五　胎儿窘迫 / 186
项目九　产后并发症妇女的护理 / 193
任务一　产褥感染 / 193
任务二　晚期产后出血 / 197
项目十　妇科护理病历 / 201
项目十一　女性生殖系统炎症患者的护理 / 208
任务一　概述 / 208
任务二　外阴部炎症 / 210
任务三　阴道炎症 / 212
任务四　子宫颈炎症 / 219
任务五　盆腔炎性疾病 / 222
项目十二　女性生殖系统肿瘤患者的护理 / 231
任务一　腹部手术患者的一般护理 / 231
任务二　宫颈癌 / 235
任务三　子宫肌瘤 / 241
任务四　子宫内膜癌 / 245
任务五　卵巢肿瘤 / 250
项目十三　妊娠滋养细胞疾病患者的护理 / 258
任务一　葡萄胎 / 258
任务二　妊娠滋养细胞肿瘤 / 262
任务三　化疗患者的护理 / 266

项目十四　生殖内分泌疾病患者的护理 / 271
任务一　功能失调性子宫出血 / 271
任务二　闭经 / 277
任务三　痛经 / 282
任务四　绝经综合征 / 284
项目十五　外阴、阴道手术患者的护理 / 290
任务一　外阴、阴道手术患者的一般护理 / 290
任务二　外阴、阴道创伤 / 292
任务三　外阴癌 / 294
任务四　子宫脱垂 / 296
项目十六　子宫内膜异位症患者的护理 / 303
项目十七　计划生育妇女的护理 / 308
任务一　避孕方法及护理 / 308
任务二　女性绝育方法及护理 / 317
任务三　终止妊娠的方法及护理 / 319
项目十八　妇产科常用护理技术 / 327
任务一　会阴擦洗/冲洗 / 327
任务二　阴道冲洗 / 328
任务三　会阴湿热敷 / 329
任务四　阴道或宫颈上药 / 330
任务五　坐浴 / 331
项目十九　妇产科常用诊疗手术患者的护理 / 334
任务一　会阴切开缝合术 / 334
任务二　阴道助产术 / 336
任务三　剖宫产术 / 339
任务四　生殖细胞学检查 / 342
任务五　宫颈活组织检查 / 343
任务六　阴道后穹隆穿刺术 / 345
任务七　诊断性刮宫 / 346
任务八　妇产科内镜检查 / 348
实训一　女性骨盆 / 354
实训二　孕期腹部检查 / 357
实训三　骨盆外测量 / 360
实训四　正常分娩的护理 / 363
实训五　产褥期会阴护理 / 366

实训六　妇科检查 / 368
实训七　放置(取出)宫内节育器手术的护理 / 371
实训八　人工流产手术的护理 / 373
实训九　经腹输卵管结扎手术的护理 / 375
实训十　阴道冲洗 / 377
实训十一　会阴湿热敷 / 379
实训十二　阴道或宫颈上药 / 381
实训十三　会阴切开缝合术的护理 / 383
参考文献 / 385

项目一

女性生殖系统解剖与生理

任务一　女性生殖系统解剖

学习目标

1. 掌握女性内生殖器的结构与功能。

2. 熟悉内生殖器的邻近器官;骨盆的组成、分界、标记,各平面的前后径与横径;会阴的概念及特点。

3. 了解女性外生殖器的结构及功能。

4. 能分辨骨盆的分界、主要标记。

5. 激发学生对妇产科护理技术的学习兴趣,培养严谨求实的科学态度。

女性生殖系统包括内、外生殖器,周围有邻近器官。因骨盆大小、形状与产科分娩密切相关,故在本部分一起介绍。

一、外生殖器

女性的外生殖器又称外阴,指生殖器官的外露部分,即两股内侧从耻骨联合至会阴的组织,包括阴阜、大阴唇、小阴唇、阴蒂和阴道前庭等(图 1-1)。

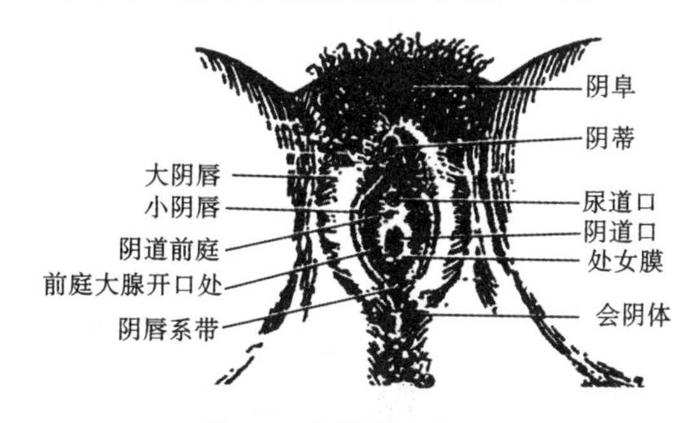

图 1-1　女性的外生殖器

1. 阴阜

阴阜为耻骨联合前面的隆起组织,皮下富含脂肪组织。青春期该部位的皮肤开始生长阴毛,呈倒三角形分布。阴毛为女性的第二性征之一,其疏密、粗细、色泽因人或种族而异。

2. 大阴唇

大阴唇为两股内侧一对纵行隆起的皮肤皱襞,起自阴阜,止于会阴。大阴唇内侧面皮肤湿润似黏膜,外侧面长有阴毛,有色素沉着,大阴唇内含皮脂腺和汗腺,皮下结缔组织疏松,含丰富的血管、淋巴管和神经,外伤后容易出血形成血肿,常需紧急处理。未产妇两侧大阴唇自然合拢,遮盖阴道口与尿道口,经产妇的大阴唇因受分娩的影响向两侧分开,绝经后大阴唇萎缩、阴毛稀少。

3. 小阴唇

小阴唇是位于大阴唇内侧的一对较薄的皮肤皱襞,褐色,表面湿润、光滑无毛,富含神经末梢,是性兴奋的敏感部位。大阴唇、小阴唇于后端会合,在正中线形成阴唇系带。经产妇因受分娩的影响,阴唇系带不明显。

4. 阴蒂

阴蒂位于两侧小阴唇顶端下方,类似男性的阴茎海绵体,可勃起,富含神经末梢,极敏感。阴蒂自前向后分为阴蒂头、阴蒂体、阴蒂脚三部分。

5. 阴道前庭

阴道前庭为两侧小阴唇之间的菱形区域,前端为阴蒂,后方为阴唇系带。该区域内有以下结构。

(1) 前庭球 前庭球位于前庭两侧,由勃起组织构成,其表面被球海绵体肌覆盖。

(2) 前庭大腺 前庭大腺又称巴多林腺,位于大阴唇后部,被球海绵体肌覆盖,如黄豆大小,左右各一,性兴奋时,可分泌具有润滑作用的黄白色黏液。腺管细长(1~2 cm),开口于小阴唇与处女膜之间的沟内。前庭大腺炎症时,分泌物增多易堵塞腺管口,形成前庭大腺脓肿或囊肿。

(3) 尿道外口 尿道外口位于阴蒂头后下方,其后壁上有一对并列的尿道旁腺。腺体开口小,常为细菌潜伏之处。

(4) 阴道口及处女膜 阴道口位于前庭后部,周围覆有一层较薄的黏膜组织,称为处女膜,处女膜多在中央有一孔,孔的大小和形状因人而异。处女膜多在初次性交或剧烈运动时破裂,分娩时进一步破损,产后仅留处女膜痕。

二、内生殖器

女性的内生殖器位于真骨盆内,包括阴道、子宫、输卵管和卵巢(图 1-2)。临床上将输卵管和卵巢合称为子宫附件。

(一) 阴道

阴道(vagina)是性交器官,也是月经血排出及胎儿娩出的通道。

1. 位置和形态

阴道是位于真骨盆下部中央的肌性管道,上端包绕宫颈阴道部,下端开口于阴道前庭后部,前与膀胱和尿道相邻,后与直肠贴近。阴道上宽下窄,后壁(长 10~12 cm)比前壁(长 7~9 cm)长。阴道上端包绕宫颈处形成一向上的圆形隐窝,称为阴道穹隆,有前、后、左、右四个部分,阴道后穹隆位置最深,其顶部与盆腔位置最低的直肠子宫陷凹紧密相贴,当盆腔有积液时,可经阴道后穹隆穿刺或引流,以达到诊断、治疗目的。

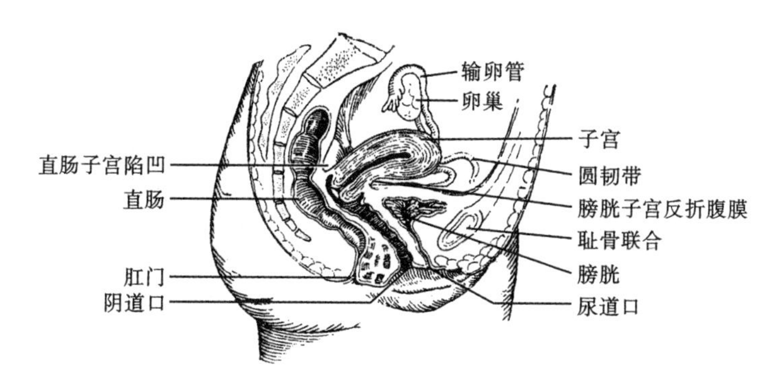

图 1-2　女性的内生殖器(矢状面观)

2. 组织结构

阴道壁从内向外由黏膜层、肌层和纤维组织膜构成,阴道壁富有静脉丛,损伤后易出血或形成血肿。黏膜层由非角化复层鳞状上皮覆盖,无腺体,淡红色,横行皱襞多,伸展性大。阴道分泌物呈酸性,具有保护作用,即阴道的自净作用。青春期后阴道黏膜受性激素影响产生周期性的变化。幼女与绝经后妇女阴道黏膜上皮薄,容易受伤及感染。

（二）子宫

子宫(uterus)是孕育胚胎、胎儿和产生月经的器官,也是精子到达输卵管的通道和分娩的器官。

1. 位置和形态

子宫位于盆腔中央,呈前倾前屈位,主要靠子宫韧带、盆底肌肉和筋膜的承载维持。其介于膀胱与直肠之间,下端接阴道,两侧与输卵管相通。子宫位置活动性大,膀胱与直肠的充盈程度可影响其位置。

子宫是有腔的肌性器官,壁厚,呈前后略扁的倒置梨形,长 7～8 cm,宽 4～5 cm,厚 2～3 cm,容量约 5 mL,重 50～70 g。子宫上部较宽,称子宫体(简称宫体),子宫体顶部隆起部分称子宫底(简称宫底)。子宫底两侧称子宫角,与输卵管相通。子宫下部较窄,呈圆柱状,称子宫颈(简称宫颈)。子宫体与子宫颈之间最狭窄的部分,称子宫峡部,在非孕期长约 1 cm,妊娠末期可达 7～10 cm,其上端在解剖上最为狭窄,称解剖学内口;其下端因黏膜在此处由子宫内膜转变为宫颈黏膜,称组织学内口(图 1-3)。子宫体与子宫颈的长度比例因年龄而异,儿童期为 1∶2,成年期为 2∶1,老年期为 1∶1。

子宫内的腔分上、下两部:上部在子宫体内,称子宫腔(简称宫腔),为上宽下窄的倒三角形,两端与输卵管相通,下端与子宫颈管相通;子宫颈管是宫颈内的腔,呈梭形,成年妇女长 2.5～3.0 cm,其下端与阴道相通,称子宫颈外口(图 1-3)。未产妇的子宫颈外口呈圆形;经产妇呈横裂状。子宫颈以阴道为界,分为伸入阴道内的子宫颈阴道部和其上的子宫颈阴道上部。女性直立时,子宫底位于骨盆入口平面以下,子宫颈外口位于坐骨棘水平稍上方。

2. 组织结构

(1) 子宫体　子宫体壁自内向外由子宫内膜层、子宫肌层和子宫浆膜层构成。

子宫内膜层为黏膜层,由内向外分为致密层、海绵层和基底层三层。致密层和海绵层受卵巢性激素影响,发生周期性变化而脱落,统称功能层,基底层不受卵巢性激素影响,无周期性变化,功能层脱落后由此层再生。

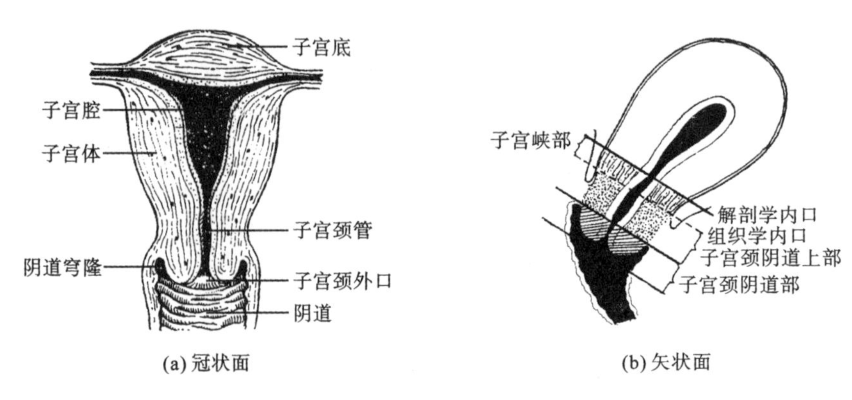

(a) 冠状面　　(b) 矢状面

图 1-3　子宫各部结构

子宫肌层较厚,由大量平滑肌束和少量弹力纤维组成,大致分内、中、外三层:内层肌纤维环行排列,中层肌纤维交叉排列如网状,外层肌纤维纵行排列。子宫收缩(简称宫缩)时压迫贯穿于其间的血管,能有效起到止血作用。

子宫浆膜层为覆盖在子宫底部及子宫前后壁的脏腹膜。腹膜在近子宫峡部处向前反折至膀胱,形成膀胱子宫陷凹。腹膜向后反折至直肠,形成直肠子宫陷凹,是盆腔位置最低的部位。

(2) 子宫颈　子宫颈由较多结缔组织、少量平滑肌纤维、血管及弹力纤维构成。子宫颈管黏膜为单层高柱状上皮,分泌碱性黏液形成黏液栓堵塞子宫颈管,有阻止病原体入侵的作用,黏液栓成分及性状受卵巢性激素的影响而发生周期性变化。子宫颈阴道部由复层鳞状上皮覆盖,子宫颈外口柱状上皮与鳞状上皮交接处是宫颈癌的好发部位。

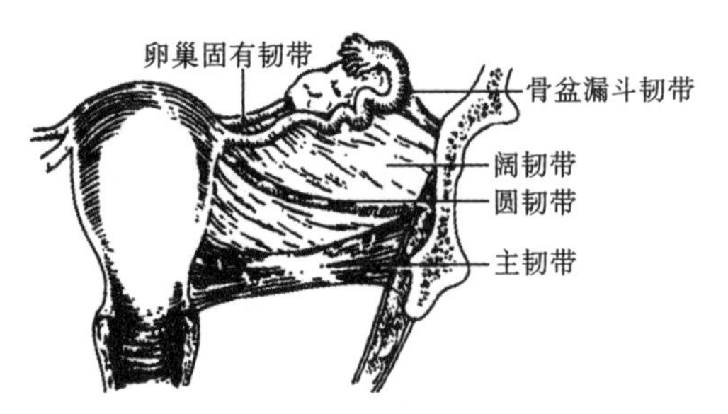

图 1-4　子宫韧带

3. 子宫韧带

子宫韧带(图 1-4)共有 4 对。子宫韧带与骨盆底肌肉和筋膜共同维持子宫的位置。

(1) 圆韧带　圆韧带呈圆索状,起于两侧子宫角前面输卵管的稍下方,向前外侧走行达两侧骨盆壁,经腹股沟管终止于大阴唇前端,具有维持子宫前倾的作用。

(2) 阔韧带　阔韧带为子宫体两侧的一对翼形双层腹膜皱襞,覆盖于子宫前、后壁的腹膜从子宫体两侧起向外延伸达骨盆壁而成,阔韧带的作用是维持子宫于盆腔中央位置。阔韧带分为前、后两叶,上缘游离,内侧 2/3 包绕输卵管,外侧 1/3 从输卵管伞部向外延伸至盆壁,称为骨盆漏斗韧带,又称卵巢悬韧带。卵巢与阔韧带的后叶连接处称卵巢系膜,输卵管以下、卵巢附着处以上的阔韧带称输卵管系膜。卵巢内侧与子宫角之间的阔韧带稍增厚,称卵巢固有韧带或卵巢韧带。在子宫体两侧的阔韧带中有丰富的血管、神经、淋巴管及大量疏松结缔组织,称为子宫旁组织。子宫动静脉和输尿管均从阔韧带基底部穿过。

(3) 主韧带　主韧带位于阔韧带的下部,横行于子宫颈两侧和骨盆侧壁之间。有固定子宫颈正常位置的作用,若主韧带松弛,则可致子宫脱垂。

(4) 宫骶韧带　宫骶韧带起于子宫颈的后上侧方,向两侧绕过直肠,终止于第 2、3 骶椎前面。其向后上牵引子宫颈,间接维持子宫前倾位置。

（三）输卵管

输卵管(oviduct)是受精的场所，也是输送卵子、精子、受精卵的通道。

输卵管左右各一，是细长而弯曲的肌性管道，长 8～14 cm，内与子宫角相通，外端游离呈伞状，与卵巢接近。根据输卵管形态由内向外分为以下四部分(图 1-5)。①间质部：穿行于子宫角内的部分，长约 1 cm，管腔最窄；②峡部：在间质部外侧，较细，短而直，长 2～3 cm，管腔较窄，血管分布少，为输卵管结扎术的结扎部位；③壶腹部：在峡部外侧，管腔较宽大且弯曲，长 5～8 cm，为正常受精部位；④伞部：输卵管外侧缘，长 1～1.5 cm，开口于腹腔，有“拾卵”作用。

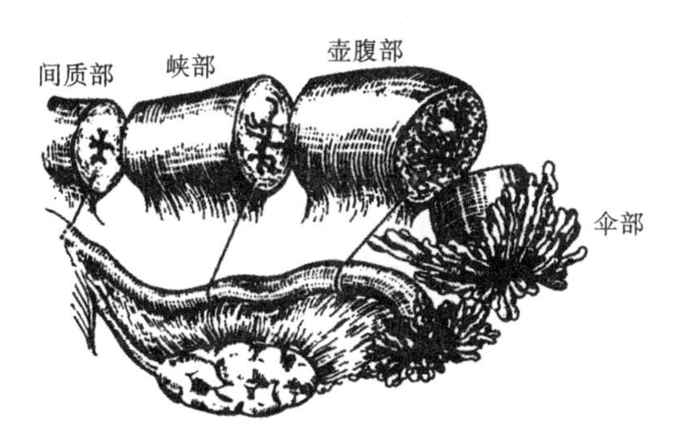

图 1-5 输卵管各部及其横断面

输卵管壁由内向外由黏膜层、平滑肌层、浆膜层(腹膜)构成，黏膜由单层高柱状上皮覆盖，上有纤毛细胞，其纤毛朝向子宫腔方向摆动，与输卵管平滑肌的收缩共同运送受精卵，在阻止经血逆流和子宫腔内感染向腹腔扩散方面也有一定的作用。输卵管受卵巢性激素的影响也产生周期性变化。

（四）卵巢

卵巢(ovary)是女性性腺器官，具有生殖与内分泌功能。

卵巢为一对扁椭圆形的腺体，成年女性卵巢的大小约 4 cm×3 cm×1 cm，重 5～6 g，呈灰白色。其大小、形状随年龄不同而变化，青春期前表面光滑；青春期排卵后，表面逐渐凹凸不平；绝经后卵巢萎缩变小、变硬。

卵巢表面无腹膜，有利于排卵，但罹患卵巢癌时，较易引起癌细胞扩散。卵巢由单层立方上皮覆盖，称为生发上皮。卵巢分为外层的皮质和内层的髓质：皮质内有大小不等的各级发育卵泡及结缔组织；髓质内无卵泡，含有疏松结缔组织及丰富的血管、神经、淋巴管以及少量平滑肌纤维(图 1-6)。

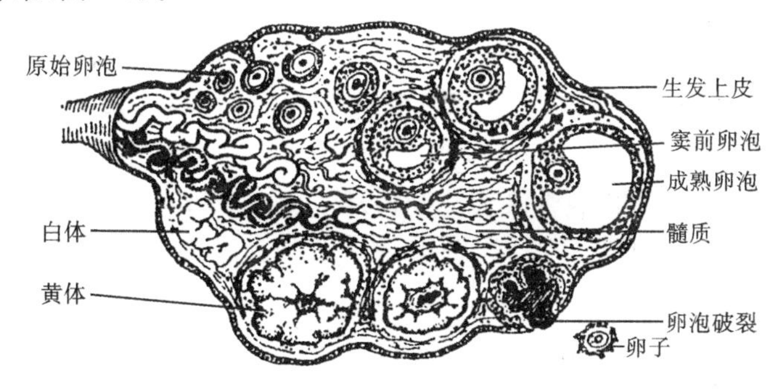

图 1-6 卵巢切面示意图

三、邻近器官

女性生殖器官的邻近器官有尿道、膀胱、输尿管、直肠及阑尾等。它们不仅位置相邻，其血管、淋巴管与神经也有密切联系。当某一器官病变时，可能会相互累及。

1. 尿道

尿道是一条肌性管道，起于膀胱三角尖端，穿过泌尿生殖膈，止于阴道前庭部的尿道外口，长4～5 cm。女性尿道直而短，邻近阴道，易发生泌尿系统感染。

2. 膀胱

膀胱是囊状肌性脏器。膀胱空虚时位于耻骨联合与子宫之间，膀胱充盈时可突向盆腔甚至腹腔，影响妇科检查，妇科手术时易误伤，故妇科检查及妇科手术前必须排空膀胱；盆底肌肉及其筋膜受损时，可致膀胱与尿道膨出。

3. 输尿管

输尿管为一对肌性圆索状管道，全长约30 cm，粗细不一。输尿管起自肾盂，在腹膜后沿腰大肌前面偏中线侧下行，在髂外动脉起点的前方进入骨盆腔，继续沿髂内动脉下行，达阔韧带基底部向前内至子宫颈外侧约2 cm处，下穿子宫动脉，再经阴道侧穹隆斜向前内穿入膀胱。子宫切除术结扎子宫动脉时，应注意避免损伤输尿管。

4. 直肠

直肠在盆腔后部，上接乙状结肠，下连肛管，全长15～20 cm。前为子宫及阴道，后为骶骨。其中肛管长2～3 cm，会阴体在肛管与阴道下段之间，若分娩时会阴严重撕裂，可能伤及肛管；盆底受损，也可致直肠膨出。

5. 阑尾

阑尾上与盲肠相连，长7～9 cm，形似蚯蚓，通常位于右髂窝内。其位置、长短、粗细等变异较大，妊娠期增大的子宫使阑尾向外上方移位。阑尾末端有时可达右侧输卵管及卵巢，女性患阑尾炎时可能累及子宫附件。

四、骨盆

女性骨盆是躯干和下肢之间的骨性连接，是支持躯干和保护盆腔脏器的重要结构，同时又是胎儿娩出的必经通道，其大小、形状直接影响分娩是否能顺利进行。女性骨盆宽而浅，有利于胎儿娩出。

（一）骨盆的组成

1. 骨盆的骨骼

骨盆由骶骨、尾骨及左右两块髋骨组成。每块髋骨由髂骨、坐骨和耻骨融合而成，骶骨由5～6块骶椎融合而成，尾骨由4～5块尾椎融合而成(图1-7)。

2. 骨盆的关节

骨盆的关节包括耻骨联合、骶髂关节和骶尾关节。耻骨联合为两耻骨之间的纤维软骨。两髂骨与骶骨相接形成骶髂关节。骶尾关节有一定活动度，有利于分娩。

3. 骨盆的韧带

在关节与耻骨联合周围均有韧带附着，骶骨、尾骨与坐骨结节之间的骶结节韧带和骶骨、尾骨与坐骨棘之间的骶棘韧带，是两对重要的韧带，骶棘韧带宽度是判断骨盆有无狭窄

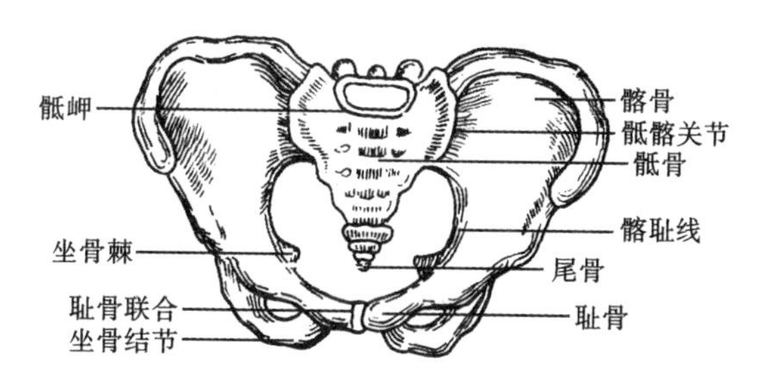

图 1-7　正常女性骨盆

的重要指标。受性激素影响，孕妇韧带略松弛，各关节的活动度稍有增加，有利于胎儿经阴道娩出。

（二）骨盆的分界

骨盆是以耻骨联合上缘、髂耻缘及骶岬上缘的连线为界，将骨盆分为真、假骨盆两部分。分界线以上是假骨盆，又称大骨盆，为腹腔的一部分，与产道大小无直接关系，不影响胎儿通过，临床上常通过测量假骨盆径线的长短来了解真骨盆的大小。分界线以下是真骨盆，又称小骨盆，是胎儿娩出的骨产道。真骨盆有上（骨盆入口）、下（骨盆出口）两口。

（三）骨盆标记

1. 骶岬

第 1 骶椎上缘明显向前突出，称为骶岬，是骨盆内测量对角径的重要标记。

2. 坐骨棘

坐骨棘位于真骨盆的中部，为坐骨后缘的突出部分。坐骨棘平面是分娩时判断胎儿下降快慢的重要标志，两坐骨棘连线的长短是衡量骨盆中部大小的重要径线，肛门检查或阴道检查时可触及。

3. 坐骨结节

坐骨结节位于真骨盆的下部，为坐骨体与坐骨支后部的粗糙隆起，是骨盆的最低点，可在体表扪及。两坐骨结节内侧缘的连线是骨盆出口的横径，其长短决定着骨盆出口的大小。

4. 耻骨弓

耻骨两降支的前部相连构成耻骨弓，正常耻骨弓角度大于 90°，此角度反映骨盆出口横径的宽度。

5. 髂嵴

髂骨翼上缘肥厚形成弓形的髂嵴，其前端为髂前上棘。髂嵴与髂前上棘是骨盆外测量的重要标记。

（四）骨盆平面的形态及其径线

产道是指胎儿从母体娩出的必经通道，分骨产道和软产道两部分。骨产道即真骨盆，是产道的重要组成部分，其大小及形状与分娩是否顺利密切相关。为了便于理解分娩时胎儿通过骨产道的过程，将真骨盆分为三个假想平面，即通常所称的骨盆平面，每个平面上有多条径线。

1. 骨盆入口平面

骨盆入口平面即真、假骨盆的交界面，为骨盆腔上口，呈横椭圆形，其前方为耻骨联合上缘,两侧为髂耻缘,后方为骶岬上缘。此平面有四条径线(图1-8)。

(1) 入口前后径　入口前后径又称真结合径,是自耻骨联合上缘中点至骶岬上缘正中间的距离,正常平均值为11 cm,是一条重要的径线,其长短与分娩机制关系密切。

(2) 入口横径　入口横径为左右髂耻缘间最宽的距离,正常平均值为13 cm。

(3) 入口斜径　入口斜径左右各一。右斜径为右骶髂关节至左髂耻隆突间的距离;左斜径为左骶髂关节至右髂耻隆突间的距离,两者正常平均值为12.75 cm。

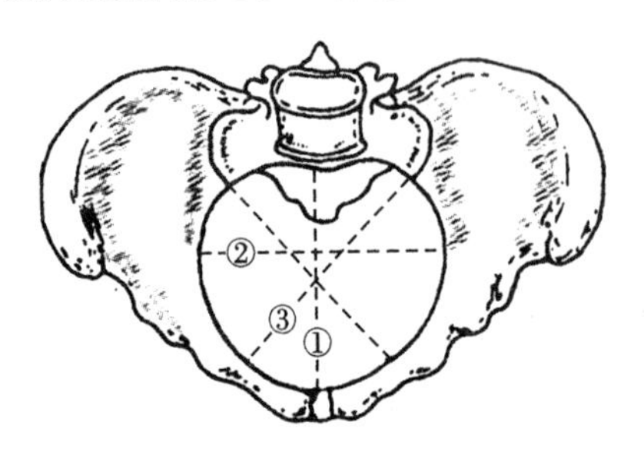

图1-8　骨盆入口平面各径线

注:①入口前后径;②入口横径;③入口斜径。

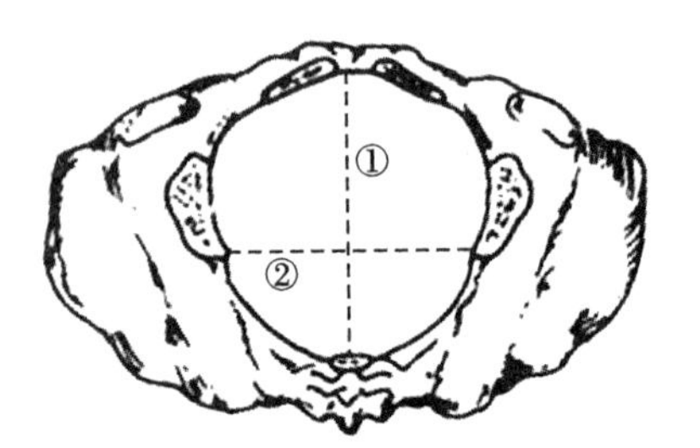

图1-9　中骨盆平面各径线

注:①中骨盆前后径;②中骨盆横径。

2. 中骨盆平面

中骨盆平面前为耻骨联合下缘,两侧为坐骨棘,后为骶骨下端。此平面为骨盆的最小平面,呈纵椭圆形,有两条径线(图1-9)。

(1) 中骨盆前后径　中骨盆前后径是指耻骨联合下缘中点通过两坐骨棘连线中点到骶骨下端间的距离,正常平均值为11.5 cm。

(2) 中骨盆横径　中骨盆横径也称坐骨棘间径,指两坐骨棘之间的距离,正常平均值为10 cm。中骨盆横径是胎先露通过中骨盆平面的重要径线,其长短与分娩关系非常密切。

3. 骨盆出口平面

骨盆出口平面为骨盆腔下口,由两个不同平面的三角形组成,前三角顶端为耻骨联合下缘,两侧为耻骨降支;后三角顶端为骶尾关节,两侧为骶结节韧带。它们共同的底边为坐骨结节间径。骨盆出口平面有四条径线,其中,出口横径、出口前矢状径、出口后矢状径如图1-10所示。

(1) 出口前后径　出口前后径为耻骨联合下缘至骶尾关节间的距离,正常平均值为11.5 cm。

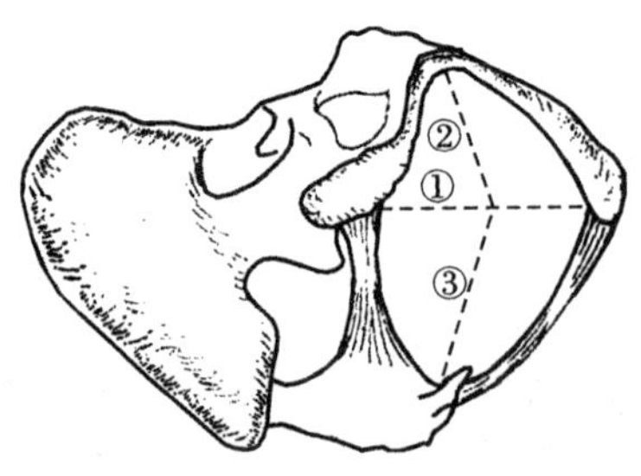

图1-10　骨盆出口平面各径线

(斜面观)

注:①出口横径;②出口前矢状径;③出口后矢状径。

(2) 出口横径　出口横径也称坐骨结节间径,指两坐骨结节内侧缘间的距离,正常平均值为9 cm。其长短与分娩机制关系很密切。

(3) 出口前矢状径　出口前矢状径为耻骨联合下缘至坐骨结节间径中点间的距离,正常平均值为6 cm。

(4) 出口后矢状径　出口后矢状径为骶尾关节至坐骨结节间径中点间的距离,正常平均值为8.5 cm。若出口横径稍短,则应进一步测量出口后矢状径,如两者之和大于15 cm时,正常足月大小的胎头可通过后三角区经阴道娩出。

五、骨盆底

骨盆底由多层肌肉和筋膜构成，封闭骨盆出口，尿道、阴道、肛管从此穿过，主要作用是承载与维持盆腔脏器于正常位置。分娩可不同程度地损伤骨盆底，若骨盆底肌肉松弛，可致盆腔器官脱垂。骨盆底由外向内分为以下三层。

（一）外层

外层（图 1-11）为骨盆底浅层肌肉和筋膜，在外生殖器与会阴皮肤及皮下组织的下面。由会阴浅筋膜及其深面的球海绵体肌、坐骨海绵体肌、会阴浅横肌和肛门外括约肌组成。该层肌肉的肌腱汇合于阴道外口与肛门之间，称为会阴中心腱。

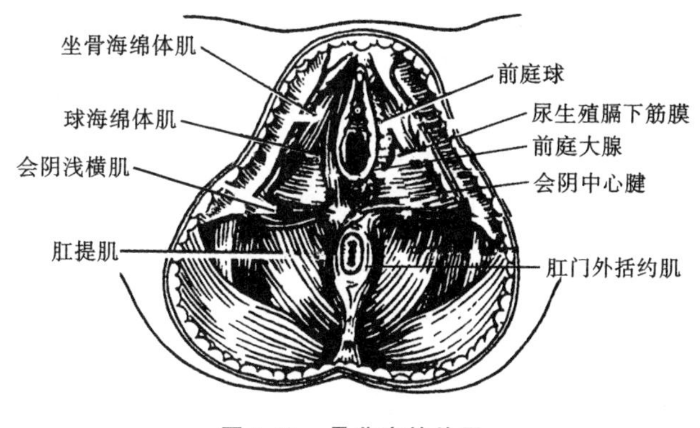

图 1-11 骨盆底的外层

（二）中层

中层（图 1-12）即尿生殖膈。由上、下两层筋膜及其之间的会阴深横肌、尿道括约肌组成，尿道和阴道从此穿过。

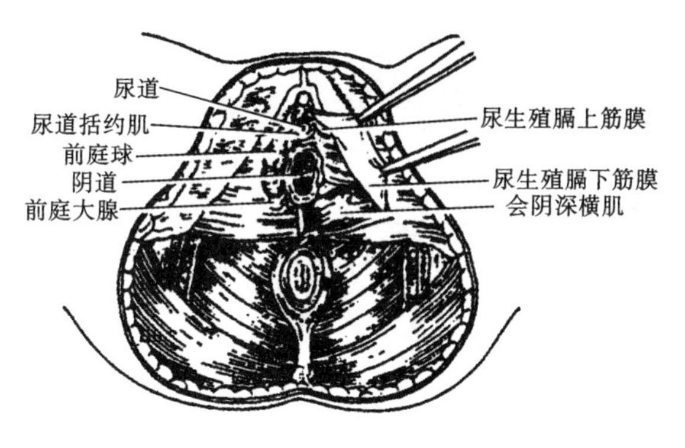

图 1-12 骨盆底的中层

（三）内层

内层（图 1-13）即盆膈，骨盆底最内层，是最坚韧的一层，由两侧肛提肌及其筋膜组成。自前向后依次有尿道、阴道和直肠穿过。

每侧肛提肌自前内向后外由耻尾肌、髂尾肌、坐尾肌构成，左右对称，向下、向内合成漏斗状，构成骨盆底的大部分。肛提肌起最重要的支撑作用。有些肌纤维在阴道和直肠周围交织，加强了阴道括约肌和肛门括约肌的作用。

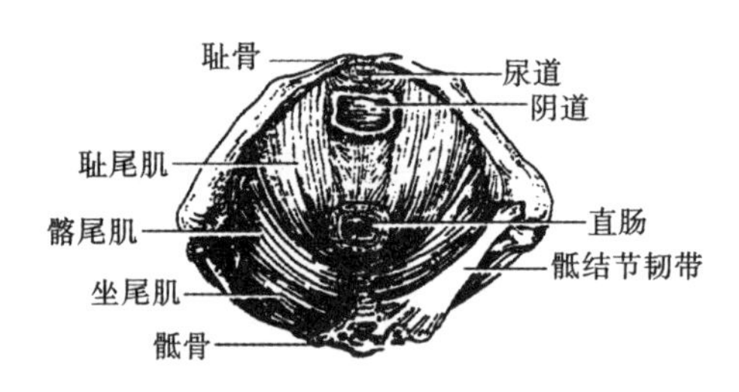

图 1-13 骨盆底的内层

会阴(perineum)有广义与狭义两个概念。广义会阴是指封闭骨盆出口的所有软组织;狭义会阴是指阴道口和肛门之间的软组织,厚 3～4 cm,由外向内逐渐变窄呈楔形,又称为会阴体,由表及里包括皮肤、皮下组织、部分肛提肌和会阴中心腱。会阴伸展性大,妊娠后逐渐变软,有利于分娩,但也需注意保护,以免裂伤。

六、血管、淋巴及神经

女性生殖器官的血管与淋巴管相伴行,各器官间静脉及淋巴管以丛、网状相吻合。

(一) 动脉

女性内、外生殖器官的血液供应主要来自卵巢动脉、子宫动脉、阴道动脉及阴部内动脉(图 1-14)。

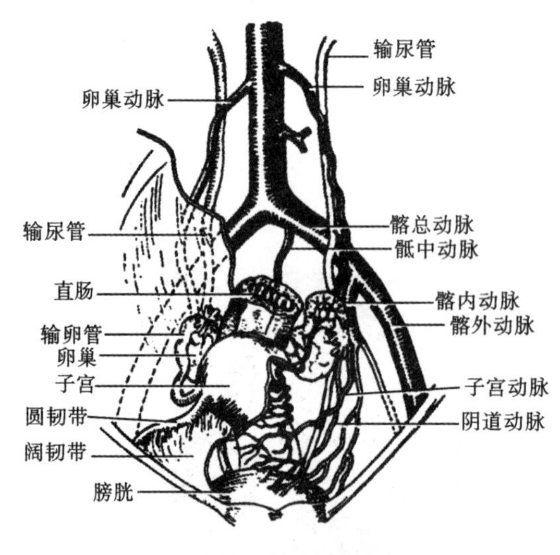

图 1-14 女性盆腔动脉

1. 卵巢动脉

卵巢动脉自腹主动脉发出,分别供给卵巢、输卵管、子宫血液。

2. 子宫动脉

子宫动脉为髂内动脉前干分支,在腹膜后沿骨盆侧壁向下、向前行,在阔韧带基底部,相当于距宫颈内口水平约 2 cm 处,横跨输尿管达子宫侧缘后分支,分别供给子宫体、输卵管、卵巢、子宫颈及阴道上段血液。

3. 阴道动脉

阴道动脉为髂内动脉前干分支,主要供应阴道中段血液。

4. 阴部内动脉

阴部内动脉为髂内动脉前干终支，分别供应阴道下段、会阴、外生殖器、直肠下段及肛门血液。

（二）静脉

盆腔静脉与同名动脉相伴行，数量上较动脉多，在相应器官及其周围形成静脉丛，并相互吻合，因此盆腔感染容易蔓延。卵巢静脉与同名动脉伴行，右侧卵巢静脉汇入下腔静脉，左侧卵巢静脉汇入左肾静脉，故左侧盆腔静脉曲张较多见。

（三）淋巴

女性生殖器官具有丰富的淋巴系统，淋巴管与淋巴结都与相应的血管伴行，成群或成串分布，分外生殖器淋巴与盆腔淋巴两组。当女性内、外生殖器官发生感染或恶性肿瘤时，常沿各部回流的淋巴管扩散，导致相应淋巴结肿大。

（四）神经

女性内、外生殖器官由自主神经和躯体神经（包括运动神经与感觉神经）共同支配。内生殖器主要由交感神经和副交感神经支配。但子宫平滑肌能自主活动，完全切断其神经后仍能有节律性收缩，甚至完成分娩活动。临床上可见低位截瘫产妇也能顺利完成自然分娩。外生殖器主要由阴部神经（第Ⅱ、Ⅲ、Ⅳ骶神经分支）支配。

任务二 女性生殖系统生理

学习目标

1. 掌握雌激素、孕激素的生理功能。
2. 熟悉卵巢与子宫内膜的周期性变化、月经的临床表现。
3. 了解女性一生各阶段的生理特点、其他生殖器官的周期性变化。
4. 能熟练进行经期保健指导。
5. 理解、尊重女性的生殖功能，具有良好的职业道德。

女性生殖系统具有独特的生理功能，决定着女性一生各阶段有不同的生理特征。熟悉其生理变化，是诊治及护理女性生殖疾病的基础。

一、女性一生各阶段的生理特点

女性一生根据年龄和内分泌变化特点，分为胎儿期、新生儿期、儿童期、青春期、性成熟期、绝经过渡期和绝经后期七个时期，从胎儿到衰老是一个渐变的生理过程，也反映了下丘脑-腺垂体-卵巢轴发育、成熟和衰退的变化过程。各阶段虽无明显界限，但有不同的生理特点。

1. 胎儿期

从受精卵开始到胎儿娩出，称为胎儿期。

2. 新生儿期

出生后 4 周内，称新生儿期。因受母体性激素的影响，新生儿出现乳房略肿大或少许泌乳、外阴较丰满、阴道少量血性分泌物等表现，均属生理变化，可在短期内自然消退。

3. 儿童期

从出生后4周至12岁，称儿童期。约8岁之前为儿童期早期，此期女童身体生长发育很快，女性生殖功能调节系统下丘脑-腺垂体-卵巢轴处于抑制状态，生殖器官为幼稚型：阴道上皮薄，细胞内糖原少，阴道酸度低，抵抗力弱，容易发生婴幼儿外阴阴道炎；子宫小，子宫颈长，子宫体与子宫颈的长度比例为1∶2；输卵管弯曲且细；卵巢长而窄。子宫、输卵管及卵巢位于腹腔内。约8岁之后为儿童期后期，此期女童身体继续迅速生长发育，同时体内有一定量的促性腺激素合成，卵巢内的卵泡有一定发育并分泌性激素，但仍不成熟，卵巢逐渐变为扁卵圆形。女性体征逐渐开始出现，皮下脂肪开始在胸部、肩部、髋部及外阴处沉积，乳房开始发育。卵巢、输卵管及子宫逐渐向骨盆腔内下降。

4. 青春期

从乳房发育等第二性征出现至生殖器官逐渐发育成熟，称青春期，是从儿童到成人的过渡期。世界卫生组织（WHO）规定青春期为10～19岁，可供参考。此期的生理特点如下。

(1) 生殖器官（第一性征）逐渐发育成熟：在促性腺激素作用下，卵巢中的卵泡开始发育至成熟并分泌性激素，性激素促使内、外生殖器官不断发育，生殖器官由幼稚型转为成人型：阴阜隆起，大、小阴唇肥厚；阴道变长、变宽，阴道黏膜增厚有皱襞；子宫明显增大，子宫体与子宫颈的长度比例为2∶1；输卵管变粗；卵巢增大，呈扁椭圆形。此期虽初步具有生育能力，但生殖系统的功能尚未稳定与完善。

(2) 月经来潮：第一次月经来潮，称月经初潮（menarche），为青春期的重要标志。通常发生在乳房发育两年半之后。青春期由于下丘脑-腺垂体-卵巢轴功能尚未成熟，有时即使卵泡发育成熟却不能排卵，容易发生无排卵性功能性子宫出血，月经周期常不规律，需5～7年调整。

(3) 第二性征发育明显：第二性征是除生殖器官以外的女性特有征象，乳房发育是女性第二性征的最初特征，为女性青春期开始的标志。第二性征包括：音调变高，乳房发育渐丰满，出现阴毛及腋毛，胸部、肩部、髋部皮下脂肪增多，骨盆宽大，形成女性特有体态。一般女孩约10岁时乳房开始发育，数月至1年后阴毛及腋毛才开始生长。

(4) 生长加速：身体生长加速，月经初潮后减缓。青春期女孩生理及心理变化很大，情绪容易波动，容易产生自卑感或焦虑情绪，既认为自己已成熟，不喜欢受约束，想独立，又胆怯、依赖，容易与周围的人发生冲突。因此，应注意关心与心理疏导，引导她们正确认识这一必经的生理过程及理解女性生殖系统解剖、生理知识，使她们接受自身的变化。

5. 性成熟期

性成熟期也称生育期，一般从18岁左右开始，历时约30年，是卵巢生殖功能与内分泌功能最旺盛的时期，表现为卵巢周期性排卵和规律性月经来潮，生殖器官各部位及乳房在卵巢性激素的作用下，发生周期性变化。

6. 绝经过渡期

从卵巢功能开始衰退至最后一次月经的时期，称绝经过渡期。一般40岁以后开始，历时长短不一，短者1～2年，长者达10余年。由于卵巢功能逐渐衰退，卵泡不能发育成熟，没有排卵，容易出现无排卵性功能性子宫出血，表现为月经周期、经期不规律，月经量多少不一；因卵巢功能逐渐衰退，雌激素水平降低，许多妇女易发生血管舒缩障碍和神经精神症状，表现为潮热、出汗、情绪不稳定、抑郁、烦躁、头痛、失眠等，称绝经综合征。最后一次月经称绝经。世界卫生组织（WHO）将卵巢功能开始衰退直至绝经后1年内的时期称围绝经期。

7. 绝经后期

绝经后的生命时期，称绝经后期。这一时期的初期卵巢停止分泌雌激素，但卵巢间质仍分泌少量雄激素，并在外周组织转化为雌酮，维持体内较低雌激素水平。妇女60岁以后，称老年期。绝经后期全身各脏器功能衰退，体内雌激素水平低下，生殖器官萎缩，易患萎缩性阴道炎、骨质疏松症、骨折等。

二、月经及月经期的临床表现

1. 月经

月经（menstruation）是指伴随卵巢周期性变化而出现的子宫内膜周期性脱落及出血。规律月经的出现是生殖功能成熟的重要的外在标志。月经初潮年龄多在13～14岁之间，但可能早至11～12岁或迟至15岁，15岁以后月经尚未来潮者应当引起重视。月经初潮的早晚受遗传、气候、环境、营养、体重等因素影响，现今月经初潮年龄有提前趋势。正常月经具有周期性，出血的第1日为月经周期的开始，两次月经第1日的间隔时间，称月经周期（menstrual cycle），一般为21～35日，平均28日。每次月经持续的时间，称月经期，一般2～8日，平均4～6日。月经量为一次月经的总失血量，正常月经量为20～60 mL，超过80 mL为月经过多。

2. 月经的临床表现

月经主要成分有血液、子宫内膜碎片、宫颈黏液及脱落的阴道上皮细胞等，月经血一般呈暗红色、多不凝固，因为月经血中含有来自子宫内膜的大量纤溶酶，纤溶酶溶解纤维蛋白，所以，月经血多不凝固，但在出血多时可有血凝块。

月经期内多数妇女一般无特殊症状，但月经期由于盆腔充血以及前列腺素的作用，有些妇女出现下腹及腰骶部下坠感或酸胀感、乳房胀痛、头痛、失眠、疲倦、精神抑郁、易激动、恶心、便秘和腹泻等，一般不影响学习与工作，需要注意月经期卫生和保证休息。

3. 经期健康教育

月经是一种生理现象，首先应解除不必要的思想顾虑，保持精神平和与愉快。月经期盆腔充血、子宫颈口松弛，全身及生殖器官抵抗力下降，容易感染以及出现下腹及腰骶部下坠感或酸胀感，故应注意盆腔卫生及避免盆腔压力加大。月经期应注意防寒保暖，避免淋雨、冷水浴；保持外阴清洁干燥，禁止阴道冲洗、盆浴、游泳及性生活；少吃寒凉的食物，忌食辛辣等刺激性食物；避免举重、剧烈运动和重体力劳动。

三、卵巢的周期性变化及功能

（一）卵巢的周期性变化

卵巢周期是指从青春期开始至绝经前，卵巢在形态和功能上发生的周期性变化。其形态变化大致分为卵泡的发育及成熟、排卵、黄体的形成及退化三个阶段。

1. 卵泡的发育及成熟

始基卵泡是卵巢的基本生殖单位。新生儿出生时始基卵泡数约200万个，经不断自主发育和闭锁,近青春期时有30万～50万个。进入青春期后,卵泡在促性腺激素的刺激下生长发育,根据卵泡的形态、大小、生长速度和组织学特征,将卵泡生长过程分为始基卵泡、窦前卵泡、窦状卵泡和成熟卵泡四个阶段。成熟卵泡(图1-15)为卵泡发育的最后阶段,卵泡液急骤增多,卵泡腔增大,卵泡体积显著增大,直径可达15～20 mm,通过B型超声检查可清晰看见,卵泡向卵巢表面突出,其结构包括卵泡外膜、卵泡内膜、颗粒细胞、卵泡腔(腔内充满大量清澈的卵泡液和雌激素)、卵丘(丘状突出于卵泡腔,卵细胞深藏其中)、透明带(为在放射冠与卵细胞之间一层很薄的透明膜)、放射冠(围绕卵细胞的一层颗粒细胞,呈放射状排列)。性成熟期每月有一批卵泡发育,一般只有一个优势卵泡可以发育成熟并排出卵细胞。妇女一生中一般只有400～500个卵泡发育成熟并排卵。

从月经第1日到卵泡发育成熟,称为卵泡期,一般需10～14日。

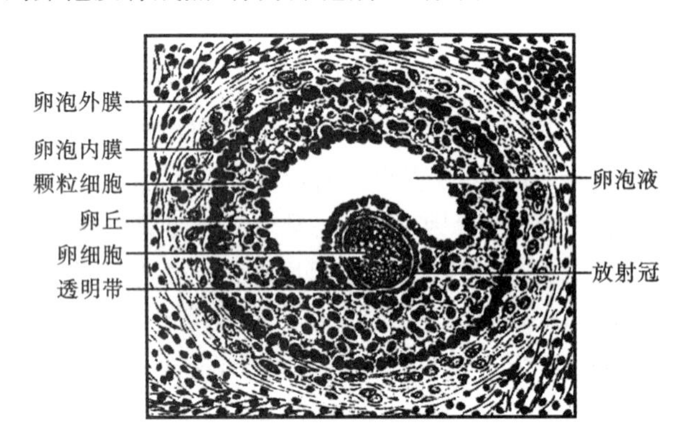

图1-15　成熟卵泡示意图

2. 排卵

卵巢排放卵细胞至腹腔的过程称为排卵。排卵多发生在下次月经来潮前14日左右。随着卵泡发育逐渐成熟,卵泡逐渐移向卵巢表面,当黄体生成激素(LH)和卵泡刺激素(FSH)达峰值时,激活卵泡液内蛋白溶酶,溶解卵泡壁,形成排卵孔。排卵时卵泡液中前列腺素达高峰,其能促进蛋白溶酶释放及促使卵巢平滑肌收缩,促进排卵。排卵时随卵细胞同时排出的有放射冠、透明带及少量卵丘内的颗粒细胞。一般两侧卵巢轮流排卵,一侧卵巢也可连续排卵。

3. 黄体的形成及退化

排卵后,卵泡壁塌陷,颗粒细胞和卵泡内膜细胞向卵泡腔内侵入,在LH的作用下发生黄素化,胞浆内含黄色颗粒状的类脂质,分别形成颗粒黄体细胞及卵泡膜黄体细胞,卵泡外膜将其包围,外观呈黄色,形成黄体。排卵后7～8日(月经周期第22日左右),黄体成熟,直径1～2 cm。若卵子未受精,黄体在排卵后9～10日开始退化,外观呈白色,称为白体。黄体功能衰退后月经来潮,此时卵巢中又有新的卵泡发育,开始新的周期。

从排卵日至月经来潮,称为黄体期,一般为14日。

(二)卵巢的功能

卵巢是女性的性腺,主要功能有生殖功能与内分泌功能。

卵巢主要合成及分泌的性激素有雌激素、孕激素和少量雄激素,均为甾体激素,属于类固醇激素。在卵泡期,雌激素由卵泡膜细胞和颗粒细胞共同合成。随着卵泡的生长发育,雌激素合成逐渐增加,于排卵前达高峰。排卵后雌激素出现暂时下降,随着黄体的形成与发育，雌激素又逐渐上升，在排卵后7～8日黄体成熟时，雌激素再次达到高峰，此次峰值较排卵前稍低。此后，黄体萎缩，雌激素水平急剧下降，在月经期达最低水平。

卵巢在卵泡期早期不合成孕激素，当LH排卵峰发生时，排卵前卵泡的颗粒细胞黄素化，开始分泌少量孕激素。排卵后，随着黄体的形成与发育，排卵后7～8日黄体成熟时，分泌量达最高峰，以后逐渐下降，至月经来潮时降至卵泡期水平。

上述可知，雌激素在排卵前、排卵后7～8日达高峰；孕激素在排卵后7～8日达高峰。

1. 雌激素

卵巢主要合成雌二醇(E_2)、雌酮(E_1)，两者的降解产物是雌三醇(E_3)，雌二醇生物活性最强。雌激素的生理功能如下。

(1) 对生殖器官的作用

① 卵巢：雌激素促进卵泡的生长发育、成熟与卵巢排卵。

② 输卵管：雌激素促进输卵管肌层发育，使输卵管节律性收缩加强，使输卵管上皮细胞增多与纤毛生长，有利于受精卵的运行。

③ 子宫：雌激素促进子宫平滑肌细胞增生、肥大，血供增加，肌层增厚；增加子宫平滑肌对缩宫素的敏感性，增强子宫收缩力；促进子宫内膜增生、增厚，呈增殖期改变；使宫颈口松弛、扩张，使宫颈分泌物增多、清亮、稀薄、有弹性、易拉成丝，有利于精子的穿行。

④ 阴道：雌激素促进阴道上皮细胞增生和角化，糖原增多，黏膜增厚，还可使乳酸杆菌分解糖原形成乳酸，以维持阴道的自净作用。

(2) 对乳房及第二性征的作用：雌激素使乳腺导管增生，乳头、乳晕着色；促进第二性征发育：可使脂肪沉积于乳房、肩部、臀部等，使女性音调升高，毛发分布呈女性特征。

(3) 对下丘脑-垂体的作用：雌激素通过对下丘脑-垂体产生正、负反馈作用，促进与抑制促性腺激素的分泌。

(4) 对代谢的作用：雌激素能促进醛固酮合成，使水、钠潴留；促进高密度脂蛋白合成并抑制低密度脂蛋白合成，降低血液中胆固醇含量；维持和促进骨基质代谢。

(5) 对心血管系统的作用：雌激素能改善血脂成分，抑制动脉粥样硬化；维持血管正常的舒张与收缩功能等。

(6) 对神经系统的作用：雌激素能促进神经细胞与营养因子的分泌，绝经前后补充雌激素能有效改善由雌激素缺乏引起的神经精神症状。

(7) 对皮肤的作用：雌激素可使表皮、真皮增厚，胶原分解减慢，有利于保持皮肤弹性与血供。

2. 孕激素

孕激素主要由黄体合成，体内的孕激素以黄体酮为主，孕二醇是其代谢产物。孕激素的生理功能如下。

(1) 对生殖器官的作用

① 子宫：孕激素可降低子宫平滑肌对缩宫素的敏感性，抑制子宫收缩；促使增殖期子宫内膜进一步增厚并产生分泌活动，呈分泌期改变，有利于晚期胚泡着床和胚胎、胎儿在子宫腔内的生长与发育，防止流产；抑制宫颈黏液分泌，使宫颈黏液性状变黏稠，形成黏液栓，可有阻止精子穿行与病原体入侵的作用。

② 输卵管：孕激素可抑制输卵管节律性收缩振幅，调节孕卵运行。

③ 阴道：孕激素可促使阴道上皮细胞大量迅速脱落，多数为中层上皮细胞。

(2) 对乳房的作用:在雌激素作用的基础上,孕激素可促进乳腺腺泡发育。

(3) 对体温的作用:女性的基础体温在卵泡期相对较低,排卵后,孕激素对体温调节中枢有兴奋作用,可使基础体温在排卵后升高 0.3～0.5 ℃,一直维持整个黄体期,使女性基础体温呈双相型改变,此改变是排卵的重要指标之一。

(4) 对下丘脑-垂体的作用:排卵后,孕激素可通过对下丘脑-垂体的负反馈作用,抑制促性腺激素的分泌。

(5) 对代谢的作用:孕激素可促进水、钠的排泄。

综上所述,雌激素与孕激素既有协同作用,又有拮抗作用,雌激素促进女性各生殖器官和乳房的发育,而孕激素在雌激素作用的基础上,进一步促使它们发育,两者具有协同作用;其拮抗作用表现:雌激素促进子宫内膜的增生及修复,孕激素抑制了子宫内膜的增生,并促使子宫内膜由增殖期转化为分泌期,其他拮抗作用还表现在子宫收缩兴奋性、输卵管收缩、宫颈黏液的分泌、阴道上皮细胞的角化等方面。

3. 雄激素

雄激素由卵巢、肾上腺合成。雄激素主要的生理功能如下。

(1) 适量雄激素与雌激素有协同作用,可促进阴毛和腋毛的生长;雄激素过多可致多毛症及男性化特征;雄激素与性欲有关。

(2) 雄激素可促进蛋白质的合成,促进肌肉生长。

(3) 雄激素可促进骨骼的发育,在性成熟后导致骨骺闭合。

(4) 雄激素可促进红细胞生成,促进血红蛋白及骨髓的红细胞生成。

(5) 雄激素是合成雌激素的前体。

四、子宫内膜及其他生殖器官的周期性变化

卵巢周期中,卵巢分泌的雌激素、孕激素发生了周期性波动,作用于各生殖器官和乳房,使其发生周期性变化,其中以子宫内膜的变化最典型。

(一) 子宫内膜的周期性变化

以月经周期 28 日为例,根据子宫内膜的组织学变化将其周期性变化分为三期。

(1) 增殖期　增殖期相当于月经周期第 5～14 日,与卵巢周期的卵泡发育成熟阶段相对应。在雌激素作用下,子宫内膜的上皮细胞、腺体、间质和血管不断增殖,上皮细胞由低柱状变为高柱状,腺体增长呈弯曲状;间质从致密变疏松,组织水肿明显;螺旋小动脉从血管壁薄、较直,渐呈弯曲状,血管管腔增大。上述改变使子宫内膜增厚,该期子宫内膜厚度由 0.5 mm 增至 3～5 mm,表面高低不平,略呈波浪形。增殖期又分为增殖期早期(月经周期第 5～7 日)、增殖期中期(月经周期第 8～10 日)、增殖期晚期(月经周期第 11～14 日)三个阶段。子宫内膜的增殖与修复在月经期即已开始。

(2) 分泌期　分泌期相当于月经周期第 15～28 日,与卵巢周期的黄体期相对应。雌激素的存在使子宫内膜继续增厚;在孕激素作用下,子宫内膜呈分泌反应,细胞内的糖原排入腺腔,子宫内膜的分泌活动在排卵后 7～8 日达高峰,恰与胚泡植入同步;分泌期间质高度水肿、疏松;血管迅速增加,螺旋小动脉进一步增生、卷曲。子宫内膜增厚,达 10 mm,呈海绵状,此时子宫内膜厚且松软,含丰富的营养物质,有利于胚泡植入。分泌期也分为分泌期早期(月经周期第 15～19 日)、分泌期中期(月经周期第 20～23 日)、分泌期晚期(月经周

期第 24～28 日)三期。

(3) 月经期　相当于月经周期第 1～4 日。月经来潮前 24 h,雌激素、孕激素水平骤然下降,引起子宫内膜的螺旋小动脉持续痉挛,子宫内膜血流减少,组织变性、坏死,血管断裂出血形成子宫内膜底部血肿,促使子宫内膜组织脱离。子宫内膜功能层从基底层脱落、出血,形成月经。

(二) 其他生殖器官的周期性变化

1. 宫颈黏液的周期性变化

在卵巢性激素的影响下,宫颈黏液的理化性质、量均有明显的周期性改变。排卵前(卵泡期),随着雌激素水平不断升高,宫颈黏液分泌量不断增加,至排卵期变得稀薄、透明,拉丝可达 10 cm 以上。这时子宫颈外口变圆,增大约 3 mm,呈"瞳孔"样,有利于精子穿行,若行宫颈黏液涂片检查,干燥后镜下可见羊齿植物叶状结晶,这种结晶在月经周期第 6～7 日开始出现,到排卵期最典型。排卵后(黄体期),随孕激素水平不断升高,宫颈黏液分泌量逐渐减少,质地变黏稠且浑浊,拉丝易断。涂片检查发现羊齿植物叶状结晶逐渐模糊,至月经周期第 22 日左右结晶完全消失,代之以排列成行的椭圆体。临床通过宫颈黏液涂片检查,可以了解卵巢功能。

2. 阴道黏膜的周期性变化

阴道上皮是复层鳞状上皮,分为底层、中层和表层。排卵前,阴道上皮在雌激素作用下,底层细胞增生,逐渐演变为中层细胞和表层细胞,使阴道上皮增厚,表层细胞角化,变化程度在排卵期最明显。阴道上皮细胞内富含糖原,糖原经乳酸杆菌分解为乳酸,使阴道保持一定酸度,防止致病原体的繁殖。排卵后,在孕激素的作用下,促使表层细胞及中层细胞脱落。临床上检查阴道脱落细胞的变化,可了解卵巢功能。

3. 输卵管的周期性变化

在卵巢周期中,输卵管在雌激素、孕激素的协同作用下产生的周期性变化,保证了卵子受精和受精卵在输卵管内的正常运行。

五、月经周期的调节

女性生殖器官周期性变化是女性生殖器官特殊而重要的生理特点,月经是女性生殖器官周期性变化最重要的外在标志。月经周期的调节是在神经中枢的参与下,通过下丘脑、腺垂体和卵巢所分泌的激素相互调控、相互作用来实现。下丘脑、腺垂体、卵巢之间形成完整而协调的神经内分泌系统,统称为下丘脑-腺垂体-卵巢轴(H-P-O)(图 1-16)。

(一) 下丘脑的调节功能

下丘脑是下丘脑-腺垂体-卵巢轴的启动中心。下丘脑神经内分泌细胞合成与分泌促性腺激素释放激素(GnRH),呈脉冲式分泌,通过垂体门脉系统输送到腺垂体并发挥作用,其功能是促进腺垂体合成与分泌促性腺激素。

(二) 腺垂体的调节功能

在 GnRH 的作用下,腺垂体分泌卵泡刺激素(FSH)和黄体生成激素(LH)。FSH 的主要生理作用是直接促进卵泡的生长发育并分泌雌激素;LH 的主要生理作用是促使卵泡成熟及排卵;促进黄体生长发育,并分泌雌激素与孕激素。

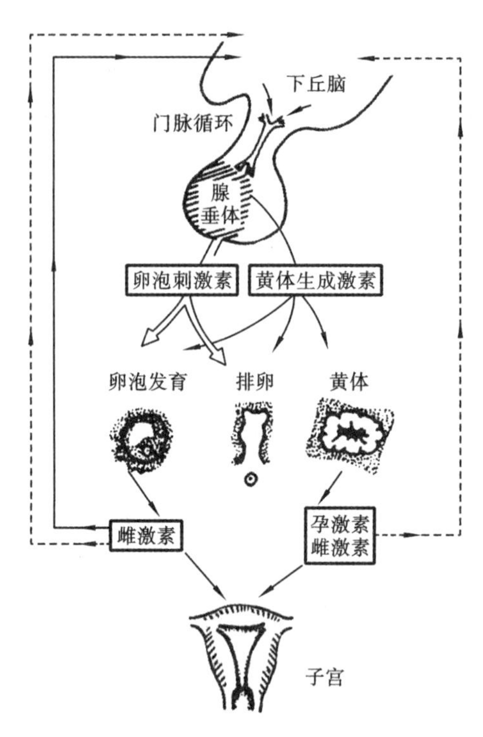

图 1-16　下丘脑-腺垂体-卵巢轴相互关系图

注：——表示正反馈；----表示负反馈。

(三)卵巢的激素与反馈作用

卵巢在 FSH 和 LH 的作用下，卵泡、黄体依次生长发育，同时分泌雌激素、孕激素，两者作用于子宫内膜及其他生殖器官并使其发生周期性变化。雌激素、孕激素在体内达到一定水平后对下丘脑和腺垂体产生正、负反馈作用。

(四)月经周期的调节机制

月经周期的调节依赖下丘脑-腺垂体-卵巢轴的相互调节，相互影响。在上一次月经周期黄体萎缩后，雌激素、孕激素水平降至最低。月经来潮时，低水平雌激素、孕激素解除了对下丘脑、腺垂体的抑制，下丘脑开始分泌 GnRH，GnRH 促使腺垂体分泌 FSH，FSH 使卵泡逐渐发育并分泌雌激素。在雌激素的作用下，子宫内膜发生增殖期变化，当卵泡发育成熟时，雌激素分泌出现第一次高峰，对下丘脑产生正反馈作用，促使腺垂体释放大量 LH 并出现高峰，FSH 同时也形成一个较低的峰值。在两者的协同作用下，成熟卵泡排卵。排卵后，在少量 FSH、LH 作用下，黄体形成并逐渐发育，黄体分泌雌激素、孕激素，使子宫内膜由增殖期转变为分泌期，当黄体成熟时，雌激素、孕激素水平达高峰值，若排放出的卵细胞未受精，则对下丘脑和腺垂体产生负反馈作用，腺垂体分泌的 LH 减少，黄体开始萎缩、退化，雌激素、孕激素骤然减少，子宫内膜失去性激素的支持作用，子宫内膜萎缩、坏死、脱落、出血，月经来潮，下一个月经周期重新开始。

可见，月经来潮既是一个月经周期的结束，又是一个新月经周期的开始，如此周而复始。

能力检测

A 型题（以下每一道题有 A、B、C、D、E 五个备选答案，请从中选择一个最佳答案）

1. 患者，女，16 岁，骑自行车上学途中意外摔倒，自觉外阴部位持续胀痛，最可能受伤的部位是（　　）。

A. 阴阜　　B. 前庭大腺　　C. 小阴唇　　D. 大阴唇　　E. 阴蒂

2. 关于阴道的解剖知识，不正确的是（　　）。

A. 上宽下窄　　B. 阴道黏膜无腺体　　C. 阴道后穹隆最浅

D. 介于膀胱与直肠之间　　E. 下端开口于阴道前庭后部

3. 子宫峡部的下端是（　　）。

A. 解剖学外口　　B. 解剖学内口　　C. 组织学外口

D. 组织学内口　　E. 子宫颈外口

4. 某妇女，26 岁，孕 1 产 1（G_1P_1），自然分娩一男婴，现产后 42 日回医院常规复查，妇科检查见子宫颈外口形状为（　　）。

A. 圆形　　B. 椭圆形　　C. 横裂状　　D. 纵裂状　　E. 不规则形

5. 保持子宫前倾位置的韧带是（　　）。

A. 圆韧带　　B. 骨盆漏斗韧带　　C. 主韧带

D. 宫骶韧带　　E. 阔韧带

6. 有关正常成人非孕子宫，错误的是（　　）。

A. 呈倒置扁梨形

B. 子宫长 7～8 cm，宽 4～5 cm，厚 2～3 cm

C. 前与膀胱、后与直肠相邻

D. 子宫腔容积约 10 mL

E. 非孕期子宫峡部长约 1 cm

7. 患者，女，23 岁，G_2P_1，产后 6 个月，母乳喂养，发现意外妊娠 56 日后行吸宫术，术中不慎损伤阴道后壁，最可能累及的邻近器官是（　　）。

A. 输尿管　　B. 尿道　　C. 膀胱　　D. 阑尾　　E. 直肠

8. 骨盆入口平面的入口前后径的正常平均值为（　　）。

A. 10 cm　　B. 11 cm　　C. 11.5 cm　　D. 12 cm　　E. 13 cm

9. 骨盆出口平面的出口横径是指（　　）。

A. 坐骨结节间径　　B. 左右髂耻缘间最宽的距离

C. 出口前矢状径　　D. 出口后矢状径

E. 坐骨棘间径

10. 中骨盆平面的中骨盆横径的正常平均值为（　　）。

A. 9 cm　　B. 10 cm　　C. 11 cm　　D. 11.5 cm　　E. 12 cm

11. 某妇女，已婚，23 岁，因疑妇科肿瘤就诊，护士嘱排尿后进行妇科检查，其原因是（　　）。

A. 膀胱充盈影响子宫检查　　B. 排尿后可使子宫位置上移

C. 排尿后可使子宫呈前倾前屈后利于检查　　D. 妇科检查后常易出现尿潴留

E. 妇科检查后可能导致排尿困难

12. 骨盆的组成是(　　)。

A. 骶骨、尾骨及1块髋骨　　B. 骶骨、尾骨及2块髋骨

C. 耻骨、尾骨及2块髋骨　　D. 骶骨、坐骨及1块髋骨

E. 骶骨、尾骨及髂骨

13. 某妇女,23岁,平时月经规律,近日排出宫颈分泌物黏稠,拉丝易断,此种特性受什么激素影响?(　　)

A. 雌激素　　B. 孕激素　　C. HCG　　D. 雄激素　　E. 泌乳素

14. 下列不属于孕激素的生理作用的是(　　)。

A. 使子宫内膜呈增殖期改变　　B. 抑制输卵管蠕动

C. 促乳腺腺泡增生　　D. 对下丘脑和腺垂体有负反馈作用

E. 使排卵后基础体温上升0.3～0.5 ℃

15. 下列属于雌激素的生理作用的是(　　)。

A. 增强子宫对缩宫素的敏感性　　B. 促进乳腺腺泡发育

C. 使宫颈黏液减少变稠,不易拉丝　　D. 促进阴道上皮脱落加快

E. 促进水、钠排泄

16. 黄体发育达高峰是在排卵后(　　)。

A. 5～6日　　B. 7～8日　　C. 9～10日　　D. 11～12日　　E. 13～14日

17. 某妇女,产后8个月,体健,决定给婴儿断奶,现需回奶,可给予(　　)。

A. 雌激素　　B. 孕激素　　C. 雄激素

D. 卵泡刺激素　　E. 黄体生成激素

18. 患者,女,医生诊断为先兆流产,临床上常用“黄体酮”保胎药治疗,其用药原理是(　　)。

A. 降低子宫对缩宫素的敏感性　　B. 使子宫内膜由增殖期转为分泌期

C. 使宫颈闭合,宫颈黏液减少、变稠　　D. 抑制输卵管的蠕动

E. 对下丘脑和腺垂体的负反馈作用

(19～20题共用题干)

初中女生,13岁,自12岁初潮后,月经周期不规律,量时多时少,偶有下腹轻微坠胀。

19. 该少女向护理人员咨询月经情况,以下回答欠妥的是(　　)。

A. 月经周期是指两次月经第1日的间隔时间,一般28～30日

B. 经期一般无特殊症状,持续2～8日

C. 月经血呈暗红色

D. 月经血一般呈凝固状态

E. 月经量一般约50 mL

20. 护士进行经期卫生保健指导,错误的是(　　)。

A. 应保持外阴清洁　　B. 每天坚持阴道冲洗

C. 经期可照常学习工作　　D. 避免剧烈运动

E. 使用消毒卫生巾

(21～22共用题干)

某女,18岁。平时月经周期规律,月经周期为31日,经期6日。

21. 估算其排卵日约在月经周期的(　　)。

A. 第10日　B. 第14日　C. 第15日　D. 第16日　E. 第17日

22. 以下检查结果,提示有排卵的是(　　)。

A. 宫颈黏液涂片检查示典型羊齿植物叶状结晶

B. 基础体温单相型

C. 子宫内膜呈分泌期改变

D. 阴道脱落细胞涂片检查见成熟角化细胞

E. 宫颈黏液稀薄,易拉丝

(23～26题共用题干)

某女,26岁,G_1P_0。妊娠10周,到医院进行第一次产检,护士告知其骨盆形态及各径线均正常。

23. 该孕妇骨盆入口平面的入口前后径约为(　　)。

A. 11 cm　B. 11.5 cm　C. 13 cm　D. 14 cm　E. 15 cm

24. 该孕妇骨盆入口平面的形态呈(　　)。

A. 圆形　B. 菱形　C. 三角形　D. 纵椭圆形　E. 横椭圆形

25. 该孕妇骨盆的最小平面是(　　)。

A. 骨盆入口平面　B. 中骨盆平面　C. 骨盆出口平面

D. 真假骨盆界面　E. 真骨盆平面

26. 该孕妇骨盆出口平面的出口横径约为(　　)。

A. 8 cm　B. 9 cm　C. 10 cm　D. 11 cm　E. 12 cm

参考答案

1～5　D C D C A　6～10　D E B A B　11～15　A B B A A

16～20　B A A D B　21～25　E C A E B　26　B

(谭文绮)

项目二 妊娠期妇女的护理

任务一 妊娠生理

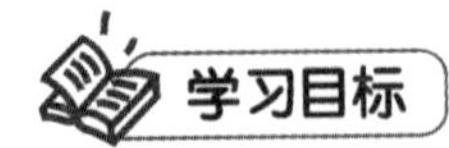

1. 掌握胎儿附属物的形成与功能。
2. 熟悉不同孕周胎儿的发育特点。
3. 了解着床的概念、时间、条件。
4. 认识足月胎盘的结构。
5. 关爱孕妇，具有热诚、严谨、细心的护理素质。

妊娠(pregnancy)是胚胎(embryo)和胎儿(fetus)在母体内发育成长的过程。妊娠开始于成熟卵子的受精，终止于胎儿及其附属物自母体排出。妊娠全过程平均38周(266日)，是一个变化极其复杂，但又非常协调的生理过程。

【受精及受精卵发育、输送与着床】

一、受精

成熟精子和卵子结合的过程称为受精(fertilization)。精子进入阴道后，经宫颈管来到子宫腔及输卵管腔，被生殖道分泌物中的α、β淀粉酶水解，从而降低了精子顶体膜的稳定性，使精子具备受精能力，此过程称精子获能，需7 h左右。当获能精子与成熟卵子在输卵管壶腹部与峡部连接处相遇时，精子头部顶体外膜与精细胞膜破裂，释放出顶体酶，溶解卵子外围的放射冠和透明带，此过程称顶体反应。精子穿过放射冠和透明带，与卵子表面接触，开始受精，此时卵子释放溶酶体酶，改变透明带结构，阻止其他精子进入透明带，此过程称透明带反应。透明带反应保证了人类单卵子受精。精子进入卵子后，卵原核与精原核融合，形成受精卵(zygote)或称孕卵，新生命诞生，受精结束。受精一般发生在排卵后12 h内，整个过程约需24 h。

二、受精卵的发育与输送

受精卵进行有丝分裂的同时，在输卵管蠕动和输卵管上皮纤毛的推动下向子宫腔移行，约于受精后 72 h 分裂为 16 个细胞的实心细胞团，称桑椹胚，随即形成早期胚泡。受精后第 4 日，早期胚泡进入子宫腔，继续分裂发育，形成晚期胚泡。

三、着床

晚期胚泡逐渐埋入子宫内膜的过程，称受精卵着床(imbed)或称受精卵植入(implantation)。着床时间在受精后 6～7 日开始，11～12 日结束，着床部位多在子宫体上部的前壁、后壁、侧壁，需经过定位、黏附和穿透三个过程(图 2-1)。子宫有一个极短的敏感期允许晚期胚泡着床，其着床必须具备以下条件：①透明带消失；②囊胚细胞滋养层分化为合体滋养细胞；③囊胚和子宫内膜同步发育并相互协调；④孕妇体内有足够的黄体酮。此外，受精卵产生的早孕因子能抑制母体淋巴细胞活性，防止晚期胚泡被母体排斥，有利于受精卵着床。

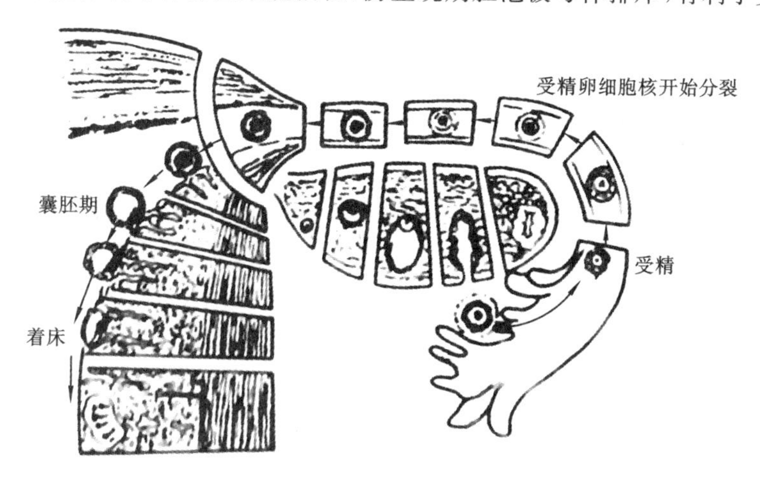

图 2-1 受精与着床

四、蜕膜的形成

受精卵着床后，子宫内膜细胞迅速增大变成蜕膜细胞，产生蜕膜样变，妊娠的子宫内膜即为蜕膜(decidua)。据蜕膜与晚期胚泡的位置关系，将蜕膜分成三部分。

底蜕膜：与晚期胚泡极滋养层接触的蜕膜，将来发育成胎盘的母体部分。

包蜕膜：覆盖在晚期胚泡表面的蜕膜，随晚期胚泡发育逐渐突向子宫腔，于妊娠 14～16 周时与真蜕膜贴近、融合，子宫腔消失。

真蜕膜：除底蜕膜及包蜕膜以外，覆盖子宫腔其他部分的蜕膜(图 2-2)。

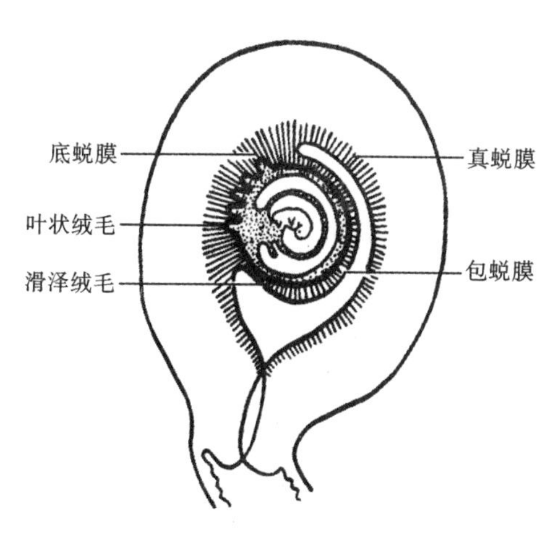

图 2-2 子宫蜕膜与绒毛

【胎儿的发育及生理特点】

受精后 8 周内形成的人胚称为胚胎，这个时期是主要器官结构分化时期；受精后 9 周起称为胎儿，是各器官进一步发育并逐渐成熟的时期。临床上，通常以孕妇末次月经第 1 日作为妊娠的开始，全过程约 280 日，以 4 周为一个孕龄单位来描述胎儿的发育,特征大致如下。

8周末:初具人形,头大,能分辨出眼、耳、鼻、口。心脏已形成,B型超声可见心脏搏动,各器官正分化发育,易受外界不良刺激影响而导致畸形。

12周末:胎儿身长约9 cm,体重约14 g。外生殖器已发育。

16周末:胎儿身长约16 cm,体重约110 g。从外生殖器可辨认胎儿性别。头皮长出毛发,开始出现呼吸运动。皮肤菲薄呈深红色,无皮下脂肪。部分孕妇已能自觉胎动。

20周末:胎儿身长约25 cm,体重约320 g。听诊器检查能听到胎心音。皮肤暗红,全身覆盖毳毛,出生后有心跳、呼吸,能吞咽、排尿。

24周末:胎儿身长约30 cm,体重约630 g。皮下脂肪开始沉积,皮肤仍呈皱缩状,出现眉毛。

28周末:胎儿身长约35 cm,体重约1000 g。皮下脂肪不多,皮肤粉红,眼睛半张开,四肢活动好,有呼吸运动,出生后易患特发性呼吸窘迫综合征,加强护理可存活。

32周末:胎儿身长约40 cm,体重约1700 g。皮肤深红,面部毳毛已脱落。出生后注意护理能存活。

36周末:胎儿身长约45 cm,体重约2500 g。皮下脂肪较多,毳毛明显减少,面部皱褶消失。指(趾)甲已达指(趾)端。出生后能啼哭及吸吮,生命力良好。出生后基本能存活。

40周末:胎儿身长约50 cm,体重约3400 g。成熟,体形外观丰满,皮肤粉红色,皮下脂肪多,男性睾丸已降至阴囊内,女性大、小阴唇发育良好。出生后哭声响亮,吸吮力强,能很好存活。

临床上常用新生儿身长推算胎儿孕龄。公式:妊娠前5个月的胎儿身长(cm)=妊娠月数的平方;妊娠后5个月的胎儿身长(cm)=妊娠月数×5。

【胎儿附属物的形成与功能】

胎儿附属物是指胎儿以外的组织,包括胎盘、胎膜、脐带和羊水。

一、胎盘

(一) 胎盘的构成

胎盘(placenta)是母体与胎儿间进行物质交换的器官。足月胎盘呈盘状,多为圆形或椭圆形,重450~650 g,直径16~20 cm,厚1~3 cm,中央厚,边缘薄。胎盘分胎儿面和母体面。胎儿面上覆羊膜,灰蓝色,光滑半透明,中央或稍偏处有脐带附着,母体面呈暗红色,表面粗糙,有20个左右胎盘小叶。

胎盘是母儿唯一的结合体。由羊膜、叶状绒毛膜和底蜕膜构成。

1. 羊膜

羊膜构成胎盘的胎儿部分,位于胎盘最内层。羊膜为半透明薄膜,光滑,无血管、神经及淋巴,具有一定弹性。羊水在此进行交换。

2. 叶状绒毛膜

叶状绒毛膜构成胎盘的胎儿部分,是胎盘的主要结构。晚期胚泡着床后,滋养层细胞迅速分裂增殖并形成许多不规则突起,与胚外中胚层共同组成绒毛膜。在胚胎早期,整个胚胎表面的绒毛发育均匀,随胚胎长大,与底蜕膜相接触的绒毛因营养丰富不断分支,发育良好，称为叶状绒毛膜；其他绒毛因远离底蜕膜缺乏血液供应而萎缩、退化，形成平滑绒毛膜。绒毛上的合体滋养细胞溶解周围的蜕膜形成绒毛间隙，大部分叶状绒毛膜悬浮于绒毛间隙中，称为游离绒毛；长入底蜕膜中的绒毛称为固定绒毛。

绒毛的形成经历一级绒毛、二级绒毛、三级绒毛三个阶段，受精后第 2～3 周是绒毛发育分化最旺盛的时期，约在受精后第 3 周末，绒毛内血管形成，与胚胎血管相连接，胎儿-胎盘循环建立。

3. 底蜕膜

底蜕膜构成胎盘的母体部分。底蜕膜表面上覆有固定绒毛的滋养层细胞，其与底蜕膜共同形成绒毛间隙的底，称为蜕膜板。此板向绒毛膜伸出分隔称蜕膜间隔，将胎盘母体面分成肉眼可见的 20 个左右胎盘小叶，该间隔不超过胎盘厚度的 2/3，故绒毛间隙是相通的。

（二）胎盘的血液循环

底蜕膜的螺旋小动脉与螺旋小静脉均开口于绒毛间隙，螺旋小动脉因血液压力高，将含氧丰富的新鲜母血注入绒毛间隙，故绒毛间隙充满母血；胎儿血经脐动脉输入绒毛毛细血管，在此绒毛间隙的母血与胎血进行氧气与二氧化碳、营养与废物的交换，交换后的胎血经脐静脉输送回胎儿体内，交换后的母血经螺旋小静脉回流入母体血液循环。可见，胎儿血液经脐动脉流至绒毛毛细血管，与绒毛间隙中的母血进行物质交换后，再经脐静脉返回胎儿体内。母血经底蜕膜的螺旋小动脉流向绒毛间隙，经物质交换后再经螺旋小静脉返回母体内。母儿间物质交换是隔着绒毛毛细血管壁、绒毛间质及绒毛表面细胞层来进行的，胎儿血和母血是不相通的(图 2-3)。

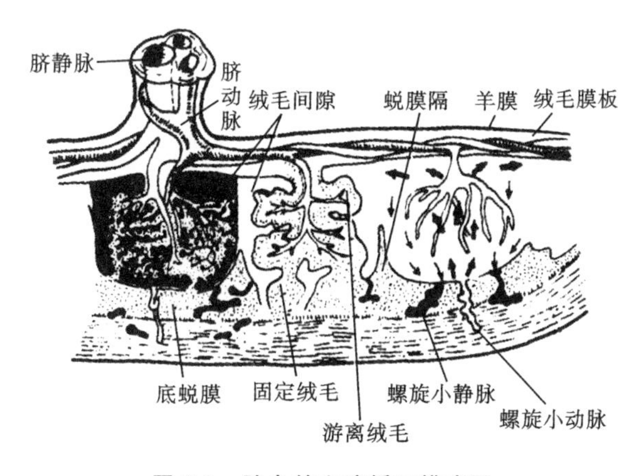

图 2-3　胎盘的血液循环模式图

（三）胎盘的功能

胎盘有极复杂的功能，是维持胎儿发育的重要器官，其功能包括气体交换、供应营养物质、排出胎儿代谢产物、防御功能以及合成功能等。

1. 气体交换

O_2是维持胎儿生命的重要物质。母儿间 O_2、CO_2 在胎盘以简单扩散方式交换。如孕妇合并心脏病、严重贫血，母血 PaO_2 明显降低，胎儿容易缺氧。

2. 供应营养物质

胎儿发育必需的三大营养物质均在胎盘进行交换。胎儿的葡萄糖均来自母体，是胎儿代谢的主要能源，以易化扩散方式通过胎盘；氨基酸以主动运输方式通过胎盘，胎血氨基酸浓度高于母血;脂肪酸能较快地以简单扩散方式通过胎盘。

3. 排出胎儿代谢产物

胎儿代谢产物如尿素、尿酸、肌酐、肌酸等,经胎盘送入母血,再由母体排出体外。

4. 防御功能

防御功能即胎盘屏障作用,胎盘能阻止母血中某些有害物质进入胎血中,起到一定保护作用,但作用很有限。各种病毒如流感病毒、风疹病毒、巨细胞病毒等,均可通过胎盘,导致胎儿畸形甚至死亡。许多相对分子质量小、脂溶性大的药物可通过胎盘,有些药物对胚胎及胎儿有毒性作用,可致胎儿畸形、流产等,故孕妇应慎重用药。母血中的抗体(如 IgG)能通过胎盘,使胎儿在出生后即获得免疫力。

5. 合成功能

胎盘能合成多种激素和酶,包括人绒毛膜促性腺激素、人胎盘生乳素、雌激素、孕激素、酶等。

(1) 人绒毛膜促性腺激素(HCG):由合体滋养细胞合成,受精后第6日开始分泌,约2日增长一倍。约在受精后第10日,用放射免疫分析(RIA)法可在血清中测出 HCG,成为诊断早孕的最敏感方法。至妊娠8～10周达高峰,为50 000～100 000 U/L,持续10日左右后迅速下降,低水平持续至分娩,产后2周消失。

HCG 的主要功能:促进月经黄体转化成妊娠黄体,维持早期妊娠;促进雌激素、孕激素合成;抑制淋巴细胞的刺激作用,避免胚胎被母体淋巴细胞攻击等。

(2) 人胎盘生乳素(HPL):由合体滋养细胞合成,最早于妊娠5～6周,用 RIA 法于血浆中可测出,HPL 随妊娠进展逐渐增加,至妊娠34～36周达高峰,并维持到分娩。产后迅速下降,产后7 h 即不能测出。

HPL 的主要功能:促进乳腺腺泡发育,为产后泌乳做准备;促进胰岛素合成,促进将葡萄糖运送给胎儿,有利于胎儿发育;抑制母体对胎儿的排斥作用。故 HPL 是胎儿发育的“代谢调节因子”。

(3) 雌激素、孕激素:妊娠早期,雌激素、孕激素由妊娠黄体产生,妊娠8～10周后,由胎盘合成。两者含量均随妊娠进展逐渐增高,雌激素、孕激素主要的生理作用为共同参与妊娠期母体各器官系统的生理变化,维持妊娠。

(4) 酶:胎盘可合成多种酶,如缩宫素酶、耐热性碱性磷酸酶等,其生物学意义尚不十分明确,缩宫素酶能灭活缩宫素,起到维持妊娠的作用。临床上动态测其数值,可作为胎盘功能检查的一项指标。

二、胎膜

胎膜(fetal membranes)由绒毛膜和羊膜组成。外层为绒毛膜,妊娠晚期与羊膜轻贴,能与羊膜分开。内层为羊膜,与覆盖胎盘、脐带的羊膜层相连。羊膜为无血管膜,能转运溶质和水,以维持羊水的平衡;胎膜有含大量花生四烯酸(前列腺素的前体物质)的磷脂,有一定发动分娩的作用。

三、脐带

脐带(umbilical cord)是连接胎儿与胎盘的条索状组织,一端连于胎儿腹壁,另一端附着于胎盘,胚胎及胎儿借助脐带悬浮于羊水中。妊娠足月胎儿的脐带长30～100 cm,平均约 55 cm。脐带内有一条脐静脉和两条脐动脉，血管周围的胶样组织(华通胶)有保护脐血管的作用。脐带是母体及胎儿进行物质交换的唯一通道，若脐带受压，可导致胎儿急性缺氧，甚至危及生命。

四、羊水

羊水(amniotic fluid)是充满在羊膜腔内的液体。

1. 羊水的来源与吸收

在妊娠早期羊水主要是来自母体血清的透析液；妊娠中期以后，胎儿尿液成为羊水的主要来源之一。羊水又不断被羊膜吸收(约 50%)和胎儿吞饮，使羊水量保持一种动态平衡。

2. 羊水量、性状及成分

羊水量随妊娠进展不断增加，妊娠 38 周约 1000 mL，此后羊水量逐渐减少，妊娠 40 周约 800 mL。妊娠任何时期羊水量大于 2000 mL 为羊水过多，妊娠晚期小于 300 mL 为羊水过少。过期妊娠羊水量明显减少，可出现羊水过少。

妊娠足月时，羊水 pH 值约为 7.20，比重为 1.007～1.025，内含水、无机盐及有机物。妊娠早期羊水为无色澄清液体，足月时略混浊，内含胎脂、胎儿脱落上皮细胞、毳毛、毛发、少量白细胞、白蛋白、尿酸盐等。羊水中含大量激素和酶，通过羊膜腔穿刺抽吸羊水进行染色体分析或测量羊水中所含的激素和酶，可帮助诊断先天性畸形与遗传性代谢性疾病。

3. 羊水的功能

(1) 保护胎儿：羊水为胎儿提供活动空间，避免胎儿受到挤压，防止胎体畸形及胎肢粘连；防止胎儿直接受到损伤；保持羊膜腔内恒温；适量羊水可避免脐带受压迫，羊水过少易致脐带受压；临产后，羊水使宫缩压力均匀分布，避免胎儿局部受压。

(2) 保护母体：羊水可减少胎动不适感；临产后，前羊水囊促使子宫口(简称宫口)扩张；破膜后，羊水可滑润和冲洗阴道，减少疼痛感与感染机会。

任务二　妊娠期母体变化

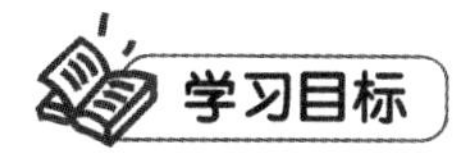

1. 熟悉妊娠期母体生殖系统、乳房、血液循环系统的生理变化。
2. 了解妊娠期母体呼吸系统、消化系统、泌尿系统的生理变化。
3. 能解释妊娠期母体的心理社会变化。

妊娠期在胎盘激素和神经、内分泌系统的作用下，母体全身各系统发生了一系列适应性、生理性的变化，以适应与满足胎儿生长发育，同时为分娩、哺乳做好准备。熟悉妊娠期的母体变化，有助于护理人员帮助孕妇了解妊娠期的常见生理症状及其护理措施，减轻孕妇焦虑；帮助孕妇识别潜在的或现存的病理变化，有助于做好孕期保健工作。

一、生理变化

(一) 生殖系统

1. 子宫

(1) 子宫体　子宫体明显增大变软,呈纵椭圆形。子宫大小由非孕时(7～8)cm×(4～5)cm×(2～3)cm增大至妊娠足月时约35 cm×25 cm×22 cm。妊娠早期子宫略增大,呈球形且不对称(着床部位明显突出),妊娠12周后,子宫均匀增大超出盆腔,耻骨联合上方可触及子宫底。妊娠晚期,由于盆腔左侧有乙状结肠占据,子宫略右旋。

子宫腔容量由非孕时约5 mL增加至足月妊娠时约5000 mL,增加了约1000倍;子宫重量由非孕时约50 g增加至足月妊娠时约1000 g,增加了约20倍,子宫各部增长速度不同,妊娠后期子宫底增长速度最快。子宫体部肌纤维最多,其次是子宫下段,子宫颈最少,这是分娩时宫缩力量向下依次递减的物质基础,可促使胎儿娩出。

从妊娠12～14周起,子宫开始出现稀发、不规则、不对称的无痛性收缩,这种无痛性宫缩称为Braxton Hicks收缩。尽管收缩随妊娠加强,因宫缩时子宫腔内压力通常为5～25 mmHg,持续时间不足30 s,故无疼痛感觉。

妊娠足月时,子宫血流量达450～650 mL/min,为非孕时的4～6倍,子宫动脉变直,以适应胎盘血流量增加的需要,宫缩时子宫肌挤压血管,子宫血流量明显减少。

(2) 子宫峡部　子宫峡部变长、变软。妊娠10周左右明显变软;非孕时长约1 cm,妊娠后逐渐伸展并拉长变薄,临产时可达7～10 cm,扩展成子宫腔一部分,此时称为子宫下段。

(3) 子宫颈　在性激素作用下,子宫颈黏膜充血、水肿、肥大,呈紫蓝色,质软。子宫颈黏液增多,形成黏液栓,有一定阻止病原体入侵的作用。

2. 卵巢

卵巢略增大,停止排卵。一侧卵巢见妊娠黄体,于妊娠6～7周前产生雌激素、孕激素,以维持早期妊娠。妊娠8～10周胎盘取代其功能,妊娠黄体开始萎缩。

3. 输卵管

输卵管伸长,肌层不增厚。

4. 阴道

阴道黏膜充血、水肿,呈紫蓝色,变软;皱襞增多,伸展性增加。阴道分泌物增多,呈白色糊状。阴道上皮细胞增生,糖原丰富,乳酸含量增多,pH值降低,可抑制致病菌生长,有利于防止感染,但孕妇易患外阴阴道假丝酵母菌病。

5. 外阴

外阴皮肤增厚,大、小阴唇色素沉着,大阴唇组织松软,伸展性增加,会阴厚而软,弹性增加。

(二) 乳房

妊娠期间胎盘分泌大量雌激素、孕激素,雌激素刺激乳腺腺管发育,孕激素刺激乳腺腺泡发育。同时,在体内催乳素、人胎盘生乳素、胰岛素、皮质醇、甲状腺激素等的共同作用下,乳房增大、充血,乳头、乳晕着色,乳头易勃起,乳晕皮脂腺肥大,形成散在的褐色结节,称为蒙氏结节(Montgomery's tubercles)。孕妇自觉乳房发胀、偶有触痛及麻刺感。乳房增大为泌乳做好了准备，但妊娠期间并无乳汁分泌，可能与大量雌激素、孕激素抑制乳汁生成有关。仅在临近分娩时挤压乳房，有少量淡黄色稀薄液体溢出，称为初乳(colostrum)。乳汁的正式分泌是在产后新生儿吸吮乳头时。

(三) 血液系统

1. 血容量

血容量自妊娠 6～8 周起增加，妊娠 32～34 周达高峰，增加 40%～45%，平均增加约 1 450 mL，维持此水平至分娩。其中血浆平均增加约 1000 mL，红细胞平均增加约 450 mL，血浆增加多于红细胞的增加，故血液稀释，孕妇出现生理性贫血。

2. 血液成分

(1) 红细胞　由于血液稀释，红细胞计数约为 3.6×10^{12}/L(非孕妇女约为 4.2×10^{12}/L)，血红蛋白值约为 110 g/L(非孕妇女约为 130 g/L)，红细胞压积 0.31～0.34(非孕妇女为 0.38～0.47)。孕妇容易缺铁，应在妊娠中、晚期开始补充铁剂，以预防贫血。

(2) 白细胞　白细胞在妊娠 30 周达高峰，为(5～12)$\times10^{9}$/L，有时可达 15×10^{9}/L(非孕妇女为(5～8)$\times10^{9}$/L)，主要为中性粒细胞增多。

(3) 凝血因子　孕妇血液呈高凝状态，因凝血因子Ⅱ、Ⅴ、Ⅶ、Ⅷ、Ⅸ、Ⅹ均增加，仅凝血因子Ⅺ、Ⅻ降低，有利于减少产后出血。血小板数无明显改变。

(4) 血浆蛋白　妊娠早期血浆蛋白开始降低，至妊娠中期血浆蛋白为 60～65 g/L，主要是白蛋白减少。

(四) 循环系统

1. 心脏

因膈肌升高，心脏向左上前方移位，故心尖冲动左移 1～2 cm，心浊音界稍扩大。心脏容量至妊娠末期约增加 10%，妊娠晚期心率在休息时增加 10～15 次/分。由于血流量增加、流速加快、心脏移位使血管扭曲，多数孕妇心尖区可闻及Ⅰ～Ⅱ级柔和吹风样收缩期杂音，产后逐渐消失。

2. 心搏出量

心搏出量自妊娠 10 周起增加，妊娠 32～34 周达高峰，持续至分娩。分娩时，尤其是在第二产程中，心搏出量显著增加。心搏出量的增加对胎儿生长发育至关重要。

3. 血压

妊娠早、中期血压偏低，妊娠晚期血压轻度升高。脉压差稍增大。孕妇血压受体位影响，坐位稍高于仰卧位。

妊娠主要影响下肢静脉血压。妊娠期由于盆腔血液回流到下腔静脉的血量增加，增大的子宫压迫下腔静脉使血液回流受阻，从而使下肢、外阴及直肠静脉血压增高，加之妊娠期静脉壁扩张，孕妇容易发生下肢水肿、下肢与外阴静脉曲张、痔疮等。若孕妇长时间仰卧，子宫压迫下腔静脉，可导致回心血量减少、心搏出量降低、血压下降，称仰卧位低血压综合征。侧卧位能缓解子宫压迫，改善静脉血液回流。

(五) 呼吸系统

妊娠期胸廓横径及前后径加宽使周径加大，肺通气量约增加 40%，有利于供给孕妇及胎儿所需的氧，以满足孕妇耗氧量增加之需。呼吸次数在妊娠期变化不大，不超过 20 次/分，但呼吸较深。妊娠晚期以胸式呼吸为主。妊娠期上呼吸道黏膜轻度充血、水肿，易发生上呼吸道感染。

（六）消化系统

由于妊娠期大量雌激素影响：齿龈充血、水肿、肥厚，易出血；胃肠道平滑肌张力降低，贲门括约肌松弛，胃内酸性内容物可反流至食管，产生“烧灼感”；胃排空时间延长，加上胃酸及胃蛋白酶分泌减少，易出现上腹部饱胀感；肠蠕动减弱，易出现便秘、痔疮或使原有痔疮加重。妊娠期胆囊排空时间延长，胆道平滑肌松弛，胆汁稍黏稠使胆汁淤积，容易诱发胆囊炎及胆石症。

（七）泌尿系统

妊娠期肾血浆流量(RPF)及肾小球滤过率(GFR)均增加，RPF约增加35%，GFR约增加50%，以适应妊娠期增多的代谢产物的排出，因此，肾脏负担加重。由于GFR增加，肾小管对葡萄糖重吸收能力没有相应增加，约15%孕妇饭后出现生理性糖尿。RPF与GFR均受体位影响，孕妇仰卧位时尿量增加，故夜尿量多于日尿量。

受孕激素影响，泌尿系统平滑肌张力降低，肾盂及输尿管轻度扩张，因而输尿管增粗、蠕动减弱，尿流缓慢，可致肾盂积水，易患急性肾盂肾炎，以右侧居多，因右旋子宫压迫右侧输尿管而致，左侧卧位可预防。

妊娠早期，增大子宫易压迫膀胱，孕妇常出现尿频，妊娠12周后子宫增大超出盆腔，尿频症状消失；妊娠晚期随胎先露下降至盆腔，孕妇尿频再次出现，产后消失。

（八）内分泌系统

妊娠期腺垂体稍增大，促性腺激素在大量雌激素、孕激素的负反馈作用下分泌减少，故妊娠期间卵巢内的卵泡不再发育成熟，也无排卵。催乳素(PRL)随妊娠进展分泌逐渐增多，可促进乳腺发育。促肾上腺皮质激素、甲状腺素分泌增多，但因游离型的促肾上腺皮质激素及甲状腺素含量不高，故孕妇没有肾上腺皮质功能亢进症、甲状腺功能亢进症的表现。

（九）其他

1. 体重

妊娠早期体重无明显变化，妊娠13周起每周增加约350 g，妊娠晚期每周增加不超过500 g，整个妊娠期体重增加约12.5 kg，包括胎儿、胎盘、羊水、子宫、乳房、血液等。

2. 皮肤

孕妇黑色素增加，使孕妇面颊、乳头、乳晕、腹白线、外阴等处出现色素沉着，面部呈蝶状褐色斑，称为妊娠黄褐斑，于产后自行消退。随妊娠子宫的逐渐增大，孕妇腹壁皮肤张力加大，使皮肤的弹力纤维断裂，呈多量紫色或淡红色妊娠纹，见于初产妇，产后呈银白色。

3. 矿物质代谢

胎儿生长发育需要大量钙、磷、铁。钙、磷大部分在妊娠最后2个月内积累，因此至少应于妊娠最后3个月补充维生素D及钙。孕妇储存铁量不足，需补充铁剂，否则易导致缺铁性贫血，一般于妊娠16周起开始补充。

二、心理社会变化

妊娠是一种自然的生理现象，但对女性而言，仍是一生中最重要和最具挑战的事情，是家庭生活的转折点，会改变原有的生活状态，因此随妊娠的进展，孕妇及其家庭成员会产生不同的压力和焦虑，在心理及社会方面需要重新适应和调整。妊娠期良好的心理适应有助于产后亲子关系的建立及母亲角色的完善。

了解妊娠期孕妇的心理变化，使孕妇及其家庭成员能自主适应，迎接新生命的来临。孕妇常见的心理反应如下。

1. 惊讶和震惊

在怀孕初期，不管是否为计划妊娠，几乎所有的孕妇都会产生惊讶和震惊的反应。

2. 矛盾心理

矛盾心理尤其以计划外妊娠的孕妇多见。孕妇一方面因新生命的孕育而喜悦，另一方面又总觉得怀孕的时间不合适。孕妇矛盾心理的产生原因：可能是因工作、学习等原因；可能是由于初为人母，缺乏抚养孩子的知识和技能或缺乏社会支持系统；可能是经济负担过重，工作及家庭条件不允许；可能是第一次妊娠，对恶心、呕吐等生理变化无所适从等。

3. 接受

妊娠中期，孕妇自觉胎儿在腹中活动，多数孕妇会改变当初对怀孕的态度。此时孕妇真正感受到胎儿的存在，开始接受胎儿，出现了“筑巢反应”，计划为孩子购买衣服、睡床等，关心孩子的喂养和生活护理等方面的知识，给未出生的孩子起名字、猜测性别等，甚至有些孕妇计划着孩子未来的职业。也有的孕妇会担心胎儿的性别能否为家人接受等。

4. 情绪波动

由于体内激素的作用，孕妇的情绪波动起伏较大，往往表现为易激动，为一些极小的事情而生气、哭泣。常使其配偶觉得茫然不知所措，严重者会影响夫妻间感情。

5. 内省

孕妇常以自我为中心，较关注自己，注重穿着、体重和一日三餐，注意自己的休息，喜欢独处，这使孕妇能有计划调节与适应。内省可能会使其配偶及其他家庭成员受到冷落。

美国妇产科护理学专家鲁宾认为，孕妇为迎接新生命的降临，维持个人及家庭的功能完整与和谐，应做好下列孕期心理调整与适应。

1. 确保安全

为了平安、顺利地度过妊娠期、分娩期，确保自己和胎儿的安全，孕妇应获取良好的产科护理知识。例如：阅读有关书籍并遵守医生的建议和指导，使整个妊娠期保持最佳的健康状况；自觉听从建议，补充维生素，摄取均衡饮食，保证足够的休息和睡眠等。

2. 接受孩子

随着妊娠的进展，尤其是胎动的出现，孕妇逐渐接受了胎儿，并促使家庭重要成员对胎儿的接受和认可。在此过程中，配偶是关键人物，由于他的接受和支持，孕妇才能顺利完成孕期心理适应和母亲角色的认同。

3. 学会奉献

无论是孕育胎儿，还是生育或养育新生儿，需要许多奉献行为。孕妇应学会自制，学习延迟自己的需要以迎合孩子的需要。孕妇应不断调整自己，以适应宝宝的成长，从而顺利担负起产后照顾孩子的重任。

4. 融为一体

随着妊娠的进展，孕妇和胎儿建立起亲密的感情，孕妇常用抚摸、讲话等行为表现她对孩子的关爱，亲近孩子，这些情绪及行为有利于日后与新生儿建立良好的情感。

任务三　妊娠诊断

学习目标

1. 掌握妊娠各期的概念及诊断。
2. 熟悉胎产式、胎先露、胎方位的概念及判断。
3. 能熟练判断胎方位。

案例引导

刘女士,26岁,婚后1年。因停经46日,恶心、食欲不振、头晕、乏力2日就诊。自诉平时月经规律,月经周期为30日,末次月经时间是2013年3月13日。妇科检查:阴道及子宫颈充血、质软且呈紫蓝色,子宫颈与子宫体似两个不同的器官,子宫稍增大、呈球形、质软,双侧附件未见异常。经相关检查,诊断为“早期妊娠”。

问题:医生是根据哪些症状与体征作出诊断的?哪些辅助检查可帮助诊断?

妊娠期从末次月经第1日起计算,约280日,共40周。根据妊娠不同时期的特点,将妊娠分为三个时期:妊娠13周末及以前称为早期妊娠(first trimester),第14～27周末称为中期妊娠(second trimester),第28周及其以后称为晚期妊娠(third trimester)。

【早期妊娠的诊断】

一、症状

1. 停经

停经是妊娠最早、最重要的症状。平时月经规律、有性生活的育龄妇女,一旦月经延迟10日以上,首先应考虑妊娠;若停经8周以上,则妊娠的可能性更大。但停经不是妊娠特有的症状,精神因素、环境因素、服用避孕药等均可能导致停经,应注意鉴别。哺乳期妇女月经未复潮也可能是怀孕所致。

2. 早孕反应

在停经6周左右,约一半的孕妇于妊娠早期出现恶心、晨起呕吐、流涎、食欲不振、喜食酸物、厌油、头晕、乏力、嗜睡等症状,称为早孕反应。一般不影响生活与工作,可能与HCG的含量、精神紧张等因素有关,多在停经12周左右自行消失。

3. 尿频

尿频由前倾增大的子宫压迫膀胱所致。妊娠12周后,子宫增大超出盆腔,尿频的症状自然消失。

4. 乳房变化

妊娠期乳房增大、充血,蒙氏结节形成。孕妇自觉乳房发胀、疼痛,偶有麻刺感。

二、体征

1. 妇科检查

阴道黏膜和子宫颈变软、充血，呈紫蓝色。双合诊检查子宫峡部极软，感觉子宫颈与子宫体之间似不相连，称为黑加征(Hegar sign)；子宫增大、变软，停经 8 周时，子宫约为非孕时的 2 倍，停经 12 周时约为非孕时的 3 倍，子宫底超出盆腔，在耻骨联合上方可以触及。黑加征是早期妊娠典型的体征，但有时会误以为子宫颈与子宫体是两个不同的器官，可能误诊为妊娠合并卵巢肿瘤。

2. 乳房检查

乳房增大，表面静脉充盈；乳头增大，乳头、乳晕着色；乳晕可见深褐色的蒙氏结节。

三、辅助检查

1. 妊娠试验

妊娠试验是利用卵泡着床后滋养细胞分泌的 HCG 经血、尿可测出的原理来进行的，可协助诊断妊娠，是临床上诊断早期妊娠最常用的检查方法。受精后 10 日左右，RIA 法可测出受检者血中 HCG；临床上常用早孕试纸检测尿液中 HCG 含量，结果为阳性可诊断早期妊娠。HCG 对诊断妊娠有很高的特异性，假阳性少见，若阴性者可一周后复查。

2. 超声检查

超声检查是确诊早期妊娠的方法。

(1) B 型超声检查　B 型超声检查是诊断妊娠快速、准确的方法。有阴道超声与腹部超声两种方法，前者诊断早期妊娠的时间(最早在停经 4～5 周)比后者快约 1 周，但后者比前者常用。B 型超声能在子宫腔内见到圆形或椭圆形妊娠囊，腹部 B 型超声最早在停经 5 周时，见到胚芽和原始心管搏动，即可确诊为早期宫内妊娠、活胎。

(2) 超声多普勒法　用超声多普勒仪检查，最早在停经 7 周末时，听到有节律、单一、高调的胎心音，即可确诊为早期妊娠、活胎。

3. 宫颈黏液检查

妊娠后孕妇体内孕激素不断升高，宫颈黏液分泌减少且变黏稠，拉丝易断，涂片检查见到排列成行的椭圆体结晶，此结果见于黄体期，也可见于妊娠期。若动态观察，可持续见到椭圆体，则提示妊娠。

4. 基础体温(BBT)测定

基础体温呈双相型，提示卵巢排卵，基础体温高温相一般持续 14 日左右。若高温相持续 18 日不下降，早期妊娠可能性大；高温相持续超过 3 周不下降，早期妊娠的可能性更大。

因症状疑怀孕就诊者，首先做妊娠试验，以协助诊断；停经 6～7 周时，可行 B 型超声检查判断宫内妊娠、估算孕周、了解胚胎发育情况、排除异位妊娠等。如就诊时间早或月经不规律，根据症状与体征、辅助检查难以诊断时，可嘱一周后复查，以避免误诊。

【中、晚期妊娠的诊断】

一、病史与症状

有早期妊娠的经过，感到腹部逐渐增大、自感胎动等。

二、体征

1. 子宫逐渐增大

随着妊娠进展，子宫逐渐增大，子宫底逐渐升高，可用手测子宫底高度或尺测耻骨联合以上子宫长度来估计胎儿大小及孕周，推断胎儿大小与孕周是否相符(表2-1，图2-4)。子宫底高度与长度均为耻骨联合上缘中点到子宫底之间的距离，因孕妇的脐耻间距离、胎儿发育、羊水量、多胎等而稍有差异。子宫长度一般在妊娠20周起开始测量，正常情况下，子宫长度在妊娠36周时最高，妊娠足月时略有下降。

表2-1　不同妊娠周数的子宫底高度及子宫长度

妊 娠 周 数	手测子宫底高度	尺测子宫长度/cm
12周末	耻骨联合上2～3横指	—
16周末	脐耻之间	—
20周末	脐下1横指	18(15.3～21.4)
24周末	脐上1横指	24(22.0～25.1)
28周末	脐上3横指	26(22.4～29.0)
32周末	脐与剑突之间	29(25.3～32.0)
36周末	剑突下2横指	32(29.8～34.5)
40周末	脐与剑突之间或略高	33(30.0～35.3)

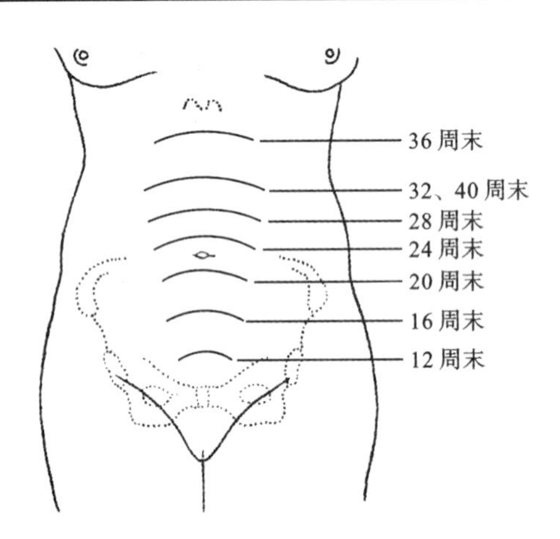

图2-4　妊娠周数与子宫底高度示意图

2. 胎心音

胎心音正常是胎儿宫内安全的信号，闻及胎心音可确诊妊娠且为活胎。用听诊器在孕妇腹壁听诊，一般于妊娠18～20周开始听到，正常范围是110～160次/分。胎心音呈双音，似钟表"滴答"声，应注意与子宫杂音、腹主动脉音、脐带杂音相鉴别。子宫杂音是血液流经子宫血管时产生的柔和的吹风样低音响，腹主动脉音为单调的咚咚样强音响，这两种杂音均与孕妇脉搏一致；脐带杂音为脐带血流受阻时产生的与胎心率一致的吹风样低音响，改变体位后可消失。

3. 胎动

胎动正常是胎儿情况良好的表现。胎动是指胎儿在子宫内的躯体活动，常因冲击子宫壁而使孕妇感觉到，有时在腹部检查可以看到或触及。一般于妊娠 18～20 周开始自觉胎动，正常胎动为 3～5 次/小时。初产妇比经产妇略晚。胎动随孕龄增加逐渐活跃，妊娠 32～34 周达高峰，妊娠 38 周后逐渐减少。

4. 胎体

妊娠 20 周后，经腹壁能触到胎体。妊娠 24 周后，经腹部触诊能辨别胎头、胎背、胎臀和胎儿肢体。胎头圆而硬，有浮球感；胎背宽而平坦；胎臀宽而软；胎儿肢体小且可活动，能帮助判断胎方位。

三、辅助检查

1. 超声检查

B 型超声能显示胎方位、有无胎心搏动、胎儿数目、胎盘位置及分级、羊水量、有无畸形，还能测量胎头双顶径、股骨长等多条径线。

2. 胎儿心电图

常用间接法，于妊娠 20 周后的成功率高。

【胎产式、胎先露、胎方位】

妊娠 28 周以前胎儿小，羊水相对较多，胎儿在子宫内活动范围较大，位置不固定。妊娠 32 周后，胎儿的姿势和位置相对恒定。为了适应子宫纵椭圆形的形态，胎儿姿势常为胎头俯屈、颏部贴近胸壁、脊柱略前弯、四肢屈曲交叉于胸腹前。

一、胎产式

胎体纵轴与母体纵轴的关系称为胎产式(fetal lie，图 2-5)。胎体纵轴与母体纵轴平行者，称为纵产式，占足月妊娠分娩总数的 99.75%；胎体纵轴与母体纵轴垂直者，称为横产式，仅占足月分娩总数的 0.25%；胎体纵轴与母体纵轴交叉者，称为斜产式。斜产式属暂时性的，在分娩过程中多转为纵产式，偶尔转为横产式。

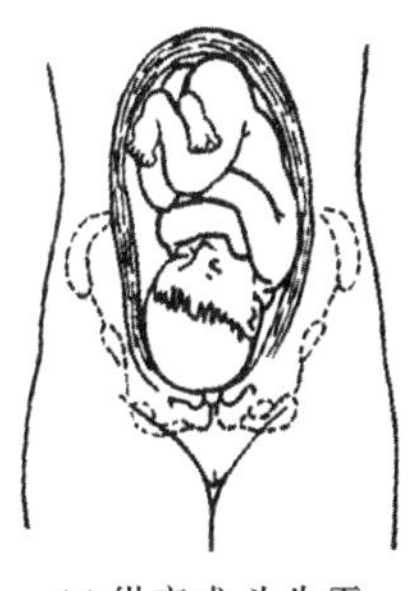

(a) 纵产式-头先露

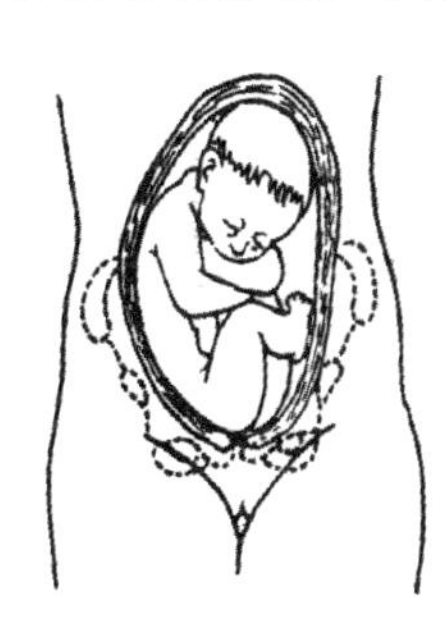

(b) 纵产式-臀先露

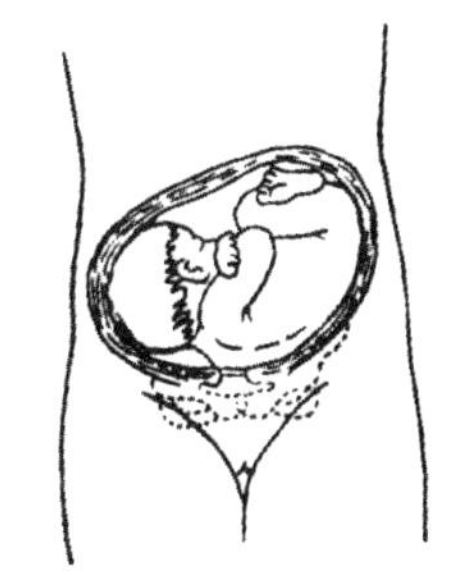

(c) 横产式-肩先露

图 2-5　胎产式

二、胎先露

最先进入母体骨盆入口的胎儿部分称为胎先露(fetal presentation)。纵产式有头先露和臀先露，横产式为肩先露。根据胎头屈伸程度不同，头先露分为枕先露、前囟先露、额先露及面先露(图 2-6)。臀先露分为混合臀先露、单臀先露、单足先露、双足先露(图 2-7)。横产式时最先进入骨盆的是胎儿肩部，为肩先露。偶见胎儿头先露或臀先露与胎手或胎足同时入盆，称为复合先露(图2-8)。

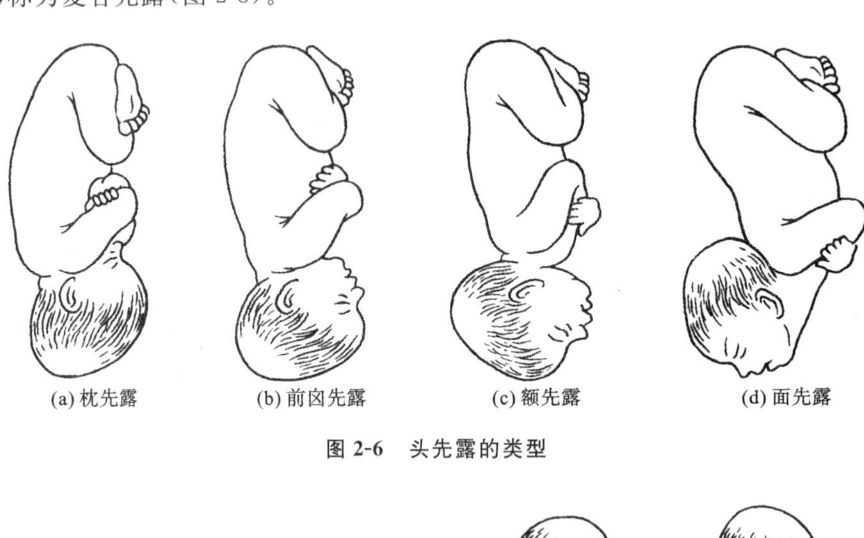

图2-6　头先露的类型

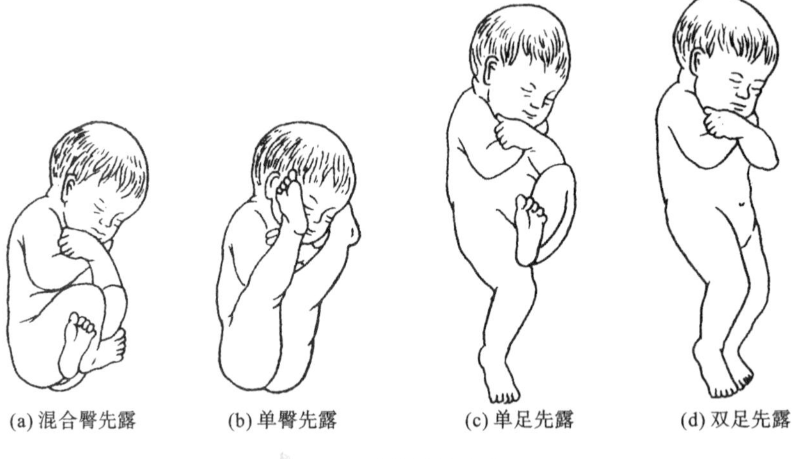

图2-7　臀先露的类型

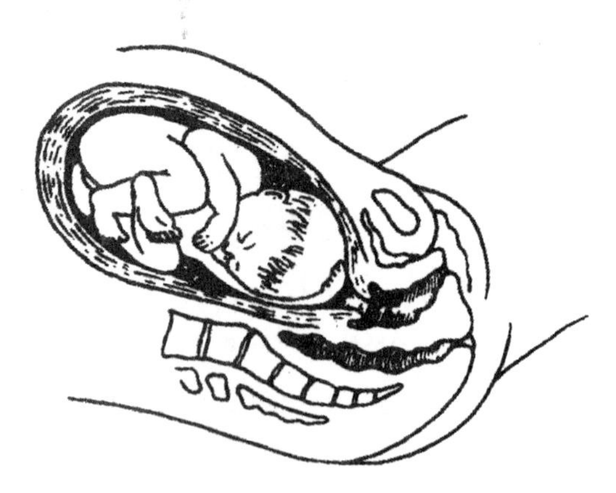

图2-8　复合先露

三、胎方位

胎儿先露部的指示点与母体骨盆的关系称为胎方位(fetal position)。枕先露以枕骨为指示点，面先露以颏骨为指示点，臀先露以骶骨为指示点，肩先露以肩胛骨为指示点。根据每个指示点与母体骨盆入口左、右、前、后、横的关系而有不同胎方位。如枕先露时，胎头枕骨位于母体骨盆的右前方，应为枕右前位，其余类推。正常胎方位有两种，分别为枕左前(LOA)与枕右前(ROA)。

胎产式、胎先露和胎方位的类型及关系如表 2-2 所示。

表 2-2 胎产式、胎先露和胎方位的类型及关系

<table>
<tr><td rowspan="6">纵产式
(99.75%)</td><td rowspan="4">头先露
(95.75%～97.75%)</td><td rowspan="2">枕先露
(95.55%～97.55%)</td><td>枕左前(LOA)</td><td>枕左横(LOT)</td><td>枕左后(LOP)</td></tr>
<tr><td>枕右前(ROA)</td><td>枕右横(ROT)</td><td>枕右后(ROP)</td></tr>
<tr><td rowspan="2">面先露
(0.2%)</td><td>颏左前(LMA)</td><td>颏左横(LMT)</td><td>颏左后(LMP)</td></tr>
<tr><td>颏右前(RMA)</td><td>颏右横(RMT)</td><td>颏右后(RMP)</td></tr>
<tr><td colspan="2" rowspan="2">臀先露
(2%～4%)</td><td>骶左前(LSA)</td><td>骶左横(LST)</td><td>骶左后(LSP)</td></tr>
<tr><td>骶右前(RSA)</td><td>骶右横(RST)</td><td>骶右后(RSP)</td></tr>
<tr><td rowspan="2">横产式
(0.25%)</td><td colspan="2" rowspan="2">肩先露
(0.25%)</td><td>肩左前(LScA)</td><td>肩左后(LScP)</td><td></td></tr>
<tr><td>肩右前(RScA)</td><td>肩右后(RScP)</td><td></td></tr>
</table>

任务四 妊娠期护理

学习目标

1. 掌握预产期的推算、产科腹部检查、骨盆测量、妊娠期的护理措施。
2. 熟悉围生期的概念、产前检查的时间。
3. 了解孕妇健康史的评估。
4. 能进行孕期健康指导。

案例引导

王女士，25 岁，初次妊娠，家住偏远乡村，怀孕后一直未到医院进行产检。末次月经为 2013 年 6 月 3 日，月经周期为 28 日，规律。经检查子宫底于脐上 3 横指，子宫底触及宽软、不规则部分，母体左腹触及饱满、平坦的胎体，耻骨联合上方触及圆而硬的结构。胎心率 136 次/分，胎动正常。

问题：王女士的预产期是什么时候？估计胎儿的孕龄是多少？胎方位是什么？下次复查时间是什么时候？应怎样进行健康指导？

妊娠期管理主要通过产前保健工作来完成，产前保健主要包括定期产前检查、指导孕期营养和用药、及时发现和处理异常妊娠等，以保证母儿平安、顺利地度过妊娠期。

产前保健属于围生医学研究的范畴。围生医学(perinatology)是研究在围生期内加强对围生儿及孕产妇卫生保健的一门科学，对降低围生期母儿死亡率和病残儿发生率、保障母儿健康具有重要意义。

围生期(perinatal period)是产前、产时和产后的一段时期，国际上对围生期的规定有4种。①围生期Ⅰ：从妊娠满28周(即胎儿体重≥1 000 g或身长≥35 cm)至产后1周。②围生期Ⅱ：从妊娠满20周(即胎儿体重≥500 g或身长≥25 cm)至产后4周。③围生期Ⅲ：从妊娠满28周至产后4周。④围生期Ⅳ：从胚胎形成至产后1周。我国目前采用围生期Ⅰ来计算围生期死亡率，它是衡量产科和新生儿科水平的重要指标，因此，产前保健是围生期保健的关键。

规范的产前检查是妊娠期孕妇监护的主要方法。

1. 产前检查的目的

产前检查的目的包括：明确孕妇和胎儿的健康状况；及早发现与治疗妊娠并发症、合并症；及时发现并处理胎方位异常和胎儿发育异常；进行卫生保健教育；做好分娩前准备；初步确定分娩方案。

2. 产前检查的时间

首次产前检查的时间从确诊早孕时开始。首次产前检查未发现异常者，应于妊娠20～36周每4周检查1次，妊娠36周以后每周检查1次，即于妊娠20、24、28、32、36、37、38、39、40周分别进行产检，共9次，高危孕妇应酌情增加产前检查次数。对有遗传病家族史或生育史、不明原因反复流产、死胎、死产的孕妇，应由专科医师做遗传咨询。

【护理评估】

详细询问健康史，进行系统的全身检查、产科检查和必要的辅助检查。

一、健康史

1. 年龄

年龄过小(＜18岁)或过大(＞35岁)者容易难产；35岁以上高龄初产妇易发生妊娠并发症与合并症，如妊娠期高血压病、妊娠合并糖尿病等，分娩时易出现产力、产道异常等。

2. 职业

放射线可致胎儿畸形，长期接触铅、汞、苯、有机磷农药等有毒物质，有可能导致流产、死胎、胎儿畸形等。若工作环境对胎儿健康不利，则应考虑暂时换岗。孕妇应注意检查血常规与肝功能。

3. 月经史

详细询问末次月经日期、月经周期是否规律，有助于准确推算预产期。月经周期延长的孕妇，其预产期也应相应推迟。

4. 孕产史

了解分娩方式，有无流产、早产、难产、死胎、死产、产后出血史，了解出生时新生儿情况。

5. 本次妊娠过程

了解有无早孕反应、早孕反应出现的时间；妊娠早期有无病毒感染史及用药史；胎动开始时间；妊娠过程有无阴道流血、腹痛、头晕、头痛、心悸、气短、下肢水肿等表现。

6. 既往史和手术史

了解过去有无高血压、心脏病、糖尿病、严重肝肾疾病等病史，了解既往有无手术史。

7. 家族史

询问家族中有无高血压、糖尿病、双胎妊娠、肺结核及其他遗传性疾病等。

8. 个人史

了解婚姻状况、受教育程度、宗教信仰等。

9. 丈夫健康状况

主要询问有无烟酒嗜好、遗传性疾病、传染病等。

知识链接

高危因素评估

产前检查的一项重要任务就是筛查高危妊娠并加强监护,因此护士在护理评估时关注高危因素至关重要。

应重点评估孕妇是否存在下列高危因素:孕妇年龄小于 18 岁或大于 35 岁;异常孕育史,如自然流产、异位妊娠、早产、死胎、死产、难产、畸胎史等;妊娠并发症,如妊娠期高血压病、前置胎盘、胎盘早剥、羊水异常、胎儿生长受限等;妊娠合并症,如妊娠合并心脏病、高血压、糖尿病、病毒性肝炎等;异常分娩史;残疾;遗传性疾病史;妊娠早期接触大量放射线、化学性毒物等。

二、预产期的推算

预产期(expected date of confinement,EDC)主要是通过末次月经来推算,方法为从末次月经(last menstrual period,LMP)第 1 日算起,月份减去 3 或加上 9,日数加上 7。例如:末次月经第 1 日是 2011 年 3 月 12 日,预产期则为 2011 年 12 月 19 日。若孕妇只知农历日期,可将农历时间换算成公历再推算。一般实际分娩日期在预产期前或后 1～2 周。若孕妇记不清末次月经日期或哺乳期尚未月经复潮而受孕者,可根据早孕反应开始时间、胎动开始时间、子宫高度等推算预产期。

三、身体评估

(一) 全身检查

观察孕妇发育、营养;注意孕妇的步态及身高,身材矮小不足 145 cm 者常伴有骨盆狭窄;检查心肺有无病变;检查乳房发育情况、乳头大小及有无凹陷;注意脊柱及下肢有无畸形;测量血压,孕妇正常血压不应超过 140/90 mmHg;注意有无水肿,妊娠晚期仅有踝部或小腿下部水肿,经休息后能消退,属于正常;测量体重,妊娠晚期体重增加每周不超过 500 g,超过者多考虑水肿或隐性水肿、羊水过多、双胎妊娠等。

(二) 产科检查

产科检查包括腹部检查、骨盆测量、阴道检查和肛门检查。

1. 腹部检查

嘱孕妇排尿后取仰卧位,头部略垫高,袒露腹部,双腿略屈曲稍分开,放松腹部。检查者站于孕妇右侧,注意保护隐私,动作轻柔。

(1) 视诊　注意观察腹部形状和大小,有无手术瘢痕、水肿、妊娠纹。腹部呈横椭圆形常提示肩先露;腹形呈尖形腹(多见于初产妇)或悬垂腹(多见于经产妇),提示可能存在骨盆狭窄。腹部过大,考虑多胎妊娠、巨大胎儿、羊水过多的可能;腹部过小,考虑胎儿生长受限(FGR)、孕周推算错误等。

(2) 触诊　触诊分四步完成,称为四步触诊法(图 2-9),是产科特有的检查方法。可检查子宫大小、胎产式、胎先露、胎方位及胎先露是否衔接和估计羊水多少等。触诊时注意腹壁紧张度、子宫敏感度、羊水多少等。进行四步触诊法前三步操作时,检查者应面向孕妇头部;进行第四步操作时,检查者应面向孕妇足部。

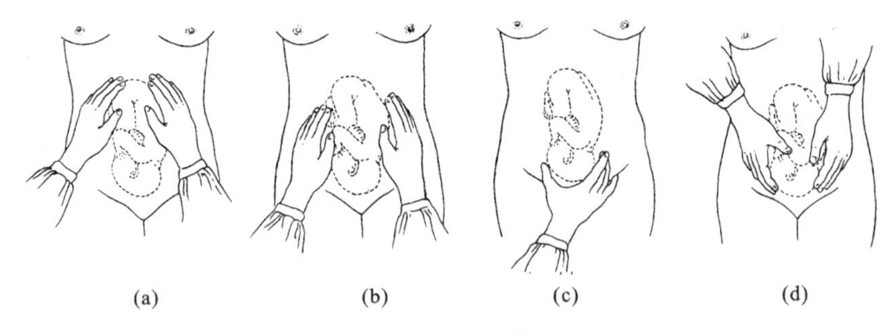

图 2-9　四步触诊法

第一步:检查者两手放在子宫底部,轻轻按压以摸清子宫底部,先测子宫高度及腹围,子宫高度是指从耻骨联合上缘中点到子宫底部的距离,腹围是指下腹最膨隆处通常是绕脐一周的周径。估计胎儿大小与孕龄是否相符;接着两手指腹相对轻推,判断子宫底部的胎儿部分(若圆而硬、有浮球感为胎头;若宽而软、形态不规则为胎臀),还可判断胎产式,并间接推断胎先露。

第二步:检查者两手掌下移分别放于腹部左右两侧,一手固定,另一手由上至下轻轻深按检查,左右手交替进行,仔细分辨胎背及胎儿四肢。若触及平坦饱满部分,则为胎背,并了解胎背朝向(前方、侧方);若触及较空虚、高低不平、可变形活动的部分,则为胎儿肢体。

第三步:检查者右手拇指与其余四指分开,放在孕妇耻骨联合上方握住胎先露,轻按压,查清是胎头还是胎臀,圆而硬的为胎头,宽而软的为胎臀;接着握住胎先露左右推动,确定是否衔接,能移动者表示未衔接,不能移动者则已衔接。

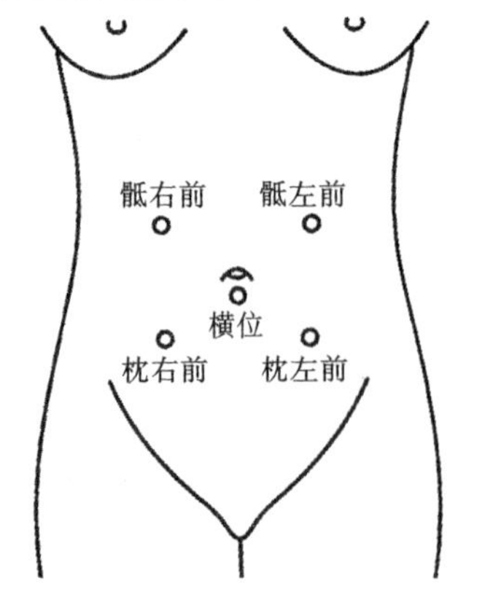

图 2-10　不同胎方位胎心音的听诊位置

第四步:检查者左右手分别放在胎先露两侧轻按压,进一步核对胎先露,然后朝骨盆入口方向伸入轻深按,确定胎先露入盆程度。双手能伸入、左右推胎先露能活动者,表示胎先露尚未入盆,临床上称为"浮";手仅能伸入一点、胎先露稍活动,称为"半固定";手不能伸入、胎先露不能活动,称为"固定"。

(3) 听诊　听诊时胎心音最清楚的部位在胎背上方的孕妇腹壁处。妊娠 24 周后,枕先露的听诊部位在脐左下方或脐右下方;臀先露的听诊部位在脐左上方或脐右上方;肩先露的听诊在靠近脐部下方最清楚(图 2-10)。

2. 骨盆测量

骨盆大小及其形状与分娩密切相关，它的大小决定着胎儿能否顺利经阴道娩出。骨盆测量有骨盆外测量和骨盆内测量两种方法。

1）骨盆外测量

骨盆外测量可以间接了解骨盆大小及其形状，临床价值较大。

（1）髂棘间径（IS） 孕妇取伸腿仰卧位。测量两髂前上棘外缘的距离（图 2-11），正常值为 23～26 cm。

（2）髂嵴间径（IC） 孕妇取伸腿仰卧位。测量两髂嵴外缘最宽的距离（图 2-12），正常值为 25～28 cm。

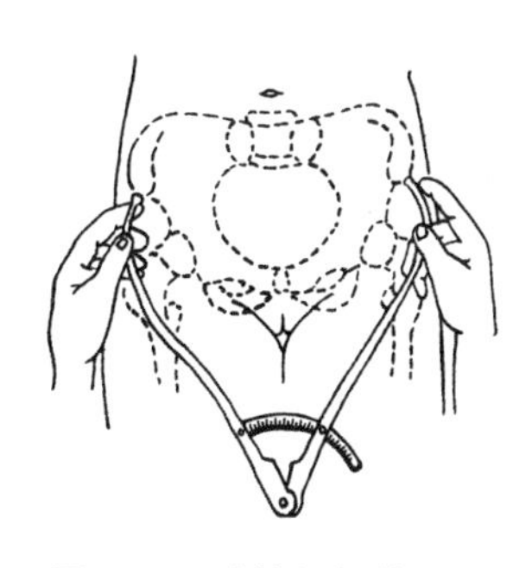

图 2-11 髂棘间径的测量

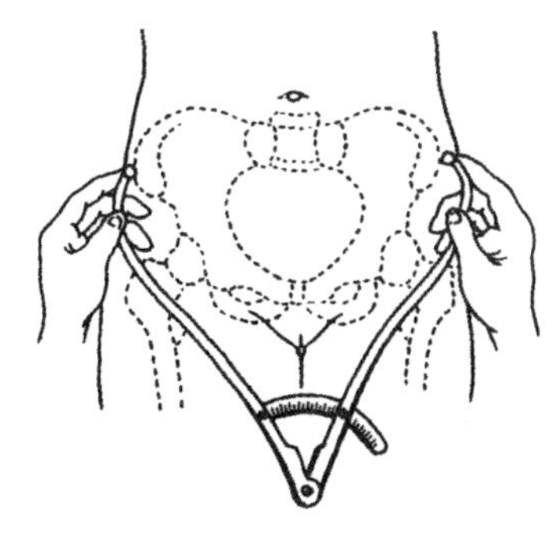

图 2-12 髂嵴间径的测量

（3）骶耻外径（EC） 孕妇取左侧卧位，左腿屈曲，右腿伸直。测量第 5 腰椎棘突下至耻骨联合上缘中点的距离（图 2-13），正常值为 18～20 cm。第 5 腰椎棘突下相当于米氏菱形窝的上角，或相当于两髂嵴后连线中点下 1～1.5 cm 处。测量此径线可间接推测骨盆入口前后径的长度，是骨盆外测量中最重要的径线。

（4）坐骨结节间径（IT） 坐骨结节间径又称骨盆出口横径（TO），孕妇取仰卧位，两腿屈曲，双手抱膝，测量两坐骨结节内侧缘的距离（图 2-14），正常值为 8.5～9.5 cm，平均值为 9 cm。也可用检查者手拳估测，若此径能容纳成人横置手拳属正常。如骨盆出口横径小于 8 cm，应进一步测量骨盆出口后矢状径，此径线能弥补稍小的坐骨结节间径。若骨盆出口横径和骨盆出口后矢状径之和大于 15 cm，表示骨盆出口狭窄不明显，一般足月大小的胎儿可以通过骨盆出口经阴道娩出。

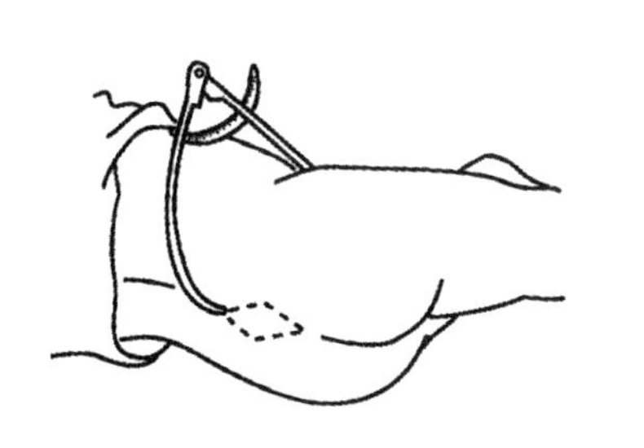

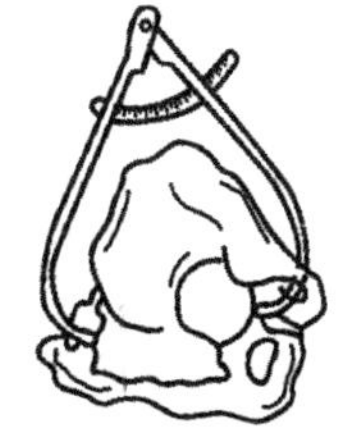

图 2-13 骶耻外径的测量

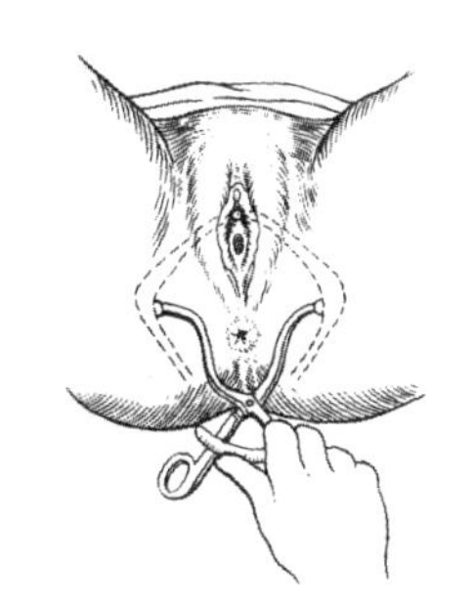

图 2-14 坐骨结节间径的测量

（5）耻骨弓角度 将两拇指指尖斜着对拢放于耻骨联合下缘，左右两拇指平放在耻骨降支上面，两拇指间的角度即为耻骨弓角度（图 2-15），正常值为 90°，小于 80°为异常。

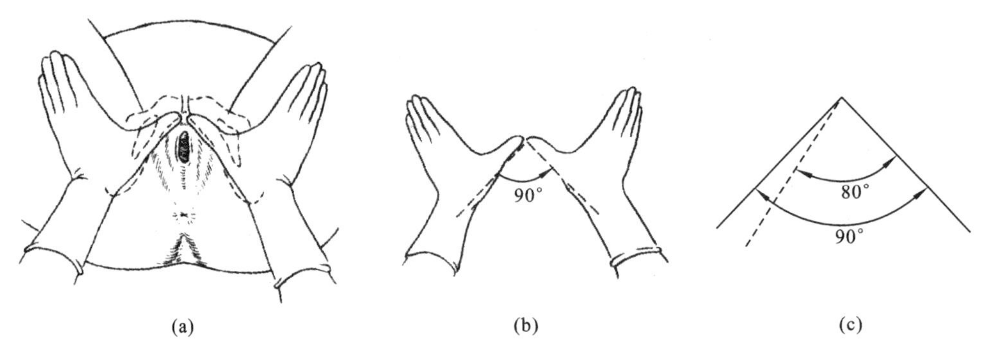

图 2-15 耻骨弓角度的测量

以上径线中,髂棘间径、髂嵴间径可间接推测骨盆入口横径的长度,骶耻外径可间接推测骨盆入口前后径的长度,因此,这三条径线可以反映骨盆入口平面的大小,其中骶耻外径最重要。坐骨结节间径、耻骨弓角度可间接推测骨盆出口横径的长度,与骨盆出口后矢状径共同反映骨盆出口平面的大小。若骨盆外测量径线低于正常值,需进行骨盆内测量。

2) 骨盆内测量

骨盆内测量应于妊娠24~36周、阴道松软时进行,过早测量阴道较紧,近预产期测量容易引起感染、胎膜早破。测量时,孕妇取膀胱截石位,严格消毒外阴,检查者戴消毒手套,涂润滑油。

(1) 骶耻内径 骶耻内径又称对角径(DC),为骶岬上缘中点到耻骨联合下缘的距离,正常值为12.5~13 cm。检查者将一手示指、中指伸入阴道,用中指指尖触及骶岬上缘中点,示指上缘紧贴耻骨联合下缘,另一手标记此接触点,将手抽出,测量中指指尖到标记点的距离,即为对角径(图2-16)。若中指指尖触不到骶岬上缘,一般表示对角径大于12.5 cm。

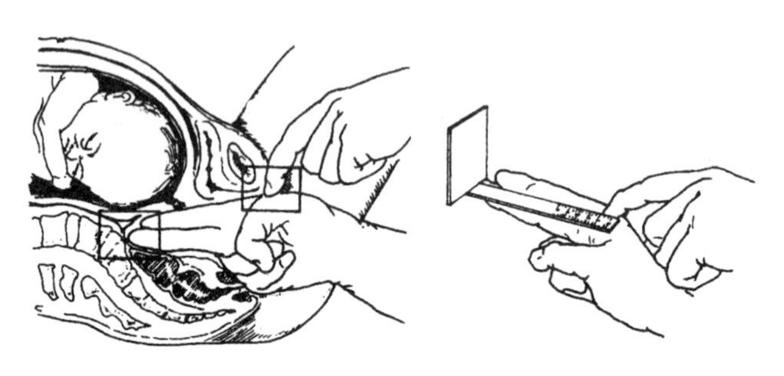

图 2-16 骶耻内径的测量

(2) 坐骨棘间径 坐骨棘间径为两坐骨棘间的距离,正常值为10 cm。方法为一手示指、中指放入阴道内,触及两侧坐骨棘,估计其间的距离(图2-17)。

(3) 坐骨切迹宽度 坐骨切迹宽度为坐骨棘与骶骨下部间的距离,即骶棘韧带宽度。可估计中骨盆的大小,方法为将阴道内的示指置于骶棘韧带上移动(图2-18),估计能容纳三个横指,相当于5.5~6 cm,属于正常;否则为中骨盆狭窄。

3. 阴道检查

确诊早孕时或初次产检时进行阴道检查,可了解产道、子宫、附件有无异常。妊娠末一个月内应避免阴道检查。

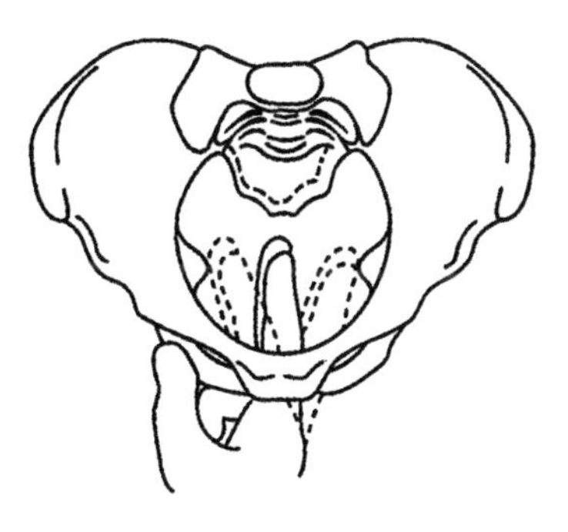

图 2-17　坐骨棘间径的测量

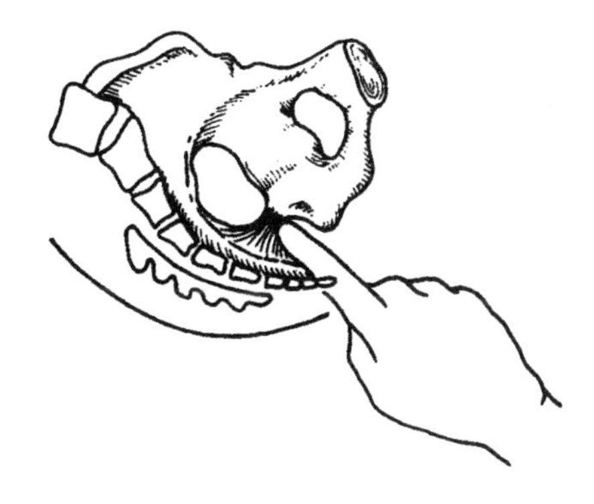

图 2-18　坐骨切迹宽度的测量

4. 肛门检查

肛门检查帮助判断胎先露、坐骨棘间径、坐骨切迹宽度、骶骨前面弯曲度以及骶尾关节活动度，多用于分娩期。

（三）辅助检查

常规检查红细胞计数、血红蛋白值、红细胞压积、血小板数、血型、肝功能、阴道分泌物、尿蛋白、尿糖等。

知识链接

产前检查复诊的主要内容

系统产前检查是孕妇应定期完成的，以及时发现异常情况，保证孕妇和胎儿的健康。因此，每次产前检查后，护士应告知孕妇复诊时间，嘱其按时复诊。

产前检查复诊的主要内容包括：仔细询问孕妇上次检查后至今有无头晕、头痛、阴道流血、胎动频繁或减少等异常情况；复查胎方位、听胎心音、测宫高与腹围，以估计胎儿大小并判断与孕龄是否相符、检查胎动及羊水量，必要时行 B 型超声检查；测量孕妇血压、体重，检查有无水肿及其他异常，必要时复查尿蛋白；同时进行孕妇卫生宣教，预约下次复诊日期。

四、心理社会评估

1. 早期妊娠

评估孕妇对妊娠的反应及其接受程度。大部分孕妇感到惊讶和惊喜，部分计划外妊娠的孕妇，觉得尚未做好充分准备，出现矛盾心理。当出现早孕反应或早孕反应较重时，有些孕妇感到焦虑不安。孕妇接受妊娠的程度，可以从孕妇遵循产前指导的能力来评估。

2. 中、晚期妊娠

评估孕妇对妊娠有无不良的情绪反应。妊娠中期后，孕妇自感胎动，真实感受到胎儿的存在，开始关爱胎儿；妊娠晚期子宫明显增大，孕妇的体力负担加重，行动不便，出现腰背痛、水肿、睡眠障碍等症状，此时大多数孕妇都盼望分娩日期尽快到来，当新生儿即将降临人世时，孕妇一方面感到高兴，同时，又因对分娩将产生的痛苦而焦虑、恐惧，担心能否顺利分娩、害怕出现危险等。另外,也要评估孕妇的丈夫对此次妊娠的态度、家庭经济情况等。

【护理诊断/问题】

(1) 体液过多:与妊娠子宫压迫下腔静脉或水、钠潴留有关。
(2) 舒适改变:与早孕反应、子宫增大、腰背痛等有关。
(3) 便秘:与妊娠引起肠蠕动减弱有关。
(4) 知识缺乏:与缺乏妊娠期保健知识有关。
(5) 焦虑:与担心自己与胎儿健康、害怕分娩有关。
(6) 有胎儿受伤的危险:与感染、中毒、遗传、胎盘功能减退有关。

【护理措施】

一、一般护理

向孕妇宣传产前检查的意义和重要性,根据具体情况预约产前检查时间和内容。一般情况下,妊娠20~36周,每4周产前检查1次;妊娠36周后,每周产前检查1次。高危孕妇应酌情增加产检次数。

二、心理护理

孕妇心境不佳,经常抑郁、悲伤、焦虑、紧张、恐惧等,可致胎儿脑血管收缩,脑血流量减少,影响胎儿脑部发育,严重时造成胎儿大脑畸形。大量研究发现,严重焦虑的孕妇往往恶心、呕吐加剧,流产、早产发生率高,过度紧张、恐惧可致宫缩乏力、产程延长或难产。让孕妇了解以上知识,告诉孕妇妊娠中、晚期可能出现的生理症状,共同解决问题,解除孕妇的担心,帮助孕妇消除不良情绪,保持心情平和、轻松、愉快。

三、营养指导

孕妇身体是胎儿成长的小环境,孕妇为适应胎儿生长发育、增大子宫等的需要,其所需的营养必须增加,其营养状况直接或间接地影响胎儿和孕妇自身的健康。若孕妇患有营养不良,会直接影响胎儿生长和智力发育,导致胎儿器官发育不全、生长受限,出现流产、早产、胎儿畸形等。

(1) 帮助孕妇制订合理的饮食计划,平衡膳食,指导孕妇进食高蛋白、高维生素、高矿物质、适量脂肪及糖、低盐饮食。

① 热量:妊娠期热量随妊娠月份逐渐增加,每日增加约0.84 kJ(相当于200 kcal)。膳食安排三大营养素应比例适当,一般为糖类占65%,脂肪占20%,蛋白质占15%。注意热量增加勿太高,以免胎儿过大,导致难产。

② 蛋白质:妊娠期摄入不足,会造成胎儿脑细胞分化缓慢,脑细胞总数减少,影响胎儿智力发育。建议孕妇从妊娠起每日增加蛋白质的摄入,孕早期每日增加5 g,孕4~6个月时每日应增加15 g,孕7~9个月时每日增加25 g。优质蛋白质能提供最佳搭配的氨基酸,其主要来源为肉类、牛奶、鸡蛋、鱼和豆类等,尤其是牛奶。

③ 糖类:淀粉是机体主要供给热量的食物。孕中期以后,每日进主食0.4~0.5 kg,可以满足需要。

④ 微量元素：中国营养学会建议孕妇每日膳食中铁的供应量为 28 mg，但很难从膳食中得到补充，多主张从孕 16 周开始口服硫酸亚铁或富马酸亚铁，同时口服维生素 C，以利于铁的吸收，含铁较多的食物有动物肝脏、血制品、瘦肉、蛋黄、豆类、黑木耳、海带、紫菜及各种绿叶菜等；孕妇对钙的需求量大大增加，建议从孕 16 周起服用复方氨基酸螯合钙胶囊，牛奶及奶制品、肉类、豆类、海产品等含钙较多，其中牛奶及奶制品中的钙容易被吸收，可多饮用；孕期碘的需要量也增加，提倡在整个孕期服用含碘食盐；另外，在孕妇膳食中应注意补充硒、锌。

⑤ 维生素：参与机体重要的生理过程，是生命活动中不可缺少的物质，主要从食物中获取，有维生素 A、B 族维生素、维生素 C、维生素 D、维生素 E、维生素 K 等。维生素 A 主要存在于动物性食物中，如牛奶、肝脏等；B 族维生素尤其是叶酸供给量应增加，孕早期叶酸缺乏，易致胎儿神经管缺陷畸形，建议在妊娠前 3 个月最好口服叶酸，叶酸的重要来源是谷类食品；补充维生素 C 应多吃新鲜水果和蔬菜；维生素 D 在鱼肝油中含量最多，其次为肝、蛋黄、鱼。

(2) 饮食重质不重量，符合均衡、自然的原则，采用正确的烹饪方法，避免破坏营养素。选择易消化、无刺激性的食物，避免烟、酒、浓咖啡、浓茶及辛辣食品。

(3) 定期测量体重，监测营养供给、体重增长情况。

四、症状护理

1. 恶心、呕吐

约半数孕妇在孕 6 周左右出现恶心、呕吐、挑食、流涎等早孕反应症状，一般不影响生活与工作，孕 12 周左右自行消失，无需用药。此期间应指导孕妇少食多餐，忌油腻、难消化的食物，避免空腹或过饱。若恶心、呕吐频繁，应考虑妊娠剧吐，须入院补液，以纠正水、电解质紊乱。

2. 白带增多

孕妇受性激素水平不断升高的影响，阴道分泌物增加，于妊娠初 3 个月及妊娠末 3 个月明显，属妊娠期生理变化。嘱孕妇保持外阴清洁与干燥，每日清洗外阴，穿透气性好的棉质内裤，经常更换内裤或卫生巾，严禁进行阴道冲洗。孕期常规检查白带时应注意排除假丝酵母菌、滴虫、衣原体等的感染。

3. 尿频、尿急

尿频、尿急为增大子宫压迫膀胱所致，常发生在妊娠初 3 个月及妊娠末 3 个月。嘱孕妇及时排尿，憋尿易致泌尿系统感染。产后症状自行消失。

4. 便秘

孕期常见症状。因肠蠕动减弱，肠内容物排空时间延长，增大的子宫及胎先露压迫肠道引起。指导孕妇养成按时排便的良好习惯，每日清晨饮一杯温开水，进食易消化的粗纤维食物，多吃新鲜蔬菜和水果，多喝水，坚持每日适当运动。应在医生指导下口服缓泻剂，如车前番泻颗粒，不咀嚼，足量水冲服；或用开塞露、甘油栓；禁用峻泻剂，也不可灌肠，以免引起流产或早产。

5. 痔疮

痔疮是因增大子宫压迫或妊娠期便秘使痔静脉回流受阻，引起直肠静脉压升高。应多喝水，多吃蔬菜和水果，少吃辛辣刺激性食物。温水浸泡患处能缓解胀痛，亦可在医生指导下服用缓泻剂。

6. 下肢水肿

增大的子宫压迫下腔静脉使下肢静脉血液回流受阻是下肢水肿的主要原因,孕妇于妊娠后期常有踝部、小腿下半部轻度水肿,休息后消退,属正常现象。避免长时间站或坐,取左侧卧位休息,下肢垫高15°,均能使下肢血液回流改善,减轻水肿。若下肢水肿非常明显,休息后不缓解,孕妇可能患妊娠期高血压疾病、妊娠合并肾脏疾病、严重贫血等。

7. 下肢、外阴静脉曲张

因下腔静脉受压使股静脉压升高可导致下肢、外阴静脉曲张,应避免长时间站立,穿弹力裤或下肢绑弹性绷带,左侧卧位睡眠,同时垫高下肢,以促进血液回流。

8. 下肢痉挛

下肢痉挛多为孕妇缺钙引起,小腿腓肠肌肌肉痉挛常见,常在夜间发作,多能迅速缓解。应指导孕妇饮食中增加钙的摄入,口服复方氨基酸螯合钙,避免腿部疲劳、受凉。下肢痉挛发作时,局部可热敷按摩,或背屈肢体,或站直前倾,以伸展抽搐的肌肉,直至痉挛消失。

9. 腰背痛

妊娠期间子宫向前隆起,为了保持平衡,孕妇体姿后仰,使背部肌肉处于持续紧张状态,另外妊娠时关节韧带松弛,也可导致孕妇腰背疼痛。应指导孕妇穿平跟鞋,俯拾地面物品时,应保持上身直立,屈膝,借助两下肢力量起身;少抬举重物;休息时,腰背部垫枕头可缓解疼痛,必要时卧床休息(硬床垫较好)、局部热敷。疼痛严重者可服止痛药物。

10. 仰卧位低血压综合征

妊娠晚期孕妇长时间仰卧,由于增大的子宫压迫下腔静脉,回心血量及心排出量突然减少,血压下降。孕妇转换左侧卧位后,血压很快恢复,孕妇不必紧张。

11. 贫血

孕妇于妊娠后期对铁的需求量增多,单靠饮食补充明显不足,易发生缺铁性贫血。从妊娠4个月起补充铁剂,可用温水或水果汁送服,或同时服用维生素C和钙剂能增加铁的摄入,铁剂最好餐后20 min服用,以减轻对胃肠道的刺激。多食动物肝脏、瘦肉、蛋黄、豆类等。告诉孕妇服用铁剂后大便可能会变黑,甚至可能导致便秘或轻度腹泻。

12. 失眠

加强心理护理,缓解焦虑、紧张的情绪,每日坚持户外散步,睡前喝杯热牛奶,用温水泡脚或用木梳梳头可能有助于入睡。

【健康教育】

1. 异常症状的判断

异常症状的出现意味着孕妇与胎儿都可能有危险,首先应让孕妇明白自觉、及时就诊的重要性。孕妇发现下列症状应立即就诊:阴道流血、腹痛、头痛、眼花、胸闷、心悸、气短、寒战、发热、胎动突然减少、突然阴道流液等。

2. 饮食

增加营养,平衡膳食,指导孕妇进食高蛋白、高维生素、高矿物质、适量脂肪及糖、低盐饮食,以满足自身和胎儿的双重需要,并为分娩和哺乳做好准备。

3. 活动与休息

一般妊娠28周后孕妇应适当减轻工作量,妊娠期应避免长时间站立或重体力劳动,避免夜班或长时间紧张地工作；坚持适量运动，如散步、做孕妇保健操等，勿攀高或举重物。妊娠期孕妇身心负荷加重，容易疲劳，需保证足够的休息和睡眠，每日保证 8 h 睡眠，午休 1～2 h，妊娠中期后取左侧卧位休息，以增加胎盘血供。

4. 衣着

衣着以宽松、柔软、舒适为宜。不宜穿紧身衣，不要紧束腰腹部，以免影响乳房发育、胎儿发育与活动；选择舒适、合身的胸罩，以减轻不适感；宜穿轻便、舒适的平跟鞋，避免穿高跟鞋，以防身体失衡、腰背痛。

5. 个人卫生

养成良好的卫生习惯，勤刷牙，勤更衣，勤洗外阴，保持外阴局部清洁干燥。

6. 性生活指导

妊娠期间适当减少性生活次数，注意身体姿势，原则上妊娠前 3 个月及妊娠后 3 个月，应避免性生活，以防流产、早产、胎膜早破、感染。

7. 孕期自我监护

胎动计数和胎心音计数是孕妇自我监护的重要手段。计数胎动是自我监护最常用而简单的方法，方法为孕 28 周后，每日早、中、晚各数 1 h 胎动，1 h 胎动不少于 3 次，提示胎儿情况良好；三次计数总和乘以 4 为 12 h 的胎动次数，若 12 h 内胎动小于 10 次，或突然下降 50%以上者，提示胎儿缺氧，孕妇应立即就诊。

8. 孕期用药

许多药物可通过胎盘进入胎体，对胚胎或胎儿不利的药物会影响胚胎分化和发育，导致胎儿畸形和功能障碍，孕 12 周内是药物的致畸期，用药应特别慎重，需在医生指导下合理用药。孕产妇用药原则：能用一种药物，就要避免联合用药；能用疗效比较肯定的药物，就要避免用尚难确定对胎儿有无不良影响的新药；能用小剂量药物，就要避免用大剂量药物；严格掌握药物剂量和用药持续时间，并注意及时停药。

9. 胎教

胎教能有目的、有计划地促进胎儿生长发育，现代科学研究发现，胎儿具有感觉、知觉、记忆等能力，胎儿的眼睛会随送入的光亮而活动，触其手足可产生收缩反应，外界音响可引起心率的改变等。因此，孕妇生活规律，心境愉悦，对胎儿进行抚摸和音乐训练等，均有助于胎儿的生长发育。

10. 分娩前准备

指导孕妇准备新生儿和产妇用物。为新生儿准备数套柔软、宽大、便于穿脱（衣缝在正面）的衣服，尿布宜选用柔软、吸水、透气性好的纯棉织品。产妇应准备足够大的卫生巾、毛巾、内裤、合适的胸罩、吸乳器等。另外，可采用上课、看录像等形式讲解新生儿喂养及护理知识，宣传母乳喂养的好处，示教如何给新生儿洗澡、换尿布等。教会孕妇做产前运动、分娩呼吸技巧等，有利于减轻分娩不适，促进顺产。

11. 识别先兆临产

在预产期前后 1～2 周，若孕妇出现不规则宫缩及阴道出现少量血性分泌物（俗称“见红”），预示孕妇即将临产，是先兆临产较可靠的征象；若孕妇出现间歇 5～6 min、持续 30 s 的规律宫缩，则为临产，应马上入院。若阴道突然大量流液，估计为胎膜早破，嘱孕妇平卧，由家属送往医院，以防脐带脱垂而危及胎儿生命。

任务五 评估胎儿健康的技术

学习目标

1. 熟悉胎盘功能与胎儿成熟度的检查方法。
2. 了解监测胎儿宫内安危的方法。
3. 能指导孕妇进行自我监护。

妊娠期通过对胎儿宫内监护，评估胎儿宫内是否健康与安全，对于高危孕妇尤其需要，一般于妊娠32～34周开始评估胎儿健康状况，严重者于妊娠26～28周开始监测。主要通过胎儿宫内情况监护、胎盘功能检查、胎儿成熟度检查、宫内诊断进行监护与评估。

一、胎儿宫内情况监护

胎儿宫内情况的监护，包括评定是否为高危儿、胎儿生长发育监测与胎儿宫内安危监测。

(一) 评定是否为高危儿

具有下列情况之一者，属于高危儿：①孕龄<37周或孕龄≥42周；②出生体重<2 500 g；③小于孕龄儿或大于孕龄儿；④新生儿出生后1 min Apgar评分为0～3分；⑤产时感染；⑥高危妊娠产妇的新生儿；⑦手术产儿；⑧新生儿的兄弟姐妹有严重的新生儿疾病史或在新生儿期死亡。

(二) 胎儿生长发育监测

1. 确定孕龄

根据末次月经日期、早孕反应与胎动开始时间、子宫底高度等推算孕龄。

2. 测宫高及腹围

测量孕妇的子宫底高度(宫高)、腹围，可估计胎儿大小及是否与孕龄相符，以了解胎儿宫内发育情况。也可以根据宫高及腹围数值简单估算胎儿体重，即胎重，公式为胎重(g)=宫高(cm)×腹围(cm)+200，这个数值对综合判断胎儿发育有一定意义。

3. 超声监测

B型超声是目前使用最广泛的胎儿监护仪器，可以测量胎头双顶径、顶臀径以了解胎儿是否成熟，通常认为胎头双顶径达到8.5 cm以上是胎儿成熟的指标之一；观察胎儿大小、胎动情况、胎方位，了解胎盘位置、胎盘成熟度及羊水情况；还可以进行胎儿畸形筛查等。

4. 妊娠图

将孕妇每次产检的体重、宫高、腹围记录于妊娠图上，绘制成曲线，同时记录血压、尿蛋白、胎头双顶径、胎方位、胎心率等数值，并进行动态观察，这些数值可反映胎儿在宫内发育及孕妇健康状况。其中宫高曲线是妊娠图中最主要的曲线，若偏离警戒线，则有胎儿生长过度或受限的可能(图2-19)。

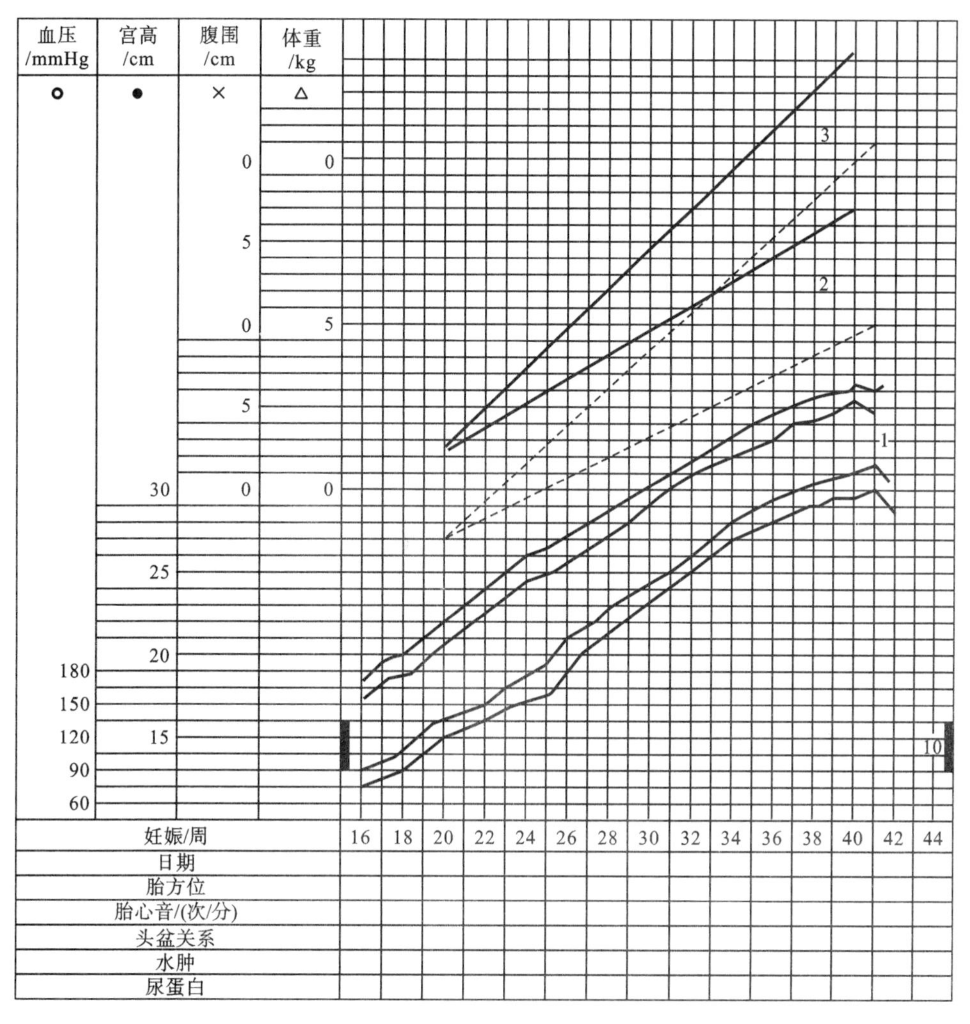

图 2-19 妊娠图

注:1 表示宫高正常区;2 表示腹围正常区;3 表示体重正常区。

(三) 胎儿宫内安危监测

1. 胎动计数

胎动计数是评价胎儿宫内情况最简便有效的方法之一。若胎动计数大于 30 次/12 h 为正常,小于 10 次/12 h 提示胎儿缺氧。胎动可通过孕妇自测或 B 型超声检查监测。

2. 胎儿电子监护

目前,临床上广泛应用胎儿电子监护仪监护胎儿宫内的安危。通过连续记录胎心率(FHR)、胎心率与胎动及宫缩之间的关系来评估安危状况。

胎心监护主要有两种功能:监测胎心率及预测胎儿宫内储备能力。

1) 监测胎心率

(1) 胎心率基线(BFHR) 胎心率基线是指没有受胎动、宫缩影响,持续 10 min 以上的胎心率平均值。BFHR 的正常范围是 110～160 次/分,BFHR 持续大于 160 次/分或小于 110 次/分历时 10 min,为心动过速或心动过缓。胎心率在交感神经和副交感神经的共同调节下,正常的胎心率基线有小的周期性波动,称胎心率基线变异(又称基线摆动),胎心率基线变异的正常范围是10～25次/分，表示胎儿有一定的储备能力，是胎儿健康的表现；若胎心率基线变平，提示胎儿储备能力差。

(2) 胎心率一过性变化　胎心率一过性变化是判断胎儿宫内安危的重要指标。受宫缩、胎动、触诊等刺激，胎心率暂时性加快或减慢，持续十余秒或数十秒后又恢复到基线水平，这就是胎心率的一过性变化，有加速和减速两种情况。

① 加速：子宫收缩或胎动后出现的暂时性胎心率加快，正常情况下子宫收缩后胎心率增加，大于15次/分，持续时间大于15 s，是胎儿宫内良好的表现。可能是因为胎儿躯干局部或脐静脉暂时受压之故，散发的、短暂的胎心率加速是无害的。

② 减速：子宫收缩或胎动后出现的暂时性胎心率减慢，有3种类型。

a. 早期减速(ED)：子宫收缩后胎心率很快下降，收缩结束后迅速恢复正常。特点是出现早，下降快，下降幅度小，少于50次/分，持续时间短，恢复快(图2-20)。可能是宫缩时胎头受压所致，不因孕妇体位变化或吸氧而改变，对胎儿影响不大。

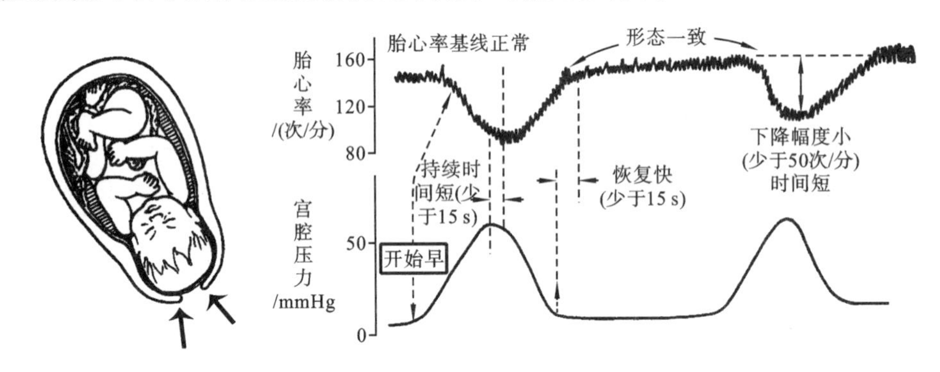

图2-20　早期减速

b. 变异减速(VD)：胎心率减速与宫缩无固定关系，下降迅速且幅度大，大于70次/分，持续时间长短不一，恢复迅速(图2-21)。一般认为宫缩时脐带受压，迷走神经兴奋使胎心率减慢，变异减速的出现应警惕脐带受压。

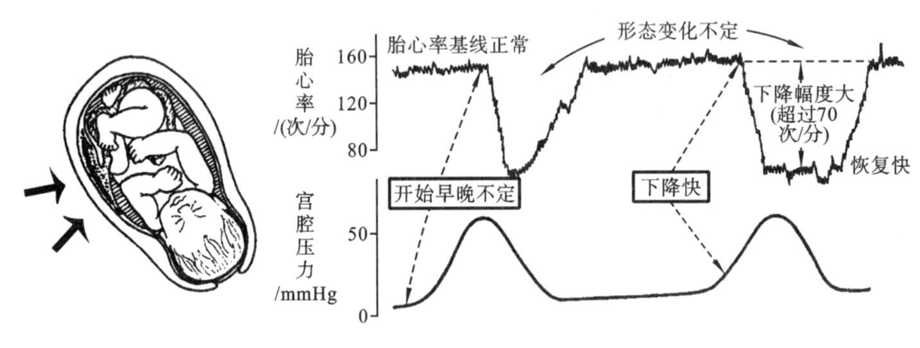

图2-21　变异减速

c. 晚期减速(LD)：子宫收缩开始一段时间(一般在高峰后)才出现胎心率减慢，出现晚，下降慢，下降幅度小，少于50次/分，持续时间长(30～60 s)，恢复慢(图2-22)。晚期减速一般认为是胎盘功能减退、胎儿缺氧的表现。

2) 预测胎儿宫内储备能力

(1) 无应激试验(NST)　NST是指无宫缩、无外界负荷刺激时胎心率基线的变异及胎

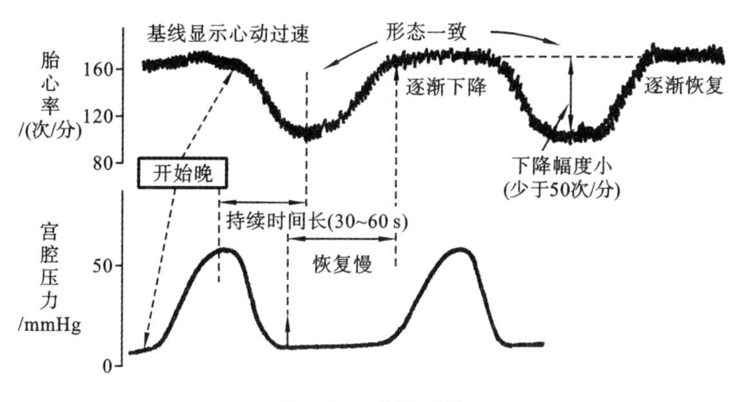

图 2-22 晚期减速

动后胎心率的变化，可以了解胎儿储备能力。孕妇取半卧位，腹部置电子监护仪探头，孕妇感胎动时按按钮，连续监护 20 min，此间至少有 3 次以上胎动，若胎动后伴胎心率加速（大于 15 次/分），持续时间大于 15 s 为正常，称为 NST 反应型，一周后再复查；若胎动后胎心率加速（少于 15 次/分）或无加速，称为 NST 无反应型，应寻找原因，可做缩宫素激惹试验。

（2）缩宫素激惹试验（OCT） OCT 亦称宫缩应激试验（CST），通过缩宫素诱发宫缩，在暂时性的缺氧状态下记录胎心率变化，以了解胎儿的储备能力。方法：给予稀释缩宫素（1∶2 000）静脉滴注，将滴数调至 10 min 内有 3 次宫缩，观察宫缩与胎心率的关系，若宫缩后无晚期减速，胎动后胎心加速或胎心率基线有变异为 OCT 阴性，提示胎盘功能良好，1 周内无胎儿死亡危险，1 周后复查；若 50%以上的宫缩伴晚期减速，胎动后无胎心率增快者为 OCT 阳性，提示胎盘功能减退、胎儿窘迫。

3. 胎儿生物-物理监测

联合应用胎儿电子监护仪和 B 型超声检测胎儿宫内缺氧和酸中毒情况。采用 Manning 评分法进行测评（表 2-3），共有五项评分指标，每项 2 分，满分为 10 分：8～10 分无急性或慢性缺氧；6～8 分可能有急性或慢性缺氧；4～6 分有急性或慢性缺氧；2～4 分有急性缺氧伴慢性缺氧；0～2 分有急性或慢性缺氧。该项综合监测比单项监测准确。

表 2-3 Manning 评分法

项　　目	2 分（正常）	0 分（异常）
无应激试验（20 min）	不少于 2 次胎动伴胎心率加速，不少于 15 次/分，持续时间大于 15 s	少于 2 次胎动，胎心率加速少于 15 次/分，持续时间少于 15 s
胎儿呼吸运动（30 min）	不少于 1 次胎儿呼吸运动，持续时间大于 30 s	无；或持续时间少于 30 s
胎动（30 min）	不少于 3 次躯干和肢体活动（连续出现计 1 次）	不少于 2 次躯干和肢体活动；无活动肢体完全伸展
肌张力	不少于 1 次躯干和肢体伸展复屈，手指摊开合拢	无活动；肢体完全伸展；伸展缓慢，部分复屈
羊水量	羊水暗区垂直直径不少于 2 cm	无；或最大暗区垂直直径小于 2 cm

4. 羊膜镜检查

正常情况下,羊水呈透明淡青色或乳白色,含胎发、胎脂等。胎儿宫内缺氧时混有胎粪,呈黄色、黄绿色甚至深绿色。

5. 胎儿血流动力学监测

用彩色多普勒超声检查监测胎儿脐动脉血流、脑动脉血流,可了解胎儿宫内血流动力学改变,帮助判断胎儿宫内是否危险。常用指标有脐动脉血流 S/D(收缩期与舒张期比值),若舒张末期脐动脉无血流时,提示胎儿危险,可能在1周内死亡。

二、胎盘功能检查

通过胎盘功能检查了解胎儿宫内是否缺氧,是临床上评估胎儿健康状况的常用方法。

1. 尿雌三醇测定

妊娠期间雌三醇由胎儿、胎盘共同合成,测孕妇24 h尿雌三醇值能反映胎儿胎盘单位功能,结果大于15 mg为正常值,10~15 mg为警戒值,小于10 mg为危险值,提示胎盘功能减退。也可测任意尿雌激素与肌酐比值(E/C),比值大于15为正常值,10~15为警戒值,小于10为危险值,提示胎盘功能减退。

2. 血清雌三醇测定

足月妊娠时,血清雌三醇值低于40 nmol/L,提示胎盘功能减退。

3. 血清人胎盘生乳素(HPL)测定

足月妊娠时,HPL低于4 mg/L,或突然降低50%,提示胎盘功能低下。

4. 缩宫素激惹试验(OCT)

OCT阳性提示胎盘功能减退。

5. 胎动

胎动与胎盘血管状态关系密切,若胎动小于10次/12 h,提示胎盘功能低下。

6. 阴道脱落细胞检查

舟状细胞极少或消失、出现外底层细胞、嗜伊红细胞指数(EI)>10%、致密核多者,提示胎盘功能减退。

7. 胎儿生物-物理监测

B型超声行胎儿生物-物理监测,也有实用价值。

三、胎儿成熟度检查

胎儿成熟度的判断,可通过计算胎龄、估计胎儿体重、B型超声测量胎头双顶径等方法评估,也可以通过羊膜腔穿刺抽取羊水,检测下列项目进行判断。

1. 卵磷脂与鞘磷脂比值(L/S)

L/S是羊水检查的重要指标,L/S大于2,提示胎儿肺成熟。

2. 肌酐

肌酐值≥176.8 μmol/L,提示胎儿肾成熟。

3. 胆红素类物质

用 ΔOD_{450} 检测,胆红素类物质小于0.02,提示胎儿肝成熟。

4. 淀粉酶

淀粉酶值≥450 U/L,提示胎儿唾液腺成熟。

5. 脂肪细胞出现率

脂肪细胞出现率≥20%，提示胎儿皮肤成熟。

四、宫内诊断

通过胎儿宫内诊断，及早发现胎儿先天畸形或遗传性疾病，及早终止妊娠，以降低病残儿出生率，提高新生儿素质。常用方法有遗传学检查、影像学检查、甲胎蛋白(AFP)测定等。

能力检测

A 型题(以下每一道题有 A、B、C、D、E 五个备选答案，请从中选择一个最佳答案)

1. 有关胎盘的构成，下列正确的是(　　)。

A. 羊膜、叶状绒毛膜、包蜕膜　　B. 羊膜、平滑绒毛膜、底蜕膜

C. 胎膜、叶状绒毛膜、包蜕膜　　D. 胎膜、平滑绒毛膜、包蜕膜

E. 底蜕膜、叶状绒毛膜、羊膜

2. 正常妊娠，足月时羊水量为(　　)。

A. 500～1 000 mL　　B. 800～1 000 mL　　C. 1 000～1 200 mL

D. 1 300～1 500 mL　　E. 1 600～2 000 mL

3. 胎盘分泌人绒毛膜促性腺激素(HCG)达高峰的时间为(　　)。

A. 妊娠 6～8 周　　B. 妊娠 8～10 周　　C. 妊娠 10～12 周

D. 妊娠 12～14 周　　E. 妊娠 32～34 周

4. 胎盘具有合成多种激素的功能，其合成的激素下列哪项除外？(　　)

A. 卵泡刺激素　　B. 人胎盘生乳素

C. 人绒毛膜促性腺激素　　D. 雌激素

E. 孕激素

5. 某初产妇，25 岁，自然分娩一男婴，新生儿出生后能啼哭，可呼吸，但生活能力弱，易患特发性呼吸窘迫综合征，加强护理可存活，估计其孕龄为(　　)。

A. 孕 12 周末　　B. 孕 16 周末　　C. 孕 20 周末

D. 孕 28 周末　　E. 孕 32 周末

6. 妊娠期母体血液循环系统的生理变化，不正确的是(　　)。

A. 血液呈稀释状态　　B. 心搏出量增加

C. 妊娠晚期下腔静脉血液回流受阻　　D. 妊娠晚期血液处于低凝状态

E. 第二产程心排出量显著增加

7. 妊娠合并心脏病的孕妇最易发生心力衰竭的时间是(　　)。

A. 孕 26～28 周　　B. 孕 32～34 周　　C. 孕 34～36 周

D. 孕 36～38 周　　E. 孕 38～40 周

8. 妊娠期母体发生一系列适应性变化，错误的是(　　)。

A. 子宫增大、变软，略呈右旋　　B. 妊娠晚期易发生外阴及下肢静脉曲张

C. 子宫峡部在妊娠后形成子宫下段　　D. 胃肠蠕动减慢，易出现便秘

E. 妊娠后卵巢继续排卵

9. 正常孕妇在整个妊娠期，体重一般增加(　　)。

A. 8.5 kg　B. 10.5 kg　C. 12.5 kg　D. 15.5 kg　E. 20 kg

10. 孕妇常见的心理反应不包括(　　)。

A. 忧郁　B. 惊讶　C. 震惊　D. 矛盾心理　E. 情绪波动

11. 妊娠早期孕妇可能出现的临床表现是(　　)。

A. 尿痛　B. 尿频　C. 排尿困难　D. 尿失禁　E. 尿潴留

12. 肖女士，24岁。平素月经规律，现停经52日，尿妊娠试验阳性，最可能的诊断是(　　)。

A. 早期妊娠　B. 子宫内膜炎　C. 继发性闭经

D. 卵巢早衰　E. 宫颈粘连

13. 早期妊娠时，生殖器官产生黑加征变化，是指(　　)。

A. 子宫增大、变软　B. 子宫呈球形

C. 宫颈充血、变软，呈紫蓝色　D. 子宫峡部极软，宫颈和宫体似不相连

E. 宫底在耻骨联合上方可触及

14. 确诊早孕的依据是(　　)。

A. 早孕反应　B. B型超声显示胎心搏动

C. 停经　D. 子宫增大

E. 黑加征阳性

15. 张女士，28岁，平素月经规律，现停经45日。近几日晨起后出现恶心、呕吐，能照常上班，最可能的诊断为(　　)。

A. 病毒性肝炎　B. 早期妊娠　C. 肾盂肾炎

D. 妊娠剧吐　E. 继发性肝炎

16. 胎心率的正常范围是(　　)。

A. 80～100次/分　B. 90～100次/分　C. 100～110次/分

D. 110～120次/分　E. 110～160次/分

17. 某孕妇，25岁，G_1P_0，产前检查时，宫底于脐上3横指，估计孕妇的妊娠周数为(　　)。

A. 孕24周　B. 孕28周　C. 孕32周　D. 孕36周　E. 孕40周

18. 某孕妇，28岁，G_2P_0，现妊娠5个月，发现子宫大于孕龄，为了与多胎妊娠、羊水过多鉴别，最适宜的检查方法为(　　)。

A. B型超声　B. 超声多普勒　C. AFP测定

D. 腹部X线拍片　E. 胎儿心电图

19. 了解胎盘功能是否正常，目前常用的检查方法是测定尿中的(　　)。

A. 皮质醇　B. 孕二醇　C. 醛固酮　D. 雌二醇　E. 雌三醇

20. 下列哪项不是推算预产期的依据？(　　)

A. B型超声测胎儿双顶径　B. 孕妇体重　C. 末次月经

D. 早孕反应开始时间　E. 胎动开始时间

21. 患者，女，26岁，G_1P_0，妊娠26周，产检时复查血常规，红细胞计数3.3×10^{12}/L，血红蛋白90 g/L，诊断为妊娠合并轻度贫血。孕妇需服用硫酸亚铁，护士可告诉孕妇同时服用下列哪种维生素有利于铁的吸收？(　　)

A. 维生素 A　　B. B 族维生素　　C. 维生素 C
D. 维生素 D　　E. 维生素 E

22. 骨盆的出口横径是指(　　)。
A. 髂棘间径　　B. 髂嵴间径　　C. 坐骨结节间径
D. 坐骨棘间径　　E. 骶耻外径

23. 某孕妇,30 岁,G_3P_2,经四步触诊法检查胎方位为横位,胎心音听得最清楚的部位在(　　)。
A. 脐周　B. 脐右下方　C. 脐右上方　D. 脐左上方　E. 脐左下方

24. 首次产前检查的时间是(　　)。
A. 从确诊早孕开始　　B. 孕 3 个月开始　　C. 孕 5 个月开始
D. 孕 6 个月开始　　E. 孕 7 个月开始

25. 某孕妇,27 岁,G_1P_0,停经 60 日,出现尿频、尿急现象,下列护理措施正确的是(　　)。
A. 嘱孕妇保证充足的睡眠　　B. 嘱孕妇多饮水
C. 妊娠期的生理变化,不必处理　　D. 给予抗利尿药物口服
E. 给予抗感染药物口服

26. 了解胎儿肺成熟度的检查是(　　)。
A. 羊水胆红素测定　　B. 羊水卵磷脂与鞘磷脂比值测定
C. 无应激试验　　D. 缩宫素激惹试验
E. 血清胎盘生乳素测定

27. 某孕妇,25 岁,G_1P_0,妊娠 36 周,膝关节以下出现水肿,休息后可缓解,护士应指导孕妇(　　)。
A. 适当限制水的摄入　　B. 适当限制盐的摄入
C. 严格限制水的摄入　　D. 严格限制盐的摄入
E. 不需限制水、盐的摄入

28. 关于四步触诊法,下列哪项不正确?(　　)
A. 第一步测子宫底高度(宫高),判断子宫底处胎儿部位
B. 第二步查胎背、胎肢在何侧
C. 第三步主要检查胎先露大小
D. 第四步主要了解胎先露入盆程度
E. 第四步面向孕妇进行足部检查

29. 有关孕期性生活的指导,正确的是(　　)。
A. 妊娠前 2 个月及妊娠后 1 个月应禁止性生活
B. 妊娠前 2 个月及妊娠后 2 个月应禁止性生活
C. 妊娠前 3 个月及妊娠后 3 个月应禁止性生活
D. 妊娠前 3 个月及妊娠后 1 个月应禁止性生活
E. 妊娠前 3 个月及妊娠后半个月应禁止性生活

30. 初孕妇,25 岁,妊娠 12 周。骨盆外测量坐骨结节间径是 7.5 cm,需进一步测量(　　)。
A. 出口后矢状径　　B. 出口前矢状径　　C. 耻骨弓角度

D. 骶耻内径　　E. 坐骨棘间径

(31～32题共用题干)

31. 某孕妇,32岁,G_1P_0,末次月经不详,自述停经半年多,检查发现子宫底位于脐上1横指,胎方位LOA,胎心率146次/分。估计该孕妇的孕龄为(　　)。

A. 孕20周末　B. 孕24周末　C. 孕28周末　D. 孕30周末　E. 孕32周末

32. 该孕妇胎心音最清楚的听诊部位在(　　)。

A. 脐下左侧　B. 脐下右侧　C. 脐上右侧　D. 脐上左侧　E. 脐周

(33～35题共用题干)

某孕妇,26岁,G_1P_0,末次月经2010年3月10日,孕期进展顺利,今日到医院进行产检。触及子宫底在剑突下2横指,子宫底可触及宽软及形态不规则胎儿部分,腹部右侧触及宽而平坦部位,耻骨联合的上方触及圆而硬的胎儿部分。

33. 该孕妇预产期是(　　)。

A. 2010年11月17日　B. 2010年12月17日　C. 2010年11月25日
D. 2010年11月24日　E. 2010年12月26日

34. 估计孕龄为(　　)。

A. 孕24周　B. 孕28周　C. 孕32周　D. 孕36周　E. 孕40周

35. 胎方位是(　　)。

A. 枕左前　B. 枕右前　C. 枕左后　D. 枕右后　E. 枕左横

(36～37题共用题干)

初孕妇,30岁,孕36周,胎方位ROA,孕期顺利。自诉近来晚上仰卧一段时间后出现头晕、血压下降现象。

36. 该孕妇最可能发生(　　)。

A. 贫血　B. 妊娠合并低血压　C. 妊娠期高血压病
D. 仰卧位低血压综合征　E. 低血糖

37. 护士指导孕妇采取相应的措施是(　　)。

A. 增强营养　B. 给予口服升压药　C. 口服葡萄糖水
D. 右侧卧位休息　E. 左侧卧位休息

(38～40题共用题干)

李女士,32岁。平素月经规律,月经周期30日,现停经58日,出现乳胀、尿频,黄体酮试验无阴道流血。

38. 最可能的诊断是(　　)。

A. 子宫内膜炎　B. 早期妊娠　C. 继发性闭经
D. 卵巢早衰　E. 宫颈粘连

39. 妊娠最早、最重要的症状是(　　)。

A. 尿频　B. 早孕反应　C. 停经　D. 乳房变化　E. 子宫增大

40. 妊娠12周后,该孕妇尿频症状消失,可能的原因是(　　)。

A. 使用药物治疗　B. 水、钠潴留　C. 孕妇饮水减少
D. 胎方位异常　E. 子宫增大已超出盆腔

(41～42题共用题干)

某孕妇,25岁,G_1P_0。平素月经规律,30日一次,每次持续5日,现停经52日,自述食

欲不振、易疲乏、乳房触痛明显。医生诊断为早期妊娠。

41. 下列不属早孕反应症状的是(　　)。

A. 食欲不振　B. 腹痛　C. 流涎　D. 嗜睡　E. 恶心、呕吐

42. 该妇女尿妊娠试验(+),提示尿中含有(　　)。

A. 缩宫素　B. 黄体酮　C. 雌激素
D. 人胎盘生乳素　E. 人绒毛膜促性腺激素

(43～46 题共用题干)

初孕妇,23 岁,妊娠 2 个月。第一次产检,常规进行骨盆外测量。

43. 最重要的骨盆外测量的径线是(　　)。

A. 髂棘间径　B. 髂嵴间径　C. 坐骨结节间径
D. 骨盆出口后矢状径　E. 骶耻外径

44. 测量骶耻外径时,护士指导孕妇所取的体位应是(　　)。

A. 左侧卧位,左腿屈曲,右腿伸直　B. 左侧卧位,右腿屈曲,左腿伸直
C. 右侧卧位,左腿屈曲,右腿伸直　D. 右侧卧位,右腿屈曲,左腿伸直
E. 仰卧位,两腿弯曲外展,双手抱膝

45. 若骶耻外径<18 cm,还应进一步测量哪条径线?(　　)

A. 骨盆出口前矢状径　B. 骨盆出口后矢状径　C. 坐骨棘间径
D. 对角径　E. 骨盆出口横径

46. 对角径的正常范围是(　　)。

A. 10 cm　B. 12.5～13 cm　C. 8～10 cm
D. 18～20 cm　E. 16～18 cm

(47～49 题共用题干)

初孕妇,26 岁,妊娠 28 周,产前检查各项正常。

47. 护士告知孕妇回家后每天需进行胎儿情况监护,最简单有效的方法是(　　)。

A. 测宫高　B. 测腹围　C. 自数胎动　D. 听胎心者　E. 测体重

48. 护士对孕妇进行健康教育,错误的是(　　)。

A. 孕 28 周起每天数胎动　B. 孕末 3 个月避免性生活　C. 饮食多样化
D. 若有不适立即服药治疗　E. 注意口腔卫生

49. 孕 36 周,胎动频繁,进行缩宫素激惹试验,多次出现晚期减速,提示(　　)。

A. 胎盘功能正常　B. 胎儿成熟　C. 胎盘功能减退
D. 胎儿发育异常　E. 胎儿未成熟

参考答案

1～5　E B B A D　6～10　D B E C A　11～15　B A D B B
16～20　E B A E B　21～25　C C A A C　26～30　B E C C A
31～35　B A B D B　36～40　D E B C E　41～45　B E E A D
46～49　B C D C

(谭文绮)

项目三

分娩期妇女的护理

妊娠满28周及以后，胎儿及其附属物自临产开始到由母体娩出的全过程，称为分娩(delivery)。妊娠满37周至不满42足周期间分娩，称足月产(term delivery)；妊娠满28周至不满37足周期间分娩，称早产(premature delivery)；妊娠满42周及以上分娩，称过期产(postterm delivery)。

任务一　影响分娩的因素

学习目标

1. 掌握分娩的定义。
2. 熟悉影响分娩的因素。
3. 能区分早产、足月产及过期产。
4. 尊重关心孕妇，帮助其安全度过分娩期。

影响分娩的因素包括产力、产道、胎儿大小及精神心理因素。若以上因素均正常并能相互适应，胎儿可顺利经产道自然娩出，为正常分娩。正常分娩依靠产力将胎儿及其附属物排出体外，同时也需要足够大的骨产道和软产道相应扩张供胎儿通过。而产力也会受到产道、胎位、胎儿大小及精神心理因素的影响。

一、产力

产力是指将胎儿及其附属物从子宫内逼出的力量，包括子宫收缩力、腹肌及膈肌收缩力和肛提肌收缩力。

(一) 子宫收缩力

子宫收缩力是临产后的主要力量，贯穿于分娩全过程。临产后它的主要作用是迫使子宫颈管逐渐缩短直至消失、宫口扩张、胎先露下降和胎儿、胎盘娩出。临产后正常的子宫收缩(简称宫缩)具有以下特点。

1. 节律性

宫缩的节律性是临产的重要标志。正常宫缩是子宫体部不随意、有规律的阵发性收缩并伴有疼痛，故有“阵痛”之称。每次宫缩总是由弱渐强(进行期)，维持一定时间(极期)，随后由强渐弱（退行期），直至消失进入间歇期，间歇期子宫肌肉松弛。如此反复交替，直至分娩全过程结束（图 3-1）。

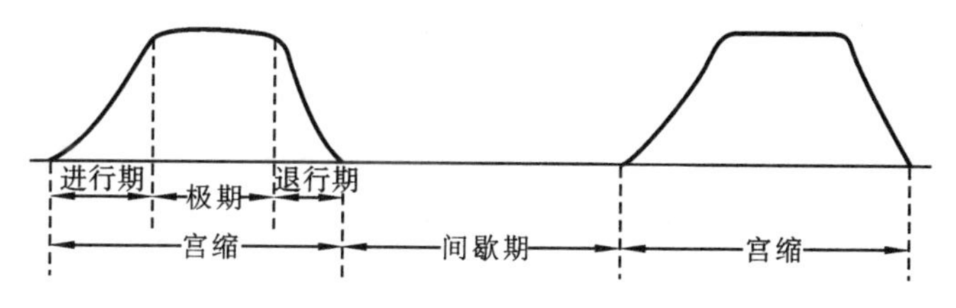

图 3-1　临产后正常宫缩的节律性

临产开始时，宫缩持续时间约 30 s，间歇期 5～6 min，随着产程的进展，宫缩持续时间逐渐延长，间歇时间逐渐缩短。当子宫口开全（10 cm）之后，宫缩持续可长达 60 s，间歇期可缩短至 1～2 min。宫缩强度也随产程进展逐渐增加，宫腔压力在临产初期为 25～30 mmHg，第一产程末期增至 40～60 mmHg，第二产程期间高达 100～150 mmHg，而间歇期宫腔压力仅为 6～12 mmHg。阵痛强度随宫腔压力的升高而加重。宫缩时子宫肌壁血管及胎盘受压，致使子宫血流量减少；宫缩间歇期，子宫血流量又恢复到原来水平，胎盘绒毛间隙的血流重新充盈，宫缩的节律性对胎儿的血流灌注有利。

2. 对称性和极性

正常宫缩起自两侧子宫角部，以微波形式迅速向子宫底部中线集中，左右对称，然后以 2 cm/s 的速度向子宫下段扩散，约在 15 s 内均匀协调地扩散至整个子宫，称为子宫收缩力的对称性（图 3-2）。宫缩以子宫底部最强、最持久，向下则逐渐减弱，子宫底部收缩力的强度大约是子宫下段的 2 倍，此为子宫收缩力的极性。

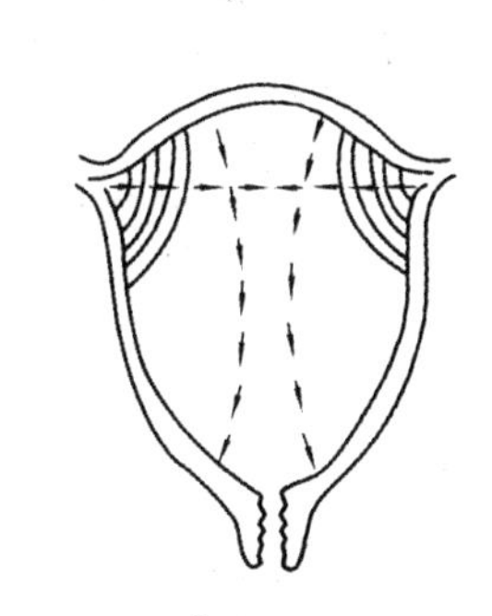

图 3-2　子宫收缩力的对称性

3. 缩复作用

子宫收缩时肌纤维缩短、变粗，宫缩间歇时肌纤维放松，但不能完全恢复到原来长度，而且较前略短，经反复收缩，肌纤维越来越短，这种现象称为子宫肌纤维的缩复作用。随着产程进展，缩复作用使子宫腔容积逐渐缩小，子宫颈管逐渐缩短、展平直至消失，迫使胎先露下降，促进产程进展。

（二）腹肌及膈肌收缩力

腹肌及膈肌收缩力又称腹压，腹压是第二产程中娩出胎儿的重要辅助力量。当子宫口开全后，胎先露已降至阴道。每次宫缩时，前羊水囊或胎先露压迫盆底组织和直肠，反射性引起排便动作，产妇表现为不自主屏气用力，腹壁肌及膈肌收缩使腹压增高，促使胎儿娩出。腹压是宫口开全后所必需的辅助力量，尤其在第二产程末期配合有效的宫缩可顺利娩出胎儿。过早使用腹压易使产妇疲劳、子宫颈水肿，导致产程延长。腹压在第三产程可促使胎盘娩出。

（三）肛提肌收缩力

肛提肌收缩力可协助胎先露在盆腔内进行内旋转。当胎头枕骨露于耻骨弓下方时，可协助胎头仰伸和娩出；胎儿娩出后，能协助胎盘娩出。

二、产道

产道为胎儿娩出的必经通道，分为骨产道和软产道两部分。

(一) 骨产道

骨产道指真骨盆，是产道的重要组成部分，其大小、形态与分娩关系密切。为了便于理解分娩时胎先露通过骨产道的过程，将其分为3个平面(详见项目一中的任务一)。

分娩时，骨盆几乎不能变形，只有胎儿适应骨盆各平面的形状及大小，才能沿骨盆轴顺利娩出。骨盆轴是连接骨盆各假想平面中点的曲线(图3-3)。此轴上段向下向后，中段向下，下段向下向前。分娩时胎儿沿此轴娩出，助产时也应按骨盆轴方向协助胎儿娩出。骨盆倾斜度是指妇女直立时，骨盆入口平面与地平面所形成的角度，一般为60°(图3-4)。若骨盆倾斜度过大，常影响胎头衔接和娩出。

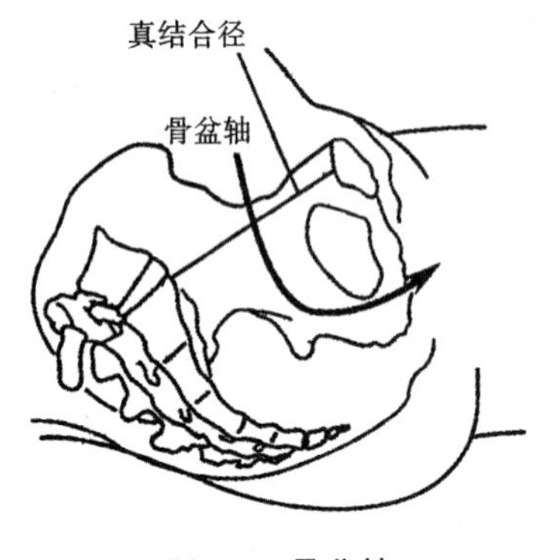

图3-3　骨盆轴

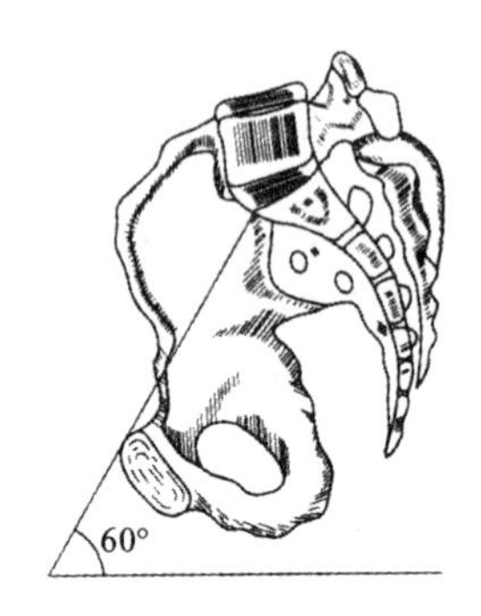

图3-4　骨盆倾斜度

(二) 软产道

软产道是由子宫下段、宫颈、阴道及骨盆底部软组织构成的弯曲管道。

1. 子宫下段的形成

非孕时长约1 cm的子宫峡部，于妊娠12周后逐渐扩展成为子宫腔的一部分，在妊娠末期逐渐被拉长形成子宫下段。临产后的规律宫缩使子宫下段进一步伸展达7～10 cm，肌壁变薄成为软产道的一部分。由于子宫肌纤维的缩复作用，子宫上段肌壁越来越厚，子宫下段肌壁被牵拉伸展越来越薄，子宫上、下段肌壁厚薄不同，在两者之间的子宫内面形成一环状隆起，称生理缩复环(图3-5)。

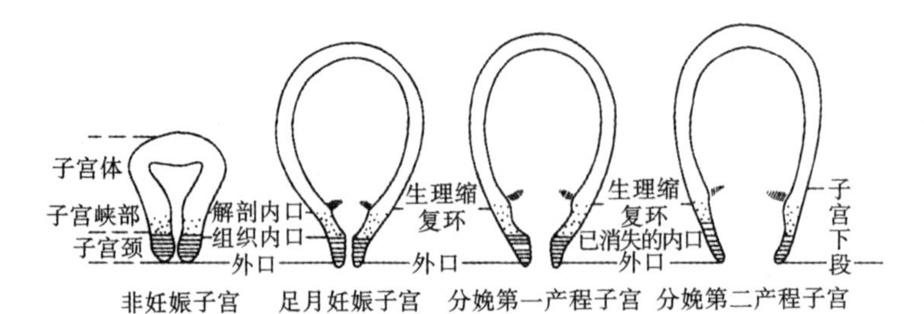

图3-5　宫口扩张和子宫下段形成

2. 宫颈的变化

(1) 宫颈管消失：临产前宫颈管长2～3 cm，初产妇比经产妇稍长。临产后由于规律宫缩的牵拉及宫缩时前羊水囊对子宫颈的压力，宫颈内口先扩张，随后宫颈管逐渐缩短、展平直至消失。初产妇一般是宫颈管先消失，宫颈口后扩张，经产妇多是宫颈管消失与宫颈口扩张同时进行。

(2) 宫颈口扩张：临产后由于子宫肌肉的收缩、缩复，以及前羊膜囊对子宫颈的压迫，促使宫颈口扩张。破膜后，胎先露部直接压迫宫颈，扩张宫颈口的作用更明显。随着产程进展，宫颈口从容纳一指尖逐渐扩大至开全(10 cm)，妊娠足月的胎头方能通过。

3. 骨盆底、阴道及会阴的变化

破膜后胎先露下降直接压迫骨盆底，使软产道下段形成一个向前弯曲的长筒，前壁短后壁长，阴道外口开向前上方，阴道黏膜皱襞展平进一步使腔道加宽。肛提肌向下及向两侧扩展，肌纤维拉长，使 5 cm 厚的会阴体变为 2～4 mm，以利于胎儿通过。阴道及骨盆底的结缔组织和肌纤维于妊娠期增生肥大，血管变粗，血运丰富，组织变软，具有更好的延展性。临产后，会阴体虽能承受一定压力，但分娩时如保护不当，也易造成裂伤。

三、胎儿

胎儿能否顺利通过产道，还取决于胎儿大小、胎位和胎儿有无畸形。

(一) 胎儿大小

胎儿大小是决定分娩难易的重要因素之一。胎头是胎体最大的部分，胎儿过大以致胎头径线过长时，即使骨盆大小正常，也可引起相对性头盆不称，造成难产。

1. 胎头颅骨

胎头颅骨由 2 块顶骨、2 块额骨、2 块颞骨及 1 块枕骨构成。颅骨间膜状缝隙为颅缝，两顶骨之间为矢状缝，顶骨与额骨之间为冠状缝，枕骨与顶骨之间为人字缝，两额骨之间为额缝，颞骨与顶骨之间为颞缝。两颅缝交界处较大空隙为囟门，位于胎头前方的菱形空隙为前囟(大囟门)，位于胎头后方的三角形空隙为后囟(小囟门)(图 3-6)。颅缝与囟门均有软组织覆盖，使骨板有一定的活动度，胎头具有一定的可塑性。分娩过程中，通过颅缝的轻度重叠，使胎儿头颅变形以适应产道，有利于胎头的娩出。

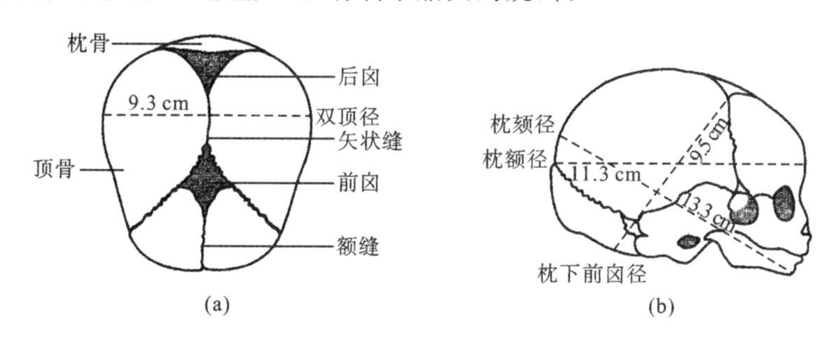

图 3-6 胎头颅骨、颅缝、囟门及径线

2. 胎头径线

(1) 双顶径(biparietal diameter，BPD)　双顶径为两顶骨隆突间的距离，妊娠足月时平均值约为 9.3 cm，临床常用 B 型超声测量此值来判断胎儿大小(图 3-6)。

(2) 枕额径　枕额径为鼻根上方至枕骨隆突的距离，妊娠足月时平均值约为 11.3 cm，分娩时，胎头以此径线衔接(图 3-6)。

(3) 枕下前囟径　枕下前囟径为前囟中央至枕骨隆突下方的距离，妊娠足月时平均值约9.5 cm,胎头俯屈后以此径线通过产道(图3-6)。

(4) 枕颏径　枕颏径为颏骨下方中点至后囟顶部的距离,妊娠足月时平均值约为13.3 cm(图3-6)。

(二) 胎位

产道是纵行弯曲管道,若为纵产式(头先露或臀先露),胎体纵轴与骨盆轴相一致,容易通过产道。头先露时,胎头先通过产道,因胎头是胎儿身体最大的部分,胎儿身体其他部分娩出一般没有困难。臀先露时,胎臀先娩出,因胎臀周径比胎头小且较软,阴道不能充分扩张,致使胎头娩出困难。肩先露时,胎体纵轴与母体纵轴垂直,足月活胎不能通过产道,对母婴的威胁极大。

(三) 胎儿畸形

胎儿畸形,如脑积水、联体儿等,由于胎头或胎体过大可引起分娩困难。

四、精神心理因素

分娩虽然是一种生理现象,但对于产妇却是一种持久而强烈的应激源。分娩既可以产生生理上的应激,也可以产生精神心理上的应激。产妇的精神心理因素,能够影响机体内部的平衡、适应力和健康,医护人员必须关注产妇精神心理因素对分娩的影响。多数产妇临产后情绪紧张,常常处于焦虑、不安和恐惧的心理状态,这种情绪改变会使机体产生一系列变化,如呼吸急促,心率加快,肺内气体交换不足,可致子宫缺氧收缩乏力、子宫口扩张缓慢、胎先露下降受阻、产程延长、产妇体力消耗过多,同时也促使其他神经内分泌发生变化,交感神经兴奋,释放儿茶酚胺,血压升高,胎儿容易缺血缺氧,出现胎儿窘迫。

一般来说,产妇对分娩的安全性有顾虑,并对医护人员有很大的依赖性。因此,护理人员除了在产前门诊做好健康宣教外,更应做好入院评估,在分娩过程中,提供必要的心理支持,讲解分娩知识,使产妇以最佳的精神心理状态顺利度过分娩全过程。

任务二　枕先露的分娩机制

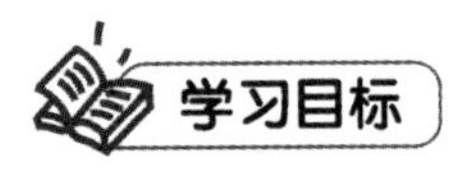

熟悉枕先露的分娩机制。

分娩机制是指胎先露为适应骨盆各平面的不同形态,被动地进行一系列适应性转动,以其最小径线通过产道的全过程。临床中枕先露占95.55%～97.55%,其中枕左前位最常见,故以枕左前位为例说明分娩机制。

一、衔接

胎头双顶径进入骨盆入口平面,胎头颅骨最低点接近或达到坐骨棘水平,称为衔接(图3-7)。部分初产妇可在预产期前1～2周内胎头衔接,经产妇多在分娩开始后胎头衔接。正常情况下,胎头呈半俯屈状态,以枕额径进入骨盆入口。因枕额径大于骨盆入口前后径,故胎头矢状缝衔接于骨盆入口右斜径上，胎头枕骨位于母体骨盆的左前方。

二、下降

胎头沿骨盆轴前进的动作称下降。下降动作呈间歇性，贯穿于分娩全过程，与其他动作相伴随。促使胎头下降的因素有四个：①宫缩时通过羊水传导，压力经胎轴传至胎头；②宫缩时宫底直接压迫胎臀；③宫缩时胎体伸直伸长；④腹肌收缩使腹压增加。临床上将胎头下降的程度作为判断产程进展的重要标志，尤其在活跃晚期和第二产程。

三、俯屈

当胎头以枕额径降至骨盆底时，处于半俯屈状态的胎头枕部遇到肛提肌的阻力，胎头借杠杆作用进一步俯屈，使下颏靠近前胸，此时，胎头衔接时的枕额径变为枕下前囟径，以适应产道形态，有利于胎儿继续下降(图 3-8)。

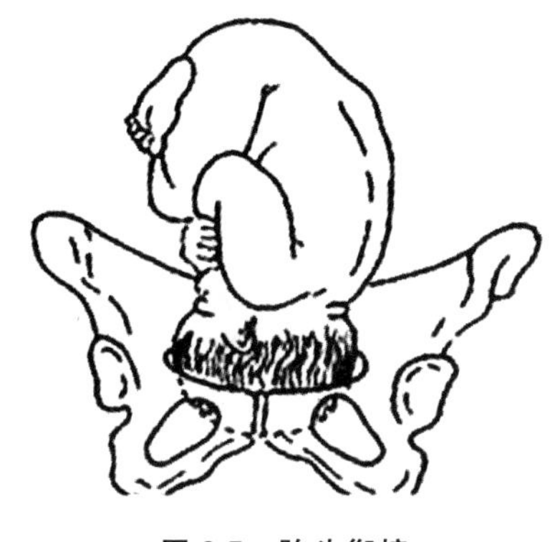

图 3-7　胎头衔接

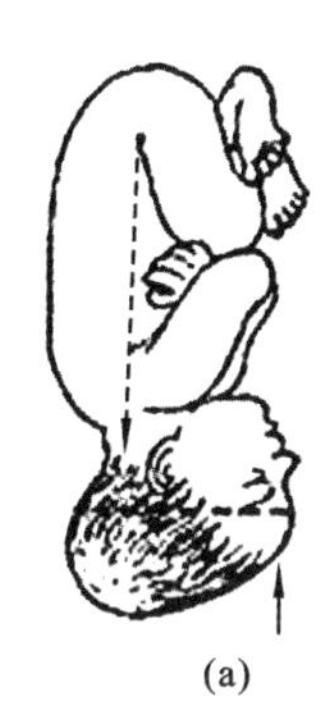

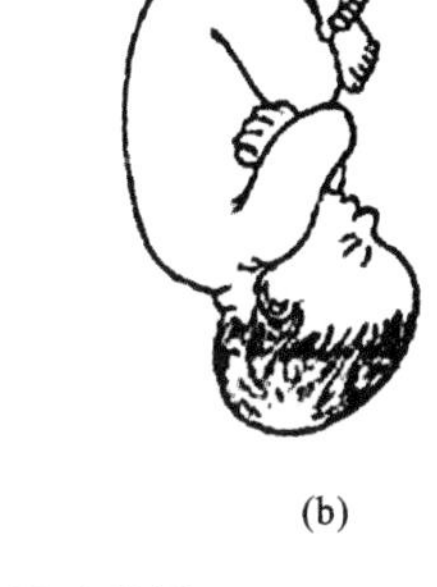

图 3-8　胎头俯屈

四、内旋转

胎头围绕骨盆纵轴向前旋转，使其矢状缝与中骨盆平面和骨盆出口平面的前后径相一致，此动作称内旋转。内旋转从中骨盆平面开始至骨盆出口平面完成，以适应中骨盆及骨盆出口前后径大于横径的特点，有利于胎头下降。当俯屈下降时，肛提肌收缩力将胎头枕部推向前方，使枕部向前旋转 45°，后囟转至耻骨弓下方(图 3-9)。一般在第一产程末完成内旋转动作。

五、仰伸

完全俯屈的胎头完成内旋转后继续下降，到达阴道外口时，宫缩和腹压迫使胎头下降，而肛提肌收缩力又将胎头向前推进，两者共同作用的合力使胎头沿骨盆轴下段向下向前推进，胎头枕骨下部到达耻骨联合下缘时，以耻骨弓为支点，使胎头逐渐仰伸，胎头顶、额、鼻、口、颏相继娩出(图 3-10)。当胎头仰伸时，胎儿双肩径沿左斜径进入骨盆入口。

六、复位及外旋转

胎头娩出时，胎儿双肩径沿骨盆入口左斜径下降。胎头娩出后，为使胎头与胎肩恢复正常关系，胎头枕部再向左旋转 45°，称复位。胎肩在盆腔内继续下降，前(右)肩向前向中

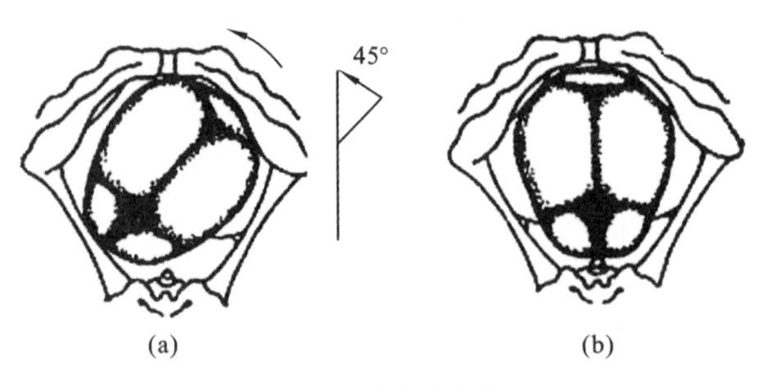

图 3-9　胎头内旋转

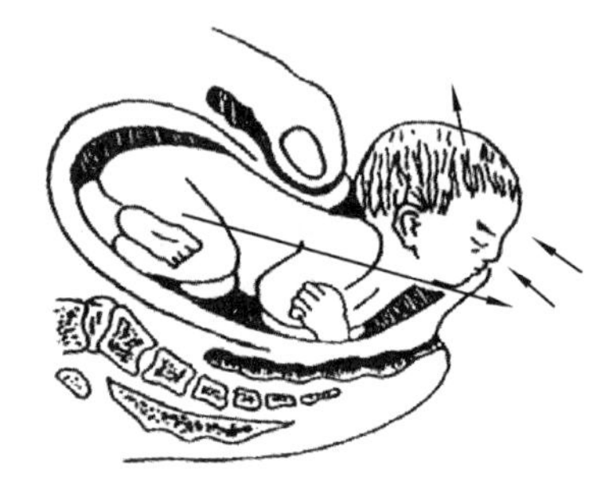

图 3-10　胎头仰伸

线旋转 45°时,胎儿双肩径转成与骨盆出口前后径相一致的方向,胎头枕部需在外继续向左旋转 45°以保持胎头与胎肩的垂直关系,称外旋转(图 3-11)。

七、胎肩及胎体娩出

胎头外旋转完成后,胎儿前(右)肩先从耻骨弓下娩出(图 3-12(a)),随即后(左)肩于会阴前缘娩出(图 3-12(b)),胎体及胎儿下肢相继侧身娩出。

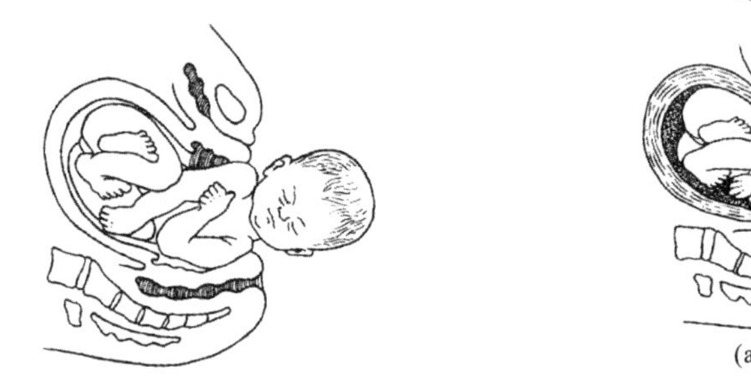

图 3-11　胎头外旋转

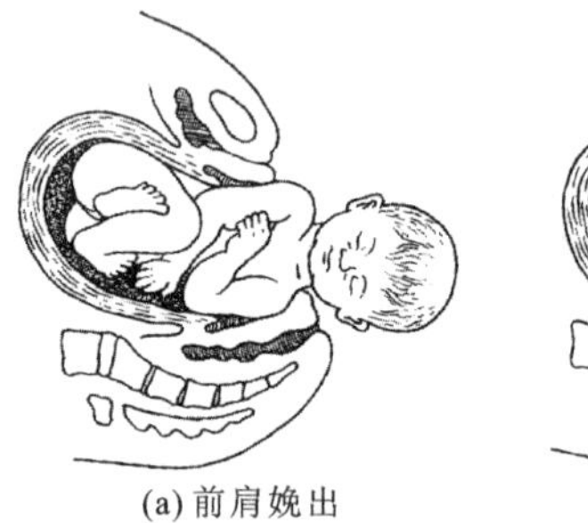

图 3-12　胎肩娩出

任务三　先兆临产、临产与产程

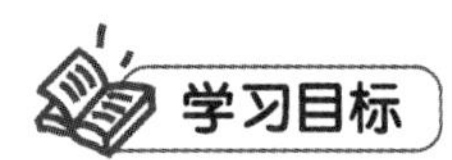

掌握先兆临产、临产的诊断以及产程的分期。

【先兆临产】

分娩发动之前,孕妇往往会出现预示不久将要临产的症状,称为先兆临产。

1. 假临产

分娩发动之前,孕妇会出现不规律的宫缩,称为假临产。其特点是:宫缩持续时间短(小于 30 s)且不恒定,间歇时间长且不规律,宫缩强度不进行性加强;宫缩时宫颈管不缩短,宫口不扩张;一般在夜间出现,清晨消失;强镇静药物可抑制宫缩。

2. 胎儿下降感

随着胎先露进入骨盆入口，宫底位置下降，孕妇的肺部和胃部的受压程度得到缓解，常感上腹部较前舒适，进食量较前增加，呼吸较前轻快。

3. 见红

一般在分娩发动前 24～48 h 内，不规律的宫缩导致子宫颈内口附近的胎膜与该处的子宫壁分离，毛细血管破裂有少量出血并与宫颈黏液相混，经阴道排出，称为见红。这是分娩即将开始比较可靠的征象。若阴道流出血量较多，则属异常现象。

【临产的诊断】

临产开始的标志为规律且逐渐增强的宫缩，持续约 30 s，间歇 5～6 min，同时伴随进行性宫颈管消失、宫口扩张和胎先露下降。

【总产程及产程分期】

总产程即分娩全过程，指从开始出现规律宫缩直到胎儿、胎盘娩出的全过程，称为总产程，分为三个产程。

第一产程(宫颈扩张期)　从规律宫缩开始至宫颈口完全扩张即开全(10 cm)为止。初产妇宫颈较紧，宫口扩张缓慢，需 11～12 h；经产妇宫颈较松弛，宫口扩张较快，需 6～8 h。

第二产程(胎儿娩出期)　从宫口开全至胎儿娩出的全过程。初产妇需 1～2 h，不应超过 2 h；经产妇一般数分钟即可完成，也有长达 1 h 者，但不应超过 1 h。

第三产程(胎盘娩出期)　从胎儿娩出后至胎盘、胎膜娩出，需 5～15 min，不应超过 30 min。

任务四　正常分娩妇女的护理

学习目标

1. 掌握各产程妇女的护理评估、护理措施。
2. 熟悉各产程的临床表现及护理诊断。
3. 能运用所学知识正确绘制产程图和进行新生儿 Apgar 评分。
4. 对产妇充满关爱。

案例引导

某孕妇，26 岁，G_1P_0，孕 39^{+5} 周，腹痛 1 日，加剧 2 h，伴阴道见红，来医院就诊。孕妇今晨出现下腹痛，0.5～1 h 1 次，持续时间不长，阴道有少量血性分泌物，少于月经量。近 2 h 腹痛逐渐增强，5～6 min 1 次，持续约 30 s。

问题：护士为该孕妇进行护理评估，还需收集哪些资料？此时的护理诊断与护理措施有哪些？

一、第一产程妇女的护理

【临床表现】

1. 规律宫缩

产程开始时,出现伴有疼痛的宫缩,持续时间较短(约30 s)且弱,间歇期较长(5～6 min)。随着产程进展,持续时间渐长(50～60 s),且强度不断增加,间歇期渐短(2～3 min)。当宫口近开全时,宫缩持续时间可长达1 min或更长,间歇期仅1～2 min。

2. 宫颈口扩张

在不断增强的宫缩作用下,子宫颈管逐渐缩短直至消失,宫口逐渐扩张。当宫口开全时,宫颈边缘消失,子宫下段及阴道形成宽阔的筒腔,有利于胎儿通过。临床上按照宫颈口扩张的程度,将第一产程分为潜伏期和活跃期。

(1) 潜伏期:从临产出现规律性宫缩到宫口扩张至3 cm。此期宫口扩张较慢,平均2～3 h扩张1 cm,约需8 h,最长时限16 h。

(2) 活跃期:宫口扩张3～10 cm。此期宫口扩张明显加快,约需4 h,最长时限为8 h。目前国际上倾向于将宫口扩张4 cm作为活跃期的起点,且不主张在宫口扩张6 cm前过多干预产程。活跃期又分为3期:加速期指宫口扩张3～4 cm,约需1.5 h;最大加速期指宫口扩张4～9 cm,约需2 h;减速期指宫口扩张9～10 cm,约需30 min。

3. 胎头下降

胎头下降程度是决定胎儿能否经阴道分娩的重要观察项目。通过阴道检查或肛门检查,能够明确胎头颅骨最低点的位置,并能协助判断胎方位。胎头下降程度,以胎头颅骨最低点与坐骨棘平面的关系标明。坐骨棘平面是判断胎头高低的标志。胎头颅骨最低点平坐骨棘平面时以"0"表示,在坐骨棘平面上1 cm以"－1"表示,在坐骨棘平面下1 cm以"＋1"表示,以此类推(图3-13)。潜伏期胎头下降不明显,活跃期下降加速,平均下降速度为0.86 cm/h,可作为估计分娩难易的有效指标。

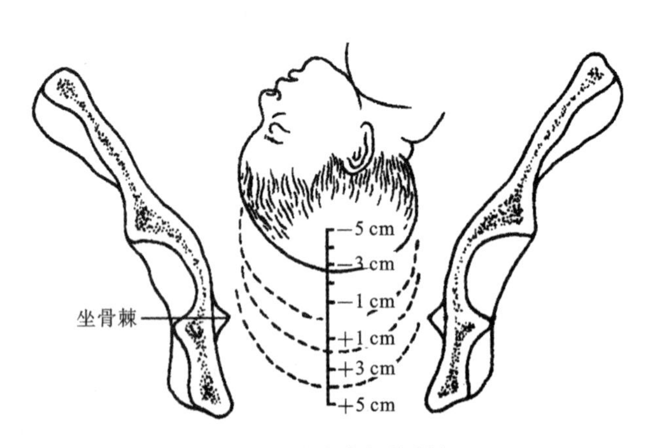

图3-13 胎头高低的判断

4. 胎膜破裂

胎膜破裂简称破膜。胎先露衔接后,将羊水阻断为前、后两部,在胎先露前面的羊水不多，约为100 mL，称为前羊水，形成前羊水囊，宫缩时前羊水囊楔入宫颈管内，有助于扩张宫口。宫缩不断增强，羊膜腔内压力不断增高，当压力增加到一定程度时，胎膜自然破裂。正常破膜多发生在宫口近开全时。

【护理评估】

1. 健康史

根据产前检查记录了解产妇的一般情况，如年龄、孕产史、身高、体重、孕前血压、婚育史、月经史等，对既往有不良孕产史者应了解原因，询问本次妊娠经过并核实预产期，有无高危因素，有无阴道流血或液体流出等。询问宫缩的开始时间、频率及强弱。

2. 身体评估

(1) 一般情况：观察产妇外貌、神情，评估皮肤张力情况，有无水肿及脱水现象，评估生命体征，血压应在宫缩间歇期测量。

(2) 胎儿宫内情况：可用胎心听诊器、多普勒仪或胎儿监护仪监测。

①胎心听诊器或多普勒仪：先通过四步触诊法确定胎心音最响亮的部位，在宫缩间歇期听胎心音，每次听1 min。正常胎心率为110～160次/分。此方法可获得每分钟胎心率，但不能分辨胎心率变异、瞬间变化及其与宫缩、胎动的关系。

②胎儿监护仪：多用外监护描记胎心曲线。将测量胎心的探头置于胎心音最响亮的部位，固定于孕妇腹壁上，观察胎心率变异及其与宫缩、胎动的关系时，应每隔15 min对胎心曲线进行评估，宫缩频繁时每隔5 min评估1次，能客观地判断胎儿在宫内的状态。

(3) 宫缩：监测宫缩最简单的方法是助产人员将手掌放在产妇腹壁上，感觉宫缩时子宫体隆起变硬，间歇时松弛变软。产程中必须连续观察宫缩持续时间、间歇时间及强度，掌握其规律，并及时做好记录，指导产程处理。用胎儿监护仪描记宫缩曲线，可以看出宫缩强度、频率和每次宫缩持续的时间，是较全面反映宫缩的客观指标。临床上最常用的是外监护，具体方法是将测量宫缩强度的探头固定于产妇腹壁子宫体接近子宫底部，连续描记曲线40 min。

(4) 宫口扩张和胎先露下降：可通过肛门检查判断，如难以判断，可消毒外阴后行阴道检查。若发现宫口不能如期扩张，可能存在宫缩乏力、胎位异常、头盆不称等情况。

肛门检查方法：可适时在宫缩时进行。能了解宫颈软硬度及厚薄、宫口扩张程度、是否破膜、骨盆腔大小、胎方位、胎先露及其下降程度。产妇仰卧，两腿尽量屈曲分开，检查前用消毒纸覆盖阴道口以避免粪便污染。检查者站在孕妇右侧，右手示指戴指套蘸少许润滑剂，伸入直肠内，拇指伸直，其余各指屈曲。示指向后触及尾骨尖端，了解尾骨活动度，再向两侧触摸坐骨棘是否突出并确定胎先露的高低，然后用指端掌侧探查宫口，摸清其四周边缘，估计宫颈管消退和宫口扩张情况。宫口近开全时仅能摸到边缘，宫口开全时摸不到宫口边缘。未破膜者，在胎先露前方可触到有弹性的前羊水囊，已破膜者直接接触到胎先露，同时能扪清颅缝及囟门的位置，有助于确定胎方位(图3-14)。

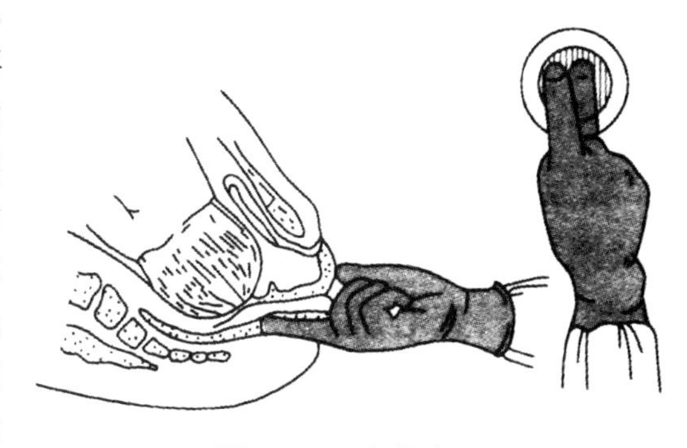

图3-14　肛门检查

阴道检查方法:必须在严格消毒后进行。阴道检查能直接摸清宫口四周边缘,准确估计宫颈管消退、宫口扩张、胎膜是否破裂、胎先露部及胎方位。此法可减少肛门检查时手指进出肛门的次数,降低感染概率,因此,阴道检查有取代肛门检查的趋势。如宫口扩张及胎先露下降程度不明、疑有脐带先露或脐带脱垂、轻度头盆不称经试产 4 h,产程进展缓慢时,阴道检查尤为重要。

(5) 胎膜破裂:了解胎膜是否破裂。若胎膜未破,肛门检查时触及有弹性的前羊水囊;若胎膜已破,可直接触及胎先露,推动胎先露时羊水流出。破膜时注意观察羊水的量、颜色、性状,有无宫缩,同时记录破膜时间。也可用 pH 试纸检查是否破膜,如果 pH 值≥7.0 时破膜的可能性较大。

3. 辅助检查

(1) 实验室检查:测血常规、尿常规、出血时间、凝血时间、血型等。

(2) 胎儿监护仪:可以连续动态监测宫缩和胎心音变化,了解产妇宫缩情况和胎儿在宫内的安危状况。

4. 心理社会评估

主要评估产妇对分娩的反应,如焦虑、紧张、恐惧等;评估产妇及其家属对正常分娩的认知程度,是否愿意家人陪伴分娩,是否理解有关正常分娩和母乳喂养等健康教育的内容。还应了解产妇婚姻状况、经济来源、社会支持情况、文化背景、有无特殊心理负担等。

【护理诊断/问题】

(1) 疼痛:与逐渐增强的宫缩有关。

(2) 焦虑:与担心自身与胎儿健康、分娩疼痛及缺乏相关知识有关。

【护理措施】

1. 心理护理

待产妇入院后,医护人员应热情接待,介绍待产室及产房环境,护理人员应加强与待产妇沟通,消除待产妇紧张、焦虑的情绪。向待产妇讲解产程中各种注意事项,保证待产妇能理解和掌握宣教内容。分娩过程中,安慰产妇并耐心讲解分娩是生理过程,尽可能陪在其身边,帮助其擦汗、喂水等,随时告知待产妇产程进展情况、每次检查的目的和结果,使待产妇增强信心,顺利完成分娩。现提倡的"导乐"陪伴分娩及家庭式产房等,有助于消除产妇的恐惧和孤独感。

知识链接

"导乐"陪伴分娩

"导乐"是一个希腊词,意思是一个妇女照顾另一个妇女。"导乐"陪伴分娩是指有生育经验的妇女在产前、产时及产后给孕产妇持续的生理上的帮助、心理上的安慰及情感上的支持,使其顺利完成分娩全过程。在我国能出色完成"导乐"角色的多是产科医生和助产士。

2. 一般护理

(1) 观察生命体征：每 4～6 h 测量 1 次体温、血压、脉搏、呼吸，并做好记录。血压异常、妊娠高血压疾病患者应酌情增加血压测量次数，并及时报告医生，给予相应的处理。

(2) 补充液体和热量：鼓励产妇少量多次进食，给予高热量、易消化、低脂肪的流质食物或半流质食物，并注意补充足够的水分，以保证产妇的体力和精力。

(3) 活动和休息：提供安静、清洁、舒适的休息环境，在待产室内播放轻松、柔和的背景音乐，尽量分散产妇的注意力，使产妇尽可能获得休息。临产后宫缩不强，未破膜者，可在室内活动，鼓励产妇取自己感觉舒适的体位，避免仰卧位，跪姿是很多产妇喜欢采用的姿势，有助于产程进展及减轻疼痛。初产妇子宫口近开全或经产妇子宫口扩张 4 cm 以上者，有合并症的产妇，应取左侧卧位休息。

(4) 清洁卫生：护理人员应经常为产妇更衣、更换床单和产垫，产妇大、小便后，用肥皂水和温开水为其清洗外阴，保持会阴部的清洁和干燥，以促进身体舒适和放松。

(5) 排尿与排便：鼓励产妇每 2～4 h 排尿 1 次，以防止膀胱过度充盈影响胎先露下降及宫缩，延长产程。若小便不能自解，必要时可给予导尿。产妇有便意欲上厕所时，护理人员应陪伴，严禁产妇自己在厕所中长时间蹲位，以防产妇在厕所中分娩(有关第一产程是否需要灌肠，有研究认为不宜常规进行)。

知识链接

正常分娩的护理措施

WHO 对于正常分娩的护理措施进行如下分类。①鼓励使用的措施：陪伴分娩、自由体位、口服营养、非药物性镇痛、心理支持。②常用但不适宜的措施：饮食控制、常规输液、常规侧切、缩宫素催产。③无效的措施：剃毛、灌肠、强迫体位、肛门检查。④需研究的措施：常规人工破膜、加腹压。

3. 产程护理

(1) 观察宫缩：潜伏期应每隔 1～2 h 观察 1 次，活跃期应每 15～30 min 观察 1 次，宫缩一般需要连续观察 3 次以上，并做好记录。如宫缩不规律、持续时间、间歇时间及持续强度异常应立即通知医生，并给予处理。

(2) 监测胎心音：潜伏期每隔 1～2 h 听胎心音 1 次，活跃期后每 15～30 min 听诊胎心音 1 次，每次听诊 1 min，并做好记录。听诊时注意胎心音的快慢、强弱及其节律。正常情况下宫缩时胎心率变慢，宫缩后胎心率迅速恢复。若宫缩后胎心率不能迅速恢复、胎心率少于 110 次/分或胎心率大于 160 次/分，均提示胎儿缺氧，立即给待产妇吸氧，嘱其左侧卧位，并通知医生。

(3) 观察宫口扩张和胎先露下降：根据待产妇宫缩情况和产妇的临床表现，适当增减肛门检查的次数。临产初期检查次数不宜过多，一般每隔 4 h 检查 1 次，经产妇或宫缩频繁者间隔时间适当缩短。近年来，有些医院在严格消毒的情况下，用阴道检查代替肛门检查。

临床上，常用产程图描记宫口扩张与胎先露下降情况，以观察产程进展并指导产程处理。产程图以临产时间(h)为横坐标，纵坐标分别为宫颈扩张程度(cm)与胎先露下降程度(cm)，前者在左侧，后者在右侧。连续记录宫颈口扩张(用红色“0”表示)、胎先露下降程度

(用蓝色“X”表示)并连成曲线,即绘制产程图(图3-15)。

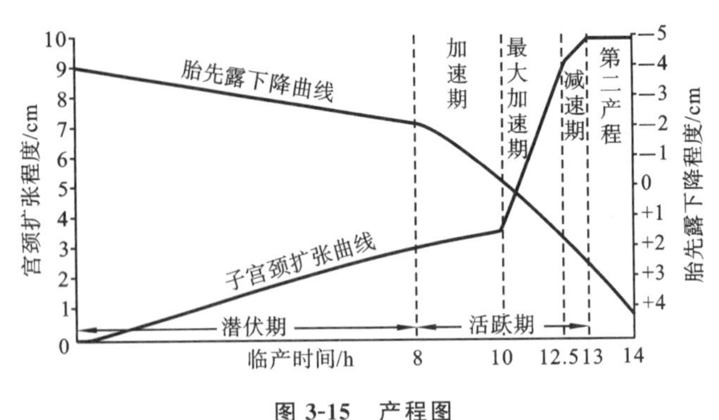

图3-15　产程图

(4) 破膜及羊水观察:胎膜多在子宫口近开全时自然破裂,一旦胎膜破裂,立即听胎心音,观察羊水的量、颜色、性状,并记录破膜时间。破膜超过12 h尚未分娩者,应遵医嘱给予抗生素,以预防感染。

(5) 减轻疼痛:①耐心听取产妇关于疼痛的诉说,表达对其疼痛的同情和理解。因为疼痛是生理因素和心理因素的综合反应,所以产妇叙述了疼痛可能会使其心情得到安抚,疼痛减轻;②指导深呼吸,按压腰骶部或按摩子宫下部,以减轻产妇的疼痛感;③用音乐、图片、谈话等方法转移产妇对疼痛的注意,也可用热敷、淋浴等方法减轻疼痛,有条件的应允许产妇选择分娩体位。必要时按医嘱给予镇静止痛剂缓解疼痛。

二、第二产程妇女的护理

【临床表现】

产妇宫口开全后,若仍未破膜,且影响胎头下降,应行人工破膜。破膜后,宫缩常暂时停止,产妇略感舒适,随后宫缩重现且较前增强,每次持续1 min或以上,间歇期仅1～2 min。当胎头降至骨盆出口并压迫骨盆底组织和直肠时,产妇有排便感,不自主向下屏气用力,产妇体力消耗很大,常表现为大汗淋漓、面部发红、肌肉乏力和震颤等。随着产程进展,会阴逐渐膨隆、变薄,肛门括约肌松弛。宫缩时胎头露出阴道口,露出部分不断增大,宫缩间歇时又缩回阴道内,称胎头拨露(图3-16)。当胎头双顶径越过骨盆出口,宫缩间歇时胎头不再回缩,称胎头着冠(图3-17)。此时会阴极度扩张,胎头枕骨露出于耻骨弓下方,胎儿额、鼻、口、颏部相继仰伸娩出,接着胎头复位及外旋转,随后前肩和后肩相继娩出,胎体很快顺利娩出,羊水随之涌出。经产妇的第二产程短,有时仅需几次宫缩即可完成上述动作。

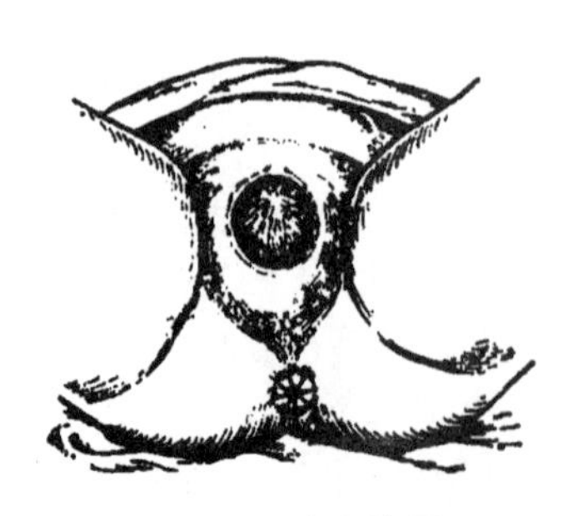

图3-16　胎头拨露

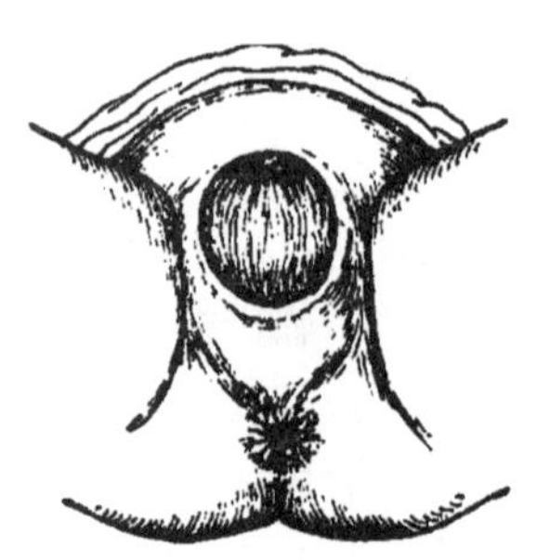

图3-17　胎头着冠

【护理评估】

1. 健康史

了解产程进展情况和胎儿宫内情况，注意第一产程的经过及处理情况。

2. 身体评估

了解产妇一般情况，有无过度疲劳与大量出汗，有无过度呼气造成手足发麻、头晕等表现，有无尿潴留、肠胀气等。持续评估产妇和胎儿情况，了解宫缩的持续时间、间歇时间、强度及胎心情况，询问产妇是否有便意，观察胎头拨露及着冠情况；评估会阴情况，估计胎儿大小，判断是否需行会阴切开术。

3. 辅助检查

胎儿监护仪监测胎心率变化情况，如有异常及时处理。

4. 心理社会评估

评估产妇有无焦虑、急躁及恐惧情绪，评估其对分娩的信心，了解产妇与医护人员的配合能力等。

【护理诊断/问题】

(1) 有受伤的危险：与可能的会阴撕裂伤、新生儿产伤有关。

(2) 焦虑：与缺乏顺利分娩的信心及担心胎儿安危有关。

(3) 知识缺乏：缺乏正确使用腹压的技巧和知识。

【护理措施】

1. 心理护理

第二产程期间，助产人员应陪伴在产妇旁边，随时告知其产程进展情况，并以鼓励性语言增强产妇顺利分娩的信心，宫缩间歇时协助其饮水、擦汗，以缓解其紧张、焦虑情绪。

2. 密切监测胎心音

第二产程宫缩频而强，需密切监测胎儿有无急性缺氧，应勤听胎心音，每 5～10 min 听 1 次，有条件时用胎心监护仪连续监测胎心变化。若发现胎心音异常，马上通知医生，立即进行阴道检查，尽快结束分娩。必要时给予产妇吸氧。

3. 指导产妇屏气用力

正确使用腹压是缩短第二产程的关键。宫口开全后，指导产妇正确运用腹压，方法：指导产妇双脚放在产床上，双手紧握产床两边把手，宫缩开始时，先深吸一口气屏住，然后如解大便样向下屏气增加腹压。宫缩间歇期，指导产妇呼气并使全身肌肉放松，安静休息，宫缩再次出现时，重复上述动作，以加速产程进展。

4. 准备接产

初产妇宫口开全，经产妇宫口扩张 4 cm 且宫缩规律有力时，将产妇送至分娩室做好接产准备。

(1) 产妇的准备：让产妇仰卧于产床上，两腿屈曲分开，暴露外阴。在臀下放便盆或塑料布，用消毒纱布球蘸肥皂水依次擦洗大阴唇、小阴唇、阴阜、大腿内上 1/3、会阴及肛门周围，然后用温开水冲洗(图 3-18)。为防止冲洗液流入阴道，冲洗前用消毒干纱布球盖住阴道口，再用 0.1%苯扎溴铵溶液冲洗或涂以聚维酮碘消毒。取下阴道口的纱布球及臀下便

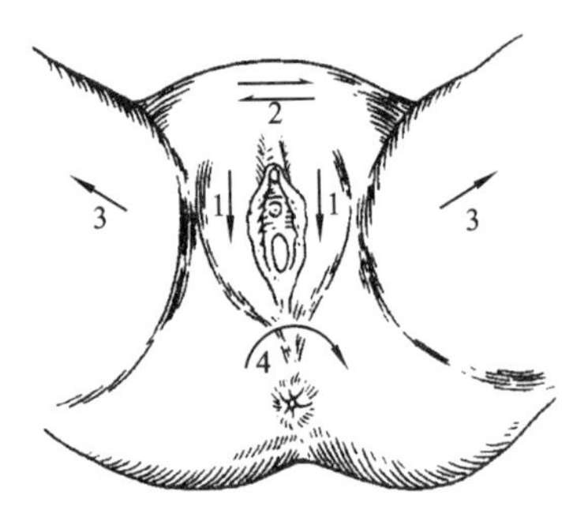

图3-18　外阴部消毒的擦洗顺序

盆或塑料布，铺消毒巾于臀下。

(2) 接产者准备：接产者按无菌操作常规洗手，穿手术衣，戴手套，打开产包，铺消毒巾，准备接产。

5. 接产

当胎头拨露使阴唇后联合紧张时，开始保护会阴，至胎肩娩出后方可结束。保护会阴的要领：在保护会阴的同时协助胎头俯屈，使胎头以最小径线(枕下前囟径)于宫缩间歇时缓慢通过阴道口，此为预防会阴撕裂的关键。接产方法如下。

接产者站在产妇右侧，在产妇会阴部盖一块消毒巾，接产者右肘支在产床上，右手拇指与其余四指分开，用手掌大鱼际肌顶住会阴部，宫缩时右手向内上方托压，同时左手轻轻下压胎头枕部，协助胎头俯屈(图3-19)和使胎头缓慢下降。宫缩间歇时，保护会阴的右手稍放松，以免压迫过度引起会阴水肿。当胎头枕部在耻骨弓下露出时，左手协助胎头仰伸(图3-20)，此时若宫缩过强，嘱产妇张口哈气以缓解腹压，在宫缩间歇时让产妇稍向下屏气，使胎头缓慢娩出，以免过强的产力造成会阴撕裂。胎头娩出后，右手继续保护会阴，左手自胎儿鼻根向下颏挤压，挤出口鼻内的黏液和羊水，然后协助胎头复位及外旋转，使胎儿双肩径与骨盆出口前后径一致。继而左手向下轻压胎儿颈部，使胎儿前肩自耻骨弓下娩出(图3-21)，再上托胎颈，使后肩娩出(图3-22)。双肩娩出后，方可放松保护会阴的右手，双手协助胎体及下肢相继以侧位娩出，并记录胎儿娩出时间。胎头娩出时发现脐带绕颈一周且较松时，用手将脐带从胎儿头部滑下或顺胎肩推上，如脐带绕颈较紧或缠绕2周及2周以上，则用两把止血钳夹住一段脐带从中间剪断(图3-23)。注意不要伤及胎儿颈部。

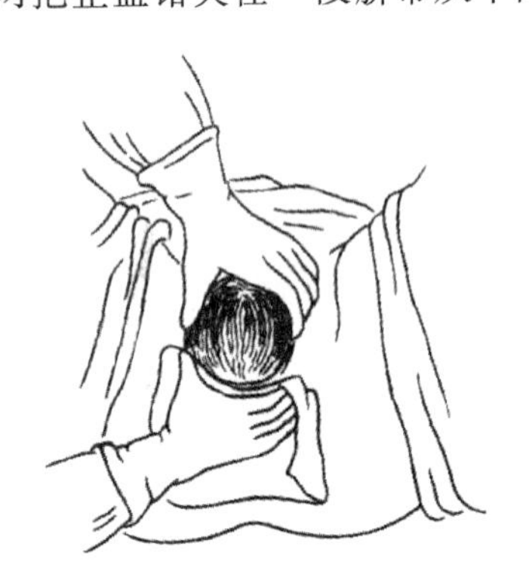
图3-19　协助胎头俯屈

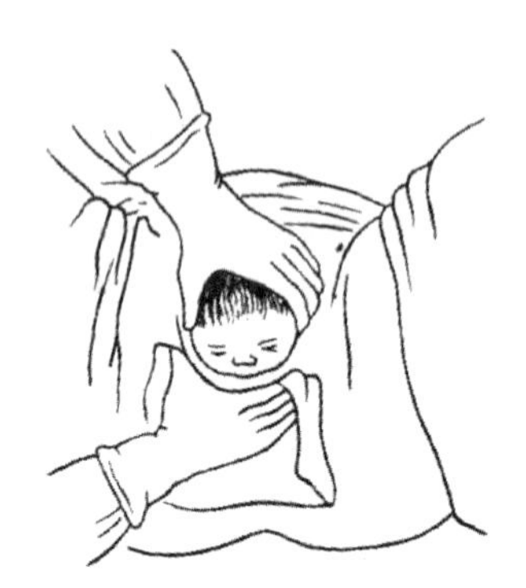
图3-20　协助胎头仰伸

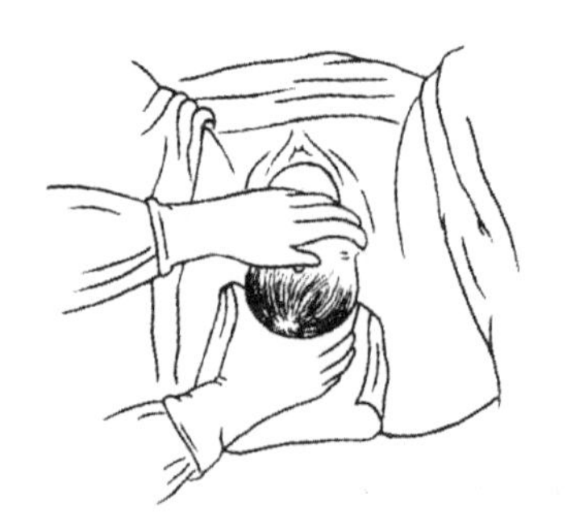
图3-21　娩出前肩

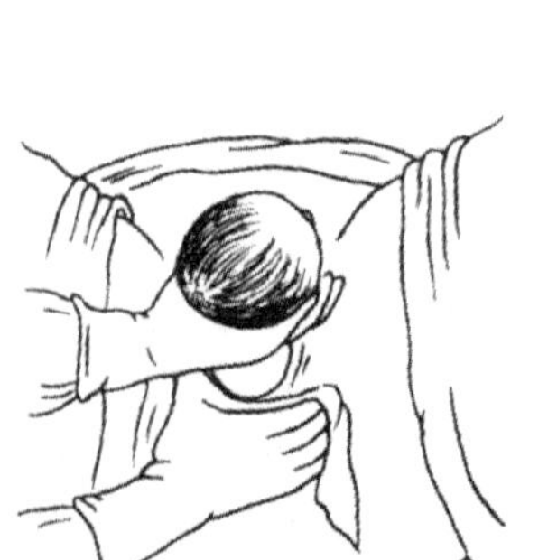
图3-22　娩出后肩

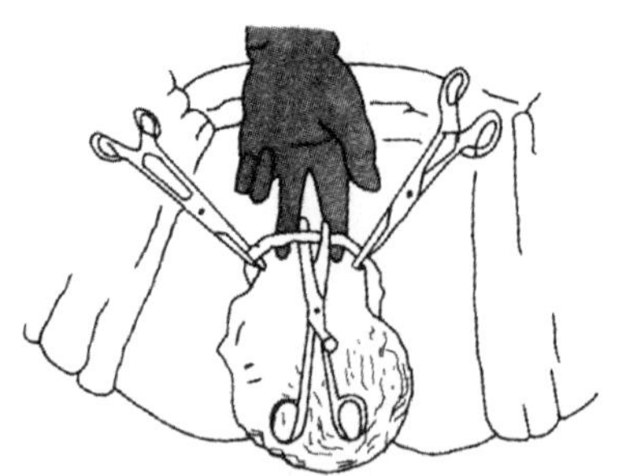
图3-23　脐带绕颈的处理

胎儿娩出后 1～2 min 内结扎脐带，在距脐带根部 15～20 cm 处，用两把血管钳夹住脐带，两钳相隔 2～3 cm，从中间剪断脐带。胎儿娩出后，在产妇臀下放一弯盘，可估计出血量。

接产过程中，如发现产妇会阴部过紧或胎儿过大，估计分娩时软产道撕裂不可避免，或母儿有病理情况急需结束分娩，应行会阴切开术。

三、第三产程妇女的护理

【临床表现】

1. 子宫收缩

胎儿娩出后，宫底降至脐平面，宫缩暂停，产妇略感轻松，数分钟后宫缩再次出现。

2. 胎盘剥离

胎儿娩出后，由于宫腔容积明显缩小，胎盘不能相应缩小与子宫壁发生错位而剥离，剥离面出血形成胎盘后血肿，随着子宫收缩，剥离面不断扩大，直到胎盘完全剥离而娩出。胎盘剥离的征象：①宫体变硬、呈球形，宫体呈狭长形被推向上，宫底升高达脐上；②剥离的胎盘降至子宫下段，阴道口外露的脐带自行下降延长；③阴道少量流血；④接产者用手掌尺侧于产妇耻骨联合上方轻压子宫下段时，宫体上升而外露脐带不再回缩（图 3-24）。

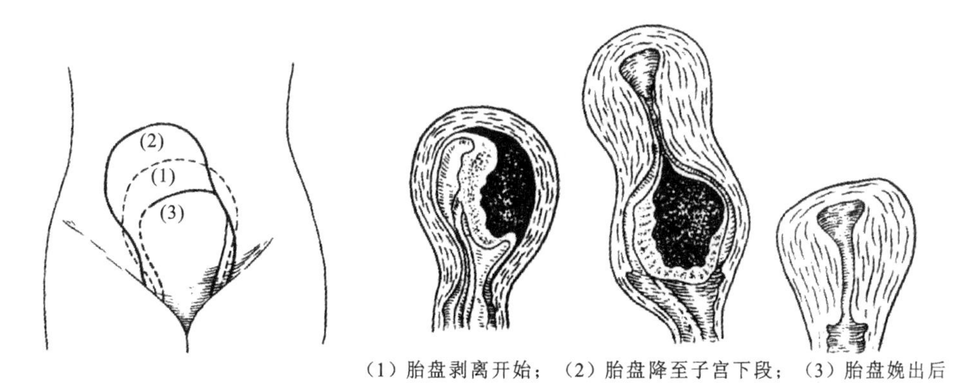

（1）胎盘剥离开始；（2）胎盘降至子宫下段；（3）胎盘娩出后

图 3-24　胎盘剥离时子宫的形状

3. 阴道流血

由于胎盘剥离所致，正常分娩的出血量一般不超过 300 mL。

【护理评估】

1. 健康史

了解胎儿娩出的方式、速度、时间，了解有无会阴切开、撕裂及阴道助产术，了解阴道流血及宫缩等情况。

2. 身体评估

（1）评估新生儿的健康状况：通过新生儿 Apgar 评分法（表 3-1）判断有无新生儿窒息及窒息程度，检查新生儿身高、体重以及体表有无畸形等。

（2）评估母体生理状况：监测产妇血压、脉搏、出血量、胎盘剥离及娩出过程，检查胎盘、胎膜是否娩出完整，检查软产道是否有裂伤及裂伤的程度。

表3-1 新生儿 Apgar 评分法

体征	0分	1分	2分
每分钟心率	无	<100次	≥100次
呼吸	无	浅慢而不规则	规则,啼哭
肌张力	瘫软	四肢稍屈曲	活动活跃
喉反射	无反应	皱眉	哭声响亮
皮肤颜色	全身青紫、苍白	躯体红润,四肢青紫	全身红润

3. 辅助检查

遵医嘱进行相应的检查。

4. 心理社会评估

了解产妇对新生儿健康状况、性别、外貌的反应,产妇及家属是否接受新生儿等。

【护理诊断/问题】

(1) 有亲子依恋关系改变的危险:与产后疲倦、会阴伤口疼痛以及新生儿性别不符合期望有关。

(2) 潜在并发症:产后出血、新生儿窒息。

【护理措施】

1. 新生儿护理

(1) 清理呼吸道:胎儿娩出后,应迅速擦拭新生儿面部,断脐后,立即用吸痰管轻轻吸出新生儿咽部及鼻腔的黏液及羊水,以免发生吸入性肺炎。当确认呼吸道通畅而新生儿仍未啼哭,可用手轻拍新生儿足底以刺激啼哭,新生儿大声啼哭后即可处理脐带。

(2) 新生儿 Apgar 评分法:以出生后 1 min 内的心率、呼吸、肌张力、喉反射及皮肤颜色 5 项体征为依据。每项为 0~2 分,满分 10 分:8~10 分属正常新生儿,一般无须处理;4~7分为轻度窒息,需采取清理呼吸道、人工呼吸、吸氧、用药等措施才能恢复;0~3 分为重度窒息,需紧急抢救,行喉镜直视下气管内插管并给氧。缺氧较严重的新生儿,应在出生后 5 min、10 min 时再次评分,直至连续两次评分均不低于 8 分。出生后 1 min 评分是出生当时的情况,反应宫内的情况;出生后 5 min 及以后的评分则反映复苏效果,与预后关系密切。

(3) 处理脐带:结扎脐带的方法有双重棉线结扎法、气门芯结扎法、脐带夹结扎法等。双重棉线结扎法:用 75% 乙醇消毒脐带根部及其周围,在距脐带根部 0.5 cm 处用无菌粗线结扎第 1 道,再在第 1 道结扎线外 0.5 cm 处结扎第 2 道,结扎时松紧适度,以防脐带出血或断裂。在第 2 道结扎线外 0.5 cm 处剪断脐带,挤净残血,5% 聚维酮碘溶液或 75% 乙醇消毒脐带断面,待脐带断面干后,用无菌纱布盖好,再用脐带布包扎。

(4) 保暖:护理人员在产妇进入第二产程时,预先将新生儿保暖处理台预热。新生儿娩出后,将其放在保暖处理台上,用无菌巾擦干身上的血迹、羊水,常规处理后应尽快包裹以保暖。

(5) 新生儿全身检查及护理:接产者应仔细检查新生儿全身情况,注意有无损伤、畸形等,如有异常需记录。让产妇查看新生儿及确认新生儿性别。擦净新生儿足底胎脂,并在新生儿病历上打上新生儿足印与新生儿母亲的指印。测量新生儿身长、体重,做好产时记录,将标明新生儿性别、体重、出生时间、母亲姓名和床号的手腕带系在新生儿右手腕,并将同样的记录牌挂在包被上。

2. 产妇护理

(1) 协助胎盘、胎膜娩出:确认胎盘完全剥离时,宫缩时左手握住宫底(拇指置于子宫前壁,其余四指放在子宫后壁)并按压,右手轻拉脐带,协助胎盘娩出。当胎盘娩出至阴道口时,接产者以双手捧住胎盘,向一个方向旋转并缓慢向外牵拉,协助胎盘、胎膜完整排出(图 3-25)。在胎膜排出过程中发现胎膜部分断裂,可用止血钳夹住断裂上段的胎膜,继续向原方向旋转,直至胎膜完整排出。仔细检查胎盘的母体面,确定没有胎盘成分遗留。胎盘、胎膜排出后,按摩子宫刺激其收缩以减少出血,同时注意观察并测量出血量。

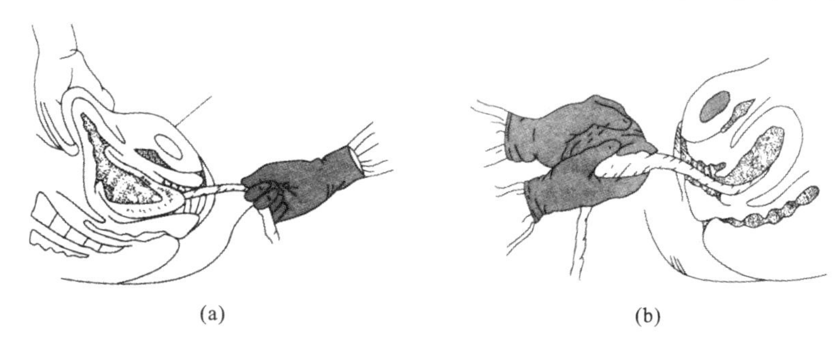

(a) (b)

图 3-25 协助胎盘、胎膜娩出

(2) 检查胎盘、胎膜:将胎盘铺平,先检查胎盘母体面胎盘小叶有无缺损,然后提起胎盘,检查胎膜是否完整,再检查胎盘胎儿面边缘有无血管断裂以及时发现副胎盘。副胎盘为一小胎盘,与正常胎盘分离,但两者间有血管相连(图 3-26)。疑有副胎盘、部分胎盘或大块胎膜残留时,应在无菌操作下徒手入子宫腔取出残留组织。如确认仅有少量胎膜残留,按医嘱给予宫缩剂待其自然娩出。

(3) 检查软产道:胎盘娩出后,应仔细检查产妇会阴、小阴唇内侧、尿道口周围、阴道、阴道穹隆及宫颈有无裂伤,如有裂伤,应立即缝合,缝合前应用无菌生理盐水冲洗伤口,以预防伤口感染。

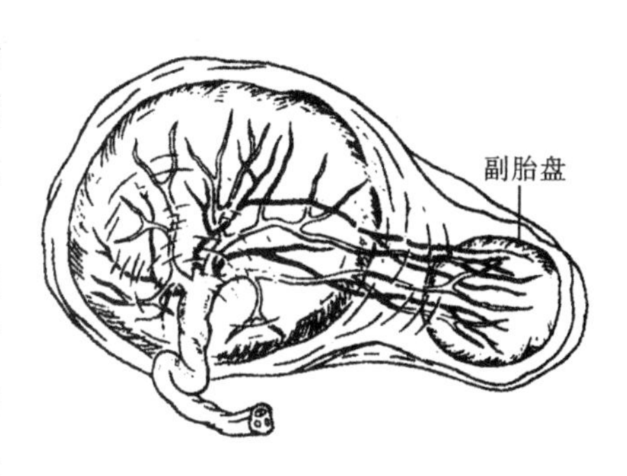

图 3-26 副胎盘

(4) 预防产后出血:对易发生产后出血者可按医嘱在胎儿前肩娩出时静脉滴注缩宫素 10～20 U,也可在胎儿前肩娩出后立即肌内注射缩宫素 10 U 或将缩宫素 10 U 加入 0.9%氯化钠注射液 20 mL 内静脉快速注入,均能使胎盘迅速剥离减少出血。如胎盘未完全剥离而出血量多,应行手取胎盘术。

(5) 产后观察:产后留产妇在产房观察 2 h,注意宫缩情况、子宫底高度、膀胱充盈程度、阴道流血量、会阴及阴道有无血肿等情况,每 15～30 min 测量一次血压、脉搏,并询问产妇有无头晕、乏力。如子宫收缩不佳、阴道流血量不多,但子宫底上升,表示子宫腔内有积血,应按压子宫底以排出积血,并给予宫缩剂。产后 2 h 将产妇连同新生儿送至母婴休养室继续观察。

(6) 促进亲子互动:产后初期,如新生儿情况稳定,护理人员应协助产妇与新生儿尽早互动,如鼓励产妇和新生儿目光接触,鼓励产妇触摸或拥抱新生儿,协助新生儿在产后30 min内第一次吸乳,可刺激母乳分泌及预防产后出血,促进母婴情感交流。

能力检测

A型选择题(以下每一道题有A、B、C、D、E五个备选答案,请从中选择一个最佳答案)

1. 临产后的主要产力是(　　)。

A. 腹肌收缩力　　B. 膈肌收缩力　　C. 肛提肌收缩力
D. 子宫收缩力　　E. 骨骼肌收缩力

2. 影响正常分娩的因素不包括(　　)。

A. 产力　　B. 产道　　C. 胎盘
D. 胎儿　　E. 产妇的精神、心理因素

3. 临床上通过B型超声测量以下哪条径线可以判断胎儿大小?(　　)

A. 双顶径　　B. 枕额径　　C. 枕颏径
D. 枕下前囟径　　E. 双颞径

4. 胎儿分娩过程中,贯穿于整个产程的是(　　)。

A. 衔接　　B. 下降　　C. 俯屈　　D. 仰伸　　E. 内旋转

5. 分娩即将开始的比较可靠的征象(　　)。

A. 腹痛　　B. 胎儿下降　　C. 见红
D. 不规律子宫收缩　　E. 规律子宫收缩

6. 从胎儿娩出至胎盘胎膜娩出所需时间不超过(　　)。

A. 15 min　　B. 30 min　　C. 1 h　　D. 2 h　　E. 3 h

7. 进入第二产程的主要标志(　　)。

A. 胎头拔露　B. 胎头着冠　C. 胎膜已破　D. 外阴膨隆　E. 宫口开全

8. 临产后胎先露下降程度以下述哪项为标志?(　　)

A. 骶尾关节　B. 坐骨棘　C. 坐骨结节　D. 坐骨切迹　E. 骶岬

9. 下列哪项不是新生儿Apgar评分法的依据?(　　)

A. 心率　　B. 呼吸　　C. 肌张力
D. 喉反射和皮肤的颜色　　E. 体重

10. 某产妇,27岁,妊娠39周,规律宫缩8 h,子宫口开大3指,胎心率136次/分,宫缩每3~4 min 1次,每次持续30 s,产妇精神非常紧张,不断叫嚷"活不成了!",该产妇首先的护理是(　　)。

A. 严密观察产程　　B. 按时听胎心音　　C. 做好心理调适
D. 按时做肛门检查　　E. 鼓励进食

11. 某产妇,妊娠38周住院待产。产科检查:规律宫缩,枕左前位,胎心率149次/分,子宫口开大3 cm,其护理错误的是(　　)。

A. 指导合理饮食　　B. 休息时取左侧卧位
C. 每隔1~2 h听胎心音1次　　D. 鼓励2~4 h排尿1次
E. 宫缩时嘱正确使用腹压

12. 产后2 h应注意观察的项目不包括(　　)。

A. 子宫收缩　　B. 乳汁分泌　　C. 外阴阴道有无血肿
D. 膀胱是否充盈　　E. 测量血压、脉搏

13. 分娩时，若产程延长，为预防产后出血，应于何时使用宫缩剂？（　　）
A. 胎头拨露后　　B. 胎头着冠后　　C. 胎儿前肩娩出后
D. 胎儿娩出后　　E. 胎儿后肩娩出后

14. 新生儿重度窒息的得分是（　　）。
A. 5分　　B. 4～5分　　C. 6～7分　　D. ≤3分　　E. 3～5分

15. 初产妇，25岁，临产后8 h宫口开全，助产士开始消毒，准备接生。何时开始保护会阴最恰当？（　　）
A. 胎头着冠以后
B. 胎头拨露以后
C. 宫缩时会阴口看见胎头，并有少许血性分泌物时
D. 胎头拨露使会阴后联合紧张时
E. 子宫口开全，消毒后

16. 对胎盘、胎膜进行检查时，不正确的做法是（　　）。
A. 平铺胎盘，看胎盘母体小叶有无缺损
B. 提起胎盘，看胎膜是否完整
C. 检查胎儿面边缘有无断裂的血管
D. 疑有少许小块胎膜残留时，应手入子宫腔取出
E. 疑有副胎盘或部分胎盘残留时应及时取出

17. 第一胎，足月妊娠，于10日前即出现不规律宫缩，并且常于夜间出现，清晨消失。半小时前“见红”，估计此孕妇分娩开始时间是（　　）。
A. 10～20 h　　B. 24～48 h　　C. 2～3日　　D. 4～5日　　E. 5～6日

（18～21题共用题干）
初产妇，26岁，G_1P_0，妊娠38周，2 h前阴道出现血性分泌物入院待产。

18. 该产妇临产的主要标志是（　　）。
A. 不规律宫缩
B. 见红
C. 规律宫缩，阴道流血
D. 规律宫缩，子宫颈口扩张
E. 规律宫缩并逐渐增强，伴子宫颈口扩张和胎先露下降

19. 对于该产妇的护理措施，下列哪项是错误的？（　　）
A. 临产后每1～2 h听诊胎心音1次　　B. 应在宫缩间歇时听胎心音
C. 每次听诊胎心音1 min　　D. 肛门检查应该在宫缩间歇期进行
E. 破膜后立即听胎心音、记录破膜时间、记录羊水性状

20. 该产妇顺产一男婴，胎儿娩出后首先的处理是（　　）。
A. 保暖　　B. 清理呼吸道　　C. 结扎脐带
D. 记录出生时间　　E. 新生儿评分

21. 可用乙醇消毒胎儿脐带断面，乙醇的浓度是（　　）。
A. 25%　　B. 50%　　C. 75%　　D. 90%　　E. 95%

(22～23题共用题干)

某初产妇,26岁,孕39周,规律性腹痛8 h,急诊收入产房,护士为其做产前检查:子宫口开大10 cm,胎心率140次/分。

22. 该产妇应考虑为(　　)。

A. 未进入产程　　B. 进入第一产程　　C. 进入第二产程
D. 进入第三产程　　E. 以上均不对

23. 针对该产妇的护理,正确的是(　　)。

A. 导尿　　B. 灌肠　　C. 协助产妇沐浴
D. 做好接生准备　　E. 每1 h听诊胎心音1次

参考答案

1～5　D C A B C　　6～10　B E B E C　　11～15　E B C D D
16～20　D B E D B　　21～23　C C D

(靳　晶)

项目四
产褥期妇女的护理

任务一　产褥期妇女的变化

学习目标

1. 熟悉产褥期的定义、生理变化。
2. 能熟练给予产妇心理健康指导。

产妇全身各器官（除乳腺外）从胎盘娩出至恢复或接近正常未孕状态所需的一段时期，称产褥期（puerperium），一般为6周。产褥期以生殖器官变化最显著。

【产褥期母体的生理变化】

（一）生殖系统

1. 子宫

子宫是产褥期变化最大的器官。子宫自胎盘娩出后逐渐恢复至未孕状态的过程称子宫复旧。子宫复旧包括子宫肌纤维缩复、子宫血管变化、子宫内膜再生和宫颈的恢复。

（1）子宫肌纤维缩复：子宫肌纤维缩复并不是肌细胞数目减少而是肌细胞体积缩小、肌细胞胞浆减少所致。胎盘娩出后，子宫底在脐下1指。产后第1日宫底略上升平脐，随着肌纤维的不断缩复，子宫体逐渐缩小，以后每日下降1～2 cm，产后1周缩小至妊娠12周大小，产后10日子宫降入骨盆腔内，产后6周子宫恢复至非孕时期大小。子宫重量也逐渐减少，分娩后约1 000 g，至产后1周重约500 g，至产后2周重约300 g，至产后6周时重约50～70 g。

（2）子宫血管变化：胎盘娩出后，宫缩导致开放的螺旋小动脉和静脉窦收缩变窄，数小时后血管内血栓形成，胎盘剥离处出血逐渐减少，直至停止。

（3）子宫内膜再生：分娩后蜕膜缺血坏死脱落，子宫内膜重新再生。产后3周，除胎盘附着处外，子宫腔表面均由新生内膜修复。胎盘附着处的子宫内膜至产后6周全部修复。

（4）宫颈的恢复：分娩后宫颈松软，呈紫红色，壁薄，形成皱襞，宫颈外口呈环状，形如袖口。产后1周，子宫颈内口关闭；产后4周，子宫颈恢复至未孕形态。由于分娩，子宫颈外口在3点及9点处易发生轻度裂伤，故初产妇的子宫颈外口由圆形（未产型）变为“一”字横裂形(已产型)。

2. 阴道及外阴

分娩时阴道壁被扩张而松弛,黏膜皱襞消失。分娩后,阴道逐渐缩小,产后3周,阴道黏膜皱襞重新出现,阴道壁张力逐渐恢复,但不能完全恢复至非孕状态。分娩后,阴道黏膜及外阴轻度水肿,产后2～3日即可消退。处女膜在分娩时撕裂形成处女膜痕。会阴部血液循环丰富,如有缝合切口,一般于产后3～4日愈合。

3. 盆底组织

盆底组织及筋膜在分娩时过度扩张使弹性减弱,常伴有部分肌纤维断裂。产后1周,水肿和淤血逐渐消失,产褥期如能坚持产后运动,盆底肌肉可恢复至接近非孕状态。如盆底组织有严重断裂或产褥期过早进行重体力劳动,可影响盆底组织恢复,导致阴道壁膨出甚至子宫脱垂。

(二) 乳房

乳房的主要变化为泌乳活动。产后母体内雌激素、孕激素、胎盘生乳素急剧下降,垂体生乳素升高,刺激泌乳,加之新生儿吸吮动作致使垂体生乳素和缩宫素升高,促进泌乳。乳汁的分泌依赖于哺乳时的吸吮刺激,吸吮是保持乳腺不断泌乳的关键。而产后产妇的睡眠、营养、健康状况及精神状态均会影响乳汁的分泌。产后7日内乳房极度膨胀、变硬、胀痛明显,腋下淋巴结也会肿大,并开始分泌少量浑浊的淡黄色乳汁,称为初乳。初乳内含有较多的蛋白质和矿物质,是新生儿最理想的天然食物。产后7～14日分泌的乳汁为过渡乳,蛋白质含量逐渐减少,脂肪和乳糖含量升高。生产14日以后分泌的乳汁为成熟乳,呈白色。母乳内含有大量抗体,故母乳喂养的新生儿抵抗力较强。

(三) 血液循环系统

分娩解除了子宫对下腔静脉的压迫,静脉血回流量增加;子宫胎盘的血液循环不复存在,子宫肌纤维的缩复,使大量血液从子宫回流入体循环;加之妊娠期组织间液的回吸收,致使产褥期血容量增加,心脏负荷加重,尤其以产后24 h内心脏负荷最重,产后2～3周血容量恢复至非孕状态。产褥早期血液处于高凝状态,产后2～4周,恢复至孕前水平。红细胞计数和血红蛋白值增高,血中白细胞总数增加,可达$(15 \sim 30) \times 10^9/L$,一般产后1～2周恢复正常。中性粒细胞计数增加,血小板计数于产后2～3日恢复正常。血沉于产后3～4周降至正常。

(四) 消化系统

产后几天由于体力消耗及失水,故产妇常感口渴,以后逐渐好转。产后胃液分泌减少(尤其是胃酸分泌减少)及卧床休息均可使胃肠肌张力及蠕动减弱,容易发生便秘。

(五) 泌尿系统

妊娠期体内潴留的水分在产后由肾脏排出,故产后2～3日尿量增多。在分娩过程中,膀胱受压致使黏膜水肿、充血及肌张力降低,以及会阴伤口疼痛,容易发生尿潴留。

(六) 内分泌系统

未哺乳妇女通常在产后6～10周月经复潮,卵巢平均在10周左右恢复排卵;哺乳妇女的月经复潮延迟,甚至哺乳期一直不来月经,卵巢则在产后4～6个月恢复排卵,故产后恢复月经较晚者,首次月经来潮前多有排卵,所以哺乳妇女虽未有月经却有受孕的可能。妊娠期腺垂体、甲状腺及肾上腺增大，功能增强，在产褥期逐渐恢复正常。

（七）腹壁

妊娠期出现的下腹正中线色素沉着在产褥期逐渐消退。初产妇紫红色的妊娠纹变成白色妊娠纹。产后腹壁松弛，需 6～8 周恢复。

【产褥期妇女的心理调适】

产后产妇需要从妊娠期及分娩期的不适、疼痛、焦虑中恢复，需要接纳家庭新成员，这一过程称为心理调适。分娩前产妇担心和恐惧，随着健康新生儿的顺利诞生，在心理上获得愉悦、轻松和兴奋感的同时，也感到责任和压力，产妇需确立家长与孩子关系并承担母亲角色，哺育并照料婴儿。因而，产褥期妇女需要依家庭生活的改变进行调节，并逐渐完成心理适应。美国心理学家鲁宾把产褥期妇女的心理调适分为 3 期。

（一）依赖期

产后 1～3 日，此期的产妇会较多地谈论自己对分娩的感受，而对新生儿的照顾（如喂奶、沐浴等）则需要通过别人来帮助完成。

（二）依赖-独立期

产后 3～14 日，这一时期产妇表现出较为独立的行为，开始学习和练习护理新生儿，改变依赖期中接受特别照顾和关心的状态。这一时期产妇容易产生心理异常，可能与体内的激素水平迅速下降、分娩及产后照顾新生儿、产妇过度疲劳有关。

（三）独立期

产后 2 周～1 个月，产妇及其家庭形成新的生活形态，新的家庭运作模式形成，产妇及其丈夫开始恢复分娩前的家庭生活，并开始共同哺育新生儿及进行家务劳动等。

知识链接

产后心理障碍

产后心理障碍包括产后忧郁、产后抑郁症和产后精神病三种类型。

目前，对产后发生心理障碍的真正原因还不清楚，认为可能与下列因素有关。①生物学因素：产后 24 h 体内激素水平急剧下降，现研究认为雌激素、孕激素水平的降低严重影响产妇的情绪，这与雌激素、孕激素具有稳定精神的作用有关。②社会心理因素：产妇对新生儿的期待，对即将承担母亲角色尚不适应，缺乏照料新生儿的知识，这些都对产妇造成心理压力，导致其情绪紊乱；存在重男轻女思想的产妇，生了女婴后感到失望，担心受到歧视；有的婴儿有生理缺陷或意外死亡，导致产妇心情沮丧，觉得对不起家人，有强烈的自卑感。③个体心理因素：有精神疾病家庭史；具有自我、敏感、好强、认真和固执等性格特征的产妇具有易感性。

任务二 产褥期妇女的护理

学习目标

1. 掌握产褥期妇女的护理评估、护理诊断和护理措施。
2. 熟悉产褥期妇女的临床表现、健康教育。
3. 学会对产褥期妇女进行乳房护理、会阴护理。
4. 尊重关心产妇，对其具有关爱、体贴之情，协助产妇顺利度过产褥期。

案例引导

某产妇，29岁，G_1P_1。会阴侧切产后3日，自诉下腹部阵发性坠痛，哺乳时加剧。体检：体温38.3 ℃，脉搏84次/分，血压110/60 mmHg。子宫底于脐下2指触及，位置居中，质硬，呈球形。恶露为红色，量少，无异味。会阴切口稍红，轻度水肿，无血肿。乳房无胀痛。

问题：产妇下腹疼痛的可能原因是什么？应采取哪些护理措施？

【临床表现】

（一）生命体征

1. 体温

体温大多在正常范围。如产程延长致产妇过度疲劳，体温可在产后24 h内升高，但不会超过38 ℃。产后3～4日，乳房血管、淋巴管充盈，乳房胀大，导致泌乳热，一般体温在37.8～39 ℃之间，4～16 h后可自行恢复。

2. 脉搏

产后循环血量增加及休息使产褥期妇女脉搏略缓慢，为60～70次/分，产后1周可恢复正常。

3. 呼吸

产妇由妊娠期胸式呼吸变为胸腹式呼吸，呼吸深慢，为14～16次/分。

4. 血压

患妊娠期高血压疾病的产妇，血压于产后逐渐下降。其他产妇血压平稳，变化不大。

（二）产后宫缩痛

产后宫缩痛是指产褥早期因宫缩而引起的下腹部阵发性剧烈疼痛。在产后1～2日出现，持续2～3日消失，以经产妇多见，哺乳时反射性子宫收缩可使疼痛加剧。

（三）恶露

产后随着子宫蜕膜的脱落，血液、坏死蜕膜组织经阴道排出，称为恶露。恶露分为以下

3种。

1. 血性恶露

色鲜红，量多，含大量血液、坏死蜕膜组织及少量胎膜，一般持续3～4日。

2. 浆液恶露

色淡红，量减少，含少量血液、大量坏死蜕膜组织、子宫腔渗出液、宫颈黏液、白细胞等，持续10日左右。

3. 白色恶露

色较白，含大量白细胞、坏死蜕膜组织、表皮细胞及细菌等，持续3周左右。

正常恶露总量为250～500 mL，血腥味，但无臭味，持续4～6周。若恶露量多、血性恶露持续时间长、恶露伴有臭味，提示子宫复旧不全、子宫腔内胎盘、胎膜残留或合并感染可能。

（四）会阴

经阴道分娩产妇外阴轻度水肿，产后2～3日即可消退。产后3日内切口有水肿，拆线后自然消失，切口多于产后3～4日愈合。产后3日切口在活动时可有轻微疼痛。若出现疼痛严重、局部肿胀、发红及皮肤温度升高等，要考虑会阴切口感染。

（五）胃纳

产后几天内常感口渴，喜进流质饮食及半流质饮食。由于疲劳，产妇食欲不佳，1～2日后恢复。

（六）排泄

1. 褥汗

产妇皮肤排泄功能旺盛，大量出汗，夜间睡眠和初醒时尤甚，约在1周后好转。

2. 尿量增多及排尿困难

产后2～3日尿量增加，由于膀胱黏膜水肿，加上会阴伤口疼痛，可发生排尿困难，甚至会发生尿潴留及泌尿系统感染。

3. 便秘

与产后卧床、胃肠平滑肌张力及蠕动减弱、腹直肌及盆底松弛有关。

（七）乳房胀痛

产妇可有乳房胀痛感，触摸乳房有坚硬感并且疼痛加重。乳房胀痛与产后哺乳延迟或没有及时排空乳房有关。

（八）乳头皲裂

乳头皲裂表现为乳头红、裂开甚至出血，哺乳时疼痛。大多因为哺乳方法不正确或产前乳头准备不充分引起。

（九）体重减轻

由于胎儿及胎盘娩出、羊水流出、产时出血、子宫复旧以及恶露、褥汗、尿液的大量排出，产妇在产后1周体重可下降10 kg左右。

（十）产后压抑

产后压抑指产妇在产后2～3日内发生的轻度或中度的情绪反应，主要表现为易激惹、喜怒无常、忧虑不安等。可能与产后体内雌激素、孕激素水平降低及产后的心理压力、产后疲乏有关。

【治疗原则】

治疗原则以护理为主,治疗为辅。认真观察产妇生命体征,为产妇提供支持和帮助;预防产后并发症。

【护理评估】

(一)健康史

详细了解产妇入院时情况、分娩经过及用药情况,应特别注意异常情况及处理。

(二)身体评估

1. 一般情况

产后体温多在正常范围内,有些产妇在产后24 h内或产后3～4日体温可有升高,但一般不超过38 ℃;脉搏略缓慢;呼吸深慢;血压平稳。产后1～2日可出现宫缩痛,持续2～3日消失,以经产妇多见,哺乳时疼痛加剧,需评估疼痛程度及产妇是否能够耐受。产后产妇还有疲劳、口渴等表现。

2. 生殖系统

(1) 子宫:评估前嘱产妇排空膀胱,取平卧位,腹部放松,双腿略屈曲分开。子宫体在胎盘娩出后圆而硬,子宫底在脐下1指,产后第1天平脐(因子宫颈外口升至坐骨棘水平,子宫底稍上升),以后每日下降1～2 cm,产后1周缩小至妊娠12周大小,产后10日子宫降入骨盆腔内。注意每日测量前应先按摩子宫底,且测量时间应尽量选择在每日同一时间段进行,以便准确评估子宫复旧情况。

(2) 会阴:评估会阴是否水肿;会阴切口是否红肿、是否有硬结、分泌物是否增多、是否有异味等。产后3日会阴切口在活动时可有轻微疼痛,如疼痛严重及局部肿胀、发红、皮肤温度升高等,要考虑会阴切口感染。

(3) 恶露:应评估恶露的色、量、味。若恶露量多、血性恶露持续时间长、恶露伴有臭味则提示子宫复旧不全、子宫腔内胎盘、胎膜残留或合并感染可能。

3. 膀胱充盈情况

需评估膀胱充盈及第一次排尿后情况。

4. 乳房

(1) 乳房的类型:评估有无乳头平坦、内陷及副乳等。

(2) 乳汁的质和量:产后7日内分泌的乳汁为初乳,淡黄色、质稠,因内含有较多的蛋白质和矿物质,是新生儿最理想的天然食物。若哺乳后新生儿安静,体重增加,每天换尿布6次以上,大便数次,一般表明乳量充足。

(3) 乳头皲裂:哺乳方法不正确或产前乳头准备不充分,可引起乳头红肿、裂开、出血,哺乳时疼痛。

(4) 乳房胀痛:产后1～3日哺乳延迟或没有及时排空乳房,产妇可有乳房胀痛,触摸乳房有坚硬感,疼痛加重。

(三)辅助检查

必要时行血常规、尿常规及药物敏感试验等检查。

（四）心理社会评估

产褥期是产妇身体及心理恢复的关键时期，产妇在产褥期容易受身体内环境、外环境不良刺激而导致心理障碍，心理社会评估对产褥期康复具有重要意义。主要评估：产妇对分娩的感受；自我形象；对婴儿的看法；产后行为；影响产妇康复的因素等。

【护理诊断/问题】

（1）尿潴留：与产后损伤及惧怕疼痛等有关。

（2）便秘：与肠蠕动减慢及产后活动减少等有关。

（3）舒适改变：与会阴切口疼痛、产后宫缩痛、多尿、褥汗有关。

（4）有感染的危险：与产后体质虚弱、生殖道存在创面及自然防御功能下降有关。

（5）母乳喂养无效：与母乳喂养知识缺乏有关。

【护理措施】

1．产后 2 h 内护理

产后 2 h 易发生产后出血，应在产房严密观察产妇生命体征；注意子宫收缩及膀胱充盈情况；观察阴道流血量及阴道、会阴有无血肿（发生血肿后的主要表现为伤口严重疼痛和肛门有坠胀感）和新生儿的一般情况。如有异常，及时通知医生处理。协助产妇和新生儿早接触，新生儿于产后 30 min 内吸吮，促进亲子互动。

2．一般护理

认真评估产妇的身心状况，每日测 2 次体温、脉搏、血压及呼吸。提供良好的休养环境，保持床单的清洁、干燥、整齐。重视产后排尿，产后 4～6 h 要鼓励产妇及时排尿，以防子宫收缩欠佳。鼓励产妇早期下床活动及做产后保健操，多饮水，多摄入富含纤维素的食物，保持大便通畅。

3．会阴护理

观察会阴切口有无渗血、血肿、水肿等。如无异常，会阴每日 2 次用 0.05％聚维酮碘液冲洗或擦洗。擦洗的原则是先擦净会阴部污物，再由上至下、由内向外擦洗。会阴侧切者取健侧卧位休息。出现下列情况时应及时做出处理。

（1）伤口血肿：常发生于会阴切开术的 2 h 内，表现为伤口局部严重疼痛、肛门坠胀，此时需要拆开缝合线、清除血肿、结扎出血血管、进行二次缝合，绝大多数伤口可以正常愈合。小的血肿可用湿敷或远红外灯照射。

（2）伤口感染：局部有硬结、波动感，挤压时有脓性分泌物溢出，提示有伤口感染。需拆线、清创，再行理疗，或在产后 7～10 日用 1∶5 000 高锰酸钾溶液坐浴，同时使用抗生素。

（3）伤口裂开：拆线后伤口裂开，如伤口新鲜，可再次缝合，按感染伤口处理。

（4）会阴水肿：用 95％乙醇或 50％硫酸镁湿热敷，勤换会阴垫，大便后清洗，保持会阴清洁干燥。

4．排尿困难的护理

排尿困难的护理主要包括：①解除产妇对排尿疼痛的顾虑。②鼓励产妇坐起排尿，或热水熏洗外阴，用温开水冲洗尿道外口周围，以诱导排尿。③下腹正中放置热水袋，以刺激膀胱收缩。④针灸或肌内注射新斯的明 1 mg，以兴奋膀胱逼尿肌促其排尿。⑤上述方法无效时应予导尿。

5. 子宫复旧的护理

产妇入休养室后30 min、1 h、2 h,分别观察子宫底高度、软硬度,并按压子宫底以促进宫缩与排出积血,更换会阴垫,记录子宫底高度、恶露的质和量,以后每天评估子宫复旧情况及恶露。

6. 乳房护理

乳房应保持清洁、干燥,经常擦洗。分娩后第一次哺乳前,用温毛巾清洁乳头和乳晕,切忌用肥皂水或乙醇擦洗,以免引起局部皮肤干燥、皲裂。出现以下情况时,应及时处理。

(1) 乳头平坦或凹陷:指导产妇做牵拉和伸展乳头练习,每日2次,每次10 min以上;也可用负压吸乳器吸乳头。

(2) 乳房胀痛:尽早哺乳;用手指顺乳腺管向乳头方向按摩;哺乳前用湿毛巾热敷;哺乳间期冷敷;增加婴儿吸吮次数,以缓解疼痛。

(3) 乳头皲裂:多数由于婴儿吸吮不当引起,吸吮时应含住乳头及大部分乳晕,否则易吸破乳头;哺乳时应两侧交替进行,喂奶完毕,可挤出少量乳汁涂在乳头上,以保持湿润。乳头有破裂者,新生儿应先吸吮健侧,再吸吮患侧,以缩短患侧的吸吮时间,多余乳汁可挤出。

【健康教育】

1. 母乳喂养指导

一般产后半小时开始哺乳,以按需哺乳为原则。顺产产妇回到休养室后、剖宫产产妇清醒后即可进行新生儿哺乳。此时虽无乳汁或乳汁极少,但通过吸吮可反射性刺激泌乳功能,并使新生儿及早适应。产妇可取侧卧位、坐位或半坐卧位,以全身肌肉放松和舒适为原则。哺乳前洗净双手,用温毛巾擦洗乳头及乳晕。产妇一只手托住新生儿头部,另一只手拇指在上,其余四指在下,托起乳房,将乳头及大部分乳晕塞入新生儿口中,大拇指轻压乳房,以免堵住新生儿鼻孔。当新生儿吸完奶后,应轻压新生儿下颌,使新生儿张嘴后再取出乳头,以防乳头皲裂。为保证足够的乳量,产妇应保持心情舒畅、多喝汤,保证足够休息等。

2. 产后保健操

产后保健操可以促进腹壁、盆底肌张力的恢复,防止尿失禁、膀胱直肠膨出及子宫脱垂。应根据产妇情况,由弱到强循序进行。产后保健操包括锻炼腹肌的伸腿、仰卧起坐运动及锻炼盆底肌的缩肛运动等,共7节(图4-1)。产后2周加做膝胸卧位或俯卧屈腿运动,以防子宫后位。一般在产后第2日开始,每1～2日增加一节,每节做8～16次。出院后继续坚持做保健操。

3. 计划生育指导

妇女在产褥期内禁性交,产后6周应采取避孕措施,未哺乳妇女可用药物避孕;哺乳妇女宜选用工具避孕。要求绝育者,若无禁忌证,可在产后24 h内行输卵管结扎术,也可另选择合适时间。

4. 产后检查

产后检查包括产后访视和产后健康检查。产后访视共3次,分别在产妇出院后3日内、产后14日和产后28日。产后42日行产后健康检查。检查内容包括:全身检查;妇科检查,以了解子宫复旧情况及盆底肌的恢复情况;检查腹部及会阴伤口愈合情况;乳房有无

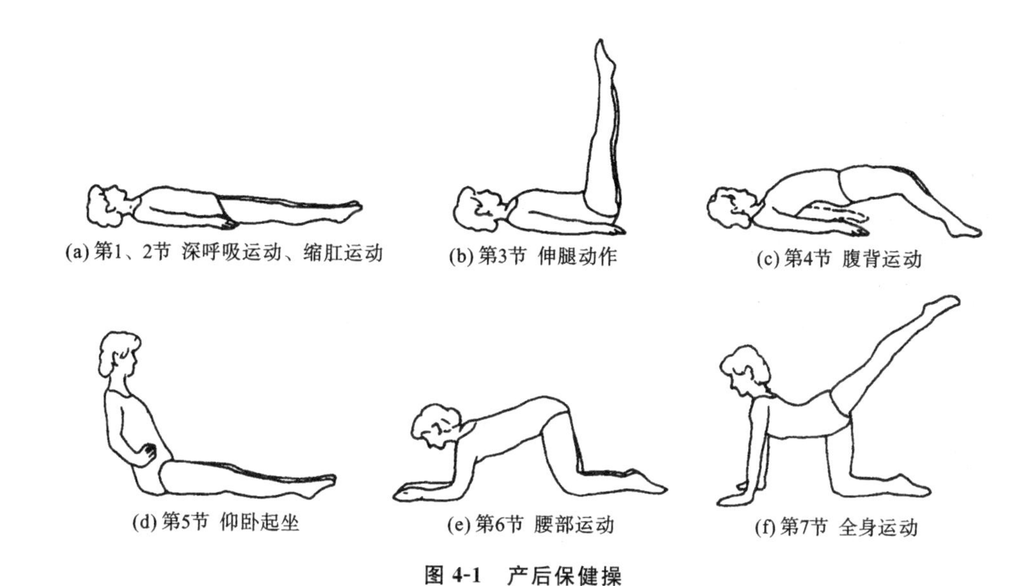

图 4-1 产后保健操

炎症、乳头有无皲裂，了解乳汁的质和量及喂养情况等。同时携带婴儿进行全面检查。

能力检测

A 型选择题（以下每一道题有 A、B、C、D、E 五个备选答案，请从中选择一个最佳答案）

1. 产褥期是指（　　）。

A. 从胎盘娩出到全身恢复正常的时期　　B. 从胎儿娩出到恶露干净这段时间

C. 从第二产程到生殖器恢复正常的时期　　D. 从胎儿娩出到全身恢复正常的时期

E. 从胎盘娩出到产妇全身各器官（除乳房外）恢复或接近未孕状态所需的时间

2. 某患者，G_1P_1，会阴侧切术后第 14 日，下列哪项叙述不正确？（　　）

A. 耻骨联合上方可触及子宫底　　B. 白色恶露

C. 子宫颈内口关闭　　D. 脉搏 70 次/分

E. 子宫内膜尚未完全修复

3. 产褥期生理变化中，下列哪项不正确？（　　）

A. 肠蠕动减弱，易发生便秘　　B. 尿量减少

C. 常发生排尿不畅或尿潴留　　D. 出汗较多

E. 白细胞可暂时增高

4. 初产妇，顺产，下列哪项是该产妇的正常表现？（　　）

A. 不会产生宫缩痛　　B. 哺乳促子宫复旧

C. 血性恶露持续 2 周　　D. 产后初期产妇脉搏增快

E. 子宫颈口呈圆形

5. 初产妇，剖宫产后第 2 日，产后乳汁量少。以下鼓励母乳喂养的措施中哪项不正确？（　　）

A. 增加哺乳次数　　B. 多进营养丰富的汤汁饮食

C. 两次哺乳间给婴儿加少量糖水　　D. 母婴同室

E. 使产妇保持精神愉快、睡眠充足

6. 关于产褥期会阴护理,操作错误的是(   )。

A. 应保持外阴清洁

B. 会阴有切口的产妇取健侧卧位

C. 每日进行会阴擦洗

D. 会阴伤口红肿者,可局部用紫外线照射

E. 会阴伤口感染者可行坐浴

7. 某产妇,会阴左侧切口,护士建议其产后的卧位应采取(   )。

A. 左侧卧位　B. 右侧卧位　C. 仰卧位　D. 抬高臀部　D. 俯卧位

(8～9题共用题干)

某产妇,28岁,妊娠40周,当日早上6:40正常分娩,10:50产妇主诉下腹痛。视诊示下腹部膀胱区隆起,叩诊示耻骨联合上呈浊音。

8. 该产妇主要的护理诊断是(   )。

A. 分娩后疼痛　B. 体液过多　C. 排尿异常

D. 尿潴留　E. 有子宫内膜感染的可能

9. 护士首先帮助产妇采取的措施是(   )。

A. 鼓励产妇坐起或下床排尿　B. 下腹正中放置热水袋,刺激膀胱收缩

C. 针灸　D. 肌内注射新斯的明1 mg

E. 用温开水冲洗尿道外口周围,以诱导排尿

参考答案

1～5　E A B B C　　6～9　D B D A

(王　晶)

项目五 异常妊娠妇女的护理

任务一 自然流产

学习目标

1. 掌握流产的护理诊断、护理措施。
2. 熟悉流产的概念、病因、临床类型及表现、处理原则。
3. 了解流产的病理。
4. 能运用所学知识熟练进行健康教育。
5. 尊重关心孕妇，助其安全度过妊娠与分娩期。

案例引导

已婚妇女，27 岁。平素月经规律，现停经 48 日，出现少量阴道流血，伴轻微下腹痛。

问题：护士尚需采集哪些资料以完善健康史与身体评估？目前孕妇主要的治疗原则与护理措施是什么？

妊娠不足 28 周，胎儿体重小于 1000 g 而终止者，称为流产(abortion)。根据流产发生的时间分为早期流产和晚期流产。妊娠不足 12 周发生的流产属于早期流产；妊娠在 12 周至不足 28 周发生的流产属于晚期流产。根据流产的终止方式又分为自然流产与人工流产。本节主要讲述自然流产，其发生率为 10%～18%，多为早期流产，占 80%以上。

【病因】

自然流产的发病原因很多，主要有以下五个方面。

1. 遗传基因缺陷 染色体异常是引起早期流产的主要原因，包括染色体数目异常和结构异常。

2. 母体疾病

(1) 全身性疾病 妊娠期母体发生各种急性或严重的疾病都可能引起流产。如高热、严重感染等刺激子宫强烈收缩引起流产；严重贫血、心脏病、高血压等可致胎儿缺氧甚至死亡而导致流产。

(2) 内分泌功能异常　黄体功能不全、甲状腺功能低下或甲状腺功能亢进、严重糖尿病等。

(3) 生殖器官异常　子宫畸形、子宫肌瘤等影响胚胎着床发育引发流产；宫颈内口松弛引起胎膜早破常导致晚期流产。

(4) 免疫功能异常　如母体抗磷脂抗体、抗精子抗体的存在导致妊娠期间对胎儿免疫耐受降低。

3. 环境因素　生活环境中有各种各样的有害物质，特别是在妊娠早期接触到有害物质时，引起胎儿发育畸形甚至死亡，导致流产。如过多接触放射线和铅、砷、甲醛、有机汞、苯等化学物质以及高温、噪声等，均可能导致流产。

4. 强烈应激和不良生活习惯　妊娠期间过度紧张与劳累、性交过频、过度饮酒、吸烟、吸毒等，均可导致流产。

5. 意外伤害　当妊娠期间发生外伤，如车祸、摔跤等，可引起流产。

【病理】

早期流产时胚胎多数先死亡，随后底蜕膜发生出血、坏死，致胚胎与蜕膜层分离，刺激子宫收缩而被排出。晚期流产时，胎盘已完全形成，流产时往往先有腹痛，然后排出胎儿、胎盘，阴道流血较少。

【临床类型及表现】

流产是一个动态过程，在自然流产发展的不同阶段，患者的临床表现有所不同，采取的护理措施也有所差异，故根据流产不同阶段临床表现的不同，将流产分为先兆流产、难免流产、不全流产、完全流产。各种类型的流产共有的症状是停经后阴道流血及下腹痛，且阴道流血量及下腹痛的程度与病情一致。各类流产的临床表现见表5-1。

表5-1　各类流产的临床表现

类型	症状			体征		辅助检查	
	阴道流血量	下腹痛	组织排出	子宫颈口	子宫大小	妊娠试验	B型超声检查
先兆流产	少	无或轻	无	闭	与妊娠周数相符	阳性	正常胎囊及胎心搏动
难免流产	中→多	加剧	无	扩张	相符或略小	阴性或阳性	胎囊塌陷移位
不全流产	少→多	减轻	部分排出	扩张或有堵塞物	小于妊娠周数	一般为阴性	宫腔内不定形块状物
完全流产	少→无	无	全部排出	闭	正常或略大	阴性	子宫腔空虚

各类流产在临床发展过程中的关系简示如下。

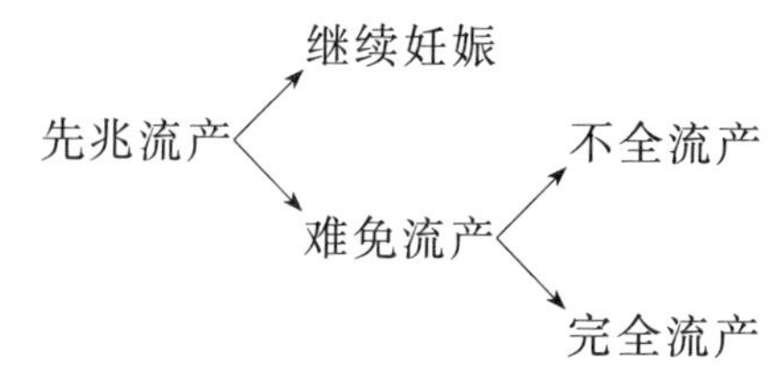

此外，流产还有两种特殊的临床类型。

1. 稽留流产 稽留流产指胚胎或胎儿已死亡，但滞留在宫腔内未及时自然排出者。主要表现为妊娠早期早孕反应消失，子宫不再增大反而缩小，妊娠中期胎动、胎心音消失，孕妇腹部不见增大。如死胎稽留过久，坏死组织释放凝血活酶进入母体血液循环，可引发弥散性血管内凝血(DIC)。

2. 习惯性流产 习惯性流产指连续自然流产不少于3次。近年常用复发性流产取代习惯性流产，指连续自然流产不少于2次。

知识链接

习惯性流产的常见原因

早期流产：胚胎染色体异常、黄体功能不全、甲状腺功能不全等。

晚期流产：子宫颈功能不全、子宫畸形、子宫肌瘤等。

【处理原则】

先兆流产需进行保胎观察，完全流产一般不需处理，其余类型流产均应尽快清除宫腔内容物，即行清宫术。

【护理评估】

（一）健康史

详细了解有无停经史、流产史、既往史(心脏病、糖尿病等)，询问本次妊娠期间有无高热、严重感染，是否接触过有害物质等。

（二）身体评估

(1) 症状 主要评估阴道流血量、颜色及下腹痛程度、部位、性质等。其次了解有无恶心、呕吐、头晕、乏力、妊娠物排出等症状。

(2) 体征 评估全身状况，监测生命体征并记录，尤其评估有无休克体征。

（三）辅助检查

(1) B型超声检查 超声显像可显示有无胎囊、胎心、胎动等，可诊断并鉴别流产类型，指导正确处理。

(2) 妊娠试验 连续测定血HCG，有助于妊娠诊断和预后判断。

（四）心理社会评估

主要评估患者对发生流产的心理感受及情绪反应。当出现阴道流血及下腹痛，患者感到不知所措，一旦得知是流产，则出现焦虑、不安，甚至因失去胎儿而感到悲伤、抑郁，对接下来的治疗和护理也可能表现出紧张、害怕。其次了解患者家属的态度。

【护理诊断/问题】

(1) 有感染的危险：与阴道流血时间长、子宫腔残留组织等有关。

(2) 焦虑：与担心胎儿安危有关。

【护理措施】

(一) 心理护理

告诉患者其情绪波动会影响病情与保胎效果，同时护理人员的一言一行也直接影响到患者的心理。护士应关心体贴患者，取得信任，了解其内心感受，对不良情绪和心理问题进行安抚、疏导，告知患者流产的原因及治疗情况，使其正确认识疾病，保持心情安定，积极配合治疗和护理。同时宣传优生优育的重要意义，使患者理解保胎不成功时，不要强求，应顺其自然，鼓励面对现实。此外，还应及时与患者家属沟通，使他们能理解患者并给予相应的心理支持。

(二) 一般护理

(1) 生活护理　注意休息，先兆流产患者应绝对卧床；加强营养，指导进食富含蛋白质、铁质的食物。保持外阴清洁卫生。

(2) 监测生命体征　随着病情的发展及治疗的实施，患者的病情多表现为好转，少数可能出现恶化。通过定时监测体温、脉搏、血压、呼吸，可以第一时间掌握患者的病情变化，以便做出及时的处理。

(3) 观察症状变化　通过询问以及检查了解患者阴道流血量的变化、腹痛的部位及程度有无改变，先兆流产、难免流产时还要注意观察阴道有无肉样组织排出。阴道长时间流血可能合并感染时应观察有无发热。阴道大量流血时注意观察患者有无贫血面容以及早期休克症状。

(三) 医护配合

(1) 保胎　绝对卧床休息，提供优质生活护理；避免身心刺激，少做检查，禁止性生活，遵医嘱给予维生素E、黄体酮治疗；期间密切观察病情变化。若因子宫颈口松弛导致习惯性流产者可于妊娠前或孕12～18周行子宫颈内口修补术并做好手术护理。

(2) 止血　难免流产、不全流产、稽留流产、习惯性流产，应及时清除子宫腔内容物以达到止血的目的。积极配合医生做好手术护理，术后常规给予缩宫素治疗，促进子宫收缩达到止血效果。稽留流产需在术前进行凝血功能检查，如果凝血功能异常，应纠正后再行手术，术前可口服雌激素提高子宫对缩宫素的敏感性。

(3) 抗感染　不全流产易合并感染，遵医嘱给予抗生素治疗，流血时间长或已实施清宫术者，应给予抗生素。

(4) 抗休克　当不全流产患者突然出现阴道大量流血或稽留流产引发DIC时，协助患者取头低足高位，遵医嘱给予吸氧、输液、输血等抗休克治疗。

(5) 纠正贫血　由于阴道长时间流血引起贫血时，可遵医嘱给予铁剂纠正贫血。

【健康教育】

(1) 注意休息、加强营养、保持外阴清洁。

(2) 先兆流产经保胎成功者,应保持心情愉快、情绪稳定,妊娠早期禁止性生活、剧烈活动,避免意外伤害。此外,孕期加强产前检查,如有异常情况及时就医。

(3) 其余类型的流产行清宫术者,叮嘱患者遵医嘱继续止血、抗感染、纠正贫血等治疗,禁止盆浴及性生活一个月;如术后阴道流血量增多、阴道流血淋漓不尽超过 10 日或出现发热、腹痛等应及时到医院复诊。

(4) 下次妊娠前应避免可能引起流产的诱发因素。尤其是习惯性流产者,一旦确诊妊娠,应立即行保胎治疗,保胎时间需超过以往发生流产的妊娠周数。

任务二 异位妊娠

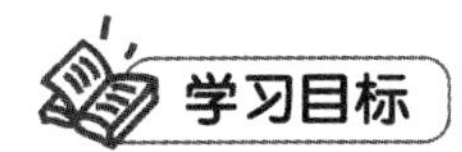

1. 掌握异位妊娠的处理原则、护理诊断与措施。
2. 熟悉异位妊娠的病因、临床表现。
3. 了解异位妊娠的概念、病理。
4. 能熟练运用所学知识对异位妊娠患者进行整体护理。

案例引导

已婚妇女,30 岁,曾经有过两次人工流产手术史。现停经 42 日,今晨发现阴道少量流血,1 h 后突然出现左下腹剧烈疼痛,随即昏厥。

问题:护士尚需采集哪些资料以完善健康史与身体评估?目前考虑最可能是什么疾病?为明确诊断应行什么检查?孕妇的治疗原则、护理诊断与措施是什么?

正常妊娠时,受精卵着床于子宫体的内膜层,即在子宫体腔以内着床。当受精卵在子宫体腔以外着床,称为异位妊娠(ectopic pregnancy),习称宫外孕。异位妊娠是妇产科常见急腹症之一,具有起病急、病情重的特点,若未及时诊断和处理,可危及孕妇的生命。异位妊娠可发生于输卵管、卵巢、腹腔及子宫颈等部位(图 5-1)。其中以输卵管妊娠最常见,约占 95%;输卵管妊娠中又以输卵管壶腹部妊娠最常见,其次为输卵管峡部妊娠,这与输卵管妊娠的发病原因有密切关系。本节主要讨论输卵管妊娠。

【病因】

(1) 输卵管炎症 输卵管炎症是导致输卵管妊娠的主要原因。输卵管黏膜炎及输卵管周围炎可导致输卵管管腔及其周围粘连、狭窄或输卵管扭曲等,影响输卵管正常输送受精卵的功能。

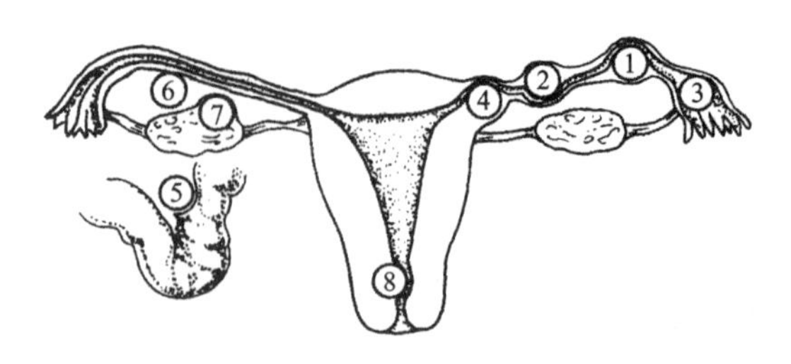

图 5-1 异位妊娠的类型

注：①—间质部妊娠；②—峡部妊娠；③—壶腹部妊娠；④—伞部妊娠；
⑤—腹腔妊娠；⑥—阔韧带妊娠；⑦—卵巢妊娠；⑧—子宫颈妊娠。

(2) 输卵管手术史　输卵管绝育手术或绝育后行输卵管吻合术，均增加了输卵管妊娠的可能性。

(3) 输卵管发育不良或功能异常　输卵管过长、肌层发育差、黏膜纤毛缺损等发育不良现象，均可造成输卵管妊娠，临床上较为少见。输卵管功能异常可能由于本身发生疾病，也可能由于内分泌失调甚至精神因素引起，故对于一些原因不明的输卵管妊娠要考虑此种原因的可能性。

(4) 辅助生殖技术　近年来，随着辅助生殖技术的应用，如因不孕症接受输卵管粘连分离术等，使输卵管妊娠的发生率有所增加，更使其他类型异位妊娠的发生率有所增加。这已经成为一个新的引发输卵管妊娠的原因。

(5) 避孕失败　目前我国育龄妇女多采取宫内节育器避孕，当避孕失败后引起带节育器妊娠时，发生输卵管妊娠的可能性增加。

(6) 邻近生殖器官疾病　如子宫肌瘤可压迫输卵管，从而阻碍了输卵管的输卵功能。

【病理】

由于输卵管管腔小、管壁薄，且缺乏黏膜下组织，当发生输卵管妊娠，输卵管管壁无法形成完好的蜕膜组织，因此不利于早期胚胎发育，当发展到一定程度时，可能出现以下结局。

(1) 输卵管妊娠流产　多见于输卵管壶腹部妊娠，一般发生在妊娠 8～12 周。此时受精卵着床于输卵管壶腹部的黏膜皱襞内，由于蜕膜形成不完整，胚胎继续发育时多向管腔突出，最终突破包膜而出血，多导致囊胚完全剥离致完全流产，出血不多；如囊胚剥离不完全致不全流产，可发生大量腹腔内出血(图 5-2)。

(2) 输卵管妊娠破裂　多见于输卵管峡部妊娠，一般发生在妊娠 6～8 周。此时受精卵着床于输卵管峡部的黏膜皱襞间，胚胎继续发育时绒毛向管壁方向侵入，最终突破浆膜层引起输卵管妊娠破裂(图 5-3)。输卵管间质部妊娠时几乎都发展为输卵管妊娠破裂，多发生于妊娠 12～16 周，一旦破裂，腹腔内出血极为严重，常危及生命，输卵管间质部妊娠少见。

(3) 陈旧性宫外孕　当发生输卵管妊娠流产或破裂后，如腹腔内长期反复出血，容易形成盆腔血肿甚至出现血肿机化、变硬，并与周围组织粘连，发展为陈旧性宫外孕。

(4) 继发性腹腔妊娠　输卵管妊娠流产或破裂后，胚胎多数死亡，若偶尔存活或绒毛组织重新种植于腹腔脏器或大网膜上，可继续生长发育，成为继发性腹腔妊娠。

此外，输卵管妊娠的子宫变化与正常妊娠一样，子宫内膜出现蜕膜反应，如胚胎死亡，可有阴道流血及蜕膜管型排出，组织学检查无滋养细胞；子宫内膜形态学改变呈多样性。

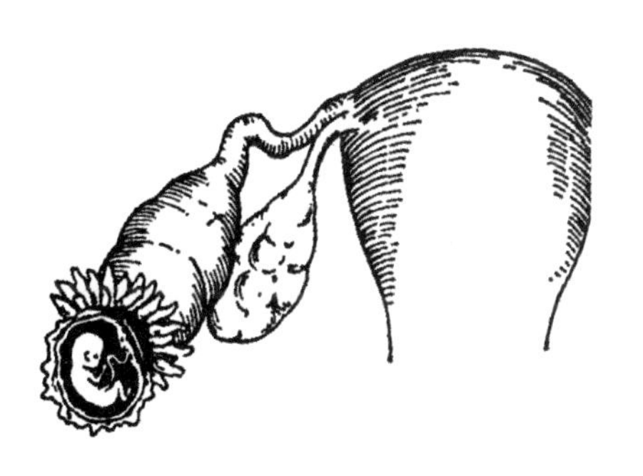

图 5-2 输卵管妊娠流产

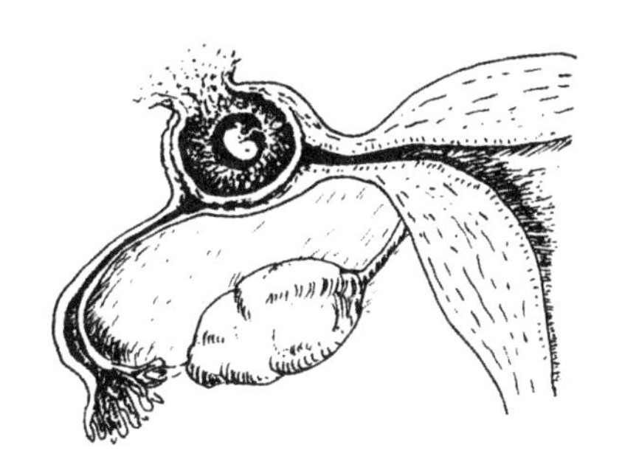

图 5-3 输卵管妊娠破裂

【临床表现】

输卵管妊娠的临床表现与受精卵着床部位、病理结局，出血情况等有关。

1. 症状

与自然流产相似，输卵管妊娠基本表现为停经、腹痛及阴道流血。腹痛一般表现为一侧下腹痛，甚至出现全腹疼痛。阴道流血量少，出血多为腹腔内出血。

（1）停经　多数患者停经 6～8 周，部分患者无明显的停经史。

（2）腹痛　腹痛为患者就诊的主要症状，腹痛的程度与病情轻重一致。输卵管妊娠流产或破裂之前，多表现为一侧下腹隐痛或酸胀感。一旦发生流产或破裂，患者出现典型的一侧下腹部撕裂样疼痛，常伴有恶心、呕吐，随后疼痛遍及全腹，多出现肛门坠胀感，可引起肩胛部及胸部放射痛。

（3）阴道流血　常表现为阴道少量不规则流血，色暗红或深褐色，有时伴有蜕膜管型排出。

（4）晕厥与休克　当腹腔内大量出血及剧烈腹痛时，可出现晕厥甚至休克，症状的轻重与腹腔内出血量和速度有关，但与阴道流血量不成正比。

2. 体征

（1）一般情况　当发生输卵管妊娠流产或破裂时，患者表现出急性病容，大量失血时患者呈贫血貌，出现脉快而细弱、血压下降等休克表现。

（2）腹部检查　下腹部有明显的压痛、反跳痛，以患侧为重。腹腔内出血多时，叩诊有移动性浊音，全腹出现压痛、反跳痛及腹肌紧张。

（3）盆腔检查　阴道内有少量血液，子宫颈呈紫蓝色且软，阴道后穹隆饱满、触痛，子宫颈举痛明显，内出血多时，子宫一侧或后方触及一边界不清、压痛明显的包块。

【处理原则】

一旦发生输卵管妊娠流产或破裂，应在抗休克的同时尽快采取手术治疗，术中根据患者的病情及有无生育要求选择合适的手术方式。未流产或破裂、病情轻，可行期待疗法或药物治疗。

【护理评估】

（一）健康史

主要询问有无停经史、停经时间长短，有无宫外孕史，了解本次发病有无病因，如慢性输卵管炎、输卵管手术史、放置宫内节育器、不孕症等。

(二)身体评估

(1)症状　主要评估下腹痛程度、部位、性质及阴道流血量、颜色等,其次了解有无恶心、肛门坠胀感等症状。但注意阴道流血量往往与病情不一致。

(2)体征　评估有无贫血貌,有无面色苍白、脉搏细速,特别注意有无低血压等休克体征;腹部有无压痛、反跳痛,叩诊有无移动性浊音;妇科检查阴道后穹隆是否饱满、触痛,宫颈有无举痛,宫旁有无包块等。

(三)辅助检查

(1)阴道后穹隆穿刺　阴道后穹隆穿刺是一种简单可靠的诊断方法,当发生输卵管妊娠流产或破裂时,如穿刺部位抽出暗红色不凝血,说明腹腔内有积血,结合症状及体征可以确诊。

(2)妊娠试验　与正常妊娠相同,妊娠试验结果为(+),早期通过测定血液中的 HCG 更有助于诊断。

(3)B 超检查　宫腔内未见妊娠物,宫旁可见轮廓不清的液性或实性包块,如包块内见胚囊或胎心搏动即可确诊。

(4)腹腔镜检查　腹腔镜检查是异位妊娠诊断的金标准,尤其适用于异位妊娠早期尚未发生流产或破裂的患者。

知识链接

异位妊娠的早期诊断

目前,异位妊娠早期(流产或破裂之前)的诊断及治疗成为临床研究的重点。国内文献报道:血 HCG、黄体酮和腹部 B 型超声检查对异位妊娠的早期诊断均有一定的诊断价值。特别是近年开展的腹腔镜检查,更是早期异位妊娠明确诊断的首选,其创伤小,可在直视下进行诊断,并对可疑病变部位进行活组织检查;同时可作为治疗手段,治疗效果好,术后康复快,甚至大大降低了再次异位妊娠的发生率。做到异位妊娠的早期诊断,从而采取早期治疗,避免出现急腹症乃至危及患者生命,使患者得到更好的康复。

(四)心理社会评估

主要评估患者对发生异位妊娠的心理感受及情绪反应。如患者对突如其来的剧烈腹痛所产生的痛苦,当得知可能会危及自身生命以及失去胎儿后感到恐惧、悲哀、绝望等,对接下来的治疗和护理表现出焦虑、害怕,康复后仍然对未来的受孕有所担忧。其次了解患者家属的态度。

【护理诊断/问题】

(1)潜在并发症:失血性休克、感染等。

(2)疼痛:与腹腔内出血刺激腹膜有关。

(3) 恐惧:与担心生命安危及术后不能生育有关。

【护理措施】

(一) 心理护理

与患者建立良好的护患关系,告知患者异位妊娠的原因及治疗情况,说明手术的必要性,使其正确认识疾病,接受异位妊娠事实,能从自责的情绪中走出来,积极配合治疗和护理。关心、理解患者,缓解紧张与恐惧,多与家属沟通,使其能理解并给予患者相应的心理支持。

(二) 一般护理

(1) 生活护理　告知患者应注意休息、加强营养、保持外阴清洁。腹腔内大出血者应强调进食富含蛋白质及铁质的食物。

(2) 监测生命体征　输卵管妊娠流产或破裂的患者病情发展迅速,容易出现血压及脉搏等变化,治疗期间较易感染引起体温上升。因此需通过定时监测体温、脉搏、血压、呼吸,第一时间掌握患者的病情变化,以便做出及时的处理。

(三) 病情观察

输卵管妊娠流产或破裂的患者病情发展迅速,应定时监测体温、脉搏、血压、呼吸,并做记录,注意观察腹痛的部位、性质及有无伴随症状,了解阴道流血的量、色泽等,及时掌握患者的病情变化,正确处理。术后应注意体温是否升高、腹部切口疼痛程度等症状。

(四) 医护配合

(1) 配合医生完成特殊检查　遵医嘱进行抽血及妊娠试验,协助医生完成阴道后穹隆穿刺术等,以明确诊断。

(2) 期待疗法　少数患者输卵管妊娠发生完全流产,症状较轻而不需要治疗,但仍需要对患者实施心理护理和一般护理,直至患者康复。

(3) 药物治疗　主要包括化学药物治疗和中药治疗。遵医嘱给药时要密切注意药物反应及病情变化,做好随时手术的准备。

(4) 手术治疗　根据病情及患者的生育要求可分为保守手术和根治手术,而近年来腹腔镜手术已经成为异位妊娠的主要治疗方式。术前患者多出现休克表现,应遵医嘱实施急救护理,如取头低足高位、保暖、给氧、迅速建立静脉通路、输血等。在抗休克治疗的同时尽快做好术前准备,如交叉配血、备皮、留置导尿、术前用药等;术后按腹部手术常规进行护理。当患者既往有输卵管炎症史、腹腔内出血多时应遵医嘱加强抗感染、纠正贫血等治疗。

【健康教育】

(1) 注意休息、加强营养、保持外阴清洁。

(2) 遵医嘱加强抗感染、纠正贫血等治疗。

(3) 禁止盆浴及性生活 1 个月。

(4) 采取有效的避孕措施,再次妊娠至少在术后 6 个月。

(5) 积极针对引起本次异位妊娠的病因进行治疗,特别是输卵管炎症,减少再次发生异位妊娠的机会。

任务三　前置胎盘

学习目标

1. 掌握前置胎盘的护理评估、诊断与措施。
2. 熟悉前置胎盘分类及临床表现、辅助检查与处理原则。
3. 了解前置胎盘的概念、病因。
4. 能熟练运用所学知识对前置胎盘患者进行整体护理。

案例引导

某孕妇,26岁,孕32周,早晨起床时突然出现阴道流血,量少,无腹痛,经卧床休息后阴道流血止。在2周前也出现过一次阴道流血,症状相似。

问题:护士尚需采集哪些资料以完善健康史与身体评估?目前孕妇的治疗原则与护理措施是什么?

前置胎盘(placenta previa)是指妊娠28周后胎盘附着于子宫下段,甚至胎盘下缘达到或覆盖宫颈内口,位置低于胎先露。前置胎盘是妊娠晚期引起阴道流血最常见的原因,多见于经产妇,可危及母儿生命。

【病因】

目前尚不清楚,高龄初产妇、经产妇及多产妇、吸烟或吸毒妇女为高危人群。病因可能与下列因素有关。

(1) 子宫内膜病变与损伤　当多次刮宫、宫内手术时可能造成子宫内膜损伤及子宫内膜炎等病变,再次妊娠时常导致胎盘血供不足,刺激胎盘面积增大延伸到子宫下段。

(2) 胎盘异常　如双胎妊娠时胎盘面积过大或胎盘本身发育异常(如有副胎盘等),均使前置胎盘发生率增加。

(3) 受精卵滋养层发育迟缓　正常情况下,受精卵到达子宫腔时已具备植入能力,但当滋养层发育迟缓而不能正常植入时,则继续向下游走,最终可能植入子宫下段成为前置胎盘。

【分类】

根据胎盘下缘与宫颈内口的关系,将前置胎盘分为以下三类(图5-4)。

(1) 完全性前置胎盘　胎盘完全覆盖宫颈内口,又称中央性前置胎盘。

(2) 部分性前置胎盘　胎盘部分覆盖宫颈内口。

(3) 边缘性前置胎盘　胎盘附着于子宫下段,甚至胎盘下缘达宫颈内口边缘,但未覆盖宫颈内口。

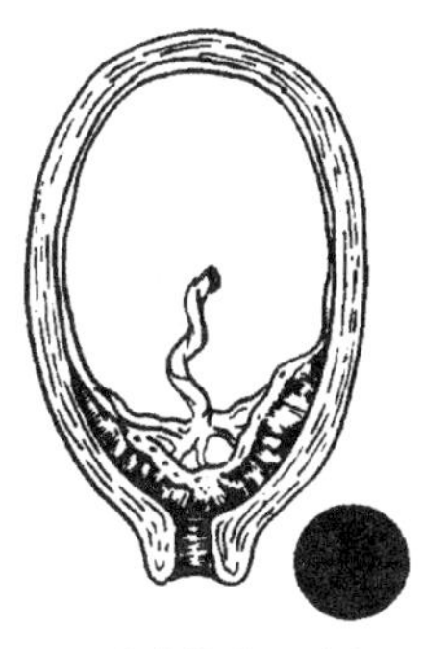

(a) 完全性前置胎盘

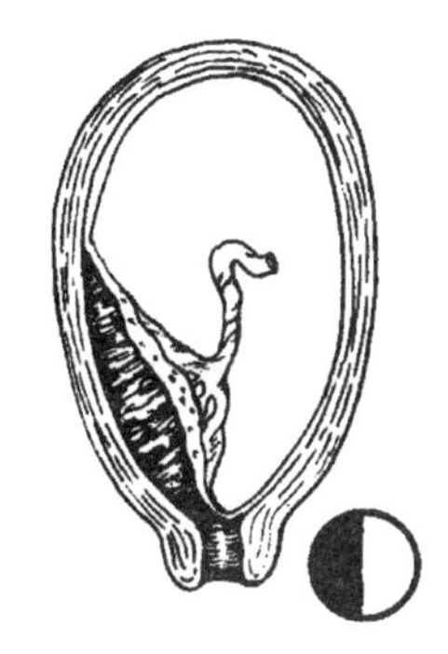

(b) 部分性前置胎盘

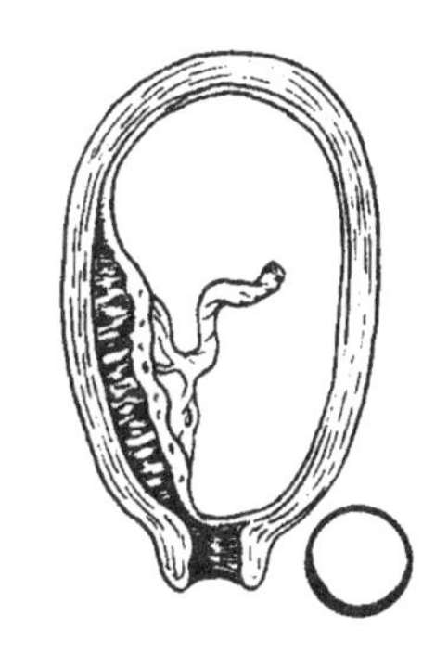

(c) 边缘性前置胎盘

图 5-4　前置胎盘的类型

胎盘下缘与宫颈内口的关系可因妊娠后期宫颈管消失、宫颈扩张而发生改变，因此前置胎盘类型可因诊断时间不同而改变。目前临床上均依据处理前最后一次检查结果来决定其分类。此外，有一种介于正常位置胎盘和前置胎盘之间的情况，即胎盘较正常位置低，已达到子宫下段，胎盘边缘极为接近但未达到宫颈内口，称为低置胎盘。患者一般无明显症状，但在临床上仍需密切观察病情变化。

【临床表现】

1. 症状

前置胎盘的典型症状是妊娠晚期或临产时发生无诱因、无痛性反复阴道流血。由于妊娠晚期或临产后，子宫下段肌纤维逐渐被动伸展，宫颈内口受到牵拉，附着于子宫下段与宫颈内口的胎盘组织未能相应随之扩展，两者发生错位、分离，血窦破裂出血，血液经阴道流出。初次出血不多，血液很快凝固，但随着子宫下段继续伸展，胎盘再剥离，出现反复流血，也有初次即突然发生大量出血，导致休克。阴道流血时间早晚、长短、出血次数及量的多少与前置胎盘的类型有关，完全性前置胎盘出血时间早，在妊娠 28 周左右，出血量多；边缘性前置胎盘出血时间较晚，多在妊娠 37 周后或临产时，出血量较少；部分性前置胎盘介于这两者之间。

2. 体征

(1) 一般情况　与出血量多少有关，长期反复阴道流血或短时间大量阴道流血者，可出现贫血貌、脉搏细速、血压下降甚至休克等表现。贫血程度与阴道流血量成正比。

(2) 腹部检查　子宫大小与孕周相符、质软、无压痛，胎位、胎心音清，若出血量多，出现胎心音异常或消失。由于胎盘附着于子宫下段，胎先露不易入盆可出现胎先露高浮及胎位异常。

各类前置胎盘临床表现比较见表 5-2。

表 5-2　各类前置胎盘的临床表现

类　型	症状（阴道流血）			体　　征		B 型超声检查
	时间	次数	量	一般情况	腹部检查	
完全性前置胎盘	早，28 周	频繁	多	休克表现	除胎位异常，可出现胎心音异常甚至消失	宫颈口完全被胎盘组织覆盖

续表

类型	症状(阴道流血)			体征		B型超声检查
	时间	次数	量	一般情况	腹部检查	
部分性前置胎盘	介于两者之间	数次	中	可出现贫血面容	可出现胎位异常、胎先露高浮	宫颈口覆盖部分胎盘组织
边缘性前置胎盘	晚,37～40周或临产后	少	少	良好	多无异常	宫颈口未见胎盘组织

【对母儿的影响】

(1)产后出血　胎盘附着于子宫下段时,此处组织薄弱,收缩力差,在分娩时无法使胎盘完全剥离,更不能使子宫有效收缩止血,因此容易发生产后出血,且较难控制。

(2)植入性胎盘　当前置胎盘时胎盘绒毛可穿透底蜕膜侵入子宫肌层成为植入性胎盘,导致分娩时胎盘剥离不全,出现致命性出血。

(3)产褥感染　前置胎盘患者因胎盘剥离位置低,且剥离不全导致剥离面粗糙或有组织残留,加之产前多次反复阴道流血引发患者贫血等,均增加了细菌入侵导致产褥感染的概率。

(4)胎儿及新生儿死亡率高　长时间或大量阴道流血可致胎儿窘迫,甚至缺氧死亡;当危及孕妇及胎儿生命时,常提前终止妊娠,致使早产率增加。因为胎儿宫内缺氧及早产,新生儿窒息发生率增加,致使新生儿死亡率大大增加。

【处理原则】

以止血、纠正贫血、预防感染为原则。妊娠不足34周,胎儿体重小于2000 g,阴道流血不多,胎儿存活,一般情况良好的前置胎盘患者采取期待疗法。当患者反复大量阴道流血甚至休克或胎儿窘迫甚至死亡,需及时终止妊娠;如在实施期待疗法过程中,患者病情稳定,胎龄达到36周,胎儿发育基本成熟,也应考虑适时终止妊娠,避免病情变化危及母儿生命。剖宫产可以迅速结束分娩,是目前处理前置胎盘的主要手段。

【护理评估】

(一)健康史

详细询问孕妇的年龄、产次,有无子宫内膜炎、前置胎盘病史,特别是有无刮宫、宫内手术史等病因。

(二)身体评估

(1)症状　主要评估阴道流血时间、次数、量及胎动的变化等,严重患者注意观察有无贫血、休克等症状。阴道流血量往往与病情一致。

(2)体征　评估全身状况,有无面色苍白、脉搏细弱、四肢厥冷、血压下降等休克体征,腹部检查子宫大小是否与孕周相符、有无压痛,胎先露是否高浮等。注意监测胎心音与胎动,评估胎儿有无缺氧。

（三）辅助检查

(1) B型超声检查　B型超声检查是目前最安全、可靠的检查方法，能较准确地进行胎盘定位，对前置胎盘的诊断及类型的界定有参考意义。

(2) 产后检查胎盘及胎膜　当胎膜边缘附着有陈旧性血块，胎膜破裂口距胎盘边缘小于7 cm，此时可明确诊断为前置胎盘。

（四）心理社会评估

主要评估患者对发生前置胎盘的心理感受及情绪反应。如患者对突然出现的阴道流血不知所措，当得知可能会反复出血时会感到痛苦、焦虑，担心危及自身生命以及失去胎儿，分娩时可能因为并发症最终丧失子宫甚至孩子，出现悲哀、抑郁、绝望等。其次了解患者家属的态度。

【护理诊断/问题】

(1) 组织灌注量不足：与反复阴道流血有关。

(2) 恐惧：与大量出血危及母儿生命有关。

(3) 潜在并发症：贫血、失血性休克、感染等。

(4) 有胎儿受伤的危险：长时间的出血也可能引起胎儿窘迫甚至死胎。

【护理措施】

（一）心理护理

与患者建立良好的护患关系，针对患者的一些不良情绪和心理问题进行安慰、开导，通过告知患者前置胎盘可能的成因及治疗情况，使其正确认识疾病，最终能积极配合治疗和护理。但病情严重时患者可能会失去胎儿甚至丧失子宫，从此失去生育能力，应多关心、多陪伴患者，避免出现精神疾病及自杀行为。还要与患者家属进行沟通，使他们能理解患者并给予相应的心理支持。

（二）一般护理

(1) 生活护理　告知患者应注意休息、加强营养、保持局部卫生。期待疗法保胎的患者应取左侧卧位且绝对卧床休息，血止后方可轻微活动。减少刺激，禁止肛门检查、性生活，医务人员进行腹部检查时动作应轻柔。进食富含蛋白质及铁质的食物，如动物肝脏、蛋、绿叶蔬菜及豆类等。

(2) 监测生命体征　前置胎盘患者容易并发贫血、休克、感染，因此需通过定时监测体温、脉搏、血压、呼吸，第一时间掌握患者的病情变化，以便做出及时的处理。

(3) 监测胎儿情况　密切观察胎心音，必要时进行胎心监护，了解胎儿宫内安危。

（三）病情观察

严密监测生命体征，密切观察阴道流血时间、量、色泽，胎动有无异常，是否出现腹痛，有无头晕等。按医嘱完成各项实验室检查，做好输液、输血准备。

（四）医护配合

(1) 期待疗法　叮嘱患者绝对卧床休息，采取左侧卧位；间断给氧，每日2次，每次30 min，增加胎儿血氧供应；定期抽血测血常规，了解有无贫血。遵医嘱给予硫酸镁或利托君、硫酸亚铁、抗生素进行止血、纠正贫血、预防感染等对症治疗,必要时给予镇静剂保持孕妇心态平静,同时给予地塞米松促胎肺成熟,预防新生儿呼吸窘迫综合征。

(2) 终止妊娠　期待疗法达36周以上,反复流血或大量出血危及母儿生命者需及时终止妊娠。多采取剖宫产术,边缘性前置胎盘患者一般情况良好,估计短时间内能结束分娩时可进行阴道试产。试产时应做好接产准备,针对分娩后可能出现的产后出血及新生儿窒息做好输血、输液及新生儿窒息复苏的准备;接产时严格无菌操作,配合人工破膜及包扎腹部,压迫胎盘控制其剥离,分娩后检查有无发生胎盘残留及植入性胎盘。行剖宫产术者积极做好术前准备,如输血、输液等抗休克及新生儿抢救准备;术中配合医生进行新生儿处理;术后按腹部手术常规护理。

【健康教育】

(1) 期待疗法孕妇出院后仍需注意阴道有无流血、胎动有无异常,如出现阴道再次流血、腹痛及胎动异常,应立即复诊。

(2) 产褥期禁止盆浴及性生活,如恶露异常或出现腹痛、发热等应及时就医。

(3) 再次妊娠宜在产后6个月后,在此期间应采取有效的避孕措施。

(4) 避免多产、多次刮宫等,减少子宫内膜损伤而诱发前置胎盘。

任务四　胎盘早剥

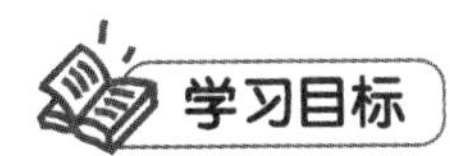

1. 掌握胎盘早剥的临床表现、护理措施。
2. 熟悉胎盘早剥处理原则、护理评估与诊断。
3. 了解胎盘早剥的概念、病因、病理。
4. 能熟练运用所学知识对胎盘早剥患者进行整体护理。

案例引导

某初孕妇,36岁,妊娠32周。1 h前因意外摔倒撞击腹部后出现阴道流血,伴剧烈腹痛。入院后不久患者出现血压下降,胎心音消失等体征。

问题:护士尚需采集哪些资料以完善健康史与身体评估?目前孕妇的护理诊断与措施是什么?

胎盘早剥(placental abruption)是指妊娠20周后或分娩期,正常位置的胎盘在胎儿娩出前,部分或全部从子宫壁剥离。胎盘早剥也是引起妊娠晚期阴道流血的常见原因,但病情较前置胎盘更为严重,具有起病急、发展快的特点,若处理不及时常危及母儿生命。

【病因】

目前胎盘早剥的病因及发病机制尚不清楚,可能与下列因素有关。

(1) 血管病变　如孕妇患有妊娠期高血压、慢性高血压等疾病，底蜕膜血管病变导致胎盘后血肿，致使胎盘提前剥离。

(2) 机械性因素　如腹部外伤或分娩时由于脐带过短受到胎儿下降的牵拉，造成胎盘提前剥离。

(3) 子宫腔内压力骤降　如羊水过多者行人工破膜时可使宫腔内压力突然降低，子宫急剧收缩，使胎盘和子宫壁之间发生错位而剥离。

(4) 子宫静脉压突然升高　妊娠晚期孕妇由于长时间仰卧位，子宫压迫下腔静脉，回心血量减少，致使子宫静脉淤血，静脉压骤增，最终导致胎盘早剥。

(5) 其他　如高龄初孕妇、吸烟、子宫肌瘤等也是引发胎盘早剥的高危因素。

【病理】

胎盘早剥的主要病理变化是底蜕膜出血并形成胎盘后血肿。根据病理表现不同，胎盘早剥分为显性剥离、隐性剥离及混合性剥离三种(图 5-5)。

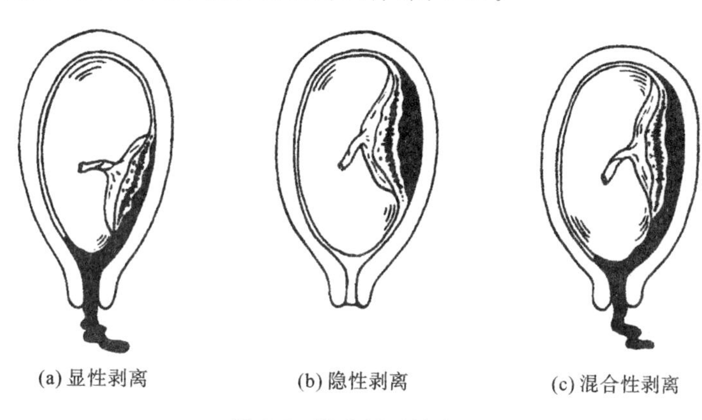

(a) 显性剥离　(b) 隐性剥离　(c) 混合性剥离

图 5-5　胎盘早剥的类型

(1) 显性剥离　显性剥离又称外出血，当底蜕膜出血增多时，血液冲开胎盘边缘，沿胎膜与子宫壁之间经子宫颈管向外流出。

(2) 隐性剥离　隐性剥离又称内出血，底蜕膜出血时，血液未冲开胎盘边缘或因胎先露固定于骨盆入口，均使胎盘后血液不能外流，而积聚在胎盘与子宫壁之间。

(3) 混合性剥离　混合性剥离又称混合性出血，当内出血过多时，胎盘后血肿越积越大，最终血液仍可冲开胎盘边缘与胎膜，经子宫颈管流出，形成混合性出血。偶有血液渗入羊膜腔形成血性羊水。

隐性剥离时，不断增多的内出血使胎盘后血肿压力增加，最终血液浸入子宫肌层，引起肌纤维发生分离、断裂、变性等；血液进一步渗透至子宫浆膜层，子宫表面呈现紫蓝色淤斑，称为子宫胎盘卒中。子宫胎盘卒中严重影响子宫收缩，可导致产后致命性出血。

严重患者的胎盘剥离处释放大量组织凝血活酶，进入母体血液循环，激活凝血系统，诱发 DIC，可致肾等重要脏器毛细血管内血栓形成，造成严重缺血与功能障碍，最终患者可因并发 DIC 或急性肾功能衰竭而死亡。

【临床表现】

胎盘早剥患者主要表现为妊娠晚期或临产时突然发生的持续性腹痛，常有诱因，可伴有阴道流血。胎盘早剥的病理类型不同,其临床表现也有所不同,根据病情轻重将其分为3度。

Ⅰ度:显性剥离多见,多发于分娩期,胎盘剥离面积小。患者腹痛轻或常无腹痛,阴道少量流血,贫血体征不明显。腹部检查子宫大小与妊娠周数相符、质软,胎位清楚,胎心音正常。

Ⅱ度:胎盘剥离面积约为胎盘面积的1/3。主要症状为突发持续性腹痛、腰酸或腰背痛,无阴道流血或少量流血,贫血程度与阴道流血量不成正比。腹部检查子宫大于妊娠周数、变硬,子宫底升高,压痛明显,胎位可扪及,胎心音异常,胎儿存活。

Ⅲ度:胎盘剥离面积超过胎盘面积的2/3。患者腹痛加剧,阴道少量流血,可出现恶心、呕吐、面色苍白、四肢厥冷、脉搏细速、血压下降等休克症状,休克与阴道流血量不相符。腹部检查子宫硬如板状,胎位摸不清,胎心音消失。

【对母儿的影响】

胎盘早剥对母儿的影响极大,可出现产后出血、DIC、急性肾功能衰竭、羊水栓塞等多种严重并发症。贫血、剖宫产等发生率高于正常孕妇;此外,发生胎儿窘迫、早产、新生儿窒息甚至死亡的概率明显增加。近年来发现胎盘早剥患者娩出的新生儿可出现严重后遗症,如神经系统发育缺陷等。

【处理原则】

以防治休克、及时终止妊娠、控制并发症为原则。胎盘早剥一旦发生,病情迅速发展,常出现休克,危及母儿生命,因此应在防治休克的基础上尽快终止妊娠,目前多采取剖宫产术结束分娩;Ⅰ度胎盘早剥一般情况良好,短时间内能经阴道分娩者,可考虑试产。对于易发生产后出血、DIC、急性肾功能衰竭、新生儿窒息等并发症,应积极处理,避免对母儿造成严重的损害。

【护理评估】

(一)健康史

主要询问有无诱因,如妊娠期高血压疾病、腹部外伤、长期仰卧等;其次了解既往史,特别是慢性高血压、慢性肾病史等。

(二)身体评估

(1)症状　重点评估腹痛部位、性质、持续时间及严重程度,是否伴随恶心、呕吐等,了解阴道流血量、色泽,注意阴道流血量的多少与病情严重程度并不一致。

(2)体征　评估孕妇贫血程度、生命体征,尤其注意有无休克体征;腹部检查子宫是否大于孕周、质地(是否硬如板状)、有无压痛;胎心音是否改变与消失、胎位是否扪清等,以评估胎儿有无缺氧以及死亡。

(三)辅助检查

(1)B型超声检查可协助了解胎盘的部位及胎盘早剥的类型。典型声像图显示子宫与胎盘间有液性暗区,提示胎盘后血肿。较准确地进行胎盘早剥的诊断及病理类型的界定,是最可靠的检查方法,对于临床处理有重要意义。

（2）实验室检查包括全血细胞计数及凝血功能检查。重症患者检查肾功能、二氧化碳结合力；必要时进行DIC筛选试验。

（四）心理社会评估

胎盘早剥病情发展快，危险大，需积极抢救，患者及家属常表现出措手不及与难以接受，对突然出现的持续性腹痛及阴道流血感到焦虑或恐惧，担心自身安全，分娩时可能因为并发症最终丧失孩子甚至子宫，出现悲哀、抑郁、绝望等情绪，非常希望通过抢救得到良好的结局。主要评估孕妇及家属的心理状态、恐惧程度及应对能力。

【护理诊断/问题】

（1）潜在并发症：产后出血、DIC、急性肾功能衰竭。

（2）恐惧：与担心自身及胎儿安危有关。

（3）有胎儿受伤的危险：与胎儿窘迫、死胎等有关。

【护理措施】

（一）心理护理

评估患者恐惧的程度，鼓励孕妇及家属说出内心焦虑、恐惧和担心；对家属提出的问题耐心倾听、解释，鼓励积极配合治疗及护理。对失去孩子或切除子宫的患者，护士尽量安排安静、周围没有婴儿的房间，以免触景生情，多关心陪伴患者，尽快消除心理障碍，避免出现精神疾病及自杀行为。

（二）一般护理

患者取左侧卧位，绝对卧床休息，可改善胎儿血供及尽量避免活动刺激导致的出血；间断吸氧；加强会阴护理。

（三）病情观察

（1）患者病情急重，应密切监测体温、脉搏、血压、呼吸并及时记录。

（2）密切观察阴道流血量的变化、腹痛的程度，有无头晕及早期休克表现。

（3）监测胎心音，必要时进行胎心监护，了解胎儿宫内安危情况。

（4）注意观察有无阴道流血不止、牙龈出血、皮下点状出血及注射部位淤血，有无少尿、无尿等，及早发现DIC、急性肾功能衰竭等并发症。

（四）医护配合

（1）纠正休克　立即取头低足高位、保暖、吸氧、建立静脉通道，遵医嘱迅速给予足量输液、新鲜血液等。

（2）及时终止妊娠　无论何种类型的胎盘早剥，一旦发生，都是不可逆的，需立即终止妊娠。多采取剖宫产术终止妊娠，护理人员应做好手术护理，术前尤其密切观察胎心音。Ⅰ度胎盘早剥一般情况良好，估计短时间内能结束分娩者可经阴道试产，分娩时行人工破膜后包扎腹部，可压迫胎盘，防止进一步剥离。

（3）并发症的处理　密切观察并发症的症状与体征，遵医嘱输新鲜血液、纤维蛋白原等以纠正凝血功能障碍，遵医嘱给予速尿等抗肾功能衰竭治疗。如造成死胎者应及时实施退乳护理，避免乳房胀痛，避免产妇心理受创。

(4) 防产后出血与感染　遵医嘱予以缩宫素、抗生素。

【健康教育】

(1) 产褥期禁止盆浴及性生活,如恶露异常或出现腹痛、发热等应及时就医。

(2) 再次妊娠时应加强产前检查,预防和及时治疗妊娠期高血压疾病等,妊娠晚期避免腹部外伤等。

任务五　妊娠期高血压疾病

学习目标

1. 掌握妊娠期高血压疾病的临床表现及分类、护理诊断与措施。
2. 熟悉妊娠期高血压疾病的病理、处理原则。
3. 了解妊娠期高血压疾病的病因、辅助检查。
4. 能运用所学知识熟练进行妊娠期高血压疾病的整体护理。

案例引导

某初孕妇,35岁,妊娠34周。因下肢水肿加重1月伴头晕、眼花1日来院就诊。检查发现血压偏高,下肢水肿严重,尿检显示有大量尿蛋白。

问题:目前孕妇最可能属于何种类型?有哪些护理措施?

妊娠期高血压疾病(hypertensive disorders in pregnancy)是妊娠期特有的疾病,指妊娠20周以后出现高血压、蛋白尿及不同程度的水肿,严重时可出现抽搐、昏迷、心力衰竭、肾功能衰竭而危及母婴健康和生命。目前该病的发病率为5%～12%,严重影响母婴健康,在我国孕产妇死亡原因中占第二位。

【高危因素】

妊娠期高血压疾病至今病因不明,流行病学调查发现初产妇、孕妇年龄过小或大于35岁、多胎妊娠、妊娠期高血压病史及高血压家族史、慢性高血压、慢性肾炎、糖尿病、肥胖、营养不良、社会经济状况低下等是导致妊娠期高血压疾病的高危因素。

【病理生理】

妊娠期高血压疾病的基本病理生理变化是全身小血管痉挛。由于小血管痉挛,造成管腔狭窄、血管阻力增加、内皮细胞受损、体液和蛋白质外渗,导致血压上升、蛋白尿、水肿及血液浓缩。因全身小血管痉挛,全身各系统各脏器灌注减少,各组织器官因缺血、缺氧而受不同程度损伤,严重时脑、心、肾、肝及胎盘出现脑出血、心力衰竭、肺水肿、肾功能衰竭、胎盘早剥、DIC、胎儿窘迫、胎儿生长受限(FGR)等严重并发症,对母儿造成危害,甚至死亡。

【临床表现及分类】

妊娠期高血压疾病患者主要表现为妊娠中、晚期出现高血压、较为严重的水肿、蛋白尿等，严重时发生头晕、眼花，甚至抽搐、昏迷等。其分类与临床表现见表 5-3。

表 5-3 妊娠期高血压疾病分类及临床表现

分 类	临 床 表 现
妊娠期高血压	妊娠期首次出现血压不低于 140/90 mmHg；并于产后 12 周恢复正常；蛋白尿(－)；少数患者伴有上腹部不适或血小板减少
子痫前期	
轻度	妊娠 20 周后出现血压不低于 140/90 mmHg；尿蛋白不低于 0.3 g/24 h 或随机尿蛋白(＋)；可伴有上腹不适、头痛等症状
重度	血压不低于 160/110 mmHg；尿蛋白不低于 5.0 g/24 h 或随机尿蛋白不低于(＋＋＋)；血清肌酐多于 106 μmol/L，血小板计数少于 100×10^9/L；血 LDH 升高；血清 ALT 或 AST 升高；伴有持续性上腹不适、头痛等症状
子痫	在子痫前期基础上发生抽搐，不能用其他原因解释
慢性高血压并发子痫前期	高血压孕妇妊娠 20 周以前无尿蛋白，妊娠 20 周后出现尿蛋白不低于 0.3 g/24 h 或尿蛋白突然增加；或出现血压进一步升高或血小板计数少于 100×10^9/L 等
妊娠合并慢性高血压	妊娠前或妊娠 20 周前舒张压不低于 90 mmHg(除滋养细胞疾病外)，妊娠期无明显加重；或妊娠 20 周后首次诊断高血压并持续到产后 12 周以后

妊娠期高血压疾病中最严重的类型为子痫，根据发生的时间不同，子痫可分为产前子痫、产时子痫、产后子痫。产后子痫多发生在产后 24 h 直至 10 日内，应予以重视，产后加强监护，避免发生产后子痫。

子痫抽搐进展迅速，前驱症状短暂，表现为抽搐、面部充血、口吐白沫、深昏迷；随后深部肌肉僵硬，很快发展为典型的全身高张性阵挛惊厥和紧张，持续 1～1.5 min，其间患者无呼吸，此后抽搐停止，呼吸恢复，但患者仍昏迷，最后意识恢复，但易激惹、烦躁。

【处理原则】

妊娠期高血压疾病的治疗目的和原则是争取母体可以完全恢复健康，胎儿出生后能够存活，以对母儿影响最小的方式终止妊娠。妊娠期高血压患者可在家或留院观察，密切监护母儿安危；子痫前期患者应住院治疗，治疗原则为休息、解痉、镇静、降压、合理扩容和必要时利尿、密切监测母儿安危、适时终止妊娠。一旦发生子痫，应控制抽搐、纠正缺氧和酸中毒、控制血压，抽搐控制后终止妊娠。

【护理评估】

（一）健康史

仔细询问既往史，特别是慢性高血压病史及高血压家族史，是否存在妊娠期高血压疾病的高危因素,如低龄或高龄初产、多胎妊娠、糖尿病、肥胖、营养不良、社会经济状况低下等。了解此次妊娠经过,出现异常的时间,治疗经过及效果。

(二)身体评估

(1)症状　重点评估血压、水肿、蛋白尿,有无头痛、眼花、上腹不适、胸闷等自觉症状,是否出现抽搐、昏迷等严重的症状。自觉症状的出现提示病情发展至子痫前期,应高度重视。取中段尿检查尿蛋白,若含量不低于0.3 g/24 h为异常。尿蛋白量的多少直接反应肾小管上皮细胞缺氧及受损程度。

(2)体征　重点评估血压变化、水肿程度;此外,监测胎心音,评估胎儿有无缺氧以及死亡。

① 血压:安静状态下测血压,若初次测血压升高者,休息4 h后复测血压。

② 水肿:妊娠期高血压疾病孕妇的水肿,一般休息后不缓解。水肿局限于膝以下为"+",延及大腿为"++",延及外阴、腹部为"+++",全身水肿或伴有腹腔积液为"++++"。水肿程度不一定反映病情的的程度,但水肿不明显者也可能迅速发展为子痫。孕妇一周内体重增加0.5 kg,应警惕隐性水肿。

(三)辅助检查

(1)眼底检查　观察眼底动静脉管径比例,评估小血管痉挛程度,可反映病情的严重程度。

(2)尿液检查　观察有无蛋白尿。必要时进行24 h尿蛋白定量、定性分析,尿蛋白的出现及量的多少反应肾功能受损的程度。

(3)血液检查　测定血红蛋白、红细胞压积、全血黏度,了解有无血液浓缩;电解质、二氧化碳结合力的测定有助于判断有无电解质紊乱或酸中毒。可疑凝血功能异常者,应查血小板计数、凝血时间、凝血酶原时间、纤维蛋白原及进行鱼精蛋白试验。

(4)肝肾功能检查　测血清ALT、AST、尿素氮、肌酐、尿酸等综合判断肝肾功能。

(5)其他检查　心电图、超声心动图、胎盘功能及胎儿成熟度检查。

(四)心理社会评估

评估患者对发生妊娠期高血压疾病的心理感受及情绪反应,了解患者及家属对疾病的认识与应对,该病患者及其家属常因对疾病缺乏认识,在发病早期对出现的症状完全忽视,一旦病情严重,又表现极度不安、焦虑、恐惧,担心危及自身生命以及失去胎儿。

【护理诊断/问题】

(1)有母儿受伤的危险:与胎盘缺血、抽搐等有关。

(2)潜在并发症:胎盘早剥、脑出血、DIC、急性肾功能衰竭等。

(3)体液过多:与低蛋白血症、水钠潴留有关。

(4)焦虑:与害怕危及自身及胎儿生命有关。

【护理措施】

(一)一般护理

保持病房安静,保证充足的休息,每天睡眠不少于10 h,取左侧卧位,可改善子宫胎盘血供；指导摄入丰富蛋白质、热量、维生素、纤维素饮食，不限液体和盐，但全身水肿者应适当限盐。嘱增加产前检查次数，督促孕妇自测胎动、体重，及时发现病情变化。

（二）心理护理

提供信息支持，向患者及其家属解释病情，说明该病的病理变化是可逆的，产后可以很快恢复，使其增强治疗信心，主动配合治疗。告诉孕妇保持心情愉快，有助于病情稳定，指导平时多阅读优美、轻松的文学作品，多听轻音乐或做一些力所能及的手工艺活动，放松身心。

（三）病情观察

密切注意病情变化，每天监测血压、尿蛋白、体重、水肿情况，注意观察患者，一旦出现头晕、眼花、胸闷等自觉症状，提示病情发展至子痫前期，应警惕子痫的发生，严防抽搐、昏迷出现。同时密切监护胎心音，必要时进行胎心监护，发现异常及时通知医生，尽快处理。

（四）医护配合

1. 妊娠期高血压

可在家或留院观察，取左侧卧位休息，每天不少于 10 h 睡眠。遵医嘱给予吸氧、镇静等对症处理，配合医生进行血、尿液等检查了解病情的变化。

2. 子痫前期

需住院治疗，治疗原则是休息、镇静、解痉、降压、合理扩容和必要时利尿，适时终止妊娠，防止子痫及并发症。

(1) 解痉　首选药物为硫酸镁。因血清镁离子的治疗有效浓度与中毒浓度非常接近，所以在使用硫酸镁的过程中应严格控制给药的剂量与速度，密切观察有无中毒反应。

①用药方法：硫酸镁给药途径为静脉与肌内注射。静脉给药时首次剂量为 25%硫酸镁 20 mL 加入 10%葡萄糖注射液 20 mL 中缓慢静脉推注，5～10 min 推注完；随后 25%硫酸镁 60 mL 加入 5%葡萄糖注射液 500 mL 中静脉滴注，滴速控制在 1～2 g/h。根据病情可考虑加用肌内注射，用法为 25%硫酸镁 20 mL 加 2%利多卡因 2 mL，臀肌深部注射，每日 1～2 次，总量为 25～30 g。同时应备好钙剂，做好硫酸镁中毒的抢救准备。

②观察毒性反应：定时检查膝反射是否消失（最早出现的中毒反应）；呼吸频率是否小于 16 次/分；尿量是否小于 25 mL/h（或小于 600 mL/24 h）。一旦出现中毒反应，立即静脉注射 10%葡萄糖酸钙 10 mL。

(2) 镇静　适当镇静可缓解患者的紧张情绪，达到降低血压、预防子痫发生的作用，遵医嘱可给予地西泮、冬眠合剂等进行治疗，但过强的镇静剂可能导致胎儿缺氧，应慎用并检测胎心音的变化。用冬眠合剂时，嘱孕妇绝对卧床，以防体位性低血压。

(3) 降压　血压不低于 160/110 mmHg 时，应使用对胎儿无毒副作用的降压药，如肼屈嗪、硝苯地平等。用药时，应严密监测血压，控制滴速，以防血压大幅度升降导致脑出血、胎盘早剥。

(4) 适时终止妊娠　终止妊娠是治疗妊娠期高血压疾病的有效措施。子痫前期患者经积极治疗 24～48 h 无明显好转或孕周超过 34 周等可终止妊娠。终止妊娠的方式有引产和剖宫产。引产者遵医嘱给予缩宫素静脉滴注，严格控制滴速并观察产程变化，第一产程应保持产妇安静和充分休息；第二产程行助产术缩短，避免产妇过度用力，胎肩娩出后立即静脉注射或肌内注射缩宫素，禁用麦角新碱；第三产程及时娩出胎盘，预防产后出血。剖宫产手术者,积极做好术前准备,按腹部手术护理常规做好手术护理。

3. 子痫

子痫是妊娠期高血压疾病最严重的阶段,是导致母儿死亡的最主要原因。护理与治疗同等重要。

(1) 控制抽搐　遵医嘱立即给予解痉、降压、镇静等药物治疗。

(2) 减少刺激,以免诱发抽搐　立即送入单人暗房,保持环境安静,避免声光刺激;护理与治疗动作轻柔、集中;限制探视。

(3) 专人看护,防止受伤　一旦发生子痫,取头低、左侧卧位,保持呼吸道通畅;立即给氧,用开口器或纱布包裹的压舌板置于患者上、下臼齿之间,防止抽搐引起的舌咬伤;加用床栏防止坠地受伤;患者昏迷或未清醒前,禁食或禁止服药,以防误入呼吸道致吸入性肺炎。

(4) 严密监护　监测生命体征、神志情况、膝反射、尿量、胎心音等变化;做好皮肤、口腔及外阴护理,防止褥疮和感染,及早发现并发症。

(5) 终止妊娠　抽搐控制 2 h 后终止妊娠。做好剖宫产术及新生儿窒息的抢救准备。

【健康教育】

(1) 加强孕期监护,定期产检,定期复查血压及尿蛋白,密切配合治疗。

(2) 注意休息、营养、卫生。

任务六　羊水量异常

学习目标

1. 熟悉羊水过多及羊水过少的概念、护理措施。
2. 了解羊水过多及羊水过少的病因、处理原则、护理评估。

案例引导

某初孕妇,28岁,妊娠24周。近1个月感觉腹部增大较快,且出现腹胀、胸闷、下肢水肿等表现。

问题:护士尚需采集哪些资料以完善健康史与身体评估?考虑可能是什么疾病?如何进行护理?

一、羊水过多

妊娠期间羊水量超过 2000 mL 为羊水过多(polyhydramnios)。根据羊水增多的速度不同将羊水过多分为急性羊水过多和慢性羊水过多。

【病因】

约 1/3 孕妇发生羊水过多的原因不明，属于特发性羊水过多。2/3 羊水过多的病因可能与下列因素有关：胎儿畸形（约 25%）、多胎妊娠、胎盘脐带病变、母儿血型不合、孕妇合并糖尿病或者严重贫血等。

【临床表现】

临床上急性羊水过多较少见，症状较明显；慢性羊水过多较多见，多无明显不适。

（1）急性羊水过多　多发生在妊娠 20～24 周，由于羊水急速增多，子宫急剧增大，患者出现腹部胀痛、行动不便、呼吸困难、不能平卧、下肢及外阴部水肿等压迫症状。产检可见腹壁皮肤紧绷发亮，宫高明显大于妊娠周数，胎位不清，胎心音遥远或听不清。

（2）慢性羊水过多　多发生在妊娠晚期，仅感腹部增大较快，多无自觉不适或出现胸闷、气急等轻微压迫症状。产检结果与急性羊水过多基本相同。

【处理原则】

羊水过多合并胎儿畸形者，一经确诊应及时终止妊娠。根据症状的轻重及胎龄决定处理方案：胎龄小于 37 周，症状轻，继续妊娠，加强监护；若压迫症状严重，应在 B 型超声监测下行羊膜腔穿刺术放羊水；胎龄不小于 37 周，可考虑终止妊娠。

知识链接

羊膜腔穿刺术

在 B 型超声监测下，避开胎盘部位，用 15～18 号腰椎穿刺针经腹壁穿过子宫壁进入羊膜腔，抽出清亮液体，抽放羊水的速度不宜过快，每小时约 500 mL，一次放羊水量不超过 1500 mL。手术过程应严格无菌操作，密切观察孕妇生命体征，监测胎心音。必要时 3～4 周后再次放羊水，以降低宫腔内压力。

【护理评估】

（一）健康史

询问有无诱发羊水过多的因素，如有无妊娠合并糖尿病、妊娠期高血压疾病，是否双胎妊娠等，了解有无先天性畸形家族史及生育史等。

（二）身体评估

（1）症状　评估有无腹部胀痛、行动不便、呼吸困难、不能平卧、下肢及外阴部水肿等压迫症状。特别注意评估羊水过多引发的多种并发症：妊娠期高血压疾病、早产、胎位异常、胎膜早破、胎盘早剥、脐带脱垂等。

（2）体征　评估宫高、腹围的变化是否与妊娠周数相符，胎位、胎心音是否清楚。

（三）辅助检查

通过 B 型超声测羊水指数大于 18 cm，提示羊水过多；血液、羊水中的甲胎蛋白明显增高提示胎儿神经管开放性畸形;血糖测定、胎儿染色体检查等特殊检查评估患者的病情。

(四)心理社会评估

羊水过多常合并胎儿畸形,患者表现为情绪低落,感到悲哀、恐惧或自责,担心下次妊娠可能再次出现胎儿畸形等。评估患者的情绪反应及对胎儿的期望值。

【护理诊断/问题】

(1)有胎儿受伤的危险:与破膜时并发胎盘早剥、脐带脱垂、早产等有关。

(2)舒适的改变:与压迫症状有关。

(3)焦虑:与担心胎儿畸形有关。

【护理措施】

(一)一般护理

注意休息,保持左侧卧位,抬高下肢,以孕妇感觉舒服为宜;呼吸困难者取半卧位。减少活动,以免重力作用引起胎膜早破;加强营养,低盐饮食。

(二)心理护理

通过护理操作与患者进行良好的沟通,耐心倾听与解答,对于合并胎儿畸形者,解释胎儿畸形非孕妇原因,缓解焦虑与自责。多关心、陪伴,鼓励患者与家属共同面对,避免出现精神问题。

(三)病情观察

定期测量宫高、腹围、体重,观察腹部胀痛、呼吸困难、胸闷等压迫症状有无改善,以判断病情发展;观察并及时发现并发症,行人工破膜或羊膜腔穿刺术后,密切注意有无腹痛、胎心音异常,以及时发现胎盘早剥与脐带脱垂。

(四)医护配合

(1)羊水过多合并胎儿畸形　一经确诊胎儿畸形,应及时终止妊娠,可实施人工破膜引产和经羊膜腔穿刺注入依沙吖啶引产。护理人员应做好引产准备,人工破膜时需注意:针刺高位破膜,使羊水缓慢流出,避免腹压骤降诱发胎盘早剥;放羊水后腹部加压沙袋以防血压骤降,防止休克;严格无菌操作;术中监测生命体征,术后密切观察阴道有无流血、宫底高度的变化,及早发现胎盘早剥;术后12 h仍未临产,需静脉滴注缩宫素,遵医嘱给予缩宫素并控制滴速。

(2)羊水过多胎儿正常　妊娠不少于37周者,可行人工破膜终止妊娠。妊娠少于37周者,应尽量延长孕周,自觉症状轻者可在家观察,压迫症状严重者应行羊膜腔穿刺术放羊水。在B型超声监测下,避开胎盘部位穿刺,抽放羊水的速度不宜过快,每小时约500 mL,一次放羊水量不超过1 500 mL。

【健康教育】

(1)自我监测胎动,注意低盐饮食,控制摄入过多的利尿食品,每周测量体重,发现异常及时来复诊。

(2)再次受孕前应进行遗传学检查,一旦受孕,加强孕期检查,进行高危监护。

二、羊水过少

妊娠晚期羊水量少于 300 mL，称羊水过少(oligohydramnios)。羊水过少可发生于妊娠各期，但以妊娠晚期多见。羊水过少严重影响围生儿的预后，应引起高度重视。

【病因】

羊水过少主要与羊水产生减少或羊水吸收、外漏增加有关。常见原因可能与胎儿畸形(肾缺如、肾发育不全等)、胎盘功能减退(过期妊娠、妊娠期高血压疾病、胎儿生长受限)、羊膜病变、胎膜早破、母体因素等有关。

【临床表现】

临床上症状多不明显，可在胎动时感觉腹痛，轻微刺激即可引起宫缩；临产时阵痛剧烈，多表现为不协调性宫缩。产科检查可见宫高、腹围均小于妊娠周数，胎儿发育偏小，胎动减少等，临产后行阴道检查可见前羊水囊不明显，人工破膜时羊水量极少。

【处理原则】

羊水过少合并畸形者，应立即终止妊娠，多经腹行羊膜腔穿刺注入依沙吖啶引产。羊水过少胎儿正常者，妊娠足月应及时终止妊娠，多行剖宫产术；妊娠未足月，可行增加羊水量的期待疗法。

【护理评估】

(一) 健康史

了解有无羊水过少的诱发因素(过期妊娠、妊娠期高血压疾病、胎儿生长受限)；询问有无先天性畸形家族史及生育史等。

(二) 身体评估

(1) 症状　评估有无胎动时腹痛等症状。

(2) 体征　评估宫高、腹围、体重的变化是否小于妊娠周数；监测胎心音及胎动，评估胎儿有无缺氧。

(三) 辅助检查

通过 B 型超声测羊水指数不超过 5 cm，可以诊断羊水过少，较早发现胎儿畸形及胎儿生长受限；胎儿电子监护仪了解脐带是否受压，评估胎儿的安危。

(四) 心理社会评估

主要评估患者对发生羊水过少的心理感受及情绪反应。当羊水过少患者得知胎儿可能发育畸形后感到悲哀、害怕，担心下次妊娠可能再次出现胎儿畸形等。

【护理诊断/问题】

(1) 有围生儿受伤的危险：与胎儿粘连、胎儿发育迟缓、胎儿畸形等有关。

(2) 焦虑：与担心胎儿畸形有关。

【护理措施】

（一）一般护理

取左侧卧位休息，教会孕妇自测胎动，自我监护胎儿安全。嘱孕妇加强营养。

（二）心理护理

与患者进行良好沟通，使其积极配合治疗，对于羊水过少合并胎儿畸形者，应多关心、多陪伴，鼓励接受现实与配合治疗。

（三）医护配合

(1) 羊水过少合并胎儿畸形　一经确诊胎儿畸形，及时终止妊娠，多采取经腹羊膜腔穿刺注入依沙吖啶引产，遵医嘱做好术前准备，并做好手术护理。

(2) 羊水过少合并正常胎儿　妊娠不少于37周者，病情严重者应行剖宫产术终止妊娠，遵医嘱做好手术与新生儿窒息的抢救准备；病情较轻者可行人工破膜引产，需密切观察产程进展及胎心音的变化。妊娠少于37周者，应增加羊水量期待治疗，可行经羊膜腔灌注液体，每次缓慢输入37 ℃的0.9%氯化钠注射液200～300 mL，输入速度为10～15 mL/min。

【健康教育】

(1) 自我监测胎动，发现异常及时诊治。

(2) 再次受孕前应积极治疗可能引发羊水过少的疾病，如发生胎儿畸形者应进行遗传学检查，一旦受孕，应加强孕期检查，进行高危监护。

任务七　早　　产

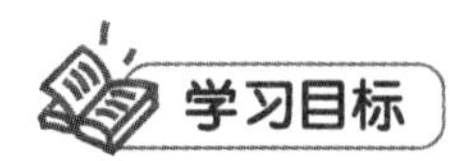

1. 熟悉早产的概念、护理措施。
2. 了解早产的病因、临床表现、处理原则。

案例引导

某初孕妇，30岁，妊娠34周，孕期产检正常。今晨起床后发现阴道少许血性分泌物，伴有轻微腹痛，来院就诊。

问题：护士尚需采集哪些资料以完善健康史与身体评估？怎样护理？

妊娠满28周至不足37周分娩者为早产(premature delivery)。经早产娩出的新生儿为早产儿，体重为1000～2499 g，器官功能发育不成熟。新生儿出生孕周越小，体重越轻，其预后越差，病死率较高。近年来，由于早产儿治疗学及监护手段的进步，其生存率明显提高，伤残率下降，国外学者建议将早产定义时间上限提前到妊娠20周。

【病因】

胎膜早破、绒毛膜羊膜炎是最常见的诱发早产的病因，其次下生殖道及泌尿道感染、妊娠合并症与并发症、子宫及胎盘因素、不良嗜好等也可诱发早产。

【临床表现】

早产与足月临产的临床表现相似。开始为不规则宫缩，常伴阴道少许血性分泌物（见红）等临产先兆，继而出现阵发性腹痛（规则宫缩）。先兆早产的诊断依据：至少 10 min 一次规则宫缩，伴宫颈管缩短；早产的诊断依据：出现规则宫缩（20 min 内不少于 4 次，持续时间不低于 30 s），伴宫颈管缩短 75%，子宫颈扩张 2 cm 以上。

【对母儿的影响】

早产主要对新生儿造成较大的危害，多因器官发育不健全出现各种并发症，如新生儿肺炎、新生儿呼吸窘迫综合征等。孕妇由于突然提前的分娩，常来不及准备入院待产；产后也多因为不能立即母乳喂养影响乳汁的分泌及产后恢复等。

【处理原则】

若胎膜未破，胎儿存活，母儿一般情况良好，应抑制宫缩尽量保胎；若胎膜已破，早产不可避免，应适时终止妊娠，尽量提高早产儿存活率。

【护理评估】

（一）健康史

主要询问本次妊娠过程中有无下生殖道感染、妊娠合并症等；还应仔细询问既往史，特别是有无吸烟、酗酒等不良嗜好，既往有无晚期流产、早产史等。

（二）身体评估

（1）症状　主要评估有无阴道大量排液、阴道少许流血、下腹阵发性疼痛等。

（2）体征　评估全身状况，监测生命体征并记录，尤其密切观察胎心音，评估胎儿有无缺氧以及死亡。

（三）辅助检查

通过 B 型超声检查评估胎儿成熟度等。

（四）心理社会评估

早产已不可避免，患者常会自责，因结果的不可预知，担心胎儿不易存活，出现焦虑、悲哀等情绪。

【护理诊断/问题】

（1）有新生儿受伤的危险：与早产儿发育不成熟有关。

（2）焦虑：与担心早产儿预后有关。

【护理措施】

(一) 一般护理

嘱患者左侧卧位休息,抬高床尾,减轻胎先露对子宫颈的刺激,可降低自发宫缩频率,慎做肛门检查与阴道检查;鼓励进食,增加营养;保持外阴清洁。

(二) 心理护理

早产经常出乎意料,有时无原因可寻,让患者了解早产的原因、发展与处理,明白早产的发生多数与孕妇无关,减轻自责,并向患者及其家属介绍早产儿经过细心呵护可以转危为安,健康成长,让产妇以良好的心态承担母亲的角色。

(三) 病情观察

密切观察有无阴道排液、阵发性腹痛的频率与强度、宫口扩张程度等。

(四) 医护配合

(1) 抑制子宫收缩　遵医嘱给予硫酸镁、沙丁胺醇等药物抑制宫缩治疗,用药期间严密观察宫缩及药物副作用。

(2) 适时终止妊娠　可采取剖宫产术与阴道分娩方式。阴道分娩需行会阴切开术以防颅内出血。产前做好手术及新生儿抢救准备;此外,因为早产儿存活率低,娩出前应遵医嘱肌内注射地塞米松促胎肺成熟,提高早产儿存活率;产时尽量避免使用镇静药;产后新生儿注意保暖,给予维生素 K_1,加强护理。

【健康教育】

(1) 加强孕期保健,保持心情平静,勿举重物,多左侧卧位休息,妊娠晚期避免性生活。

(2) 产褥期注意营养、休息与卫生。

(3) 新生儿出院后应继续观察肤色、呼吸、吸吮力、大小便等是否正常,发现异常及时就医。

任务八　多胎妊娠

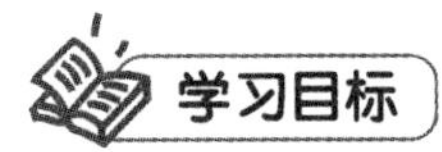

1. 熟悉多胎妊娠对母儿的影响、护理措施。
2. 了解多胎妊娠的治疗原则。

案例引导

某经产妇,G_3P_2,38岁,妊娠20周。自觉腹部增大明显快于既往妊娠,胎动明显,无明显不适,来院产检。检查发现宫高、腹围均明显大于妊娠周数,可触及多个肢体,不同部位听到两个胎心音。

问题:护士尚需采集哪些资料以完善健康史与身体评估?怎样护理?

一次妊娠宫腔内同时有两个或两个以上胎儿者称为多胎妊娠(multiple pregnancy)。多胎妊娠发生概率较低,以双胎妊娠最多见,但近年来,随着辅助生殖技术的广泛应用,多胎妊娠发生率有上升趋势。本任务主要讨论双胎妊娠。

【病因】

双胎妊娠根据发生的机制不同分为双卵双胎和单卵双胎,其中双卵双胎的发生与遗传因素、应用促排卵药物等因素有关;其次,随着孕妇的年龄、胎次的增加,也可能增加双胎妊娠的概率。单卵双胎的形成原因目前尚未明确。

【临床表现】

妊娠早期早孕反应较严重;妊娠中期腹部增大明显快于单胎妊娠,体重快速增加;妊娠晚期下肢水肿、呼吸困难等压迫症状明显。产科检查可见宫高、腹围均明显大于妊娠周数;可触及多个肢体;胎位可能出现异常,以一头一臀多见;不同部位可听到两个胎心音。妊娠13周后B型超声检查显示子宫腔内有两个胎儿即可确诊。

【对母儿的影响】

双胎妊娠并发症多,对孕妇及围生儿造成很大威胁。孕妇于妊娠期容易并发妊娠期高血压疾病、贫血、羊水过多、胎位异常、流产、胎膜早破等疾病,分娩时容易出现宫缩乏力、胎盘早剥、产后出血等并发症。围生儿容易并发早产、胎儿生长受限、畸形、脐带异常、新生儿产伤等,新生儿死亡率较高。

【处理原则】

妊娠期加强监护,避免并发症的发生,尤其注意防治贫血及早产。提前住院待产,选择合适的分娩方式,目前多采取剖宫产术。产后积极预防产后出血。

知识链接

双胎妊娠的剖宫产指征

双胎妊娠出现以下情况之一,应考虑行剖宫产术。

(1) 第一胎儿为肩先露、臀先露。

(2) 宫缩乏力导致产程延长,经保守治疗效果不佳。

(3) 胎儿宫内窘迫,短时间内不能经阴道结束分娩。

(4) 联体双胎孕周大于26周。

(5) 严重妊娠并发症需尽快终止妊娠,如重度子痫前期、胎盘早剥等。

【护理评估】

(一) 健康史

主要询问有无多胎妊娠家族史,孕前是否使用过促排卵药等。

（二）身体评估

(1) 症状　评估孕早期有无明显的恶心、呕吐症状，孕晚期是否感觉腹部快速增大等。

(2) 体征　评估子宫是否大于孕周，是否可触及多个胎体，听到两个速率不一致的胎心音等。

（三）辅助检查

B型超声检查是早期确诊双胎妊娠的首选方法，还可筛查畸形、判断胎位与双胎类型等。

（四）心理社会评估

评估患者对发生双胎妊娠的心理感受及情绪反应。孕妇在妊娠早期常兴奋、喜悦，随着妊娠后期不适症状的出现，产生焦虑，对可能出现严重的并发症且危及新生儿时而担忧等。

【护理诊断/问题】

(1) 有围生儿受伤的危险：与早产、畸形、产伤等有关。

(2) 潜在的并发症：早产、产后出血、脐带脱垂、胎盘早剥等。

(3) 舒适的改变：与双胎妊娠导致腹部明显增大所引发的压迫症状有关。

【护理措施】

（一）一般护理

加强营养，摄取足够热量、蛋白质、维生素、必需脂肪酸、富含铁的食物，适当增加铁剂、钙剂、叶酸，一般控制体重增加以16～18 kg为宜；嘱增加产检次数，密切注意血压、宫高、腹围和体重的变化，检查有无贫血。注意休息，减少活动量，防止跌伤意外，每日增加卧床时间，取左侧卧位，抬高下肢，增加子宫胎盘血供，减少早产、胎膜早破的发生；腰背部不适可行局部按摩、热敷。

（二）心理护理

护士向患者及其家属讲解双胎妊娠的知识，加强孕期监护，介绍现代医疗及护理技术可以极大提高新生儿的存活率及保障健康，消除孕妇担忧，提前做好产后心理辅导，指导准备双份新生儿用物，并协助孕妇及家属做好照顾双胞胎的心理及环境准备。

（三）产科护理

(1) 妊娠期监护　定期监测母儿安危，积极防治贫血、早产等并发症，重点监护胎儿的生长发育情况及胎位的变化。护理人员配合医生做好定期检查和并发症的处理。

(2) 分娩期护理　保证产妇良好体力，鼓励进食与适时睡眠；密切观察产程进展及胎心音；做好抢救新生儿的准备；第二产程协助行会阴后-侧切开术，第一胎儿娩出后，立即断脐，助手协助固定第二胎儿为纵产式，并严密观察胎心、宫缩及阴道流血情况，及时排除脐带脱垂、胎盘早剥；通常20 min后第二胎儿自然娩出，立即腹部加压沙袋，以防腹压骤降引发休克，遵医嘱予以缩宫素，防止产后出血。

(3) 产后护理　观察阴道流血量和宫缩；若为早产，加强早产儿的观察与护理。

【健康教育】

指导注意休息、加强营养；观察阴道流血量及子宫复旧情况，防止产后出血；指导产妇正确母乳喂养；选择有效的避孕措施。

任务九 过期妊娠

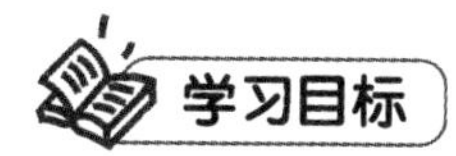

1. 熟悉过期妊娠的概念、处理原则及护理措施。
2. 了解过期妊娠的病因、病理。

案例引导

某初孕妇，35 岁，妊娠 43 周，近 2 日自觉胎动减少，来院就诊。
问题：目前孕妇的处理原则是什么？怎样护理？

平时月经周期规律，妊娠不少于 42 周仍未分娩者为过期妊娠（postterm pregnancy），占妊娠总数的 3%～15%。过期妊娠使胎儿窘迫、新生儿窒息等发病率增加，且围生儿死亡的发生率也大大增加，危险性随着妊娠期延长而增加。

【病因】

病因尚不明确，可能与雌激素和孕激素比例失调、头盆不称、胎儿畸形、遗传等因素有关。

【病理】

（1）胎盘 胎盘可出现两种表现：一种是胎盘功能正常，除重量较妊娠足月胎盘略有增加，胎盘外观及镜检无异常改变；另一种是胎盘功能减退，胎盘外观及镜检均明显异常。胎盘母体面钙化，胎儿面因胎粪污染呈黄绿色；镜检可见胎盘绒毛内血管床减少，间质纤维化增加，合体细胞部分断裂、脱落，胎盘绒毛表面有纤维蛋白沉积，绒毛上皮与血管基膜增厚等，这些病理变化均明显降低了胎盘功能。

（2）羊水 羊水迅速减少，可减至 300 mL 以下；羊水粪染概率增加。

（3）胎儿 其变化与胎盘功能有关。当胎盘功能正常时，胎儿正常生长，巨大胎儿发生率明显增加；当胎盘功能减退时，胎儿出现成熟障碍，早期过度成熟形似“小老人”，后期胎儿缺氧、粪染。此外，胎儿生长受限可与过期妊娠共存，增加了胎儿受伤的危险性。

【对母儿的影响】

（1）对围生儿的影响 除发生胎儿成熟障碍外，胎儿窘迫、新生儿窒息等围生儿发病率及死亡率增加。

(2) 对母体的影响　巨大胎儿、胎儿窘迫等使分娩时手术产率及母体发生产伤的概率增加。

【处理原则】

加强产前检查,预防过期妊娠。一旦发生过期妊娠,应适时终止妊娠。严密监测胎盘功能及胎儿安危,如胎盘功能正常,胎儿无窘迫,则可行人工破膜引产;如胎盘功能异常或胎儿窘迫,则需立即行剖宫产术结束分娩。

【护理评估】

(一) 健康史

询问平时月经是否规律、早孕反应时间、胎动开始时间等,认真核对预产期。

(二) 身体评估

评估体重是否增加,宫高、腹围是否与妊娠周数相符,胎心音是否正常,评估羊水量及宫颈成熟度等。

(三) 辅助检查

通过B型超声确定孕周与判断胎盘功能;还可通过胎动计数、胎儿电子监护仪检测、检验尿中雌激素与肌酐比值等方法了解胎盘功能及胎儿安危情况;羊膜镜检观察羊水性状。

(四) 心理社会评估

评估患者及家属对过期妊娠的心理感受、情绪反应及焦虑程度。

【护理诊断/问题】

(1) 有围生儿受伤的危险:与胎盘功能减退、巨大胎儿、胎儿窘迫、新生儿窒息等有关。

(2) 知识缺乏:缺乏过期妊娠危害母儿的认识。

【护理措施】

(一) 一般护理

充分休息,多取左侧卧位;注意营养摄入,合理搭配食物,以免营养过剩;协助核实预产期,指导自我监测胎动,积极配合检查与操作。

(二) 心理护理

向患者及其家属解释过期妊娠可能造成的危害,解除盲目等待自然分娩的乐观心理,使其理解终止妊娠的必要性,积极配合治疗。

(三) 病情观察

严密监护胎儿安危,自数胎动,勤听胎心音,必要时进行胎心监护,发现异常及时通知医生,尽快终止妊娠。

(四) 医护配合

(1) 引产　宫颈成熟、胎头衔接者,通常行人工破膜引产,必要时行缩宫素静脉滴注。

临产后，鼓励产妇侧卧位，吸氧，严密观察产程进展及胎心音变化，破膜时注意观察羊水性状。

（2）剖宫产　巨大胎儿、头盆不称、胎盘功能异常或胎儿窘迫等，行剖宫产术。积极做好术中、术后及新生儿抢救的护理工作。

【健康教育】

（1）加强孕期保健知识教育，宣传过期妊娠的危害，避免过期妊娠的发生。

（2）定期产检，超预产期 1 周未临产，必须入院检查。

能力检测

A 型选择题（以下每一道题有 A、B、C、D、E 五个备选答案，请从中选择一个最佳答案）

1. 自然流产最常见的原因是（　　）。

A. 遗传基因缺陷　B. 母体疾病　C. 环境污染
D. 不良生活习惯　E. 意外伤害

2. 当受精卵种植在输卵管时，绒毛向管壁方向侵蚀并穿透浆膜，将孕卵排入腹腔时其结局应为（　　）。

A. 输卵管妊娠破裂　B. 输卵管妊娠流产　C. 陈旧性宫外孕
D. 继发腹腔妊娠　E. 胚胎死亡

3. 输卵管妊娠最易发生的部位是（　　）。

A. 腹腔　B. 子宫角部　C. 输卵管壶腹部
D. 输卵管伞部　E. 输卵管峡部

4. 下列哪项是前置胎盘的典型临床表现？（　　）

A. 妊娠晚期或临产时，无痛性无诱因反复的阴道流血
B. 持续性腹痛，伴有阴道流血
C. 腹部可见病理缩复环
D. 血压升高
E. 胎儿窘迫

5. 妊娠期高血压疾病的基本病理变化是（　　）。

A. 蛋白尿　B. 高血压　C. 水肿
D. 全身小动脉痉挛　E. 眼底出血

6. 为避免早产儿发生呼吸窘迫综合征，促进胎肺成熟的药物是（　　）。

A. 阿司匹林　B. 地塞米松　C. 维生素 K　D. 吸氧　E. 舒喘灵

7. 子痫前期患者在药物治疗中首选药物是（　　）。

A. 冬眠合剂　B. 硫酸镁　C. 地西泮（安定）
D. 苯巴比妥（鲁米那）　E. 利血平

8. 平时月经周期规律，妊娠达到或超过 42 周而尚未临产者，应考虑为（　　）。

A. 过期妊娠　B. 早产　C. 滞产　D. 足月产　E. 急产

9. 对于不全流产孕妇，一经确诊，护士需（　　）。

A. 让孕妇休息　B. 及时做好清除宫内残留组织的准备

C. 减少刺激　　D. 加强心理护理，增强保胎信心

E. 及时止血并结合药物治疗

10. 关于难免流产，叙述正确的是(　　)。

A. 阴道流血量较多，伴阵发性腹痛

B. 子宫颈口关闭

C. 由先兆流产发展而来，经休息和治疗后流产可以避免

D. 子宫接近正常大小

E. 阴道流血量较少，伴轻微腹痛

11. 异位妊娠就诊的主要症状是(　　)。

A. 阴道流血　　B. 停经　　C. 急腹痛

D. 晕厥与休克　　E. 水肿

12. 一孕妇，妊娠29周，今晨家人发现其晕厥，卧于血泊中，急送医院，检查面色苍白，四肢冰冷，脉搏细弱，血压60/30 mmHg，此患者现存的主要护理诊断是(　　)。

A. 体温升高　　B. 组织灌注量不足　　C. 胎儿窘迫

D. 恐惧　　E. 早产

13. 某初孕妇，停经10周，阴道出血3日，并有血块排出，来院检查时发现宫口处有胚胎组织阻塞，应协助医生做好(　　)。

A. 清宫术　　B. 吸氧　　C. 肌内注射催产素

D. 输液　　E. 肌内注射催产素＋清宫术

14. 某初产妇，停经50日出现阴道少量出血，伴轻微下腹痛。妇科检查发现，该产妇宫颈口关闭，子宫增大，约孕50日，妊娠试验阳性。该孕妇最可能的诊断是(　　)。

A. 难免流产　B. 不全流产　C. 先兆流产　D. 完全流产　E. 异位妊娠

15. 某初产妇，30岁，现妊娠39周。妊娠中期产前检查未见异常。妊娠38周时自觉头痛、眼花。测血压160/110 mmHg，尿蛋白(＋＋)，宫缩不规律，胎心134次/分。此时首先的处理应是(　　)。

A. 门诊治疗并注意随访　　B. 静脉滴注硫酸镁

C. 人工破膜并静脉滴注催产素　　D. 行剖宫产术

E. 卧床休息

16. 某初孕妇，27岁，妊娠36周，枕左前位，有少量阴道流血，无宫缩，胎心140次/分。本例最恰当的处理应是(　　)。

A. 期待疗法　　B. 药物引产　　C. 立即人工破膜

D. 行剖宫产术　　E. 缩宫素引产

17. 某已婚妇女，29岁，停经9周，下腹阵发性剧痛6 h伴阴道大量流血，超过月经量。检查子宫口开大2 cm，本例最恰当的处置是(　　)。

A. 观察病情　　B. 肌内注射或静脉滴注催产素

C. 肌内注射黄体酮　　D. 吸宫术

E. 卧床休息

18. 某已婚妇女，27岁，停经48日，阴道少量流血1日。今晨3时无原因出现下腹剧痛，伴恶心呕吐及一过性晕厥，查面色苍白，血压60/30 mmHg，脉搏120次/分，妇科检查：宫颈举痛明显，阴道后穹隆触痛(＋)，盆腔触诊因痛不满意。此时快速诊断的辅助检查方

法是(　　)。

A. 检测尿 HCG 值　　B. B 型超声检查　　C. 阴道后穹隆穿刺
D. 行诊断性刮宫　　E. 腹腔镜检

19. 某初孕妇,25 岁,孕 31 周产前检查正常,孕 34 周出现头痛、眼花等自觉症状,检查血压 180/110 mmHg,尿蛋白(＋＋),水肿(＋＋),眼底 A 与 V 比值为 1∶2,视网膜水肿,本例的诊断应考虑为(　　)。

A. 妊娠期高血压　　B. 轻度子痫前期　　C. 重度子痫前期
D. 子痫　　E. 妊娠合并慢性高血压

20. 某已婚妇女,25 岁,停经 60 日,阴道少量流血 2 日,色鲜红,伴轻度下腹阵发性疼痛。检查宫口闭,子宫大如孕 2 个月,既往孕 2 个月流产 1 次,本例应诊断为(　　)。

A. 先兆流产　B. 难免流产　C. 不全流产　D. 稽留流产　E. 习惯性流产

21. 某妇女,26 岁,停经 48 日,下腹痛及阴道多量流血已 10 h。妇科检查:子宫稍大,宫口有胚胎组织堵塞,下列哪项止血措施最有效?(　　)

A. 肌内注射止血药物　　B. 肌内注射或静脉注射催产素　　C. 清宫术
D. 纱布堵塞阴道压迫止血　　E. 绝对卧床

22. 某初孕妇,28 岁,妊娠 34 周,自觉头痛眼花一周,经治疗 5 日未见显效。今晨 4 时突然出现腹痛并逐渐加重,呈持续状,检查腹部发现子宫硬如板状。此例最可能的诊断是(　　)。

A. Ⅰ度胎盘早剥　　B. Ⅱ度胎盘早剥　　C. 先兆早产
D. 前置胎盘　　E. 先兆子宫破裂

23. 某已婚妇女,28 岁,结婚 3 年未孕,现停经 52 日,阴道少量流血 4 日。今晨突发下腹剧痛,伴明显肛门坠胀感,血压 70/40 mmHg。妇科检查:宫颈举痛明显,子宫稍大稍软,右附件区有明显触痛。本病例下列哪项处置恰当?(　　)

A. 立即行刮宫术　　B. 输液输血,观察病情进展
C. 立即行剖腹探查术　　D. 输液输血,同时行剖腹探查术
E. 紧急做凝血功能检查

24. 某已婚妇女,28 岁,停经 56 日,阴道中等量流血 2 日,伴阵发性下腹痛并逐渐加重。查子宫稍大,宫口可通过一指,并见宫口内的胎囊。下列哪项处置正确?(　　)

A. 肌内注射黄体酮 20 mg　　B. 检测尿 HCG 值　　C. 紧急做凝血功能检查
D. 立即行吸宫术　　E. 立即行剖腹探查术

25. 某已婚妇女,33 岁,停经 38 日阴道流血少量 3 日,下腹痛 4 h。妇科检查后考虑为输卵管妊娠,下列哪项辅助检查不需要?(　　)

A. 基础体温测定　　B. 检测尿 HCG 值　　C. B 型超声检查
D. 诊刮或组织检查　　E. 阴道后穹隆穿刺

26. 诊断前置胎盘最安全有效的方法是(　　)。

A. 产科检查　　B. 肛门检查　　C. 阴道检查
D. B 型超声检查　　E. X 线检查

27. 胎盘早剥的处理原则是(　　)。

A. 镇静　　B. 纠正休克,及时终止妊娠
C. 抑制宫缩　　D. 使用止血剂

E. 镇痛

28. 胎盘早剥最易出现的并发症是(　　)。

A. 心衰　　B. 呼吸窘迫综合征　　C. 羊水过少

D. DIC　　E. 胎膜早破

29. 一孕妇因患胎盘早剥而行剖宫产术,新生儿抢救无效而死亡。该患者何时再孕为宜?(　　)

A. 术后半年　B. 术后1年　C. 术后2年　D. 术后3年　E. 月经恢复

30. 硫酸镁中毒时最先出现的反应是(　　)。

A. 膝反射消失　　B. 肌张力减退　　C. 呼吸抑制

D. 尿量减少　　E. 心脏停搏

31. 患者,35岁,因妊娠期高血压疾病入院,入院后给予硫酸镁治疗。在治疗过程中患者出现膝反射消失,呼吸减慢,每分钟10次,此时应立即给予(　　)。

A. 5%葡萄糖注射液静脉滴注　　B. 肌内注射山莨菪碱

C. 静脉推注50%葡萄糖　　D. 静脉推注10%葡萄糖酸钙

E. 低分子右旋糖酐静脉滴注

32. 羊水过多是指妊娠期间羊水量超过(　　)。

A. 600 mL　B. 800 mL　C. 1 500 mL　D. 2 000 mL　E. 2 500 mL

33. 腹腔穿刺放羊水时一次不宜超过(　　)。

A. 500 mL　B. 1 000 mL　C. 1 500 mL　D. 2 000 mL　E. 3 000 mL

34. 早产儿出生体重低于(　　)。

A. 1 000 g　B. 1 500 g　C. 2 000 g　D. 2 500 g　E. 3 000 g

35. 多胎妊娠的并发症不包括(　　)。

A. 妊娠期高血压疾病　　B. 羊水过多　　C. 早产

D. 胎膜早破　　E. 胎儿肺发育不全

(36～38题共用题干)

陈女士,24岁,停经10周,于晨起发现阴道少量流血,伴下腹部微痛,妊娠试验呈阳性,B型超声显示胚囊存在,并有胚芽。初步诊断为先兆流产,孕妇因怕失去胎儿而焦虑不安。

36. 你认为首选的护理问题是(　　)。

A. 焦虑　　B. 有感染的危险　　C. 组织灌注量不足

D. 潜在并发症(如DIC等)　E. 体温过高

37. 为减轻孕妇怕失去胎儿而引起的精神负担,应做好哪项护理?(　　)

A. 给以黄体酮药物　　B. 遵医嘱给药　　C. 心理护理

D. 指导卧位　　E. 保持外阴清洁

38. 护士对出院患者进行健康教育,错误的是(　　)。

A. 避免性生活　　B. 经常跑步以增强机体抵抗力

C. 保持外阴清洁　　D. 增加营养

E. 进行孕期保健指导

(39～41题共用题干)

某女,30岁,停经35日,晨起排便时突感右下腹撕裂样疼痛,难以忍受,自感眼花,邻居将其送往中心医院。入院后检查：血压 80/50 mmHg，患者面色苍白，脉搏细弱，妊娠试验(＋)，阴道后穹隆穿刺抽出不凝血液，诊断为输卵管妊娠。

39. 作为门诊护士，首先为患者采取的措施是(　　)。

A. 建立静脉通路　　B. 准备手术　　C. 测体温

D. 留置导尿管　　E. 取尿液化验

40. 其主要的护理问题是(　　)。

A. 个人应对无效　　B. 舒适的改变　　C. 知识缺乏

D. 有感染的危险　　E. 组织灌注量不足

41. 患者需立即手术，作为病房护士，你应立即做到(　　)。

A. 导尿　　B. 遵医嘱做好术前准备　　C. 灌肠

D. 备皮　　E. 肌内注射镇静剂

(42～45 题共用题干)

某初孕妇，27 岁，妊娠 28 周，于晨起时摔伤，腹部受撞击后，自感疼痛，急诊入院。医生检查时发现子宫硬如板状，有压痛，子宫大于孕周。

42. 应考虑为(　　)。

A. 早产　　B. 宫外孕　　C. 前置胎盘

D. 胎盘早期剥离　　E. 羊水过多

43. 入院观察 2 h，发现阴道少量流血，但血压降至 60/30 mmHg，此时患者不存在的护理诊断是(　　)。

A. 有感染的危险　　B. 体温过高　　C. 组织灌注量不足

D. 有胎儿受伤的危险　　E. 疼痛

44. 患者需急症手术，在手术中发现子宫表面出现紫蓝色斑点，此患者出现了哪种并发症？(　　)

A. 肾功能衰竭　　B. DIC　　C. 子宫破裂

D. 中央性前置胎盘　　E. 子宫胎盘卒中

45. 患者术后得知子宫被切除，表现非常悲伤，害怕影响以后的性生活，针对此种情况，你应做好(　　)。

A. 心理护理　　B. 指导患者加强锻炼　　C. 保持会阴清洁

D. 观察生命体征　　E. 指导避孕

(46～48 题共用题干)

某初孕妇，20 岁，妊娠 32 周，近 1 周自感头痛、头晕，在当地医院检查时发现血压 160/110 mmHg，尿蛋白(＋＋)，水肿(＋＋＋)，医生劝其住院，但因家庭经济较困难，医生给予降压、利尿药物治疗，并告知有异常及时来院就诊。

46. 患者回家治疗的第三天晨起，突然头痛持续加重，眼花、恶心、呕吐，急送医院，血压 180/110 mmHg，目前的诊断应考虑为(　　)。

A. 妊娠期高血压　　B. 轻度子痫前期　　C. 重度子痫前期

D. 子痫　　E. 妊娠合并慢性高血压

47. 入院后 2 h，患者子痫发作，为防止舌咬伤，你应采取哪项紧急抢救措施(　　)。

A. 在上、下臼齿之间放置开口器或缠以纱布的压舌板

B. 取下活动义齿

C. 放置床栏

D. 放入单人暗室

E. 立即用解痉药物

48. 患者经抢救后,抽搐停止,意识清楚,自述腹部疼痛。检查发现子宫已有规律性收缩,宫口开大4 cm,胎头在坐骨棘下2 cm,若采取阴道分娩,经过恰当处理,顺利娩出一男婴,为防止产后子痫的发生,产后观察时间是(　　)。

A. 产后2 h　B. 产后24 h　C. 产后48 h　D. 产后10日　E. 产后1个月

(49～50题共用题干)

某经产妇,28岁,妊娠37周,无明显诱因出现阴道多量流血5 h入院。测血压90/50 mmHg,脉搏102次/分。无宫缩,宫底在剑突下2指,臀先露,胎心94次/分,骨盆外测量正常。

49. 本病例最可能的诊断是(　　)。

A. 先兆临产　B. 正常产程　C. 前置胎盘　D. 胎盘早剥　E. 羊水过多

50. 本病例最恰当的处理是(　　)。

A. 期待疗法　B. 外倒转术　C. 人工破膜

D. 立即行剖宫产术　E. 缩宫素引产

参考答案

1～5　A A C A D　6～10　B B A B A　11～15　C B A C B

16～20　A D C C A　21～25　C B D D A　26～30　D B D C A

31～35　D D C A E　36～40　A C B A E　41～45　B D B E A

46～50　C A D C D

(方丽霖)

项目六 妊娠期合并症妇女的护理

任务一 心 脏 病

学习目标

1. 掌握妊娠合并心脏病的护理评估、护理诊断及措施。
2. 熟悉妊娠合并心脏病的处理原则。
3. 了解心脏病与妊娠、分娩之间的相互影响。
4. 能运用所学知识对患者进行健康教育。
5. 关心尊重患者，具备良好的护士职业素质。

案例引导

章女士，28岁，G_1P_0。风湿性心脏病史5年，既往无心力衰竭史。停经16周，近10日来，每天上班到3楼办公室即感疲劳、心慌、气短，休息片刻后好转。平时饮食及大小便正常，休息时无任何不适。

查体：体温36.8℃、血压120/70 mmHg、呼吸18次/分、心率100次/分，律齐。心尖区闻及隆隆样舒张期杂音，肺底部未闻及明显湿啰音，肝脾未触及，下肢无水肿。子宫如孕16周大小。B型超声示胎儿正常。

问题：该孕妇心功能为几级？能否继续妊娠？提出该孕妇的护理措施。

妊娠合并心脏病是严重的妊娠期合并症。由于妊娠期、分娩期、产褥期心脏及血流动力学的改变，均可能使心脏病患者的心脏负担加重而诱发心力衰竭。妊娠合并心脏病在我国孕产妇死因中高居第二位，占产科非直接死亡原因的首位。

随着心血管诊疗技术的提高，先天性心脏病女性生存至生育年龄且妊娠者逐渐增多。在妊娠合并心脏病的患者中，先天性心脏病占35%～50%，位居第一。随着广谱抗生素的使用，风湿热患者的减少，风湿性心脏病的发病率呈逐年下降的趋势。此外，妊娠期高血压病性心脏病、围生期心肌病、心肌炎、贫血性心脏病、各种心律失常在妊娠合并心脏病中也占有一定比例。

【妊娠、分娩对心脏病的影响】

（一）妊娠期

随着妊娠的进展，子宫逐渐增大，胎盘循环建立，母体代谢率增加，导致母体对氧及循环血液的需求量大大增加，孕妇的血容量、血流动力学等方面发生了一系列变化。

孕妇总血容量一般从妊娠6周开始逐渐增加，至妊娠32～34周达高峰，较妊娠前增加30％～45％。血容量增加从而引起心排出量增加和心率加快，心脏工作量加大，心脏负担加重。妊娠晚期子宫增大，膈肌上升，使心脏向上、向左、向前移位，导致心脏大血管移位，也机械性地增加了心脏负担。心脏工作量加大及移位使心脏病患者的病情加重，孕妇容易发生心力衰竭。

（二）分娩期

分娩期是心脏负担最重的时期。第一产程，每次子宫收缩可使循环血量增加250～500 mL，心搏出量增加约24％，同时血压升高、脉压差增大及中心静脉压升高，使心脏负担进一步加重。第二产程，除不断增强的子宫收缩外，腹肌、肛提肌收缩，使回心血量与外周循环阻力不断增加；另外，产妇屏气使肺循环压升高，心脏工作量与负担大大增加，因此，第二产程心脏负担更重，最易发生心力衰竭。第三产程，胎儿娩出后，由于子宫突然缩小，腹压骤减，大量血液向内脏灌注，回心血量减少；另外，胎盘循环停止，子宫血窦内约500 mL血液突然进入体循环，回心血量增加，造成血流动力学急剧变化，这些均增加了心脏负担，使心脏病孕妇容易发生心力衰竭。

（三）产褥期

产后最初3日内，尤其是产后24 h内，由于子宫缩复使部分血液进入体循环。此外，孕妇组织间潴留的大量水分短期内回流到体循环，使循环血量再次增加，心脏负担加大，容易导致心力衰竭。

由此可见，妊娠32～34周、分娩期及产褥期最初3日内，是心脏病孕妇易患心力衰竭的危险时期，应严密监护，避免心力衰竭的发生。

【心脏病对母儿的影响】

心脏病不影响受孕，但妊娠后孕妇易发生心力衰竭，可因缺氧引起子宫收缩导致流产、早产、死胎、胎儿生长受限、胎儿窘迫及新生儿窒息等。围生儿死亡率是正常妊娠的2～3倍。某些治疗心脏病的药物(如地高辛等)对胎儿也有潜在的毒性反应。

【心脏病患者心功能分级】

我国采用的是纽约心脏病协会(NYHA)的心功能分级法，NYHA根据患者所能耐受的日常体力活动将心功能分为四级。

Ⅰ级：一般体力活动不受限。

Ⅱ级：一般体力活动略受限，休息时无症状，活动后心悸、轻度气促。

Ⅲ级：一般体力活动明显受限，休息时无症状，轻微日常活动或操作即感疲劳、心悸、呼吸困难，既往有心力衰竭史。

Ⅳ级：不能从事任何体力活动，休息时有心悸、呼吸困难等心力衰竭症状。

【早期心力衰竭】

妊娠合并心脏病孕妇，出现以下症状和体征时应考虑早期心力衰竭。

(1) 轻微活动即感胸闷、心悸、气促。

(2) 休息时心率超过 110 次/分，呼吸超过 20 次/分。

(3) 夜间常因胸闷而坐起呼吸，或到窗口呼吸新鲜空气。

(4) 肺底部出现少量持续性湿啰音，咳嗽后不消失。

【处理原则】

(一) 非妊娠期

做好心脏病育龄妇女的宣教工作，使其了解妊娠、分娩与心脏病之间的相互影响。并根据心脏病种类、心功能情况及病情决定能否妊娠。对不宜妊娠者，应指导避孕。

1. 可以妊娠

心脏病病情较轻，心功能Ⅰ～Ⅱ级，无心力衰竭史且无其他并发症者，一般可以妊娠。

2. 不宜妊娠

心脏病病情较重，心功能Ⅲ～Ⅳ级，既往有心力衰竭史、肺动脉高压、右向左分流型先天性心脏病、严重心律失常、风湿热活动期，心脏病并发细菌性心内膜炎、心肌炎遗留有严重心律不齐，围生期心肌病遗留有心脏扩大者，不宜妊娠。

(二) 妊娠期

1. 终止妊娠

对不宜妊娠者，应在妊娠 12 周前控制心力衰竭后行人工流产术。若妊娠超过 12 周，则应密切监护，积极预防心力衰竭。对于顽固性心力衰竭孕妇，应与内科医生配合，在严密监护下行剖宫取胎术。

2. 严密监护，预防心力衰竭

对可以妊娠者，应加强产前检查，动态观察心脏功能，正确评估母儿状况，积极预防和治疗各种引起心力衰竭的因素，适时终止妊娠。

(三) 分娩期

1. 心功能Ⅰ～Ⅱ级

胎儿不大、胎位正常、子宫颈条件良好者，可考虑在严密监护下经阴道分娩。

2. 心功能Ⅲ～Ⅳ级

胎儿偏大、产道条件不佳或合并其他并发症者，均应选择剖宫产术终止妊娠。

(四) 产褥期

产后 3 日，尤其是产后 24 h 内，仍是发生心力衰竭的危险时期。应严密监护并指导产妇充足休息。遵医嘱应用广谱抗生素预防感染，直至产后 1 周、无感染征象时停药。心功能Ⅲ级或以上者不宜哺乳。不宜再妊娠者，可在产后 1 周行输卵管结扎术。

【护理评估】

(一) 健康史

孕妇初诊时应全面且详细地了解产科病史、与心脏病有关的既往病史及现病史等，评估有无诱发心力衰竭的潜在因素,如呼吸道感染、贫血、妊娠期并发症、紧张、疲劳等。

（二）身体评估

1. 判断心脏功能分级

根据 NYHA 分级方案,确定孕产妇心脏功能分级。

2. 症状和体征

评估有无心悸、气促、活动受限、呼吸困难等症状,观察呼吸状况、心率快慢、发绀、肝颈静脉回流征、心脏增大、心律失常等;尤其注意早期心力衰竭的表现,若存在心力衰竭诱因,更须识别心力衰竭指征。

(1) 妊娠期:评估胎儿宫内状况,了解孕妇子宫底高度、腹围、体重增长等与孕周是否相符及胎动计数等;评估孕妇饮食、睡眠、活动、休息等情况。

(2) 分娩期:除注意胎心、宫缩及产程进展情况外,密切进行心功能评估,及早发现心力衰竭。第一产程每 15 min 检测一次生命体征,第二产程每 10 min 检测一次,若脉搏超过 100 次/分,呼吸频率超过 25 次/分,应立即通知医生并配合处理;评估是否有渐进性呼吸困难、肺底部湿啰音;评估皮肤颜色及湿度等。

(3) 产褥期:产后注意评估出血和产褥感染相关的症状与体征,如生命体征,宫缩,恶露的量、色泽、气味,腹痛,休息,母乳喂养等。

（三）辅助检查

X 线检查是否显示有心脏扩大;心电图检查是否提示各种严重的心律失常,如心房颤动、Ⅲ度房室传导阻滞、ST 段改变、T 波异常等;超声心动图是否反映心腔扩大、心肌肥厚、心瓣膜运动异常等;胎儿电子监护仪是否提示胎儿宫内状况良好。

（四）心理社会评估

评估孕妇及家属的心理反应,是否了解妊娠合并心脏病的相关知识,是否了解妊娠、分娩与心脏病之间的相互影响以及对妊娠、分娩的适应能力。

【护理诊断/问题】

(1) 活动无耐力:与妊娠合并心脏病出现心功能低下有关。
(2) 潜在并发症:如心力衰竭、感染等。
(3) 自理能力缺陷:与心脏病活动受限及卧床休息有关。
(4) 焦虑:与担心自己无法承受妊娠及分娩压力、害怕不确定的妊娠结局有关。
(5) 知识缺乏:缺乏有关妊娠合并心脏病的自我护理保健知识。

【护理措施】

（一）非妊娠期

根据患者心脏病的种类、病变程度、心功能分级及是否需要手术矫治等因素决定是否适宜妊娠。对不宜妊娠者,应指导患者采取有效的避孕措施。

（二）妊娠期

1. 加强孕期保健

从孕早期开始定期检查或家庭访视,妊娠 20 周前每 2 周检查 1 次,妊娠 20 周后每周检查1次，了解心脏功能及胎儿宫内状况，及早发现有无早期心力衰竭的征象。必要时可酌情增加检查次数，若心功能Ⅲ级及以上，或有心力衰竭者，应立即入院治疗。心功能Ⅰ～Ⅱ级者，应在妊娠36～38周住院待产。

2. 预防心力衰竭

(1) 适当休息与活动：保证充分休息，孕妇每天至少保证10 h的睡眠。休息时应采取左侧卧位或半卧位，避免过度劳累与情绪激动。

(2) 合理营养：指导孕妇摄入高蛋白、高维生素、高纤维素、低盐、低脂饮食，适当补充铁剂，多吃水果和蔬菜，预防便秘。自妊娠16周起限制食盐摄入，一般每天控制在4～5 g内；减少脂肪摄入，防止体重增加过多，整个孕期孕妇体重增加不超过10 kg。

(3) 预防并治疗诱发心力衰竭的各种因素，如贫血、心律失常、妊娠期高血压病及各种感染，尤其是上呼吸道感染。

(4) 心理护理：指导孕妇及其家属了解妊娠合并心脏病的相关知识，帮助其识别早期心力衰竭的症状和体征，告知其出现心力衰竭的抢救和应对措施，减轻孕妇及其家属的焦虑和恐惧，避免情绪波动诱发心力衰竭。

（三）分娩期

1. 第一产程

给予产妇情感上的支持和鼓励，及时为产妇及家属提供信息，告知其产程进展情况，并取得配合，减轻产妇焦虑及紧张情绪，必要时遵医嘱给予镇静剂。密切观察子宫收缩、胎头下降及胎儿宫内情况，动态评估产妇的心功能状况，必要时吸氧或遵医嘱给予强心药物治疗，同时观察用药后的反应，严格控制给药的速度与剂量。

2. 第二产程

避免产妇屏气用力，以减轻心脏负担。子宫口开全后，行会阴侧切，以产钳术或胎头吸引术缩短产程，同时应做好抢救新生儿的准备工作。

3. 第三产程

胎儿娩出后，产妇腹部应立即加压沙袋或使用腹带，以防腹压骤降诱发心力衰竭，沙袋可于产后6 h取下。若产后子宫收缩不良，应按摩子宫，静脉滴注或肌内注射缩宫素10～20 U，预防产后出血。禁用麦角新碱，以防静脉压升高诱发心力衰竭。

（四）产褥期

1. 严密监测生命体征

产后72 h内，尤其是产后24 h内，产妇应绝对卧床休息，严密监测患者生命体征，保证充足的休息。在心功能允许的情况下，可适当下地活动，以减少血栓的形成。

2. 预防便秘

指导产妇清淡饮食，多吃蔬菜、水果，必要时遵医嘱使用缓泻剂。

3. 预防感染

遵医嘱从临产开始至产后1周或更长时间使用抗生素；保持外阴部清洁干燥，预防感染，尤其注意防止感染性心内膜炎的发生。

4. 指导避孕

建议不宜再妊娠者，在产后1周做输卵管结扎术，未做输卵管结扎术者应指导采取适宜的避孕措施。口服避孕药可形成血栓，宫内节育器可能导致感染，均宜避免。

5. 指导哺乳

心功能Ⅰ～Ⅱ级的产妇可以哺乳,心功能Ⅲ级及以上者不宜哺乳,应及时回奶并指导正确的人工喂养方法。

【健康教育】

(1) 指导孕妇及其家属了解妊娠合并心脏病的相关知识,教会其识别早期心力衰竭。

(2) 加强孕期保健,避免各种诱发心力衰竭的因素。

(3) 遵医嘱合理使用药物。

(4) 嘱孕妇合理饮食,适当休息与活动,防止便秘。

(5) 根据产妇的心功能状况,指导合适的喂养方式及避孕措施。

任务二 糖 尿 病

学习目标

1. 掌握妊娠合并糖尿病的护理评估、护理诊断及措施。
2. 熟悉糖尿病对妊娠、分娩的影响。
3. 了解妊娠合并糖尿病的处理原则。
4. 能熟练进行血糖监测,会对妊娠合并糖尿病的孕产妇进行健康教育。

案例引导

李女士,35岁,G_3P_1,因停经33^{+2}周,产前检查发现糖耐量异常入院。平素月经规律,核对孕周无误,未定期行产前检查,孕27周糖筛查结果:血糖含量为7.51 mmol/L,建议孕33周再次进行糖筛查。入院前2日糖筛查结果:血糖含量为8.18 mmol/L。今日我院行葡萄糖耐量试验:空腹血糖4.23 mmol/L、餐后1 h血糖10.69 mmol/L、餐后2 h血糖8.3 mmol/L、餐后3 h血糖4.06 mmol/L。患者及家属要求入院监测、控制血糖。2年前曾因孕36周不明原因胎死宫内并于外院引产,胎儿未发现明显畸形。入院检查:生命体征平稳,心肺未见异常体征,腹部膨隆,无压痛及反跳痛,子宫底高度33 cm,腹围98 cm,头先露,高浮,LOA,胎心率132次/分。

问题:目前该孕妇主要的护理措施是什么?如何对妊娠合并糖尿病的产妇进行健康教育?

糖尿病(diabetes)是由遗传因素、免疫功能紊乱及精神因素等各种致病因子作用于机体,导致胰岛功能减退和(或)胰岛素抵抗而引发的糖、蛋白质、脂肪、水和电解质等一系列代谢紊乱综合征。临床上以慢性血糖水平增高为主要特点,典型病例可出现多饮、多食、多尿、消瘦等表现,即“三多一少”症状。

妊娠合并糖尿病属高危妊娠,包括下列两种类型。

(1) 妊娠期糖尿病(gestational diabetes mellitus,GDM):妊娠后首次发生或发现的任何程度的糖耐量异常,该类型占妊娠合并糖尿病总数的80%以上。

(2) 糖尿病合并妊娠:在妊娠前已被确诊糖尿病或妊娠前糖耐量异常,妊娠后发展为糖尿病,分娩后仍为糖尿病的患者,该类型不足20%。

【妊娠、分娩对糖尿病的影响】

妊娠可使隐性糖尿病显性化,使既往无糖尿病的孕妇发生妊娠期糖尿病,使原有糖尿病的病情加重,同时也使糖尿病的治疗复杂化。

(1) 孕早期,胎儿从母体摄取葡萄糖的量增加,使葡萄糖需要量较非孕时增加;孕期肾血流量及肾小球滤过率增加,而肾小管对葡萄糖的重吸收不能相应增加,使肾糖阈降低,导致部分孕妇排糖量增加;由于早孕反应,孕妇进食量少以及妊娠后孕妇体内雌激素、孕激素可增加母体对葡萄糖的利用,从而导致孕妇空腹血糖低于非孕妇女,此期使用胰岛素治疗的孕妇需减少用量,否则易致低血糖。随妊娠进展,抗胰岛素类物质(如雌激素、孕激素、人胎盘生乳素等)不断升高,胰岛素用量需不断增加,妊娠32~36周胰岛素用量达高峰。

(2) 分娩过程中,体力消耗增大,产妇进食量减少,若不及时减少胰岛素用量,容易发生低血糖甚至酮症酸中毒。

(3) 胎盘娩出后,胎盘分泌的抗胰岛素物质迅速减少,应减少胰岛素用量,否则会出现低血糖。

【糖尿病对妊娠、分娩的影响】

(一) 对孕妇的影响

1. 受孕率及流产率

由于糖尿病妇女内分泌功能紊乱,全身情况差,受孕率明显低于正常妇女。由于高血糖可使胚胎发育异常甚至死亡,可致胎儿畸形,流产率达15%~30%。

2. 妊娠期高血压病

由于糖尿病可导致血管病变,患者多有小血管内皮细胞增厚及其管腔狭窄,容易并发妊娠期高血压病,发生率为正常妇女的3~5倍。

3. 感染

糖尿病患者白细胞有多种功能缺陷,白细胞的趋化作用、吞噬功能、杀菌作用均明显降低,易合并感染,以泌尿系统感染最为常见。

4. 羊水过多

羊水较非糖尿病孕妇高10倍,可能与胎儿高血糖、高渗性利尿致胎尿排出增多有关。

5. 产科其他并发症

因羊水过多、巨大胎儿等易致胎膜早破、早产;分娩时,因糖利用不足,易出现宫缩乏力、产程延长、产后出血等。

6. 其他

易发生糖尿病酮症酸中毒。

(二) 对胎儿及新生儿的影响

巨大胎儿、胎儿生长受限、畸形儿、流产、早产、死产、死胎等的发生率升高。新生儿脱离母体高血糖环境后，其高胰岛素血症仍存在，若不及时补糖则极易发生新生儿低血糖；另外，因胎儿高胰岛素水平抑制肺泡活性物质合成，使胎儿肺成熟延迟，新生儿呼吸窘迫综合征发生率升高，导致新生儿死亡率升高。

【处理原则】

（一）不宜妊娠

糖尿病妇女于妊娠前应判断糖尿病的严重程度，确定妊娠的可能性。如已有严重的心血管疾病、肾功能减退或眼底有增生性视网膜炎等应避孕，不宜妊娠，如已妊娠应及早终止。

（二）可以妊娠

可以妊娠者，需在内科、产科医生的密切监护下，尽可能将孕妇血糖控制在正常或接近正常范围内，选择适当方式终止妊娠，以防止并发症的发生。

【护理评估】

（一）健康史

了解孕妇有无糖尿病病史及糖尿病家族史、不明原因反复流产、死胎、巨大胎儿、畸形儿、妊娠足月新生儿呼吸窘迫综合征等不良孕产史；了解本次妊娠经过、病情控制及目前用药情况；注意了解有无糖尿病及其合并症症状。

（二）身体评估

1. 妊娠期

评估孕妇有无“三多一少”症状、有无合并妊娠期高血压疾病、有无羊水过多等，注意有无巨大胎儿或胎儿生长受限等。

2. 分娩期

严密监测血糖、尿糖与尿酮体。重点评估产妇有无低血糖症状(如心悸、心率加快、出汗、软弱无力、面色苍白、饥饿等)及酮症酸中毒症状；同时注意观察胎心、宫缩及产程进展情况。

3. 产褥期

产后主要评估产妇有无低血糖或高血糖症状，进食量与液体摄入量，有无产后出血及感染征象。评估新生儿有无低血糖。

（三）辅助检查

(1) 口服葡萄糖耐基试验(75 g糖耐量试验)：前1日晚餐后禁食8 h，5 min内口服葡萄糖75 g，测服糖前、服糖后1 h、服糖后2 h的血糖。诊断标准为：空腹血糖5.1 mmol/L，服糖后1 h血糖为10.0 mmol/L，服糖后2 h血糖为8.5 mmol/L，若其中有1项血糖值达到或超过正常值，即可诊断为妊娠期糖尿病(GDM)。

(2) 空腹血糖测定：两次或两次以上空腹血糖大于5.1 mmol/L者，可诊断为糖尿病。

(3) 肝肾功能检查、24 h尿蛋白定量、尿酮体及眼底检查等。

（四）心理社会评估

评估孕妇对妊娠期糖尿病知识的了解程度，对检查与治疗的认知情况，有无焦虑、恐惧心理，孕妇及家人对糖尿病治疗的反应。

【护理诊断/问题】

（1）营养失调：低于或高于机体需要量，与血糖代谢异常有关。
（2）知识缺乏：缺乏糖尿病及其饮食控制、胰岛素使用等相关知识。
（3）有胎儿受伤的危险：与巨大胎儿、畸形儿、胎儿肺泡表面活性物质不足有关。
（4）有感染的危险：与糖尿病患者抵抗力低下有关。
（5）焦虑：与担心自身及胎儿安全有关。
（6）潜在并发症：如低血糖、产后出血等。

【护理措施】

（一）非妊娠期

为确保母儿健康，减少母儿并发症的发生，糖尿病妇女于妊娠前应判断糖尿病的严重程度，确定妊娠的可能性。如已有严重的心血管疾病、肾功能减退或眼底有增生性视网膜炎等疾病的妇女应避孕，不宜妊娠；对于器质性病变较轻者，应指导控制血糖水平在正常范围内后再妊娠。

（二）妊娠期

1. 控制血糖

（1）饮食控制：孕期营养的目标是摄入足够的热量和蛋白质，保证胎儿的发育并避免发生酮症酸中毒。建议每日热量摄取每千克体重 35～38 cal(1 cal=4.2 J)，其中蛋白质占 20%～30%、脂肪占 30%～40%、糖类占 40%～50%。将热量分配于三餐及三次点心中，早餐及早点 25%，午餐及午点 30%、晚餐 30%、睡前 15%，控制餐后 1 h 血糖水平小于 8 mmol/L，孕妇无明显饥饿感为宜。每日还应补充钙剂 1～1.2 g，叶酸 5 mg，铁剂 15 mg 及维生素。此外，提倡多食绿叶蔬菜、豆类、粗谷物、低糖水果等，并坚持低盐饮食。

知识链接

糖尿病患者的饮食指导

（1）控制全天的总热量。
（2）糖类、脂肪、蛋白质三大类营养物质供给要均衡。
（3）偶尔发生低血糖时，可立即饮用少量含糖液体予以补充。
（4）不宜空腹进行体育锻炼，晚饭后或睡觉前如工作、活动时间过长要适当加餐。平时活动量较大时，也应适当加餐，以防低血糖。
（5）在生活不规律、吃饭不定时的情况下，如出差、旅游时，要随身携带一些方便食品，以防发生低血糖。
（6）当有感染、高热或手术等应激情况不能正常进食时，要及时调整饮食与药物，以免发生低血糖或其他意外。

（2）运动疗法：适度的运动可提高胰岛素的敏感性，降低血糖，使体重增加不至于过高,以利于糖尿病病情的控制和正常分娩。运动方式可选择散步,每日至少一次,于餐后1 h进行,持续20～40 min。整个孕期最好将体重增加控制在10～12 kg的范围内。

(3) 合理用药:对饮食、运动治疗不能控制的糖尿病孕妇,遵医嘱应用药物控制血糖,以避免低血糖、酮症酸中毒的发生,胰岛素是主要的治疗药物,应遵医嘱选用短效胰岛素和中效胰岛素。因磺脲类及双胍类降糖药均能通过胎盘对胎儿产生毒性反应,故孕妇忌用口服降糖药物治疗。一般妊娠20周时胰岛素的需要量开始增加,需及时进行调整。临床上常用血糖含量和糖化血红蛋白作为监测指标。

2. 加强母儿监护

(1) 孕妇监护:严格监测血糖和糖化血红蛋白;定期进行肾功能测定及眼底检查。

(2) 胎儿监护:定期B型超声检查,监测胎头双顶径、羊水量和胎盘成熟度,判断有无巨大胎儿、胎儿发育是否畸形;指导孕妇自己计数胎动,若胎动次数小于10次/12 h或胎动次数减少到原胎动次数的50%而不能恢复时,提示胎儿宫内缺氧;通过胎盘功能测定判断胎儿是否缺氧;进行胎儿电子监护,妊娠32周起每周进行1次无应激试验(NST),36周后每周2次,了解胎儿宫内储备能力。

3. 提供心理支持,维护孕妇自尊

护理人员应与孕妇交流,鼓励其说出感受与担心,纠正其错误的认识,鼓励孕妇以积极的心态面对压力、解决问题。

(三) 分娩期

1. 分娩时间的选择

原则是在控制血糖、确保母儿安全的同时,尽量延迟终止妊娠时间,等待胎儿成熟。若血糖控制良好,孕晚期无合并症,胎儿宫内状况良好,宜妊娠38～39周终止;若血糖控制不满意,伴有严重的合并症或并发症,则在促胎肺成熟后立即终止妊娠。

2. 分娩方式的选择

巨大胎儿、胎位异常、病情严重或有其他产科指征者,常选择剖宫产术终止妊娠;若胎儿发育正常,产道条件良好,可试行阴道分娩,经阴道分娩者应监测血糖、尿糖和尿酮体,产程中密切观察产程进展和胎心变化。若出现胎儿窘迫或产程进展缓慢,应立即行剖宫产术终止妊娠。

3. 分娩时的护理

行剖宫产术或引产当日早晨的胰岛素用量一般仅为平时的一半,停止皮下注射,改为小剂量胰岛素持续静脉滴注,一般为3～4 g葡萄糖加1 U胰岛素。临产及手术当天应每2 h测一次血糖或尿糖,以便及时调整胰岛素用量;鼓励产妇正常进食,保证热量供应,预防低血糖;密切监护胎儿状况,观察子宫收缩和产程进展情况,控制总产程时间不超过12 h,若超过16 h易出现酮症酸中毒;胎儿前肩娩出后立即给予20 U缩宫素肌内注射,预防产后出血。

(四) 产褥期

1. 防止低血糖

胎盘娩出后,由于抗胰岛素物质迅速下降,应遵医嘱减少胰岛素用量或不需使用胰岛素,用量一般是产前的1/3～1/2。观察有无低血糖表现,如心悸、出汗、脉搏加快等。

2. 防止产后出血

因羊水过多或巨大胎儿易导致产后宫缩乏力而引起产后出血,应注意观察子宫收缩情况、恶露量等。

3. 防止感染

保持全身皮肤尤其是腹部、会阴切口的清洁干燥。遵医嘱使用抗生素。

4. 新生儿护理

新生儿出生后无论体重大小，均按早产儿护理。娩出后 30 min 开始滴服 25%的葡萄糖溶液以防止低血糖，同时注意预防低血钙、高胆红素血症和新生儿呼吸窘迫综合征的发生。

【健康教育】

(1) 指导孕产妇了解糖尿病的基本知识，提高自我监护能力　控制饮食，饮食应定量、定时，以达到正常血糖水平而孕妇又无饥饿感为最佳；适度运动；遵医嘱合理使用胰岛素，预防低血糖的发生。鼓励母乳喂养。

(2) 提供避孕指导　糖尿病患者产后应长期避孕，但不宜使用避孕药及宫内节育器。

任务三　病毒性肝炎

学习目标

1. 掌握妊娠合并病毒性肝炎的护理措施。
2. 熟悉病毒性肝炎对妊娠、分娩的影响；妊娠合并病毒性肝炎的处理原则。
3. 了解妊娠、分娩对病毒性肝炎的影响。
4. 能运用所学知识对妊娠合并急慢性病毒性肝炎的患者进行健康教育。
5. 关心患者，尊重患者的隐私，体现良好的护士职业素质。

案例引导

赵女士，26 岁，孕 38 周，自觉乏力、易疲劳、食欲下降伴腹胀 1 周，近 3 日上述症状加重，并出现恶心、呕吐，来医院就诊。查体：体温 37.5 ℃，血压 130/80 mmHg，全身皮肤及巩膜黄染，躯干及四肢皮肤可见散在出血点，肝在肋下一横指触及，有触痛，子宫增大如孕 38 周大小，胎心、胎动正常。孕妇精神紧张，担心自身及胎儿有危险。化验：HBsAg(+)，ALT 254 U/L，胆红素 170 μmol/L。

问题：该孕妇主要的护理诊断有哪些？怎样护理？

病毒性肝炎是由多种肝炎病毒引起的以肝脏实质细胞变性坏死为主要病变的传染性疾病，是妊娠期妇女黄疸最常见的原因。病原体主要包括甲型病毒性肝炎病毒(HAV)、乙型病毒性肝炎病毒(HBV)、丙型病毒性肝炎病毒(HCV)、丁型病毒性肝炎病毒(HDV)、戊型病毒性肝炎病毒(HEV)5 种肝炎病毒，其中，乙型病毒性肝炎病毒感染最常见。妊娠合并病毒性肝炎容易发展致重症肝炎，对母儿危害较大，是我国孕产妇死亡的主要原因之一。

【妊娠、分娩对病毒性肝炎的影响】

妊娠本身并不增加对肝炎病毒的易感性，但妊娠的某些生理变化可增加肝脏负担，使原有肝损害进一步加重，如妊娠早期食欲不振，母体摄入减少，体内蛋白质等营养物质相对不足，而妊娠期新陈代谢增加，营养物质消耗较多，肝内糖原储备降低，使肝脏负担加重，肝脏抗病能力下降；孕妇产生大量雌激素，需在肝内灭活，且胎儿代谢产物也需经母体肝脏解毒，从而进一步加重肝脏负担；分娩时体力消耗、缺氧、酸性代谢产物增加、产后出血等更加重肝脏负担，加重肝损害。此外，某些妊娠并发症可使病毒性肝炎病情复杂化，如妊娠期高血压病性肝损害、妊娠期肝内胆汁淤积症、妊娠期急性脂肪肝等极易与病毒性肝炎混淆，使诊断与治疗的难度增加。

【病毒性肝炎对妊娠、分娩的影响】

（一）对孕产妇的影响

(1) 病毒性肝炎发生于妊娠早期可使早孕反应加重，晚期则使妊娠期高血压病发病率增高。

(2) 妊娠晚期发生重症肝炎及死亡率比非孕妇女的高。

(3) 分娩时，因肝功能受损，凝血因子合成不足，易发生产后出血；重症肝炎常并发DIC，威胁母儿生命。

（二）对围生儿的影响

(1) 妊娠早期妇女患病毒性肝炎，其胎儿畸形发生率比正常的高约2倍。

(2) 由于肝炎病毒可经胎盘感染胎儿，易造成流产、早产、死胎、死产和新生儿死亡，使围生儿死亡率明显升高。

(3) 妊娠期妇女患病毒性肝炎，胎儿可经垂直传播而感染，部分胎儿可转为慢性病毒携带者，以后容易发展为肝硬化或原发性肝癌。

（三）母婴传播

孕产妇将肝炎病毒传播给胎儿或婴儿，称为垂直传播，又称母婴传播。以乙型病毒性肝炎的母婴传播为主。

1. 甲型病毒性肝炎

主要经粪-口途径传播。

2. 乙型病毒性肝炎

母婴传播是HBV主要传播途径，包括以下几种。

(1) 宫内传播：经胎盘传播。

(2) 产时传播：分娩时通过软产道接触或吞咽母血、羊水传播，是母婴传播的主要途径。

(3) 产后传播：产后接触母亲唾液或乳汁传播。

3. 丙型病毒性肝炎

存在母婴传播，受感染者约1/3将发展为慢性肝病。

4. 丁型病毒性肝炎

因丁型病毒性肝炎病毒是一种缺陷性RNA病毒，必须依赖HBV重叠感染引起肝炎，传播途径与乙型病毒性肝炎相同。

5. 戊型病毒性肝炎

主要通过粪-口途径传播，目前已有母婴传播的报道。临床表现与甲型病毒性肝炎相似，易急性发作，且多为重症，妊娠后期感染的孕产妇死亡率高达15%～25%。

【处理原则】

病毒性肝炎患者原则上不宜妊娠。

（一）妊娠期

1. 轻型病毒性肝炎

治疗原则与非妊娠期病毒性肝炎相同。

(1) 妊娠早期：急性病毒性肝炎应积极治疗，可继续妊娠。若为慢性活动性病毒性肝炎，妊娠后对母儿威胁较大，应在适当治疗后终止妊娠。

(2) 妊娠中晚期：尽量避免终止妊娠，避免手术、药物对肝脏的影响。注意休息，积极治疗，预防感染，加强胎儿监护，防治妊娠期高血压病，避免妊娠延期或过期。出现黄疸者应立即住院，按重症肝炎处理。

2. 重症肝炎

保护肝脏，积极预防及治疗肝性脑病，改善氨基酸及氨的异常代谢；限制蛋白质的摄入；保持大便通畅；预防DIC及肾功能衰竭。妊娠末期重症肝炎患者，经积极治疗24 h后可行剖宫产术终止妊娠。

（二）分娩期

(1) 分娩前1周肌内注射维生素K_1，准备好新鲜血液。

(2) 缩短第二产程，子宫口开全后行胎头吸引术或产钳术助产。

(3) 胎肩娩出后立即静脉注射缩宫素，减少产后出血。

(4) 防止产道损伤和胎盘残留。

（三）产褥期

(1) 选用对肝脏损害较小的广谱抗生素预防感染；禁用雌激素回奶。

(2) 注意新生儿隔离。

(3) 进行免疫接种，以防止母婴传播。

【护理评估】

（一）健康史

评估孕妇有无与病毒性肝炎患者密切接触史或输血史、注射血液制品史，有无病毒性肝炎家族史，对病毒性肝炎相关知识的了解程度及治疗用药情况。

（二）身体评估

(1) 症状　询问孕妇是否有食欲减退、厌油、恶心、呕吐、腹胀、肝区隐痛、乏力、畏寒发热、皮肤瘙痒等症状。

(2) 体征　观察全身皮肤及巩膜有无黄染，检查肝脏大小，注意肝区有无触痛、叩击痛等。

（三）辅助检查

血清病原学检查，肝功能、凝血功能及胎盘功能检查等。

知识链接

乙型病毒性肝炎血清病原学检测及意义

HBsAg(＋)：HBV 感染的特异性标志，见于慢性病毒性肝炎或乙型病毒性肝炎病毒携带者。

HBsAb(＋)：接种过乙肝疫苗或曾感染过 HBV，已具有免疫力。

HBeAg(＋)：HBV 活动性复制，传染性强。

HBeAb(＋)：血中 HBV 减少，传染性降低。

HBcAg(＋)：表示 HBV 在体内复制、增殖。

HBcAb-IgM(＋)：HBV 在体内复制，见于乙型病毒性肝炎急性期。

HBcAb-IgG(＋)：乙型病毒性肝炎恢复期或慢性乙型病毒性肝炎感染。

（四）心理社会评估

评估孕妇及家属对疾病的反应，有无焦虑、恐惧、自卑心理；对病毒性肝炎相关知识的了解程度；对诊疗及护理的配合程度等。

【护理诊断/问题】

(1) 营养失调：低于机体需要量，与病毒性肝炎致食欲不振有关。

(2) 有感染的危险(新生儿)：与分娩过程及产后接触母体血液、分泌物或乳汁有关。

(3) 知识缺乏：缺乏有关病毒性肝炎的感染途径、预防、治疗及对母儿的影响等知识。

(4) 潜在并发症：如产后出血、肝性脑病等。

【护理措施】

（一）妊娠期

1. 妊娠合并轻型肝炎

(1) 注意休息，加强营养：每天保证 9 h 的睡眠，避免体力劳动。指导孕妇摄入优质蛋白、高维生素、足量糖类、低脂肪的食物，增强机体抵抗力。

(2) 定期产前检查，防止交叉感染：加强基础护理，做好预防隔离，预防各种感染，以免加重肝损害。

2. 妊娠合并重症肝炎

(1) 严格限制蛋白质的摄入，摄入量每日应小于 0.5 g/kg，增加糖类进食。

(2) 注意患者的精神行为状况，严密观察其有无性格改变、行为异常、扑翼样震颤等肝性脑病的前驱症状。

(3) 保持大便通畅，禁用肥皂水灌肠，必要时可用醋灌肠，改变肠道内酸碱度，减少和抑制氨的吸收。

(4) 密切观察有无凝血机制障碍或 DIC 的征象。

(二) 分娩期

(1) 密切观察产程进展：为产妇提供安全、安静、清洁、舒适的分娩环境，避免各种不良刺激。密切观察产程进展，防止并发症发生。

(2) 预防感染并严格执行消毒隔离制度：遵医嘱应用广谱抗生素预防感染。分娩过程中，严格执行无菌操作，产妇接触过的所有物品均应浸泡消毒后按相关规定处理。

(3) 监测凝血功能，预防 DIC：分娩前 1 周肌内注射维生素 K_1，准备好新鲜血液。密切观察产妇有无皮肤黏膜、口鼻出血倾向，监测出血时间、凝血时间及凝血酶原时间。

(4) 正确处理产程，防止产后出血及母婴传播：尽量缩短第一、二产程，减少产妇的体力消耗。避免软产道损伤、新生儿产伤和胎盘残留，胎肩娩出后立即静脉注射缩宫素以减少产后出血。

(三) 产褥期

(1) 预防产后出血及感染：观察子宫收缩及阴道流血情况，遵医嘱继续使用对肝损伤性小的广谱抗生素预防感染。

(2) 指导新生儿喂养：目前认为，HBsAg 阳性的母亲，只要新生儿进行免疫注射，就可以哺乳。乳汁中 HBV-DNA 阳性者及母血 HBsAg、HBeAg、HBcAb 三项阳性或只有 HBeAg、HBcAb 项阳性的产妇均不宜哺乳，应教会产妇及家属人工喂养的知识和技巧，并指导产妇口服麦芽冲剂或用芒硝外敷乳房回奶，禁用雌激素回奶。

(3) 新生儿免疫：新生儿采用联合免疫比单一免疫效果好，新生儿出生后 6 h 内和 1 个月时各肌内注射 100 U 乙型病毒性肝炎免疫球蛋白，出生 24 h 内注射乙型病毒性肝炎疫苗 30 μg，生后 1 个月、6 个月再分别注射乙型病毒性肝炎疫苗 10 μg。

【健康教育】

(1) 有病毒性肝炎接触史者，应注射免疫球蛋白，可起预防作用。

(2) 病毒性肝炎急性期应卧床休息，随病情好转可适当活动，以不感疲乏为度。指导孕妇及家属做好预防隔离。

(3) 指导避孕：禁用避孕药，病毒性肝炎患者痊愈后至少半年，最好 2 年再生育。

任务四 缺铁性贫血

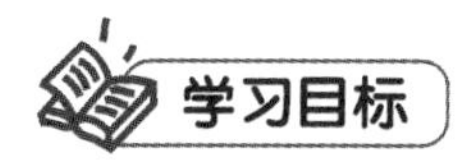

1. 熟悉妊娠合并缺铁性贫血的护理评估、措施。
2. 了解缺铁性贫血与妊娠、分娩之间的相互影响。

贫血(anemia)是人体外周血红细胞容量减少，低于正常范围下限的一种常见的临床症状。常以血红蛋白(Hb)浓度作为诊断标准。孕妇与非孕妇的诊断标准不同。

世界卫生组织规定孕妇外周血血红蛋白浓度低于 110 g/L 及红细胞压积低于 0.33 为

妊娠期贫血，分为轻度和重度贫血，血红蛋白浓度高于60 g/L为轻度，不超过60 g/L为重度。我国一直沿用的诊断标准为血红蛋白浓度低于100 g/L，红细胞计数低于3.5×10^{12}/L，红细胞压积低于0.30。

【贫血与妊娠的相互影响】

(一) 对孕产妇的影响

妊娠可使原有贫血病情加重，而贫血则使妊娠风险增加。由于贫血，孕妇机体耐受力差，易疲倦，而长期倦怠感将影响孕妇的心情，进而影响母婴之间的感情及产后心理调适。重度贫血可导致一系列并发症，如贫血性心脏病、妊娠期高血压疾病性心脏病、产后出血、失血性休克、产褥感染等，可危及孕产妇生命。

(二) 对胎儿的影响

孕妇骨髓和胎儿在竞争摄取孕妇血清铁的过程中，胎儿组织占优势，而铁通过胎盘又是单向运输，因此，一般情况下胎儿缺铁程度不会太严重。但当孕妇患重度贫血时，胎盘的氧气和营养物质不足以补充胎儿生长所需，可造成胎儿宫内生长受限、胎儿窘迫、早产或死胎等不良后果。

【处理原则】

补充铁剂，治疗并发症；积极预防产后出血和感染。

【护理评估】

(一) 健康史

评估既往有无慢性失血病史如月经过多、消化道疾病等，有无营养不良病史。

(二) 身体评估

(1) 症状　轻度贫血多无明显症状，严重贫血，患者可表现为头晕、乏力、耳鸣、心悸、气短、倦怠、食欲减退等症状，甚至出现并发症及各种感染性疾病。

(2) 体征　皮肤黏膜苍白、毛发干燥无光泽且易脱落、指(趾)甲扁平、脆薄易裂或反甲(指甲呈勺状)，并可伴发口腔炎、舌炎等。

(三) 辅助检查

(1) 外周血象　外周血涂片为小红细胞低血红蛋白性贫血，血红蛋白浓度低于110 g/L，红细胞计数低于3.5×10^{12}/L，红细胞压积低于0.33，即可诊断为贫血，白细胞计数及血小板计数均在正常范围。

(2) 血清铁测定　血清铁能敏感反映缺铁状况，正常成年妇女血清铁为7～27 μmol/L，若孕妇血清铁低于6.5 μmol/L，可以诊断为缺铁性贫血。血清铁下降出现在血红蛋白下降以前，是缺铁性贫血的早期表现。

(3) 骨髓检查　诊断困难时可做骨髓检查，骨髓象为红细胞系统增生活跃，中、晚幼红细胞增多。

(四) 心理社会评估

评估孕妇有无倦怠心理。孕妇及家属对贫血知识的认知程度，家庭社会支持系统是否完善。

【护理诊断/问题】

(1) 活动无耐力:与贫血导致的倦怠有关。

(2) 有受伤的危险:与贫血引起头晕、眼花等症状有关。

【护理措施】

(一) 非妊娠期

孕前积极治疗慢性失血性疾病,改变不良饮食习惯,调整饮食结构,适度增加营养,必要时补充铁剂。

(二) 妊娠期

(1) 合理饮食　指导孕妇摄入高铁、高蛋白、高维生素饮食,如动物肝脏、瘦肉、蛋类、菠菜等,注意饮食搭配。

(2) 正确服用铁剂　首选口服铁剂。建议妊娠 4 个月后,每日遵医嘱服用铁剂,每日 3 次,饭后或餐中服用,可预防贫血的发生。对于妊娠末期重度缺铁性贫血或口服铁剂胃肠道反应较重者,可采用深部肌内注射法补充铁剂。

(3) 加强母儿监护　产前检查时查血常规,妊娠晚期重点复查。注意评估胎儿宫内发育状况,并积极预防各种感染。

(三) 分娩期

(1) 中、重度贫血的产妇临产前应配血备用,同时遵医嘱给予维生素 K_1、卡巴克络(安络血)、维生素 C 等药物。

(2) 血红蛋白浓度不超过 60 g/L,且接近预产期或短期内需进行剖宫产手术者,采用少量多次输血,以增加对失血的耐受性。输血过程中应严格控制输液总量和输液速度,以防发生急性左心衰竭。

(3) 加强母儿监护,给予低流量吸氧;严密监测产程进展,鼓励产妇进食;第二产程酌情给予阴道助产。为预防产后出血,胎儿前肩娩出时,遵医嘱静脉或肌内注射缩宫素或当胎儿娩出后经阴道或肛门置入卡前列甲酯栓 1 枚(1 mg),以促进宫缩,减少出血。

(4) 产程中严格无菌操作,产后遵医嘱给予抗生素预防感染。

(四) 产褥期

密切观察子宫收缩及阴道流血情况,遵医嘱补充铁剂,并继续使用抗生素预防感染。因重度贫血不宜哺乳者,应及时退乳并指导人工喂养。

【健康教育】

(1) 指导休息和活动,根据贫血程度安排活动及工作量,避免疲劳。

(2) 加强营养,增强机体抵抗力,并指导避孕措施。

(3) 指导母乳喂养,不宜哺乳者,指导退乳及人工喂养的方法。

(4) 提供心理支持,避免产后抑郁。

能力检测

A型选择题(以下每一道题有A、B、C、D、E五个备选答案,请从中选择一个最佳答案)

1. 关于妊娠合并心脏病患者分娩时的处理,下列哪项正确?(　　)

A. 胎儿娩出后肌内注射麦角新碱,以减少产后出血

B. 自然分娩,不需手术助产

C. 分娩时鼓励产妇屏气用力,以缩短产程

D. 胎儿娩出后腹部放置沙袋并包扎腹带

E. 停止使用抗生素

2. 初孕妇,25岁,妊娠33周,有风湿性心脏病心力衰竭史,近2日出现胸闷、气急、咳嗽、夜间不能平卧。检查:心率120次/分,下肢水肿(+)。应选择的处理措施为(　　)。

A. 立即行剖宫产术　　B. 控制心力衰竭后引产

C. 控制心力衰竭后,继续妊娠　　D. 静脉滴注缩宫素引产

E. 控制心力衰竭后,立即行剖宫产术

3. 妊娠合并心脏病患者,下列哪项不属于早期心力衰竭的临床表现?(　　)

A. 休息时心率大于110次/分　　B. 休息时呼吸大于20次/分

C. 脾大,有压痛　　D. 夜间发作性呼吸困难

E. 肺底部少量持续性湿啰音

4. 某孕妇,26岁,患风湿性心脏病,妊娠2个月,轻微活动后即感胸闷、心悸、气短,心率120次/分,呼吸25次/分,双肺底可闻及湿啰音,最好的处理方法是(　　)。

A. 立即终止妊娠　　B. 控制心力衰竭后,继续妊娠

C. 控制心力衰竭后,行人工流产术　　D. 边控制心力衰竭,边终止妊娠

E. 控制心力衰竭后,行剖宫产术

5. 妊娠期糖尿病患者控制血糖的方法不合适的是(　　)。

A. 饮食治疗　　B. 服用磺脲类药物　　C. 胰岛素治疗

D. 监测血糖　　E. 适度运动

6. 初产妇,25岁,妊娠35周,餐后1 h血糖为7.8 mmol/L,其母患有糖尿病,现胎心率为140次/分,合理的处理是(　　)。

A. 应用胰岛素治疗　　B. 及早行剖宫产术以终止妊娠

C. 立即住院治疗　　D. 制定合理饮食,监测血糖

E. 以上都不是

7. 妊娠早期合并重症病毒性肝炎,最恰当的处理是(　　)。

A. 积极治疗病毒性肝炎

B. 立即做人工流产

C. 积极治疗病毒性肝炎,病情好转后做人工流产

D. 病毒性肝炎好转后继续妊娠

E. 以上都不是

8. 缺铁性贫血治疗首选的药物是(　　)。

A. 叶酸　　B. 硫酸亚铁　　C. 右旋糖酐铁

D. 维生素 C　　E. 含铁食物

9. 有关糖尿病对妊娠的影响，错误的是(　　)。

A. 巨大胎儿发生率低　　B. 泌尿系统感染为多见

C. 羊水过多发生率增加　　D. 妊娠期高血压病发生率增加

E. 早产发生率明显增加

10. 妊娠合并糖尿病孕妇娩出胎儿 30 min 后应给新生儿滴服(　　)。

A. 温开水　　B. 牛奶　　C. 25%的葡萄糖溶液

D. 5%的葡萄糖溶液　　E. 0.9%的生理盐水

11. 孕妇，妊娠 27 周，在产前检查中发现其血红蛋白偏低，需要补充铁剂，正确的服药时间是(　　)。

A. 餐前半小时　　B. 餐后 20 min　　C. 空腹时

D. 睡前　　E. 晨起后

12. 初产妇，26 岁，妊娠 37 周，妊娠合并病毒性肝炎，剖宫产娩出一男婴，产后不宜喂奶，护士指导回奶的措施错误的是(　　)。

A. 生麦芽煎水　　B. 芒硝外敷　　C. 限汤类饮食

D. 口服雌激素　　E. 生面饼外敷

(13～15 题共用题干)

李女士，26 岁，患先天性心脏病，心功能Ⅱ级，现妊娠足月入院待产。

13. 下列对李女士的护理，哪项是错误的？(　　)

A. 缩短第二产程　　B. 胎儿娩出后立即腹部压沙袋

C. 防止便秘　　D. 第二产程指导李女士屏气

E. 产褥期注意休息

14. 李女士心脏负担最重的时期是在(　　)。

A. 孕 12 周内　　B. 孕 13～28 周　　C. 孕 36 周后

D. 第三产程　　E. 生产 72 h 后的每次哺乳时

15. 下列李女士产后 24 h 内的护理措施，合适的是(　　)。

A. 协助李女士室内活动　　B. 嘱李女士绝对卧床休息

C. 新生儿按需哺乳　　D. 教李女士学习护理新生儿的方法

E. 鼓励李女士自我护理

(16～17 题共用题干)

患者，32 岁，初次怀孕，孕 16 周后出现心慌气短，经检查发现心功能Ⅱ级。孕期严密监护，目前孕 37 周，自然临产。

16. 该产妇休息时宜取(　　)。

A. 左侧卧位　B. 右侧卧位　C. 平卧位　D. 俯卧位　E. 头高脚低位

17. 该患者分娩时，下列护士采取的护理措施中，错误的是(　　)。

A. 常规吸氧　　B. 指导该产妇屏气　　C. 采取产钳助产

D. 合理饮食，补充营养　　E. 胎儿娩出后，在该产妇腹部放置沙袋

(18～20 题共用题干)

孕妇，32 岁，G_1P_0。现妊娠 33 周，近 10 日自觉头晕、乏力、心悸及食欲减退。查体：面色苍白，心率 100 次/分，胎位、胎心及骨盆测量均正常，血红蛋白浓度为 80 g/L，红细胞压

积0.20。

18. 最可能的诊断是(　　)。

A. 妊娠生理性贫血　B. 再生障碍性贫血　C. 巨幼细胞性贫血

D. 缺铁性贫血　E. 溶血性贫血

19. 首选的药物为(　　)。

A. 口服叶酸　B. 少量多次输血　C. 肌内注射右旋糖酐铁

D. 口服硫酸亚铁　E. 肌内注射维生素 B_{12}

20. 护士遵医嘱在给孕妇服铁剂的同时,要加服(　　)

A. 维生素C　B. 维生素A　C. B族维生素

D. 维生素D　E. 维生素E

参考答案

1～5　D E C C B　6～10　D C B A C　11～15　B D D D B

16～20　A B D D A

(王　芬)

项目七 异常分娩妇女的护理

分娩过程是否顺利取决于产力、产道、胎儿和产妇的精神心理因素，这四个因素在分娩过程中相互影响，其中任何一个或一个以上的因素发生异常，或这些因素之间不能相互适应而使分娩过程受阻，称为异常分娩，俗称难产。顺产与难产在一定条件下可以相互转化，若处理得当，难产可以转变为顺产；若处理不当，顺产也可以转变为难产。因此，在产程观察过程中，应全面了解、仔细分析、正确处理，使母儿安全度过分娩期。

任务一　产力异常

学习目标

1. 掌握子宫收缩乏力的临床表现及护理措施。
2. 熟悉子宫收缩乏力的病因、对母儿的影响及处理原则。
3. 了解子宫收缩过强的临床表现、对母儿的影响及护理措施。
4. 能运用所学知识对产力异常的产妇进行整体护理。
5. 关心尊重产妇，助其安全度过分娩期。

案例引导

患者，29岁，G_1P_0，停经40周，规律性宫缩16 h入院。产妇近几天焦虑，饮食、休息欠佳。产科检查：胎位LOA，胎心率140次/分，宫缩小于2次/10 min，宫缩(20～25) s/(5～6) min，骨盆外测量正常。肛门检查：宫口2 cm，胎先露－2，胎膜未破。

问题：该产妇的产程是否正常？属于何种类型？治疗原则与护理措施是什么？

产力是分娩的动力，包括子宫收缩力、腹肌和膈肌收缩力以及肛提肌收缩力，其中以子宫收缩力为主。在分娩过程中，子宫收缩的节律性、对称性及极性不正常或强度、频率有改变，称为子宫收缩力异常，简称产力异常。子宫收缩力异常分为子宫收缩乏力和子宫收缩过强两类，每类又分为协调性与不协调性两种(图7-1)，临床最常见的是子宫收缩乏力。

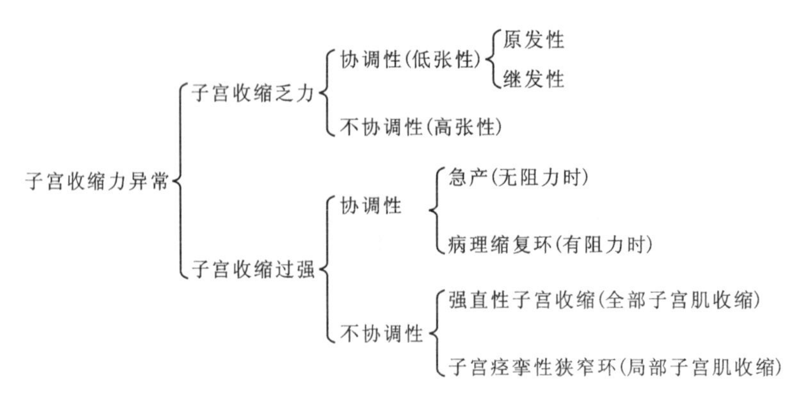

图 7-1 子宫收缩力异常的分类

一、子宫收缩乏力

【病因】

子宫收缩乏力的原因是综合性的,常见的有以下几点。

(1) 精神因素　多见于初产妇,尤其是35岁以上的高龄初产妇,对分娩有恐惧心理,精神过度紧张、睡眠少、进食少、过多的体力消耗,均可导致子宫收缩乏力。

(2) 头盆不称或胎位异常　临产后,骨盆狭窄或胎位异常时,胎先露下降受阻,胎先露不能紧贴子宫下段及子宫颈部,不能引起反射性子宫收缩,是导致继发性子宫收缩乏力的最常见原因。

(3) 子宫因素　子宫肌壁过度膨胀(如双胎、羊水过多、巨大胎儿等),可使子宫肌纤维过度伸展;多次妊娠分娩、子宫的急慢性炎症使子宫肌纤维变性、结缔组织增生;子宫肌瘤、子宫发育不良、子宫畸形(如双角子宫)等,均会影响子宫的收缩力。

(4) 内分泌失调　临产后,产妇体内雌激素、缩宫素、前列腺素等分泌不足,孕激素下降缓慢,致使子宫收缩乏力。

(5) 药物影响　临产后不恰当地使用镇静剂与止痛剂,如吗啡、哌替啶、氯丙嗪、硫酸镁、苯巴比妥等,可使子宫收缩受到抑制。

【临床表现】

1. 协调性子宫收缩乏力

子宫收缩仍具有正常的节律性、对称性和极性,但收缩力弱(子宫腔内压力低,小于15 mmHg,又称低张性子宫收缩乏力),持续时间短,间歇期长且不规律,子宫收缩小于2次/10 min。在子宫收缩的高峰期,用手按压子宫壁不硬,仍可出现凹陷。由于子宫收缩力减弱,产程进展缓慢,甚至停滞。协调性子宫收缩乏力多属继发性子宫收缩乏力。

2. 不协调性子宫收缩乏力

子宫收缩出现极性倒置,即子宫收缩的兴奋点不是起自两侧子宫角部,而是来自子宫下段的一处或多处,节律不协调。子宫收缩时宫底部不强,而是子宫中段或下段强(宫腔内压力达20 mmHg,又称高张性子宫收缩乏力),子宫收缩间歇期子宫壁不能完全松弛,表现为子宫收缩不协调,这种子宫收缩不能使子宫口如期扩张和胎先露下降,属无效子宫收缩,导致产程延长或停滞。临床表现为产妇自觉持续性腹痛，拒按，精神紧张，烦躁不安，体力消耗多，严重者出现脱水、电解质紊乱、肠胀气、尿潴留等。由于胎儿-胎盘血液循环障碍，胎儿缺血、缺氧，易出现胎儿窘迫，严重者可威胁胎儿生命。

3. 产程曲线异常

各类子宫收缩乏力均可导致产程曲线异常（图 7-2），主要有以下八种类型。

（1）潜伏期延长：从规律子宫收缩开始至子宫口开大 3 cm 为潜伏期。初产妇潜伏期正常约需 8 h，最大时限 16 h，超过 16 h 称潜伏期延长。

（2）活跃期延长：从子宫口开大 3 cm 开始至子宫口开全为活跃期。初产妇活跃期正常约需 4 h，最大时限 8 h，超过 8 h 称活跃期延长。

（3）活跃期停滞：进入活跃期后，子宫口不再扩张达 2 h 以上，称活跃期停滞。

（4）第二产程延长：第二产程初产妇超过 2 h，经产妇超过 1 h 尚未分娩，称第二产程延长。

（5）第二产程停滞：第二产程胎头下降无进展达 1 h，称第二产程停滞。

（6）胎头下降延缓：活跃期晚期及第二产程，胎头下降速度初产妇小于 1 cm/h，经产妇小于 2 cm/h，称胎头下降延缓。

（7）胎头下降停滞：活跃期晚期胎头停留在原处不下降达 1 h 以上，称胎头下降停滞。

（8）滞产：总产程超过 24 h，称滞产。

以上八种产程进展异常，可以单独存在，也可以合并存在。

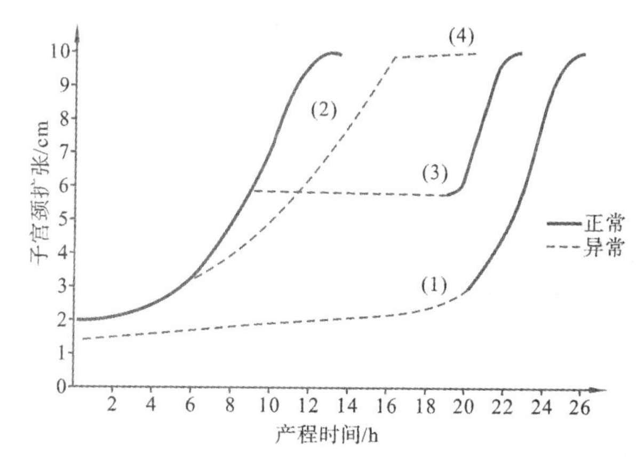

图 7-2 产程曲线异常

注：(1)潜伏期延长；(2)活跃期延长；(3)活跃期停滞；(4)第二产程延长。

【对母儿的影响】

（一）对产妇的影响

（1）由于产程延长，进食少，精神疲惫及体力消耗，可出现疲乏无力、肠胀气、排尿困难等。严重时可引起脱水、酸中毒、低钾血症。

（2）由于第二产程延长，膀胱被压迫于胎头和耻骨联合之间，可导致组织缺血、水肿、坏死，易形成尿瘘。

（3）胎膜早破及多次肛门检查或阴道检查可增加感染机会。产后子宫收缩乏力可影响胎盘剥离、胎儿娩出和子宫的血窦关闭，容易引起产后出血。

(4) 手术产率高,产褥期并发症也增多。

(二) 对胎儿、新生儿的影响

(1) 协调性子宫收缩乏力易造成胎头在盆腔内旋转异常,使产程延长,增加手术助产机会,新生儿产伤增多。

(2) 不协调性子宫收缩乏力不能使子宫壁完全放松,对胎盘、胎儿血液循环影响较大,易发生胎儿窘迫、新生儿窒息、新生儿感染等。

【处理原则】

(一) 协调性子宫收缩乏力

找出原因,对因处理。若头盆不称、胎位异常,应及时行剖宫产术。估计可经阴道分娩者,应改善产妇全身状况,消除紧张恐惧心理,加强子宫收缩(人工破膜、静脉滴注缩宫素等)。

(二) 不协调性子宫收缩乏力

原则上应调节子宫收缩,恢复其节律性与极性。酌情给予镇静剂(如哌替啶或吗啡等),多能恢复协调性子宫收缩。若处理无效或伴有胎儿窘迫或头盆不称者,应行剖宫产术。

【护理评估】

(一) 健康史

认真询问妊娠经过,仔细阅读产前检查记录,如产妇身高、产妇骨盆测量值、胎儿大小及产妇有无并发症,还应注意评估产妇的休息及进食情况等。

(二) 身体评估

(1) 症状　评估子宫收缩的节律性、对称性和极性,同时观察子宫收缩频率和强度。对使用缩宫素的产妇,注意产妇对缩宫素的反应。

(2) 体征　评估骨盆大小、胎儿大小、胎产式、胎先露及胎方位。通过肛门或阴道检查,了解子宫颈软硬程度、子宫口扩张情况、骶尾关节活动度及坐骨棘等是否存在异常,绘制产程图并分析产程曲线。

(三) 辅助检查

(1) 实验室检查:检查尿液是否有尿酮体阳性,血液生化检查是否有血钾、血钠、血氯等的改变。

(2) 胎心电子监护:监护胎心。

(四) 心理社会评估

主要评估产妇精神状态及影响因素,了解产妇是否对分娩高度焦虑、恐惧,家人和产妇的生育理念,对分娩相关知识的了解程度等;是否具有良好的支持系统。

【护理诊断/问题】

(1) 疲乏:与产妇体力消耗、产程延长有关。

(2) 焦虑:与担心自身及胎儿安全有关。

(3) 有感染的危险:与产程延长、胎膜破裂时间较长及多次肛门检查和阴道检查有关。

(4) 疼痛:与不协调性子宫收缩乏力有关。

【护理措施】

(一) 心理护理

提倡导乐陪伴分娩,护理人员对产妇要关心、体贴、理解,给予鼓励和支持,减少其紧张情绪,让产妇及其家属表达他们的担心及感受。解释目前产程进展及治疗,多陪伴产妇,减轻产妇焦虑,使其对顺利分娩树立信心。

(二) 协调性子宫收缩乏力的护理

明显头盆不称,不能经阴道分娩,积极做好剖宫产的手术护理。经阴道分娩,做好以下护理工作。

1. 第一产程的护理

(1) 改善全身情况:鼓励产妇多进食,必要时可静脉补充营养;避免过多使用镇静药物;及时排空直肠和膀胱,必要时可导尿和肥皂水灌肠。

(2) 加强子宫收缩:①针刺穴位:针刺三阴交、合谷、太冲等穴位;②刺激乳头;③人工破膜:宫口扩张不小于 3 cm、无头盆不称、胎头已衔接者,可行人工破膜;④缩宫素静脉滴注:宫口扩张不少于 3 cm、胎心良好、胎位正常者,将缩宫素 2.5～5.0 U 加于 5%葡萄糖注射液 500 mL 内,从 4～5 滴/分开始静脉滴注并观察反应,根据子宫收缩的强弱进行调整,一般不超过 60 滴/分,使子宫收缩维持在持续 40～60 s,子宫收缩间隔以 2～3 min 为宜。在缩宫素静脉滴注过程中,应有专人监护,每 15 min 观察一次胎心、血压、子宫收缩、子宫口扩张及胎先露下降情况。若子宫收缩持续 1 min、胎心率异常、10 min 内子宫收缩超过 5 次,应立即停止静脉滴注。若发现血压升高,应减慢静脉滴注速度。

加强宫缩前需要评估宫缩的频率,持续时间及强度。同时进行阴道检查,了解宫颈口的扩张情况、长度、软硬度、位置及胎先露的位置。临床上常用 Bishop 评分法了解宫颈成熟度,判断引产和加强宫缩的成功率(表 7-1),满分为 13 分,不低于 10 分均成功,7～9 分的成功率为 80%,4～6 分成功率为 50%,不超过 3 分多失败。

表 7-1 宫颈成熟度 Bishop 评分法

指标	分数			
	0	1	2	3
宫口开大/cm	0	1～2	3～4	≥5
宫颈管消退/(%)(未消退为 3 cm)	0～30	40～50	60～70	≥80
头先露位置(坐骨棘水平为 0)	−3	−2	−1～0	+1～+2
宫颈硬度	硬	中	软	
宫口位置	后	中	前	

(3)剖宫产术准备:经上述处理产程仍无进展或出现胎儿窘迫,立即做好剖宫产的术前准备。

2. 第二产程的护理

经第一产程处理后,子宫收缩一般转为正常,此时应做好阴道助产和抢救新生儿的准备。若第二产程子宫收缩仍乏力、无头盆不称时,给予缩宫素静脉滴注,加强子宫收缩,促进产程进展。

3. 第三产程的护理

遵医嘱给予缩宫素、抗生素,以预防产后出血及感染。

(三) 不协调性子宫收缩乏力的护理

确保产妇充分休息,遵医嘱给予哌替啶 100 mg 或吗啡 10～15 mg,肌内注射。医护人员应关心产妇,解释疼痛的原因,鼓励产妇深呼吸,通过背部按摩和腹部画线式按摩减轻产妇疼痛,稳定产妇情绪。若子宫收缩仍不协调或伴胎儿窘迫、头盆不称等,应立即行剖宫产术和做好抢救新生儿的准备。

【健康教育】

(1) 做好产前检查,及早发现头盆不称、胎位异常,初产妇如有异常应于预产期前2周到医院检查。

(2) 让产妇了解分娩的有关知识,消除产妇焦虑与恐惧心理,使其对分娩有信心。

(3) 指导产褥期清洁卫生,注意营养、休息与适当活动。

二、子宫收缩过强

【原因】

可能与以下因素有关。

(1) 急产:多发生于经产妇,其主要原因是软产道阻力小。

(2) 缩宫素应用不当:如引产时缩宫素使用剂量过大、用药途径错误或个体对缩宫素敏感。

(3) 分娩发生梗阻或胎盘早剥血液浸润肌层,可致强直性子宫收缩。

(4) 精神过度紧张、阴道内操作过多或不当等,均可引起子宫壁部分肌肉呈痉挛性不协调性收缩。

【临床表现】

1. 协调性子宫收缩过强

协调性子宫收缩过强表现为子宫收缩的节律性、对称性和极性均正常,仅子宫收缩力过强、收缩过频(10 min 内有 5 次或以上的子宫收缩且持续达 60 s 或更长)。若产道无梗阻,无头盆不称及胎位异常,往往产程进展很快,子宫颈口在短时间内迅速开全,分娩在短时间内结束。若总产程不足 3 h,称为急产,多见于经产妇。产妇往往呈痛苦面容,大声喊叫。

2. 不协调性子宫收缩过强

(1) 强直性子宫收缩:由于外界因素(如缩宫素)应用不当可引起子宫颈内口以上部分的子宫肌层出现强直性痉挛性收缩,子宫收缩间歇期短或无间歇,产妇烦躁不安、持续性腹痛、拒按。胎方位触诊不清,胎心音听诊不清。有时可在脐下或平脐处见一环状凹陷,并随着产程进展逐渐升高,称病理缩复环(pathologic retraction ring)。病理缩复环是先兆子宫破裂的主要征象。

(2) 子宫痉挛性狭窄环:子宫壁局部肌肉呈痉挛性不协调性收缩形成的环状狭窄,持续不放松，称子宫痉挛性狭窄环(图 7-3)。子宫痉挛性狭窄环可发生在子宫颈、子宫体的任何部分，多在子宫上、下段交界处，也可在胎体某一狭窄处，以胎颈、胎腰处多见。产妇出现持续性腹痛、烦躁，子宫颈扩张缓慢，胎先露下降停滞，胎心率不规则。此环特点是不随宫缩上升，位置低，阴道检查可触及。

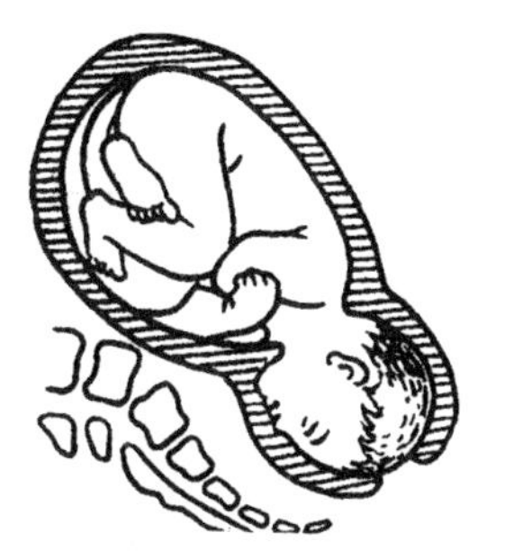

(a) 子宫痉挛性狭窄环围绕胎颈

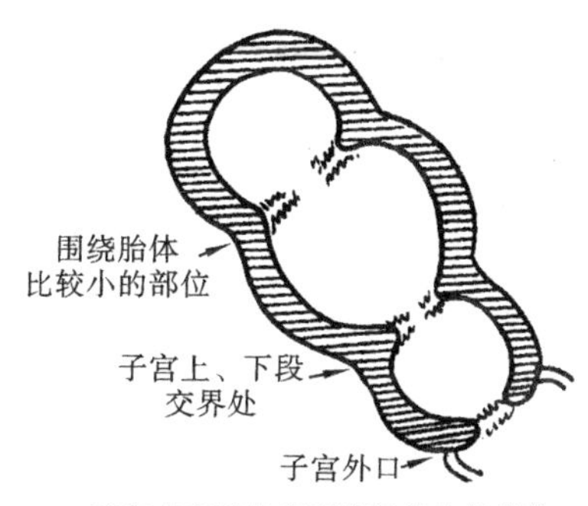

(b) 子宫痉挛性狭窄环容易发生的部位

图 7-3　子宫痉挛性狭窄环

【对母儿的影响】

1. 对产妇的影响

(1) 产道损伤：子宫收缩过强、过频，产程过快，可致产妇子宫颈、阴道及会阴裂伤。若有产道梗阻、胎位异常或瘢痕子宫则可能发生子宫破裂。

(2) 产后出血：子宫肌纤维缩复不良，易发生胎盘滞留或产后出血。

(3) 产褥感染：因急产来不及消毒可导致产褥感染。

2. 对胎儿、新生儿的影响

(1) 胎儿窘迫或死亡：子宫收缩过强、过频影响子宫胎盘的血液循环，胎儿在子宫内缺氧，易发生胎儿窘迫，甚至胎死宫内。

(2) 新生儿窒息：胎儿窘迫未及时处理或手术损伤可导致新生儿窒息。

(3) 新生儿产伤：胎儿娩出过快，在产道内受到的压力突然解除可致新生儿颅内出血。若坠地可致骨折、外伤等。

(4) 新生儿感染：消毒不及时可导致新生儿感染。

【处理原则】

1. 协调性子宫收缩过强

(1) 有急产史的产妇，预产期前 1～2 周不宜外出远行，应提前住院待产。临产后不宜灌肠，提前做好接生及新生儿窒息抢救准备工作。

(2) 指导产程过快的产妇于每次子宫收缩时张口哈气，避免向下屏气，减缓分娩速度，为消毒会阴等接生准备工作争取时间。

(3) 若来不及消毒或新生儿坠地，应给予抗生素预防感染；新生儿应肌内注射维生素 K_1 以预防颅内出血，尽早肌内注射破伤风抗毒素。

2. 不协调性子宫收缩过强

(1) 强直性子宫收缩：抑制子宫收缩可应用硫酸镁；若产道有梗阻，应立即行剖宫产术。

(2) 子宫痉挛性狭窄环:应寻找病因,及时纠正。停止一切刺激,给予镇静剂或子宫收缩抑制剂;若处理无效或出现胎儿窘迫,应立即行剖宫产术。

【护理评估】

(一) 健康史

仔细阅读产前检查记录,如骨盆测量值、胎儿情况、有无妊娠并发症和合并症等。询问有无急产史、是否用过缩宫素等。

(二) 身体评估

(1) 症状　产妇出现持续性腹痛,痛苦面容,烦躁不安,大声喊叫,产程进展很快或停滞。

(2) 体征　子宫收缩持续时间长、间歇时间短,子宫体硬,胎位触不清。若产道有梗阻,可在腹部见环状凹陷即病理缩复环,注意阴道检查有无子宫痉挛性狭窄环。

(三) 辅助检查

胎儿监护仪监测子宫收缩情况、胎心率变化。

(四) 心理社会评估

产妇往往毫无准备,尤其在无医护人员及家属陪伴的情况下,产妇极度焦虑。主要评估产妇的精神状态及其影响因素;了解产妇是否对分娩高度紧张和恐惧;家人和产妇的生育理念;是否有良好的支持系统等。

【护理诊断/问题】

(1) 疼痛:与过频、过强的子宫收缩有关。

(2) 焦虑:与担心自身与胎儿安危有关。

(3) 有新生儿受损的危险:与子宫收缩过强有关。

【护理措施】

1. 一般护理

指导产妇左侧卧位休息,少活动;临产后嘱产妇做深呼吸运动。进食高热量、易消化食物,补充水分及电解质。

2. 心理护理

与产妇交谈,分散其注意力,向其说明产程进展及胎儿情况,以减轻产妇焦虑与紧张,增加自信。鼓励产妇积极与医护人员配合。

3. 急产的护理

(1) 有急产史的孕妇提前2周住院待产,以防院外分娩。经常巡视,临产征兆出现后产妇应取左侧卧位休息,不宜灌肠。如有便意,应先查子宫口大小及胎先露的下降情况,以防出现分娩意外。鼓励产妇深呼吸、背部按摩以缓解疼痛,嘱其不要向下屏气,以减缓分娩过程。

(2) 密切监测子宫收缩、胎心率,观察子宫口扩张、胎先露下降情况,发现异常及时通知医生。

(3) 提早做好接生及抢救新生儿窒息的准备。准备吸痰管、氧气、人工呼吸机、电动吸引器及急救药品。分娩时尽可能做会阴侧切术，以防止会阴撕裂。若子宫颈、阴道及会阴有撕裂伤，及时配合医生缝合；新生儿按医嘱给予维生素 K_1 10 mg，肌内注射，以预防颅内出血。必要时给予抗生素预防感染。

4. 不协调性子宫收缩过强的护理

(1) 强直性子宫收缩：按医嘱给予硫酸镁抑制子宫收缩；产道梗阻时，做好剖宫产术与新生儿抢救准备。

(2) 子宫痉挛性狭窄环：立即停止阴道内操作，停用缩宫素，遵医嘱给予哌替啶、硫酸镁等药物治疗；若子宫痉挛性狭窄环不能松解、子宫口未开全、出现胎儿窘迫等，立即做好剖宫产术及抢救新生儿窒息的准备，并配合医生工作。

【健康教育】

加强孕期保健，有急产史孕妇在临近预产期前做好提前住院准备，防止发生意外。指导产妇养成良好的卫生习惯，注意营养与休息。

任务二　产 道 异 常

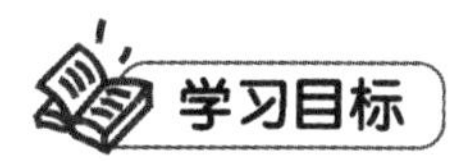

1. 掌握狭窄骨盆的分类及特点、护理评估与护理措施。
2. 熟悉骨产道异常对母儿的影响。
3. 了解软产道异常的临床表现及治疗原则。
4. 能对产道异常产妇进行整体护理。

案例引导

初产妇，27 岁，G_1P_0，妊娠 38 周，妊娠经过顺利。骨盆测量髂棘间径 26 cm，髂嵴间径 28 cm，骶耻外径 16 cm，对角径 10 cm，坐骨棘间径 10 cm，坐骨结节间径 9 cm，后矢状径 8 cm。入院时检查胎方位 LOA，胎心率 146 次/分，有规律子宫收缩，持续 40 s，间歇 5 min。

问题：该产妇的骨盆大小是否正常？属于哪种类型？其治疗原则与护理措施如何？

产道异常包括骨产道异常及软产道异常。它可使胎儿娩出受阻，临床上以骨产道异常为多见。

一、骨产道异常

骨盆径线过短或形态异常，致使骨盆腔小于胎先露可通过的限度，阻碍胎先露下降，影响产程顺利进展，称为狭窄骨盆。狭窄骨盆可以为一条径线或多条径线同时缩短，也可以是一个平面狭窄或多个平面同时狭窄，临床上需要综合分析，做出判断。

【狭窄骨盆的分类】

1. 骨盆入口平面狭窄

(1) 单纯性扁平骨盆：其入口平面呈横扁圆形，骶耻外径小于 18 cm，对角径小于 11.5 cm，骨盆入口前后径小于 10 cm(图 7-4)。骨盆入口平面狭窄的程度可分为 3 级：Ⅰ级为临界性狭窄，对角径 11.5 cm(入口前后径 10 cm)，多数可以经阴道分娩；Ⅱ级为相对性狭窄，对角径 10.0～11.0 cm(入口前后径 8.5～9.5 cm)，阴道分娩的难度增加；Ⅲ级为绝对性狭窄，对角径不超过 9.5 cm(入口前后径不超过 8.0 cm)，必须剖宫产结束分娩。

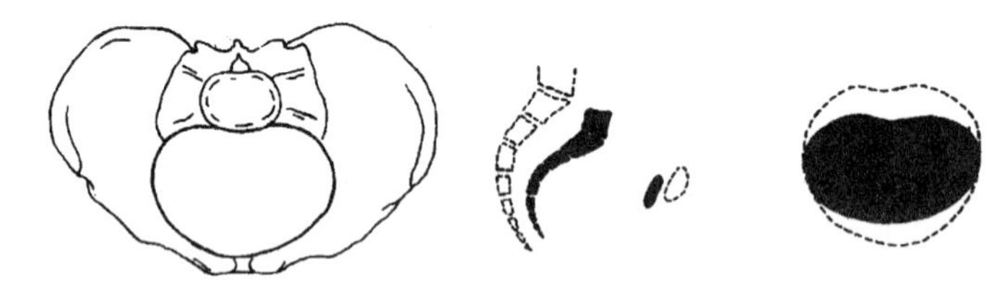

图 7-4　单纯性扁平骨盆

(2) 佝偻病性扁平骨盆：童年患佝偻病所致，骨盆入口呈横的肾形，骶岬向前突出，骨盆入口前后径短；骶骨变直向后翘；尾骨呈钩状突向骨盆出口平面(图 7-5)。

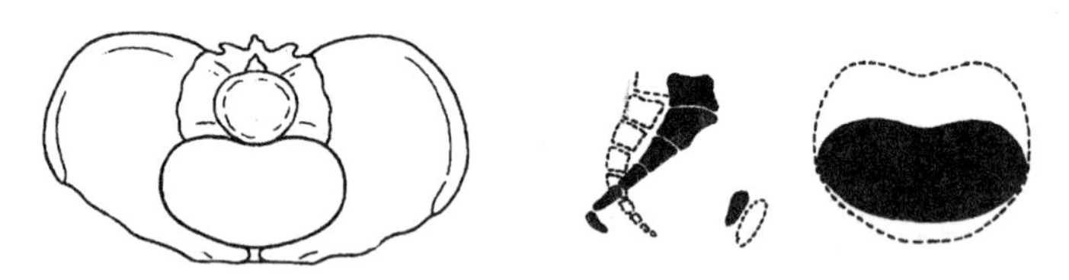

图 7-5　佝偻病性扁平骨盆

2. 中骨盆及骨盆出口平面狭窄

(1) 漏斗骨盆：骨盆入口平面各径线正常，骨盆两侧壁向内倾斜，状似漏斗，故称漏斗骨盆。特点是中骨盆及骨盆出口平面均狭窄，坐骨棘间径小于 10 cm，坐骨结节间径小于 8 cm，坐骨结节间径与出口后矢状径之和小于 15 cm，耻骨弓角度小于 90°，常见于男性骨盆(图 7-6)。

(2) 横径狭窄骨盆：与类人猿型骨盆类似。骨盆入口、中骨盆及骨盆出口横径均缩小，前后径稍长，坐骨切迹宽。测量骶耻外径值正常，但髂棘间径及髂嵴间径均缩短(图 7-7)。

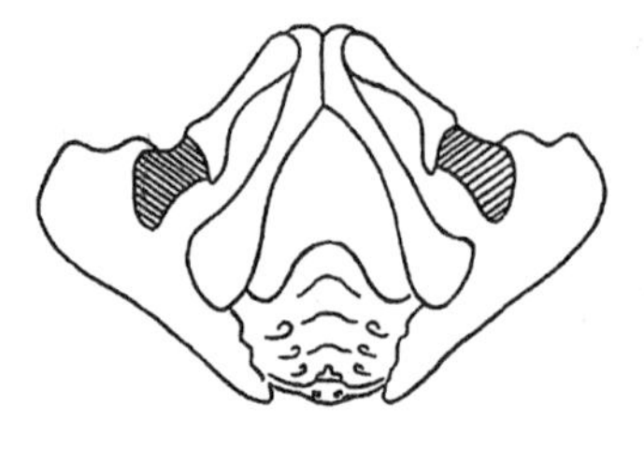

图 7-6　漏斗骨盆

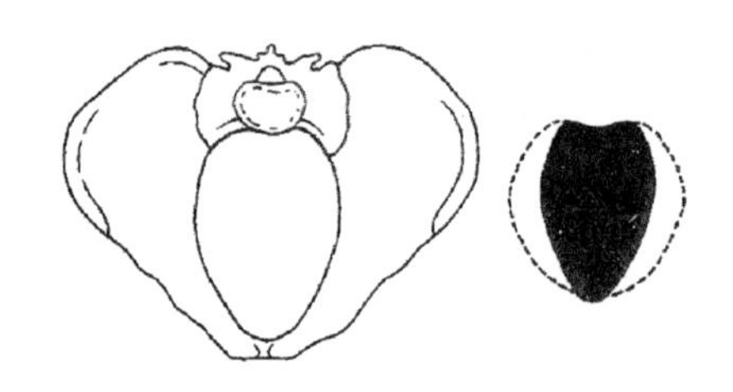

图 7-7　横径狭窄骨盆

3. 骨盆三个平面均狭窄

骨盆外形属女型骨盆，但骨盆入口、中骨盆及骨盆出口平面均狭窄，每个平面各径线均比正常值小 2 cm 或更多，称为均小骨盆(图 7-8)。多见于身材矮小、体形匀称的妇女。

4. 畸形骨盆

骨盆失去正常形态。常见有骨软化症骨盆和偏斜骨盆(图 7-9)两种。

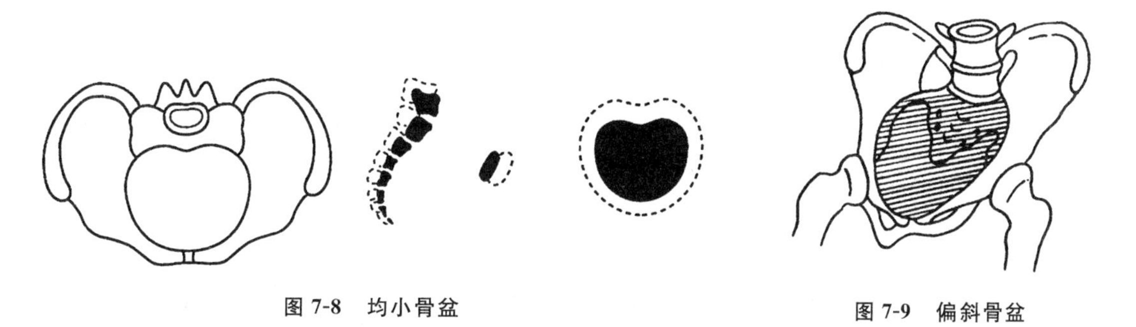

图 7-8　均小骨盆

图 7-9　偏斜骨盆

【临床表现】

1. 骨盆入口平面狭窄

胎头于临产后衔接受阻，不能入盆，胎头骑跨在耻骨联合上方或胎头入盆不均，容易导致继发性子宫收缩乏力、潜伏期或活跃期延长。由于前羊水囊受力不均匀，易致胎膜早破。

2. 中骨盆及骨盆出口平面狭窄

胎头进入骨盆入口平面下降至中骨盆平面后，胎头俯屈和内旋转受阻，不能顺利转成枕前位，形成持续性枕横位或枕后位，活跃期晚期、第二产程进展迟缓。若出口平面绝对狭窄，不能经阴道分娩，需行剖宫产术结束分娩。

3. 骨盆三个平面均狭窄

胎儿小、产力好、胎位正常者可借助胎头极度俯屈和变形，经阴道分娩。中等大小以上胎儿经阴道分娩困难。

【对母儿的影响】

1. 对产妇的影响

骨盆入口狭窄妨碍胎先露入盆，容易发生胎位异常、继发性子宫收缩乏力，导致产程延长或停滞。若为中骨盆平面狭窄，影响胎头内旋转，容易发生持续性枕横位或枕后位，胎头长时间嵌顿于产道内，压迫软组织引起局部缺血、水肿、坏死、脱落，于产后形成生殖道瘘；胎膜早破及手术助产可使感染机会增加。严重梗阻性难产若不及时处理，可导致先兆子宫破裂及子宫破裂，危及产妇生命。

2. 对胎儿、新生儿的影响

头盆不称容易发生胎膜早破、脐带脱垂，导致胎儿窘迫，甚至胎儿死亡；产程延长，胎头受压，缺血、缺氧容易发生颅内出血；产道狭窄使手术助产机会增多，易发生新生儿产伤及感染。

【处理原则】

首先明确狭窄骨盆的类型和程度，了解胎位、胎儿大小、胎心率、子宫收缩强弱、子宫口扩张程度、胎先露下降程度、是否破膜,结合产妇年龄、产次、既往分娩史,综合判断,决定分娩方式。轻度头盆不称可试产;多数经剖宫产术或助产术结束分娩。

【护理评估】

(一) 健康史

询问孕妇幼年有无佝偻病、脊髓灰质炎、脊柱或髋关节结核以及外伤史。经产妇应了解有无难产史及新生儿产伤史等。

(二) 身体评估

1. 全身检查

测量身高,若孕妇身高在145 cm以下,应警惕均小骨盆。注意观察孕妇的体形、步态及有无脊柱和髋关节畸形、米氏菱形窝是否对称、有无尖腹及悬垂腹等。

2. 腹部检查

(1) 一般检查:观察腹型,测量子宫底高度及腹围,预测胎儿体重,以判断能否顺利通过骨产道。

(2) 胎位检查:骨盆入口狭窄容易造成胎头不能衔接而导致胎位异常,如臀先露、肩先露等。中骨盆狭窄影响胎头内旋转,常导致持续性枕横位、枕后位。

(3) 估计头盆关系:若已临产,胎头仍未入盆,则应充分估计头盆关系。通过胎头跨耻征检查,判断头盆是否相称。具体方法:孕妇排空膀胱,取仰卧位,两腿伸直。检查者将一手置于耻骨联合上方,另一手将浮动的胎头向骨盆腔方向推压,若胎头低于耻骨联合平面,表示胎头可以入盆,头盆相称,为跨耻征阴性;若胎头与耻骨联合在同一平面,表示可疑头盆不称,为跨耻征可疑阳性;若胎头高于耻骨联合平面,表示头盆明显不称,为跨耻征阳性(图7-10)。对跨耻征阳性的孕妇,嘱其两腿屈曲半卧位,再次检查,若结果转为阴性,提示为骨盆倾斜度异常,而不是头盆不称。此项检查在初产妇预产期前2周或经产妇临产后胎头尚未入盆时进行有一定的临床意义。头盆不称提示可能有骨盆狭窄,但是不能单凭胎头跨耻征阳性轻易做出临床诊断,需要观察产程进展或试产后方能做出最终诊断。

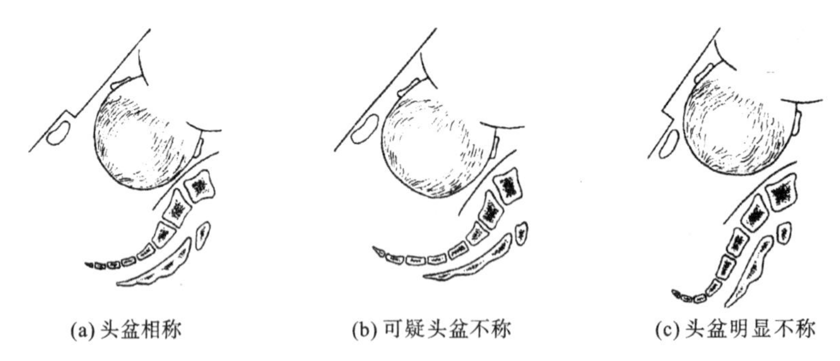

(a) 头盆相称　　(b) 可疑头盆不称　　(c) 头盆明显不称

图 7-10　检查头盆相称程度(跨耻征检查)

3. 骨盆测量

(1) 骨盆外测量:各径线小于正常值2 cm或以上为均小骨盆;骶耻外径小于18 cm为扁平骨盆;坐骨结节间径小于8 cm,耻骨弓角度小于90°为漏斗骨盆。

(2) 骨盆内测量:对角径小于11.5 cm,为骨盆入口平面狭窄,属扁平骨盆。若坐骨棘间径小于10 cm、坐骨切迹宽度小于2横指,为中骨盆狭窄。坐骨结节间径与出口后矢状径之和小于 15 cm，为骨盆出口平面狭窄。

（三）辅助检查

B型超声观察胎方位，估计胎儿体重，以判断能否顺利通过骨产道。

（四）心理社会评估

评估产妇对分娩的认识与生育理念，是否高度紧张、焦虑，产妇及家人对手术是否存在恐惧、担忧等。

【护理诊断/问题】

（1）有感染的危险：与胎膜早破、产程延长、手术操作有关。

（2）有新生儿窒息的危险：与产道异常、产程延长有关。

（3）潜在并发症：如子宫破裂等。

（4）恐惧：与知识缺乏、分娩过程的结果未知有关。

【护理措施】

1. 心理护理

为产妇提供心理与信息支持，提供最佳服务。详细解释当前胎儿的情况与产程进展情况，说明相关检查及治疗程序，解除产妇及家属对未知的顾虑，减轻其恐惧，取得产妇良好的配合。

2. 改变体位

可采取坐位或者蹲位，以纠正骨盆倾斜度，增加骨盆出口平面的径线，对胎先露下降缓慢的产妇有效。

3. 观察子宫收缩及胎儿情况

勤听胎心音，注意观察羊水性状、子宫收缩及产程进展情况。及早发现子宫收缩乏力、不协调性子宫收缩过强、胎儿窘迫及先兆子宫破裂等情况。

4. 试产

若入口相对狭窄（轻度头盆不称），跨耻征可疑阳性，胎位正常，胎儿体重为 2 500～3 300 g，在严密监护下可以试产。应专人守护，保证产妇良好的产力，注意饮食、营养、水分及休息。必要时，按医嘱补充水分、电解质及维生素 C。减少肛门检查的次数，禁止灌肠。试产过程中严密观察胎心率、子宫收缩等，一般不用镇静药、镇痛药。若试产 2～4 h，胎头仍未入盆或伴胎儿窘迫，则应停止试产，及时报告医生，防止发生子宫破裂。

5. 医护配合

明显头盆不称的产妇，遵医嘱做好助产术或剖宫产术及抢救新生儿的准备与护理工作。

【健康教育】

（1）做好产前检查，及时发现骨盆异常。

（2）骨盆狭窄影响胎先露的衔接，容易发生胎膜早破与脐带脱垂。指导孕妇一旦破膜立即入院。

（3）指导出院产妇按时复查，注意卫生、营养与避孕。

二、软产道异常

软产道包括子宫下段、子宫颈、阴道及外阴。软产道的异常所致的难产少见,容易被忽视。

【分类及临床表现】

1. 外阴异常

有外阴瘢痕、外阴水肿、会阴坚韧等,因外阴组织坚韧,缺乏弹性,伸展性差,使阴道口狭窄,胎先露下降受阻,造成会阴不同程度的裂伤。

2. 阴道异常

阴道横膈、纵隔较常见。若膈膜较薄,可因胎先露下降和压迫自行断裂,若膈膜厚会影响胎儿娩出。阴道瘢痕性狭窄多由产伤、药物腐蚀、手术后感染所致,轻者因妊娠后组织变软,不影响分娩;重者瘢痕广泛、部位高者可影响胎先露下降。外阴尖锐湿疣在妊娠期生长迅速,体积大、范围广的尖锐湿疣可阻碍分娩,容易发生裂伤、血肿及感染。

3. 宫颈异常

宫颈异常有子宫颈外口黏合、子宫颈水肿、子宫颈瘢痕、子宫颈肌瘤、子宫颈癌等,均可影响子宫颈口扩张,胎先露下降,导致产程延长,甚至不能正常分娩。

【处理原则】

1. 外阴异常

(1) 外阴瘢痕:小的瘢痕可行会阴后-侧切开,瘢痕大者应行剖宫产术。

(2) 外阴水肿:在临产前可局部用50%硫酸镁溶液湿热敷,分娩时行会阴后-侧切开。

(3) 会阴坚韧:可行会阴后-侧切开。

2. 阴道异常

(1) 阴道横膈:横膈薄的产妇可做X形切开并经阴道分娩,若横膈高而厚,则需行剖宫产术。

(2) 阴道纵隔:阴道纵隔不影响胎儿经阴道分娩时一般不需处理。若阻碍胎先露下降,则在纵隔中间剪断,待分娩结束后,剪除剩余的阴道纵隔,用可吸收线间断或连续锁边缝合。

3. 子宫颈异常

(1) 子宫颈外口黏合:需行子宫颈切开术。

(2) 子宫颈水肿:轻者可抬高产妇臀部,减轻胎头对子宫颈的压迫,也可在子宫颈两侧各注入0.5%利多卡因5～10 mL或地西泮10 mg静脉推注,待子宫口近开全,用手将水肿的子宫颈前唇上推,使其逐渐越过胎头,即可经阴道分娩。若经上述处理无明显效果,可行剖宫产术。

(3) 子宫颈坚韧:可用地西泮10 mg静脉推注,也可在子宫颈两侧各注入0.5%利多卡因5～10 mL,若不见缓解,应行剖宫产术。

(4) 子宫颈瘢痕:应行剖宫产术。

(5) 子宫颈癌:应行剖宫产术,术后放疗。若为早期浸润癌,可行剖宫产术,随即行广泛性子宫切除术及盆腔淋巴结清扫术。

任务三 胎儿异常

学习目标

1. 熟悉持续性枕后位、枕横位及臀先露的临床表现、治疗原则与护理措施。
2. 了解胎儿发育异常的临床表现与治疗原则。
3. 能运用所学知识对胎儿异常产妇进行整体护理。

胎儿异常包括胎位异常与胎儿发育异常。

一、胎位异常

胎位异常是造成难产的常见因素之一。分娩时，正常胎位(枕前位)约占 90%，异常胎位约占 10%，其中头位异常居多，有持续性枕后位、枕横位、面先露、胎头高直位等，占 6%～7%。臀先露占 3%～4%。肩先露、复合先露少见。

(一) 持续性枕后位、枕横位

在分娩过程中，胎头以枕后位或枕横位衔接，在下降过程中，胎头枕部因强有力的子宫收缩绝大多数能向前旋转 135°或 90°，转成枕前位而自然分娩。若胎头枕骨持续不能转向前方，直至分娩后期仍然位于母体骨盆的后方或侧方，致使分娩发生困难者，称为持续性枕后位(图 7-11)或持续性枕横位。

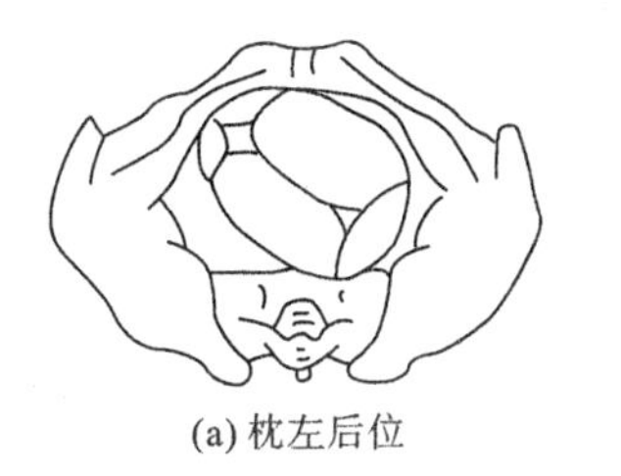

(a) 枕左后位

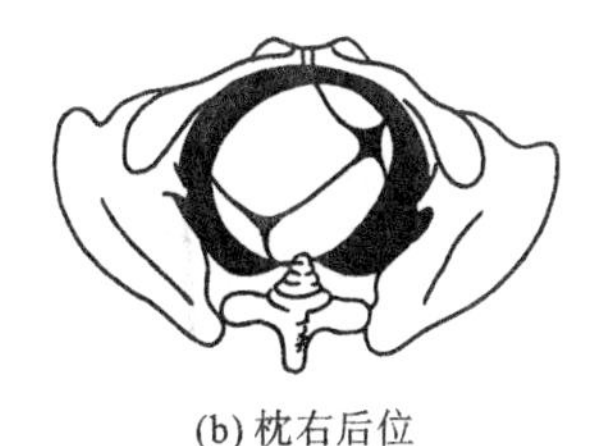

(b) 枕右后位

图 7-11 持续性枕后位

【原因】

(1) 骨盆异常　为胎位异常的常见原因，以漏斗骨盆与横径狭窄骨盆多见。

(2) 胎头俯屈不良　枕后位衔接，胎儿脊柱与母体脊柱接近，不利于俯屈。

(3) 子宫收缩乏力　影响胎头下降、俯屈及内旋转。

(4) 头盆不称　头盆不称使胎头内旋转受阻。

(5) 其他　如膀胱充盈、前置胎盘等。

【临床表现】

1. 症状

临产后由于胎头衔接较晚及俯屈不良，胎先露不易紧贴子宫下段及子宫颈内口，常导致继发性协调性子宫收缩乏力，子宫口扩张缓慢，活跃期晚期及第二产程延长。因枕骨持续位于骨盆后方压迫直肠，产妇自觉肛门坠胀及排便感，致使子宫口尚未开全而提前做屏气动作，容易导致子宫颈前唇水肿和产妇疲劳，影响产程进展，子宫颈容易裂伤。如阴道口已见到胎头，但经过多次子宫收缩屏气却不见胎头顺利下降时，应考虑持续性枕后位或持续性枕横位。

2. 腹部检查

在子宫底部触及胎臀，胎背偏向母体的后方或侧方，在对侧可以明显触及胎儿肢体。胎心音在脐下偏外侧或胎儿肢体侧的胎胸部能听到。

3. 肛门检查或阴道检查

若为枕后位，则感到盆腔后部空虚。胎头矢状缝位于骨盆左斜径上，前囟在骨盆右前方，后囟(枕部)在骨盆左后方则为枕左后位，反之为枕右后位。若胎头矢状缝位于前后径上，后囟位于骨盆正后方，则为正枕后位。胎头矢状缝位于骨盆横径上，后囟在骨盆左侧方，则为枕左横位，反之为枕右横位。

【对母儿的影响】

(1) 对产妇的影响　胎位异常往往导致继发性子宫收缩乏力，使产程延长，常需手术助产，容易发生软产道损伤，易增加产后出血及感染的机会。若胎头长时间压迫软产道，可形成生殖道瘘。

(2) 对胎儿、新生儿的影响　由于第二产程延长，常引起胎儿窘迫和新生儿窒息，使围生儿死亡率增高。

【处理原则】

1. 第一产程

保证产妇充分的营养和休息。如情绪紧张、睡眠不好可给予哌替啶或地西泮。让产妇取胎背对侧卧位，便于胎头枕部转向前方。若子宫收缩欠佳，应尽早静脉滴注缩宫素。子宫口开全之前，嘱产妇不要屏气用力，以免引起子宫颈前唇水肿而阻碍产程进展。若产程无明显进展、胎头较高或胎儿窘迫，应考虑行剖宫产术结束分娩。

2. 第二产程

初产妇已近2 h，经产妇已近1 h，胎儿尚未娩出，应行阴道检查。当胎头双顶径已达坐骨棘平面或更低时，可徒手将胎头枕部转向前方，使矢状缝与骨盆入口前后径一致，行阴道助产或自然分娩。若转成枕前位困难，也可向后转成正枕后位，再以产钳助产，此时需做较大的会阴后侧切开，以免造成会阴裂伤。若胎头位置较高，疑有头盆不称，则需行剖宫产术。

3. 第三产程

胎盘娩出后应立即肌内注射缩宫素，以防产后出血。软产道损伤者，及时修补。新生儿应重点监护。凡行手术助产及有软产道裂伤者，产后应给予抗生素预防感染。

(二) 臀先露

臀先露即臀位是最常见的异常胎位，占妊娠足月分娩总数的3%～4%。因胎头比胎臀大，且分娩时后出胎头无明显颅骨变形，往往造成胎头娩出困难，加之脐带脱垂较多见，故臀先露围生儿死亡率是枕先露的3～8倍。

【临床分类】

根据胎儿两下肢所取的姿势分类。

(1) 单臀先露或腿直臀先露　胎儿双髋关节屈曲，双膝关节直伸，以臀部为先露，最多见。

(2) 完全臀先露或混合臀先露　胎儿双髋关节及双膝关节均屈曲，以臀部和双足为先露，较多见。

(3) 不完全臀先露　较少见。以一足或双足，一膝或双膝，或一足一膝为先露。膝先露是暂时的，产程开始后转为足先露。

【临床表现】

(1) 孕妇常感肋下有圆而硬的胎头；由于胎臀不能紧贴子宫下段及子宫颈，常导致子宫收缩乏力，子宫口扩张缓慢，从而出现产程延长。

(2) 腹部检查：子宫呈纵椭圆形。在子宫底部可触到圆而硬、按压时有浮球感的胎头；若未衔接，在耻骨联合上方可触及不规则、软而宽的胎臀。胎心音在脐左或右上方听得最清楚。衔接后，胎臀位于耻骨联合下方，胎心音听诊以脐下最清楚。

(3) 肛门检查及阴道检查：可触及软而不规则的胎臀或触到胎足、胎膝。若胎膜已破，阴道检查可直接触到胎臀、胎儿外生殖器及胎儿肛门。

【对母儿的影响】

(1) 对产妇的影响　容易发生胎膜早破、继发性子宫收缩乏力及产程延长，使产褥感染及产后出血的机会增多。若子宫口未开全强行牵拉，容易造成子宫颈和子宫下段裂伤。

(2) 对胎儿、新生儿的影响　常因胎膜早破、脐带脱垂导致胎儿窘迫甚至死亡。因后出胎头困难，可发生新生儿产伤(臂丛神经损伤及颅内出血)、窒息。围生儿死亡率增高。

【处理原则】

1. 妊娠期

妊娠30周前，臀先露多能自行转为头先露。若妊娠30周后仍为臀先露应予以矫正。常用的方法如下。

(1) 胸膝卧位：让孕妇排空膀胱，松解裤带，取胸膝卧位(图7-12)，每日2次，每次15 min，1周后复查。这种姿势可使胎臀退出盆腔，借助胎儿重心的改变，使胎头与胎背所形成的弧形顺着子宫底弧面滑动完成胎位矫正。

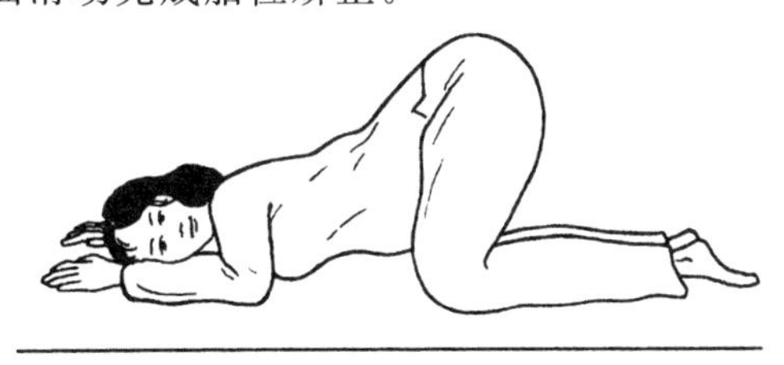

图7-12　胸膝卧位

(2) 激光照射或艾灸至阴穴:近年多用激光照射两侧至阴穴,也可用艾条灸,每日1次,每次15~20 min,5次为1个疗程。

(3) 外倒转术:应用上述矫正方法无效者,于妊娠32~34周时,可行外倒转术,因有发生胎盘早剥、脐带绕颈等严重并发症的可能,应用时要慎重,最好在B型超声及胎儿电子监测下进行。

2. 分娩期

临产初期根据产妇年龄、产次、骨盆类型、胎儿大小、胎儿是否存活、臀先露类型以及有无并发症,选择正确的分娩方式。

1) 剖宫产的指征

狭窄骨盆、软产道异常、胎儿体重大于3 500 g、胎儿窘迫、高龄初产、有难产史、不完全臀先露等,均应剖宫产结束分娩。

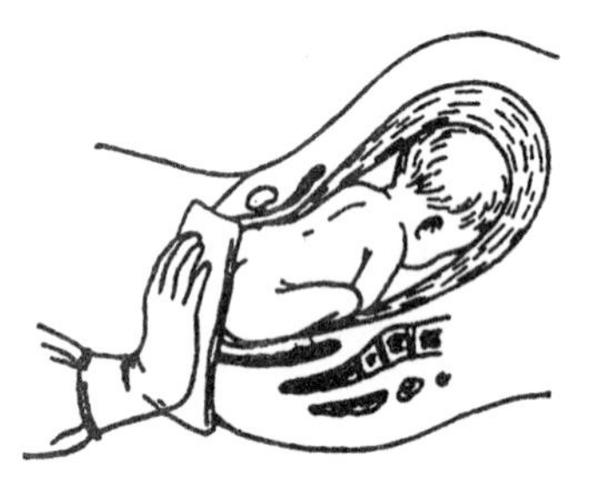

图 7-13 "堵"外阴

2) 阴道分娩的处理要点

(1) 第一产程:产妇应侧卧,少做肛门检查,禁止灌肠,尽量避免胎膜破裂。当子宫口开大至4~5 cm时,胎足即可脱出至阴道,此时采用"堵"外阴的方法(图7-13),促使子宫颈和阴道充分扩张,消毒外阴后,子宫收缩时用无菌巾以手掌堵住阴道口,让胎臀下降,直至子宫口开全。在"堵"的过程中每隔10~15 min听胎心音1次,并注意子宫口是否开全。子宫口近开全时,做好接产和抢救新生儿窒息的准备。

(2) 第二产程:导尿排空膀胱,初产妇做会阴后-侧切开术,行臀位助产术。当胎臀娩出至脐部后,胎肩及胎头由接生者协助娩出。脐部娩出后,应在2~3 min内娩出胎头,最长不能超过8 min。胎头娩出可用单叶产钳,效果佳。

(3) 第三产程:肌内注射缩宫素或麦角新碱,防止产后出血。手术操作及软产道损伤者,应及时检查并缝合,给予抗生素预防感染。

(三) 持续性枕后位、枕横位及臀先露的护理

【护理评估】

1. 健康史

仔细了解产前检查资料(如身高、骨盆测量值、胎位等),估计胎儿大小。评估有无羊水过多、前置胎盘、盆腔肿瘤等。询问过去分娩情况,注意有无头盆不称。

2. 身体评估

(1) 症状:评估产妇是否出现继发性子宫收缩乏力、产程延长、胎膜早破及脐带脱垂,有无提前做屏气动作等。

(2) 腹部检查

① 持续性枕后位、持续性枕横位:在子宫底部触及胎臀,胎背偏向母体的后方或侧方,在对侧可以明显触及胎儿肢体;胎心音在脐下偏外侧或胎儿肢体侧的胎胸部能听到。

② 臀位:子宫底可触及硬而圆的胎头、子宫下段可触及软而不规则的臀部;胎心音听诊的部位位于产妇脐上左侧或右侧。

3. 辅助检查

B型超声检查能明确诊断。

4. 心理社会评估

评估产妇及其家属的紧张、焦虑情绪；了解产妇及其家属对新生儿的看法。产程时间过长，产妇极度疲乏失去信心而产生急躁情绪，同时也十分担心自身及胎儿的安危。

【护理诊断/问题】

(1) 有新生儿窒息的危险：与分娩因素异常有关。

(2) 恐惧：与惧怕难产及担心胎儿安危有关。

(3) 有感染的危险：与产程延长、胎膜早破及手术操作有关。

【护理措施】

1. 一般护理

臀位孕妇，妊娠30周后指导矫正胎方位。分娩时，保证产妇充分的营养和休息，并嘱产妇朝向胎背对侧卧位，以利于胎头枕部转向前方（持续性枕后位、持续性枕横位）；臀位产妇临产后应卧床休息、不宜走动，禁止灌肠，少做肛门检查。

2. 心理护理

针对产妇及其家属的疑问、焦虑与恐惧，护士在执行医嘱和护理措施时，给予充分解释，并把产程进展及胎儿的情况及时告诉产妇及其家属。在分娩过程中提供减轻疼痛的护理，如按摩腰部、抚摸腹部等。多安慰和鼓励产妇，增强其对分娩的信心，使其安全、顺利地分娩。

3. 防止胎膜早破

臀位产妇在待产过程中应少活动。一旦胎膜破裂，立即听胎心音，抬高床尾，如发现胎心音异常，立即报告医生，及早发现并处理脐带脱垂。

4. 观察子宫收缩及胎儿情况

勤听胎心音，注意观察羊水性状、子宫收缩及产程进展情况。若子宫收缩欠佳，应遵医嘱静脉滴注缩宫素。子宫口开全之前，嘱产妇不要过早屏气用力，以免引起子宫颈前唇水肿及疲乏。若产程无明显进展、胎头较高或出现胎儿窘迫征象，立即报告医生并做好术前准备，行剖宫产术结束分娩。

5. 医护配合

协助医生做好剖宫产、阴道助产及新生儿抢救的物品准备，新生儿出生后仔细检查有无受伤。遵医嘱及时给予缩宫素与抗生素。

【健康教育】

(1) 指导孕妇定期进行产前检查，及时发现胎位异常。

(2) 臀位孕妇容易发生胎膜早破与脐带脱垂，临近预产期时应提前住院。若发生胎膜早破，要立即卧床，抬高臀部，防止脐带脱垂。

(3) 指导产妇注意产后卫生、营养与休息。

二、胎儿发育异常

胎儿发育异常，主要有巨大胎儿和胎儿畸形(如无脑儿、脑积水、连体胎儿等)两种。

【临床表现及治疗原则】

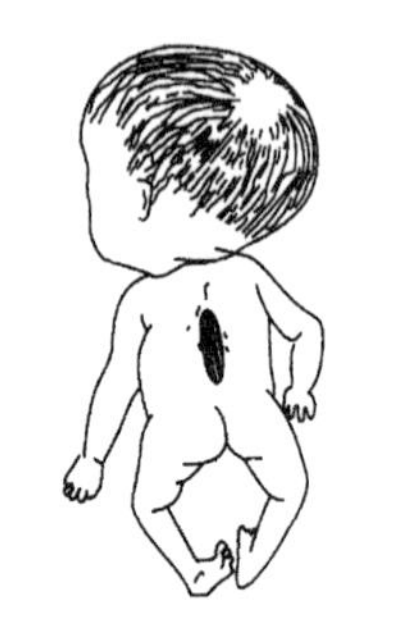

图 7-14　脑积水伴脊柱裂、足内翻

1. 巨大胎儿

胎儿体重达到或超过 4 000 g 者，称为巨大胎儿，约占出生总数的 7%。与妊娠合并糖尿病、孕妇营养过度、父母身材高大等有关。孕妇子宫增大较快，体重迅速增加，妊娠晚期出现呼吸困难、腹部沉重、两肋胀痛。分娩时常引起头盆不称、肩难产、软产道损伤、新生儿产伤。多行剖宫产术。

2. 脑积水

胎儿脑室内外有大量脑脊液(500～3 000 mL)潴留，使头颅体积增大，颅缝明显变宽，囟门显著增大，称为脑积水，常伴脊柱裂、足内翻(图 7-14)等。一旦确诊，应及早终止妊娠。

知识链接

肩难产的处理

肩难产的发生与胎儿体重密切相关，胎儿体重为 4 000～4 500 g 时，肩难产的发生率为 3%～12%；胎儿体重不低于 4 500 g 时，肩难产的发生率为 8.4%～14.6%。肩难产的处理方法如下。①屈大腿法：指导产妇尽力屈曲大腿，使双腿紧贴腹壁，并双手抱大腿或抱膝，可缩小骨盆倾斜度，使耻骨联合明显升高，以便嵌顿的前肩自然松解。②压前肩法：由助手在产妇耻骨联合上方向胎儿前肩加压，不可使用暴力，此法有助于嵌顿的前肩娩出，常与其他助产方法合用。还有旋肩法、牵后臂娩后肩法、断锁骨法(以上方法无效时)，锁骨能自愈。在行上述处理时，会阴侧切口要足够大，并加用麻醉药。应做好新生儿复苏措施，认真检查软产道裂伤，预防产后出血及产褥感染。

【护理评估】

(一) 健康史

仔细阅读产前检查资料(如身高、骨盆测量值、胎方位等)，估计胎儿大小。询问既往分娩情况，产妇是否有糖尿病史。评估是否有头盆不称、产程进展及胎头下降情况。

(二) 身体评估

评估有无头盆不称、继发性子宫收缩乏力、产程延长，是否出现软产道裂伤、肩难产等。

(三) 辅助检查

B 型超声检查、测胎头双顶径、观察有无畸形等监测胎儿生长发育情况。

(四) 心理社会评估

产妇因产程时间过长、极度疲乏、失去信心而易产生急躁情绪，同时也十分担心自身及胎儿的安危。

【护理诊断/问题】

（1）焦虑：与担心胎儿发育有关。

（2）有感染的危险：与糖尿病或手术等有关。

（3）预感性悲哀：与得知胎儿异常有关。

【护理措施】

1．一般护理

指导产妇适时休息，鼓励产妇进食，增加营养，保持体力。

2．心理护理

及时回答产妇及其家属的提问，耐心解释，减轻产妇焦虑。对胎儿发育异常或新生儿死亡的产妇，应耐心疏导，做好安慰工作，使产妇情绪稳定，顺利度过悲伤期。

3．医护配合

（1）协助选择终止妊娠时间：巨大胎儿孕妇，应于妊娠 36 周后，根据胎儿成熟度、胎盘功能及糖尿病控制情况择期终止妊娠；脑积水、无脑儿孕妇，确诊后应及时引产。

（2）减少对母儿的损伤：胎儿体重超过 4 500 g，骨盆中等大小或产程延长的产妇，应做好剖宫产术前准备；巨大胎儿胎头双顶径已达坐骨棘水平以下时，应配合医生行会阴后-侧切开，并以产钳助产，同时做好处理肩难产的准备；脑积水胎儿引产时，按医嘱行颅内穿刺放液。

【健康教育】

（1）加强产前检查，及时了解胎儿发育情况，如胎儿有畸形应及早终止妊娠。

（2）加强妊娠期营养宣教工作，以免营养过剩导致胎儿过大。

（3）注意产后营养、休息与卫生。

能力检测

A 型题（以下每一道题有 A、B、C、D、E 五个备选答案，请从中选一个最佳答案）

1．下列哪项可以应用缩宫素（　　）。

A．头盆不称　　B．不协调性子宫收缩乏力　　C．协调性子宫收缩乏力

D．瘢痕子宫　　E．子宫痉挛性狭窄环

2．初产妇，孕 39 周，规律子宫收缩 16 h，子宫收缩每 5～6 min 1 次，每次持续 25～30 s，宫口开大 2 cm。该产妇的产程曲线属于（　　）。

A．潜伏期延长　　B．活跃期延长　　C．活跃期停滞

D．胎头下降延缓　　E．第二产程停滞

3．初产妇，第一产程活跃期延长是指活跃期时间超过（　　）。

A．14 h　　B．12 h　　C．10 h　　D．8 h　　E．6 h

4．急产是指（　　）。

A．总产程不足 3 h

B. 总产程超过24 h

C. 宫口开大3 cm至宫口开全超过8 h

D. 宫口开全后初产妇超过2 h,经产妇超过1 h尚未分娩

E. 从临产规律子宫收缩至宫口扩张3 cm,超过16 h

5. 孕妇,30岁,16周妊娠,来院做产前检查,测身高160 cm,体重56 kg,骨盆外测量结果如下,异常的是(　　)。

A. 髂棘间径25 cm　　B. 髂嵴间径27 cm　　C. 骶耻外径18 cm

D. 骶耻内径12.5 cm　　E. 坐骨结节间径7.5 cm

6. 关于骨盆狭窄,正确的是(　　)。

A. 骶耻外径19 cm可诊断骨盆入口狭窄

B. 骨盆出口横径值与出口后矢状径之和为14 cm可试产

C. 骨盆入口狭窄是引起持续性枕后位的主要原因

D. 骨盆出口狭窄时不宜进行试产

E. 以上都不对

7. 初产妇,临产后胎头未入盆,应首先考虑(　　)。

A. 羊水过多　　B. 腹壁松弛　　C. 头盆不称

D. 子宫收缩乏力　　E. 以上都不是

8. 胎先露异常中最常见的是(　　)。

A. 臀先露　B. 肩先露　C. 足先露　D. 头先露　E. 膝先露

9. 中骨盆平面狭窄时发生持续性枕横位或持续性枕后位,是因为影响胎头进行(　　)。

A. 衔接　B. 俯屈　C. 内旋转　D. 外旋转　E. 仰伸

10. 女性中骨盆和骨盆出口狭窄,入口正常,属于(　　)。

A. 均小骨盆　　B. 扁平骨盆　　C. 漏斗骨盆

D. 横径狭小骨盆　　E. 畸形骨盆

11. 单纯扁平骨盆,骨盆外测量小于正常值的径线是(　　)。

A. 髂嵴间径　B. 髂棘间径　C. 骶耻外径　D. 粗隆间径　E. 坐骨结节间径

12. 初产妇,妊娠31周,臀先露,骨盆正常,产前指导下列哪项正确?(　　)

A. 外倒转术　　B. 取臀高位　　C. 阴道流液后入院待产

D. 胸膝卧位　　E. 无需处理

13. 初产妇,26岁,足月妊娠临产16 h,自然破膜半小时,子宫收缩(20～25) s/(5～6) min,宫口开大2 cm,用镇静药后产程无进展,应选用下列哪种方法最佳?(　　)

A. 肌内注射阿托品　　B. 剖宫产　　C. 静脉滴注缩宫素

D. 无需处理　　E. 缩宫素合谷穴位封闭

14. 巨大胎儿经阴道分娩的主要危险是(　　)。

A. 胎头娩出困难　　B. 肩难产　　C. 软产道损伤

D. 产后出血　　E. 子宫收缩乏力

15. 某孕妇,孕39周,临产8 h。骨盆外测量正常,LOP,胎心率140次/分,子宫收缩(20～30) s/(7～8) min,宫口开大4 cm,胎先露平坐骨棘,已破膜,羊水清,应选择哪项处理措施?(　　)

A. 剖宫产结束分娩
B. 缩宫素静脉滴注加强子宫收缩
C. 待子宫口开全行阴道助产
D. 观察产程，等待自然分娩
E. 抬高床尾

16. 初产妇，孕 40 周，有规律子宫收缩 12 h，近 2 日进食较少，睡眠差。宫口开大 6 cm，子宫收缩渐弱(20～30) s/(6～7) min，胎心率 130～140 次/分，骨盆外测量正常。遵医嘱缩宫素静脉滴注加强子宫收缩，下列哪项错误？(　　)

A. 将缩宫素 2.5 U 加于 5%葡萄糖注射液 500 mL 内静脉滴注
B. 从 4～5 滴/分开始，根据子宫收缩强弱进行调整
C. 通常可超过 60 滴/分
D. 维持子宫收缩(40～60) s/(2～3) min
E. 必须专人监护

17. 初产妇，妊娠 40 周，规律性腹痛 14 h，阴道流液 4 h，胎心率 158 次/分，子宫收缩(20～25) s/(3～5) min，子宫口开大 6 cm，胎先露 0，矢状缝在左斜径上，小囟门在 1 点处，坐骨棘间径 10 cm，入院 2 h 产程无进展，正确的诊断是(　　)。

A. 胎膜早破
B. 胎儿窘迫
C. 协调性子宫收缩乏力
D. 中骨盆狭窄
E. 持续性枕后位

18. 初产妇，妊娠足月，从凌晨开始临产至现在胎儿尚未娩出，产妇极度疲乏。子宫口开大 6 cm，胎膜已破。诊断为滞产，是指总产程超过(　　)。

A. 24 h　B. 20 h　C. 16 h　D. 8 h　E. 4 h

(19～20 题共用题干)

刘女士，28 岁，初产妇，孕 40 周，临产 16 h。宫口开大 9 cm，胎头矢状缝与坐骨棘间径一致，枕骨在母体右侧，胎先露棘下 1 cm，宫缩(20～30) s/(6～7) min，胎心率 140 次/分。

19. 该产妇的胎方位(　　)。

A. ROA
B. 持续性 ROT
C. 持续性 LOT
D. 持续性 ROP
E. 持续性 LOP

20. 应该如何处理(　　)。

A. 继续待产
B. 行剖宫产术
C. 鼓励产妇进食
D. 给镇静药
E. 加强宫缩

参考答案

1～5　C A D A E　　6～10　D C A C C　　11～15　C D C B B

16～20　C C A B E

(姚月荣)

项目八
分娩期并发症妇女的护理

任务一　胎膜早破

学习目标

1. 熟悉胎膜早破的定义、病因、护理措施。
2. 了解胎膜早破的临床表现、治疗原则及护理诊断。
3. 熟练进行胎膜早破的健康教育。
4. 具有尊重关心产妇、全力保障母婴安全的职业情感。

案例引导

李女士，26岁，G_1P_0，孕期定期检查均未发现异常，现妊娠38周。感冒、咳嗽2日，今晨排便后自觉阴道流水，孕妇及家人非常紧张，急来院就诊。

问题：还需进一步进行哪些护理评估？应采取哪些护理措施？

胎膜早破(premature rupture of membranes，PROM)指临产前胎膜自然破裂，是常见的分娩期并发症，占分娩总数的2.7%～17%，早产发生率为足月产的2.5～3倍。胎膜早破对妊娠、分娩均造成不利的影响，可致早产、脐带脱垂和感染。

【病因】

一般认为与以下因素有关。

(1) 下生殖道感染　由细菌、病毒或弓形体引起胎膜炎，胎膜局部张力下降而破裂。

(2) 机械性刺激　妊娠后期性交、创伤可引起胎膜炎，特别是精液内的前列腺素可诱发子宫收缩使胎膜受压而破裂。

(3) 羊膜腔内压力升高　如多胎妊娠、羊水过多、巨大胎儿等。

(4) 胎先露与骨盆入口衔接不良　如头盆不称、胎位异常、骨盆狭窄等，使胎膜各部受压不均导致破裂。

(5) 子宫颈内口松弛　先天性松弛或创伤所致，因前羊水囊楔入，胎膜受压不均可导致胎膜早破。

(6) 胎膜发育不良、营养素缺乏 胎膜发育不良导致胎膜菲薄、脆弱而易破裂；孕妇缺乏维生素C及微量元素锌、铜等，可干扰胶原纤维和弹性蛋白的成熟过程，导致胎膜早破。

【临床表现】

(1) 症状 孕妇突然感到有较多的液体持续自阴道流出，继而少量间断性排液。当咳嗽、打喷嚏、负重等腹压增加时，阴道流出的液体量增多。

(2) 体征 肛门检查或阴道检查时，触不到前羊水囊，上推胎先露可见阴道流液量增多。若胎心率异常、头盆不称或胎位异常，应仔细检查有无脐带脱垂，如果胎膜未破，肛门检查在胎先露前方触及有搏动感的条索状物，为脐带先露；若胎膜已破，行阴道检查能触及或看到部分脐带为脐带脱垂。羊膜腔感染时孕妇心率增快，子宫有压痛。

【治疗原则】

根据妊娠周数、胎儿成熟情况及孕妇有无并发症等情况综合处理。

1. 期待疗法

适用于妊娠28～35周、无产兆及感染征象、B型超声测定羊水池深度不低于3 cm者。绝对卧床；避免不必要的肛门检查和阴道检查；严密观察体温、脉搏、子宫收缩、胎心率、羊水、白细胞计数；预防感染；抑制子宫收缩；糖皮质激素促胎肺成熟。

2. 终止妊娠

妊娠28周以前，因胎儿小及围生儿存活率低，需尽快终止妊娠；妊娠35周以上，可等待自然临产。若观察12～18 h仍未临产，应引产或行剖宫产术。若有感染征象，无论胎龄大小，均应及时终止妊娠。

【护理评估】

（一）健康史

详细询问孕期有无创伤、性生活、羊水过多等诱发胎膜破裂的原因；是否有子宫收缩及感染的表现；了解孕妇的生育史、本次妊娠情况及妊娠周数；确定胎膜破裂的时间。

（二）身体评估

(1) 症状 评估孕妇阴道流液的时间、量、性状，是否在打喷嚏、咳嗽、负重等增加腹压的动作后有液体自阴道流出，观察孕妇有无发热及阴道分泌物有无异味等症状。

(2) 体征 阴道检查是否触到前羊水囊，上推胎先露有无液体从阴道流出；若羊膜腔感染，母儿心率加快，子宫有压痛。

（三）辅助检查

(1) 阴道液酸碱度检查：正常阴道液pH值为4.5～5.5，羊水pH值为7.0～7.5。用pH试纸检测阴道液的pH值，若pH值大于6.5，提示胎膜早破。如混有血液、子宫颈黏液、滑石粉、细菌等时，可出现假阳性。

(2) 阴道液涂片检查：将阴道液涂于玻片上，干燥后检查有羊齿状结晶。

(3) 羊膜镜检查：直视胎先露，见不到前羊水囊，即可诊断为胎膜早破。

（四）心理社会评估

评估孕产妇焦虑的程度。胎膜早破可加重孕妇的精神负担，担心羊水流尽影响胎儿安全及自身的健康，担心早产和产褥感染等。

【护理诊断/问题】

（1）有感染的危险：与胎膜早破后下生殖道内的病原体上行感染有关。

（2）有胎儿受伤的危险：与脐带脱垂致胎儿窘迫、胎儿吸入污染的羊水引起肺炎有关。

（3）焦虑：与担心胎儿、新生儿、自身的安全有关。

【护理措施】

（一）一般护理

嘱患者住院治疗，保持病房清洁安静；勤巡视，及时满足孕妇需要，提供优质生活护理；告知孕妇绝对卧床的重要性，指导孕妇抬高臀部、取左侧卧位休息。

（二）心理护理

鼓励孕妇及其家属讲出其担忧的问题及心理感受，说明所采取的治疗方案，以减轻孕妇的心理负担。对因胎膜早破造成的早产儿或剖宫产术的新生儿，其健康和生命可能受到威胁，应及时向孕妇详细解释，指导其做好心理准备，多给予关心和安慰。

（三）病情监测

（1）记录破膜的时间，定时观察羊水性状、颜色、气味等，及早发现感染和胎儿窘迫。

（2）严密观察胎心率的变化，一旦有胎心率异常改变（如胎心率过快、减慢或不规则），可能有脐带脱垂，嘱产妇改变体位或抬高臀部，缓解对脐带的压迫。必要时，行胎儿电子监护和阴道检查，确定有无脐带脱垂，尤其注意有无隐形脐带脱垂（即脐带先露）。

（3）如出现脐带脱垂，应立即吸氧、取头低臀高位。上推胎先露以缓解脐带受压，同时积极准备手术，尽快结束分娩。

（4）观察孕妇的生命体征、子宫收缩及羊水性质，配合检查白细胞计数，排除感染。

（四）医护配合

1. 期待疗法的护理

绝对卧床，取左侧卧位；抬高臀部，防止脐带脱垂；必要时吸氧；避免不必要的肛门检查和阴道检查。保持外阴清洁，每日用1∶1 000苯扎溴铵棉球擦洗会阴两次，勤换会阴垫；严密观察胎心率的变化及羊水性状、气味；定时测产妇体温、脉搏、血常规；检查产妇的子宫有无压痛；破膜12 h以上，遵医嘱预防性使用抗生素预防感染；按医嘱予以硫酸镁抑制子宫收缩及地塞米松促胎肺成熟。

2. 终止妊娠的护理

妊娠35周以上，无产科指征，子宫颈成熟，等待自然分娩或做好引产准备。若头盆不称、胎位异常、脐带脱垂、胎儿窘迫等，应做好剖宫产术准备，同时做好新生儿复苏准备。

【健康教育】

（1）向孕妇讲解胎膜早破的病因与不利影响，鼓励积极预防下生殖道感染、慢性病；避免腹部创伤，妊娠末 3 个月禁止性生活。孕期需补充足量的维生素、锌、钙、铜等。

(2) 加强产前检查，以及时发现与矫正异常胎位，指导头盆不称、胎先露高浮的孕妇在预产期前 2 周住院待产，一旦发生胎膜破裂，立即平卧，并抬高臀部。

(3) 告知子宫颈内口松弛者，不宜久站、劳累，于妊娠 12～18 周行子宫颈内口环扎术。

任务二 产后出血

学习目标

1. 掌握产后出血的概念、病因、临床表现、治疗原则、护理诊断及护理措施。
2. 熟悉产后出血的护理评估。
3. 能识别产后出血并熟练运用各项护理操作技能配合抢救。

案例引导

赵女士，30 岁，G_2P_1，双胎妊娠 36 周，经阴道自然分娩两女婴，体重分别是 2200 g 和 2 300 g，胎盘、胎膜娩出后，阴道大量流血，阵发性增多，伴暗红色大血块。腹部检查：子宫软，不易触及宫底。

问题：该产妇是否为产后出血？如何评估？该产妇产后出血最可能的原因是什么？采取何种止血方法最有效？其护理诊断与措施有哪些？

产后出血(postpartum hemorrhage，PPH)是指胎儿娩出后 24 h 内失血量超过 500 mL，剖宫产时超过 1000 mL，是产科常见的严重并发症，居我国孕产妇死亡原因的首位，其发生率占分娩总数的 2%～3%，且 80%以上发生在产后 2 h 内；产后出血的预后因失血量、失血速度及孕产妇的体质等不同而异；若在短时间内大量失血可迅速发生失血性休克，休克时间过长可引起腺垂体缺血性坏死，继发腺垂体功能减退，发生希恩综合征(Sheehan syndrome)。因此，应特别重视产后出血的防治与护理工作。

【病因】

产后出血的原因有子宫收缩乏力、胎盘因素、软产道损伤及凝血功能障碍。这些因素可共存并相互影响。

(一) 子宫收缩乏力

子宫收缩乏力是产后出血最常见的原因，占产后出血总数的 70%～80%。正常情况下胎盘娩出后，因子宫肌纤维的收缩和缩复作用，胎盘剥离面开放的血窦闭合形成血栓而止血，凡影响子宫收缩和缩复功能的因素均可引起产后出血。

1. 全身性因素

产妇精神过度紧张，产程延长和难产，产妇体力衰竭；临产后过多使用镇静剂、麻醉剂；合并急慢性全身性疾病，如重度贫血等。

2. 局部因素

子宫肌壁过度膨胀、伸展(如多胎妊娠、巨大胎儿、羊水过多等),影响肌纤维的缩复功能;子宫肌纤维发育不良或退行变性(如子宫畸形、妊娠合并子宫肌瘤、多产、剖宫产术和子宫肌瘤剔除术等),影响子宫肌纤维的正常收缩;子宫本身病理改变(如妊娠期高血压疾病、严重贫血、子宫胎盘卒中等)以及前置胎盘等。

(二)胎盘因素

胎儿娩出后30 min,胎盘尚未娩出,称为胎盘滞留,包括以下几种类型。

1. 胎盘剥离不全

常见于子宫收缩乏力,胎盘未完全剥离便过早牵拉脐带、揉挤子宫,使部分胎盘、副胎盘自子宫壁剥离不全,影响子宫收缩使剥离面血窦不易关闭,引起大量出血。

2. 胎盘剥离后滞留

因子宫收缩乏力、膀胱过度充盈等因素,使已经剥离的胎盘不能及时排出,滞留在子宫腔,影响子宫收缩而出血。

3. 胎盘嵌顿

宫缩剂使用不当或粗暴按摩子宫等原因,引起子宫颈内口的平滑肌呈痉挛性收缩而形成狭窄环,使剥离的胎盘嵌顿在宫腔内引起出血。

4. 胎盘粘连或植入

胎盘全部或部分与子宫壁粘连,不能自行剥离者,称为胎盘粘连。当胎盘全部粘连时无出血;若部分粘连可因剥离部分的子宫内膜的血窦开放,以及胎盘滞留影响子宫收缩而导致大出血。引起胎盘粘连的原因有子宫内膜炎、多次人工流产而致的子宫内膜损伤等。

子宫蜕膜层发育不良时,胎盘绒毛深入到子宫肌层,称为胎盘植入,临床上较少见。根据植入的面积分为完全性植入与部分性植入两类,完全性植入因胎盘未剥离不出血,部分性植入可发生致命的大出血。引起胎盘植入的常见原因有子宫内膜炎、多次人工流产而致的子宫内膜损伤、前置胎盘、子宫手术史等。

5. 胎盘、胎膜残留

胎盘小叶、副胎盘或部分胎膜残留于宫腔内,影响子宫收缩而出血,常因过早牵拉脐带或用力揉捏子宫所致。

(三)软产道损伤

子宫收缩过强、胎儿过大、产程过快、接产时保护会阴不当或阴道手术助产操作粗暴等,均可引起会阴、阴道、宫颈裂伤,严重裂伤者可达阴道穹隆、子宫下段甚至骨盆壁,形成腹膜后血肿和阔韧带内血肿;过早行会阴切开术也可引起失血过多。

(四)凝血功能障碍

临床上较少见,但后果严重,包括妊娠合并症(如血小板减少症、白血病、再生障碍性贫血、重症肝炎等)和妊娠并发症(如妊娠期高血压疾病、胎盘早剥、羊水栓塞、死胎滞留等),均可因凝血功能障碍发生难以控制的大量出血。

【临床表现】

产后出血的主要临床表现为阴道大量流血及休克等症状和体征。

1. 症状

短时间内大量出血，出现眩晕、口渴、烦躁不安等，随之有面色苍白、出冷汗、心慌；特别是子宫出血潴留于子宫腔及阴道内时，产妇出现怕冷、寒战、打哈欠、懒言或表情淡漠、呼吸急促、烦躁不安等表现，很快进入昏迷状态；软产道损伤致阴道壁血肿的产妇有尿频、肛门坠胀感，伴排尿疼痛。

2. 体征

面色苍白、血压下降、脉搏细弱等。不同原因所致产后出血有不同的出血特点及体征，据此能初步判断引起产后出血的原因。

子宫收缩乏力及胎盘因素所致的出血，常呈间歇性出血，色暗红，子宫软、轮廓不清、触不到子宫底，按摩后子宫收缩变硬，出血明显减少。若子宫腔积血或胎盘已剥离而滞留于子宫腔，子宫底可升高，按摩子宫可促使积血和胎盘排出。胎盘因素者检查胎盘及胎膜有缺损或边缘有断裂血管。

软产道损伤所致的出血，常于胎儿娩出后，立即出现持续性出血，呈鲜红色、能自凝，子宫收缩良好，子宫轮廓清晰。会阴、阴道、子宫颈可有不同部位、不同程度的裂伤。会阴、阴道按裂伤程度分为 4 度：Ⅰ度裂伤指会阴皮肤及阴道黏膜撕裂，未达肌层，出血量不多；Ⅱ度裂伤指会阴裂伤已达会阴体肌层，累及阴道后壁黏膜，甚至沿阴道后壁两侧沟向上撕裂，出血较多；Ⅲ度裂伤指肛门外括约肌已断裂；Ⅳ度裂伤指直肠阴道隔及部分直肠前壁裂伤，直肠肠管暴露，情况严重，但出血量不一定多。

凝血功能障碍所致出血，产妇持续性阴道流血，止血困难，且血液不凝固或伴有全身黏膜及注射部位出血等，子宫收缩良好，胎盘完整娩出。

【治疗原则】

针对病因迅速止血，补充血容量纠正休克，防治感染。子宫收缩乏力引起的出血，加强子宫收缩是最有效的止血方法；软产道损伤引起的出血，应及时修补、缝合裂伤；胎盘因素引起的出血应尽快清除胎盘；凝血功能障碍所致的出血，应迅速采取相应的措施纠正凝血功能障碍，控制出血。

【护理评估】

（一）健康史

询问产妇既往生育史，了解孕妇有无多次人工流产及产后出血史；注意是否合并或存在诱发产后出血的疾病，如孕前患出血性疾病、重症肝炎、血液病、高血压、贫血、胎盘早剥、前置胎盘、羊水过多、多胎妊娠等；分娩期产妇有无精神过度紧张、过度疲劳、过多使用镇静剂和麻醉剂、产程延长、急产等。

（二）身体评估

1. 症状

(1) 仔细评估阴道流血的时间、量、色及血液能否自凝；了解有无头晕、烦躁、怕冷、打哈欠、懒言或表情淡漠、出冷汗、心慌等表现。

(2) 估测出血量的方法：①称重法：失血量(mL)＝(分娩后敷料湿重(g)－分娩前敷料干重(g))/1.05(血液比重，g/mL)。②容积法：用专用产后接血器收集血液，放入量杯测量失血量。③面积法:将血液浸湿的敷料按照10 cm×10 cm为10 mL计算,较少用。④休克指数(SI)法:休克指数=脉率/收缩压(mmHg),SI=0.5为正常;SI=1时为轻度休克,SI介于1.0~1.5时,失血量为全身血容量的20%~30%,SI介于1.5~2.0时,失血量为全身血容量的30%~50%;若SI超过2.0为重度休克,则失血量为全身血容量的50%以上。

2. 体征

除评估休克体征外,主要检查以下体征:子宫收缩乏力时可出现子宫软、子宫轮廓不清、触不到宫底等体征;软产道损伤可见会阴、阴道、子宫颈不同部位、不同程度的伤口;胎盘因素可有子宫下段痉挛性狭窄环,产后检查见胎盘、胎膜不完整或有断裂血管;凝血功能障碍可见全身黏膜及注射部位出血、血液不凝固等体征。

(三) 辅助检查

血型、交叉配血试验,以备输血补充血容量;测纤维蛋白原、血小板计数、出血时间、凝血时间、凝血酶原时间等,了解有无凝血功能障碍;测定血常规,了解贫血程度及有无感染。

(四) 心理社会评估

产妇往往表现出恐惧、心慌、手足无措,担心自己的生命安危,把一切希望寄予医护人员。因出血过多及精神紧张,有些产妇很快进入休克、昏迷状态。

【护理诊断/问题】

(1) 潜在并发症:失血性休克。

(2) 有感染的危险:与失血过多、全身抵抗力低下及手术操作有关。

(3) 恐惧:与阴道大量流血威胁生命安全有关。

【护理措施】

(一) 预防措施

1. 加强孕期保健

注意营养,定期进行产前检查,及时发现妊娠合并症和并发症。对有产后出血史或出血倾向的疾病应及时治疗,提前入院后积极做好抢救准备。

2. 正确处理产程

第一产程,防止产妇精神过度紧张、疲劳及产程延长;第二产程,正确保护会阴,适时适度会阴侧切,避免胎儿娩出速度过快;助产术严格按操作常规进行,避免粗暴用力;胎儿前肩娩出后立即用宫缩剂;第三产程,避免过早揉挤子宫及强拉脐带;胎盘娩出后仔细检查胎盘、胎膜是否完整;检查软产道有无损伤,并按摩子宫促其收缩。

3. 产后密切观察

产后2 h内,产妇应留产房内严密观察,及时排空膀胱,必要时给予导尿;监测生命体征、神志、皮肤黏膜颜色、四肢温度、尿量,发现异常应及时报告医生;观察子宫收缩、阴道流血以及会阴伤口情况;做好产妇输血和急救的准备工作。

(二) 一般护理

提供清洁、安静、舒适、通风的休息环境,保证足够的睡眠;加强营养,给予高热量、高蛋白、高维生素、富含铁的饮食,少食多餐;半卧位及侧卧位休息,严密观察生命体征及阴道流血情况；指导产妇母乳喂养，刺激子宫收缩，减少阴道流血；保持会阴清洁，用0.1%苯扎溴铵溶液擦洗会阴，每日2次；大小便后及时冲洗会阴。

（三）心理护理

耐心倾听产妇叙述，给予同情、安慰和心理支持。认真做好产妇及其家属的关心、解释工作，保持环境安静，鼓励产妇放松心情。家属可陪伴产妇，以增加产妇安全感。

（四）止血的护理

1. 子宫收缩乏力

按摩子宫、应用宫缩剂、子宫腔内填塞纱布条、结扎盆腔血管、髂内动脉或子宫动脉栓塞术及子宫切除术等方法止血。

（1）按摩子宫　按摩子宫是最常采用、简单、有效的方法。常用手法有两种。①腹部双手按摩子宫法：术者一手在耻骨联合上缘按压下腹部，将子宫向上推，另一手握住子宫体，在子宫底部有节律性地按摩子宫（图8-1）。②腹部-阴道双手按摩子宫法：以上方法效果不佳时选用。术者一手握拳手心向前置于阴道前穹隆，顶住子宫前壁，另一手自腹壁按压子宫后壁使子宫体前屈，双手相对紧压并同时有节律性地按摩子宫（图8-2）；按摩时间以子宫恢复正常收缩，并保持良好收缩状态为止。按摩时应严格执行无菌操作，切忌用力过大。

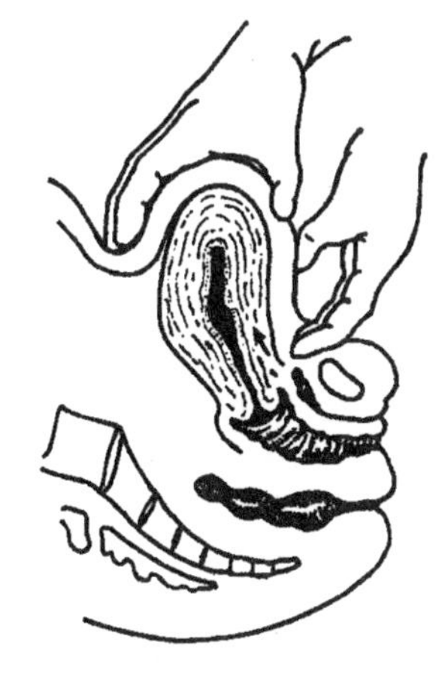

图8-1　腹部双手按摩子宫法

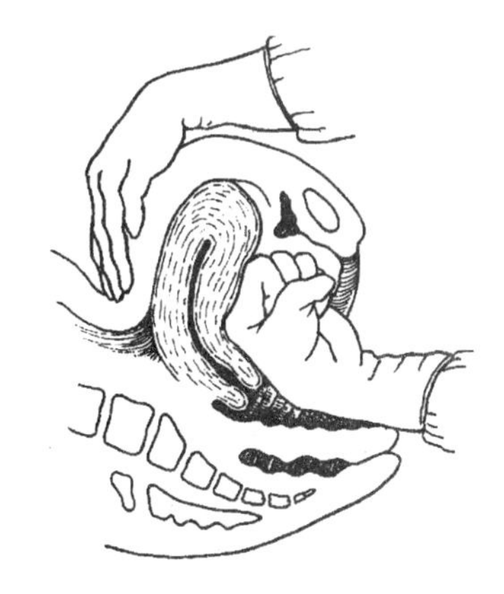

图8-2　腹部-阴道双手按摩子宫法

（2）应用宫缩剂　按摩子宫的同时，肌内注射或宫体注射缩宫素10 U，并将缩宫素10～20 U加入10%葡萄糖注射液500 mL静脉滴注；也可用麦角新碱（心脏病、高血压患者禁用）、前列腺素类药物促进子宫收缩。

（3）子宫腔内填塞纱布条　经按摩子宫及应用宫缩剂等方法处理无效，子宫肌松弛无力，应用无菌纱布条填塞子宫腔，有明显的局部压迫止血作用。方法是严密消毒后，助手于腹部固定子宫底，术者持卵圆钳将无菌纱布条，自子宫底逐渐由内向外填紧、填实子宫腔；24 h后取出纱布条，取出前肌内注射宫缩剂。子宫腔填塞纱布条后，应密切观察生命体征及子宫底高度和大小，警惕一方面因填塞不紧子宫继续出血，另一方面因宫腔积血而造成阴道不流血的止血假象。此法有可能增加感染的机会，只有在缺乏输血、输液条件、病情危急时才考虑使用。

（4）结扎盆腔血管　用于子宫收缩乏力、前置胎盘及DIC等所致的严重产后出血，同时迫切希望保留生育功能者,可采用结扎子宫动脉止血。

(5) 髂内动脉或子宫动脉栓塞术　近年来髂内动脉或子宫动脉栓塞术治疗难以控制的产后出血,愈来愈受到重视。

(6) 子宫切除术　主要用于难以控制并危及产妇生命的产后出血。在积极输血补充血容量的同时,施行子宫次全切除或子宫全切除术。

2. 胎盘滞留

(1) 胎盘剥离不全或粘连　无菌操作下行人工徒手剥离胎盘术。术中切忌强行剥离或用手抓挖子宫壁,以免损伤子宫;术后使用宫缩剂和抗生素。

(2) 胎盘全部剥离后滞留　协助产妇排空膀胱,轻轻牵拉脐带,按压子宫底以娩出胎盘。

(3) 胎盘嵌顿　遵医嘱予以解痉药或配合麻醉师麻醉,待松解狭窄环后协助胎盘娩出。

(4) 胎盘植入　徒手剥离胎盘时,发现胎盘与子宫壁粘连紧密,界线不清,难以剥离,在牵拉脐带时子宫壁出现凹陷者,可能为植入性胎盘,应立即停止剥离胎盘术,准备切除子宫。

(5) 胎盘、胎膜残留　徒手取出困难者,可行钳刮术或刮宫术。

3. 软产道裂伤

按解剖层次及时、准确地缝合裂伤。阴道血肿所致的出血,首先切开血肿,清除血块,缝合止血,同时补充血容量。

4. 凝血功能障碍

针对病因、疾病治疗。血小板减少症、再生障碍性贫血等患者,输新鲜血或成分输血;如发生DIC应与内科医生共同抢救,按医嘱用药及护理。

(五) 失血性休克的护理

除配合医生针对上述病因止血外,应立即平卧、保暖、吸氧;迅速建立静脉通道,对尚未有休克征象者及早补充血容量,有休克者应尽早输血;严密观察并记录产妇生命体征、子宫收缩、阴道流血等,发现异常应及时报告医生,并协助迅速止血。

(六) 预防感染

遵医嘱给予抗生素预防感染;在产程处理与抢救过程中严格执行无菌操作;每日擦洗会阴两次,注意保持会阴清洁。

【健康教育】

(1) 鼓励积极产检,指导妊娠合并凝血功能障碍、重症肝炎等孕妇不宜妊娠,应尽早终止妊娠。临产后为产妇提供心理支持,避免精神紧张,鼓励产妇说出内心感受。

(2) 指导母乳喂养,产褥期禁止盆浴及性生活,警惕晚期产后出血的发生。

(3) 出院时,指导产妇加强营养和进行适量活动等自我保健方法,继续观察子宫复旧及恶露情况,发现异常及时就诊。

任务三 子宫破裂

学习目标

1. 掌握子宫破裂的病因、临床表现、治疗原则及护理措施。
2. 熟悉子宫破裂的护理评估、护理诊断。
3. 了解子宫破裂的定义、分类。
4. 能熟练进行子宫破裂的健康教育。

案例引导

黄女士，25岁，G_1P_0，宫内妊娠41周，已临产12 h，因产程进展缓慢，给予静脉滴注缩宫素，2 h后产妇大声呼痛、烦躁不安、大汗淋漓，腹部外形呈葫芦状。肛门检查：宫口8 cm，胎先露−1。

问题：该产妇可能患何种疾病？病因可能是什么？如何制订护理计划？

子宫破裂(rupture of uterus)指子宫体部或子宫下段在妊娠期或分娩期发生破裂，是产科严重的并发症，如不及时诊治，可危及母儿的生命，多发生于经产妇和多产妇。近年来，因围生期保健的加强，产科技术水平的提高，子宫破裂发病率显著减少。子宫破裂根据发生的原因、时间、部位、程度可分：自然破裂和损伤性破裂；妊娠期破裂和分娩期破裂；子宫体部破裂和子宫下段破裂；完全性破裂(子宫壁全层破裂，子宫腔和腹腔相通)和不完全性破裂(子宫肌层部分或全部破裂，但浆膜层未破，子宫腔和腹腔未相通)。

【病因】

(1) 梗阻性难产　梗阻性难产是引起子宫破裂最常见的原因，多见于骨盆狭窄、头盆不称、胎儿畸形、胎位异常、软产道阻塞等，均可使胎先露下降受阻，为克服阻力，子宫强烈收缩，子宫下段被动过分牵拉变长、变薄而发生子宫破裂。

(2) 宫缩剂应用不当　分娩时使用宫缩剂不当或产妇对宫缩剂太敏感，使子宫强烈收缩造成子宫破裂。

(3) 子宫因素　曾行剖宫产术、子宫修补术、子宫肌瘤剔除术的瘢痕子宫；子宫发育不良、畸形、多次分娩及过度刮宫损伤子宫肌层，在妊娠期或分娩期子宫腔压力升高易发生子宫破裂。

(4) 手术损伤　不适当的阴道助产术可导致手术损伤。如子宫颈口未开全时行产钳或臀牵引术，造成子宫颈及子宫下段撕裂；肩先露无麻醉下行内倒转术或毁胎术；毁胎术时因器械、胎儿骨片、暴力等因素造成子宫破裂；强行剥离植入性胎盘；妊娠晚期腹部受严重撞击、分娩时在腹部暴力加压助产等，均可引起子宫破裂。

【临床表现】

子宫破裂多发生在分娩期,也可发生在妊娠晚期尚未临产时。子宫破裂发生通常是渐进性的,多数由先兆子宫破裂进展为子宫破裂。梗阻性难产或宫缩剂应用不当引起的子宫破裂常有先兆破裂阶段,而损伤性破裂和瘢痕性破裂往往无先兆子宫破裂阶段。

(一)先兆子宫破裂

(1)症状　多见于梗阻性难产。临产过程中子宫收缩强烈,产妇腹痛难忍,烦躁不安,甚至大喊大叫;产妇因膀胱受压而出现排尿困难或血尿。

(2)体征　产妇表情痛苦,呼吸急促,脉搏加快,胎心加快、减慢或消失,胎动频繁,于脐水平或以上出现病理缩复环,腹部外形呈葫芦状(图8-3)。子宫下段压痛明显。如处理不及时,子宫将在病理缩复环处或其下方破裂。

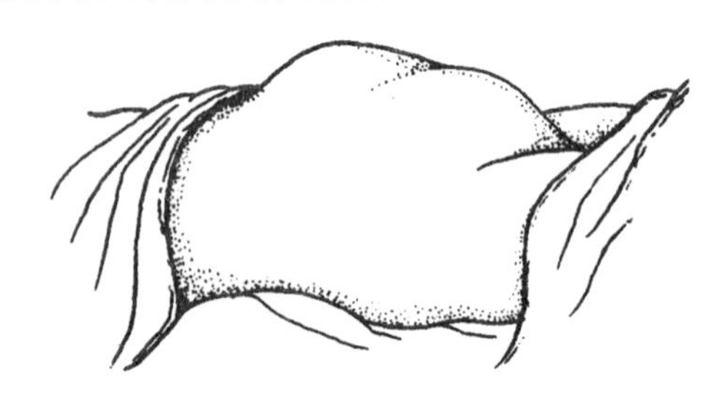

图8-3　先兆子宫破裂的腹部外观

(二)子宫破裂

1. 完全性子宫破裂

(1)症状　先兆子宫破裂症状出现后未及时处理,产妇突然感到下腹部一阵撕裂样的剧痛,随后腹痛缓解,子宫收缩停止,顿感轻松。此时自觉胎动消失,不久又出现腹部持续性疼痛,阴道有少量鲜红色血液流出。

(2)体征　产妇出现面色苍白、呼吸急促、脉搏细弱而快、血压下降等休克征象。腹部检查有明显急腹症表现;腹壁可清楚触及胎儿肢体,子宫缩小位于一侧,胎动及胎心音消失。阴道检查可见子宫颈口回缩,胎先露上升或消失,子宫下段可触及裂口。

2. 不完全性子宫破裂

症状及体征均不明显,多见于子宫下段或子宫体部剖宫产切口瘢痕破裂。产妇腹痛明显,子宫轮廓清楚,但裂口处明显压痛,子宫体一侧可触及逐渐增大并压痛的包快。胎心音多不规则。

【治疗原则】

1. 先兆子宫破裂

立即采取有效的措施抑制子宫收缩,如静脉全身麻醉或肌内注射哌替啶,尽快行剖宫产术结束分娩,防止进一步发展至子宫破裂。

2. 子宫破裂

无论胎儿是否存活,均应积极抢救,尽早手术治疗。手术方式根据产妇的生育要求、全身情况、子宫破裂的程度、子宫破裂的部位、子宫破裂的时间以及有无严重感染而选择子宫修补术或子宫次全切除术或子宫全切除术，术中及术后应用大量抗生素预防感染。

【护理评估】

（一）健康史

询问产妇有无剖宫产、子宫肌瘤剔除史，产程中使用宫缩剂的方法和剂量，是否有胎位异常、子宫收缩过强、阴道助产术等诱发子宫破裂的因素。

（二）身体评估

(1) 症状　评估腹部疼痛的程度、性质，子宫收缩的强度、间歇时间，有无休克前期或休克症状。

(2) 体征　有无病理缩复环，有无胎心、胎动异常及休克体征等。

（三）辅助检查

血常规检查血红蛋白值下降，白细胞计数增加；尿常规检查见红细胞或肉眼血尿；腹腔穿刺可证实血腹。超声检查确定子宫破裂的部位及胎儿与子宫的关系，用于疑似子宫破裂的诊断。

（四）心理社会评估

评估产妇及其家属的情绪变化；产妇得知胎儿已死亡，常感到悲伤、恐惧、痛苦、愤怒等。

【护理诊断/问题】

(1) 疼痛：与强烈子宫收缩、子宫破裂后血液刺激腹膜有关。

(2) 潜在并发症：如休克等。

(3) 有感染的危险：与大出血、多次阴道检查等有关。

(4) 预感性悲哀：与子宫破裂后胎儿死亡或子宫切除术有关。

【护理措施】

（一）一般护理

宣传孕期保健知识，加强产前检查；指导产妇定时排尿，防止膀胱充盈影响伤口愈合。保持外阴清洁，防止感染。指导产妇有效回奶。

（二）心理护理

对产妇及其家属的心理反应表示理解，做好解释工作，争取其配合治疗。若胎儿死亡，护理人员应给予心理支持，倾听其内心感受，帮助其度过悲伤阶段。为产妇及家属提供舒适的环境，更多地陪伴产妇，鼓励产妇合理饮食，尽快恢复体力。

（三）观察病情

严密观察子宫收缩、胎心率、腹痛程度及生命体征，注意有无病理缩复环出现，及时发现先兆子宫破裂，并立即报告医生，配合医生做好剖宫产术的术前准备。

（四）医护配合

1. 先兆子宫破裂的护理

若出现持续性疼痛、病理缩复环、子宫下段压痛、胎心音异常、排尿困难或血尿等异常情况,应立即报告医生,停止使用宫缩剂及一切操作,测量产妇的生命体征,遵医嘱使用药物抑制子宫收缩,吸氧并迅速做好剖宫产术的准备。

2. 子宫破裂的护理

迅速建立静脉输液通道,给予输血、输液以尽快补足血容量;做好术前各项准备工作;补充电解质及碱性药物,纠正酸中毒;术中、术后严密观察并记录生命体征及液体出入量;急查血红蛋白,评估失血量以指导护理方案;遵医嘱应用大剂量的抗生素预防感染。

【健康教育】

(1) 定期产检,及早发现异常胎位、骨盆狭窄等,并提前入院待产。

(2) 指导避孕:子宫修补术的产妇,有子女者,在术前征得产妇及其家属的同意,可术中同时进行输卵管结扎术;无子女者,应避孕2年后再怀孕,可选用避孕套或避孕药等方法避孕。

(3) 产妇再怀孕时,及时定期产检。

任务四　羊水栓塞

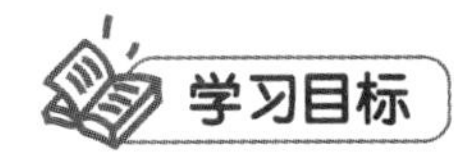

1. 熟悉羊水栓塞的临床表现、治疗原则、护理措施。
2. 了解羊水栓塞的病因、护理诊断、健康教育。
3. 能熟练运用各项护理操作技能配合抢救羊水栓塞。

案例引导

张女士,27岁,G_2P_0,妊娠40周,孕期检查正常,因不小心碰撞腹部致胎膜早破急入院。医生给予缩宫素引产,宫口近开全时,子宫收缩强,约1 min收缩1次,持续时间约60 s,突然出现呛咳、烦躁、呼吸困难,随之陷入休克。

问题:张女士是否存在羊水栓塞的危险?有哪些?应采取哪些紧急护理措施?

羊水栓塞(amniotic fluid embolism)指在分娩过程中羊水进入母体血液循环,引起肺栓塞、休克、DIC、肾功能衰竭等一系列严重症状的综合征。羊水栓塞是产科严重、危急、凶险的并发症,产妇死亡率达80%以上,也可发生于中期引产或钳刮术时,病情较缓和,极少造成孕妇死亡。羊水栓塞多见于高龄产妇、多产妇、子宫收缩过强、急产等。

【病因】

羊水栓塞是由于羊水中的有形物质(胎儿毳毛、角化上皮细胞、胎脂、胎粪等)进入母体血液循环引起。引起羊水栓塞的因素有以下几个方面。

(1) 子宫收缩过强或强直性收缩　宫缩剂应用不当、难产时子宫强烈收缩等。

(2) 子宫壁损伤 子宫颈裂伤、子宫破裂、剖宫产术、钳刮术、前置胎盘、胎盘早剥等子宫体或子宫颈有开放的静脉或血窦。

(3) 其他 死胎、滞产、过期妊娠、巨大胎儿、胎膜早破、多产妇等均可诱发羊水栓塞。

羊水进入母体血液循环有三条途径:①经子宫颈黏膜静脉,分娩时子宫颈黏膜静脉因胎膜与宫壁分离而发生断裂;②经胎盘附着处的血窦,破膜后羊水由胎盘边缘血窦进入;③病理情况下经开放的静脉或血窦进入母体血液循环。

【病理生理】

羊水进入母体血液循环后,有形成分直接阻塞肺内小血管,引起肺动脉高压、过敏性休克、DIC、急性肾功能衰竭而发生一系列的病理生理变化。

1. 肺动脉高压

羊水中的有形成分形成的栓子进入肺循环,在肺部小血管内造成机械性栓塞,同时堵塞心、脑和其他脏器小血管。另外羊水中大量促凝物质,使血液凝固而形成纤维蛋白栓子,阻塞肺毛细血管,并反射性地兴奋迷走神经,产生血管活性物质,使肺血管痉挛,导致肺淤血,造成肺动脉高压、右心衰竭。

2. 过敏性休克

羊水中的有形物质成为致敏原,进入母体血液循环引起Ⅰ型变态反应。多数患者首先表现为血压急剧下降,呈急性休克状态,此种病理变化可致产妇突然死亡。

3. DIC

羊水中的促凝物质(组织凝血活酶、凝血因子X激活物质、胎粪中胰蛋白酶等)进入母体血液循环,可激活内源性凝血系统,使血管内产生广泛性微血栓,消耗大量的凝血因子及纤维蛋白原。同时羊水中又含活化因子激活纤溶系统,使母体血中的纤维蛋白代谢物增多,血液由高凝状态转变为低凝状态,严重者血液不凝,导致全身有广泛性出血倾向。

4. 急性肾功能衰竭

由于休克和DIC的发生,导致肾脏急性缺血缺氧,引起急性肾功能衰竭。

【临床表现】

羊水栓塞90%以上的病例发生于分娩期,尤其是胎儿娩出的前后或滥用宫缩剂后,子宫收缩过强,子宫腔内压增高而致,也可发生于剖宫产术时、术后,人工流产术、钳刮术、中期引产术及羊膜腔穿刺术时。典型的临床经过可分为休克期、出血期和急性肾功能衰竭期三个阶段。

1. 休克期

出现呼吸、循环衰竭及过敏性休克的表现。胎膜破裂后,产妇突然出现烦躁不安、寒战、呛咳、恶心、呕吐、气急等前驱症状,随之出现呼吸困难、发绀、抽搐、昏迷;产妇可出现面色苍白、脉搏细速、四肢厥冷、血压下降、肺底部湿啰音等;严重者发病急骤,甚至没有前驱症状,仅惊叫一声或打一个哈欠,血压迅速下降,于数分钟内迅速死亡。

2. 出血期

DIC引起的出血。第一阶段过后,继之发生难以控制的全身广泛性出血,大量阴道流血、切口渗血、全身皮肤黏膜出血,甚至消化道大出血等。产妇可因出血性休克而死亡。

3. 急性肾功能衰竭期

羊水栓塞后期，患者出现少尿、无尿和尿毒症的表现。

以上三个阶段又称羊水栓塞的三大症候群，临床表现基本按顺序出现。暴发型也可三大症候同时出现，有的缓发病例仅表现为某一主要症状，如仅有阴道流血和休克，无明显心肺功能衰竭，给诊断带来困难。钳刮术中出现羊水栓塞可仅表现为一过性呼吸急促、胸闷后出现阴道大量流血。

【治疗原则】

关键在于早期发现，一旦出现羊水栓塞的临床表现，应迅速抢救。原则是及时纠正缺氧、解除肺动脉高压、抗过敏、抗休克、防止DIC与急性肾功能衰竭。

【护理评估】

（一）健康史

了解有无发生羊水栓塞的各种诱因，如胎膜早破、人工破膜、前置胎盘、胎盘早剥、子宫收缩过强或强直性子宫收缩、中期引产或钳刮术、羊膜腔穿刺术、急产、子宫颈裂伤、子宫破裂及剖宫产术等。

（二）身体评估

（1）症状　典型患者多在破膜后第一产程末期、第二产程宫缩较强时或胎儿娩出短时间内发病，重点评估有无出现呛咳、气急、烦躁不安等前驱症状，随即是否出现呼吸困难、发绀、抽搐、昏迷，甚至尖叫一声后呼吸、心跳骤停等，有无阴道大量流血，有无少尿或无尿等症状。对不典型患者的呛咳与一过性寒战也要认真评估，提高警惕。

（2）体征　检查有无面色苍白，脉搏细速，四肢厥冷，血压下降，肺底部湿啰音等，出血量与休克程度是否成正比，出血是否凝固等。

（三）辅助检查

（1）下腔静脉血涂片检查：镜检见羊水中的有形物质，如胎儿鳞状上皮细胞、毳毛等，是确诊羊水栓塞的依据。

（2）床边胸部X线摄片：见弥散性点片状浸润阴影，沿肺门周围呈扇形分布，伴右心扩大。

（3）床边心电图检查：示右心房、右心室扩大以及ST段下降。

（4）凝血功能检查：DIC各项检查指标异常。

（四）心理社会评估

羊水栓塞发病急骤，病情凶险，产妇感到恐惧和痛苦；因担心胎儿安危而焦虑不安；当产妇及胎儿的生命受到威胁时，家属会感到焦虑，一旦抢救无效，家属无法接受，对医护人员不满、抱怨，甚至愤怒。

【护理诊断/问题】

（1）气体交换受损：与肺动脉高压、肺水肿有关。

（2）组织灌注量不足：与失血及DIC有关。

(3) 潜在并发症:如休克、DIC、急性肾功能衰竭。

(4) 恐惧:与病情危重有关。

【护理措施】

(一) 预防措施

(1) 加强计划生育,警惕前置胎盘、胎盘早剥等诱发因素。

(2) 加强产前检查,有胎儿异常、胎位异常及产道异常的孕妇提前住院待产。

(3) 严格掌握缩宫素引产的指征、使用方法,防止子宫收缩过强;人工破膜宜在子宫收缩间歇期进行,破口应小、位置低,同时控制羊水流出的速度;中期引产者,羊膜腔穿刺针宜细,刺入与拔出穿刺针时应放好针芯,防止将羊水带入破裂的血管中,穿刺的次数不应超过3次;钳刮术时先刺破胎膜,待羊水流出后再钳夹胎块。

(4) 避免损伤性较大的阴道助产及操作手术,子宫口未开全时避免阴道助产术;忽略性横位禁忌内倒转术;人工剥离胎盘困难时,禁用手指强行挖取。

(二) 心理护理

医护人员应沉着冷静,陪伴、鼓励、支持产妇,使其增强信心;理解和安慰产妇家属,向家属介绍患者病情的严重性,以取得配合。产妇因病情严重抢救无效死亡时,医护人员应尽量给予解释、安慰,帮助产妇家属度过悲伤阶段。

(三) 急救护理

产妇取半卧位,加压给氧,必要时气管切开;立即停用缩宫素。

(四) 积极配合治疗

1. 抗过敏

遵医嘱立即静脉注射地塞米松 20~40 mg,根据病情继续输液维持。

2. 解除肺动脉高压

(1) 罂粟碱:解除肺动脉高压首选药物,30~90 mg 加入 10%葡萄糖注射液 20 mL 缓慢静脉推注。

(2) 阿托品:心率慢时用阿托品 1 mg 加入 5%葡萄糖注射液 10 mL 中静脉注射,直至患者面色潮红、症状缓解为止。

(3) 氨茶碱:氨茶碱 250 mg 加入 25%葡萄糖注射液 20 mL 缓慢静脉注射,松弛支气管及冠状动脉血管平滑肌。

3. 抗休克

(1) 补充血容量:首选右旋糖酐静脉滴注,24 h 内输入 500~1 000 mL;或输入平衡液、新鲜血液。

(2) 纠正酸中毒:5%碳酸氢钠溶液 250 mL 静脉滴注。

(3) 抗心力衰竭:去乙酰毛花苷 0.2~0.4 mg 加入 10%葡萄糖注射液 20 mL 缓慢静脉注射,必要时 4~6 h 后重复应用。

(4) 升压药物:多巴胺或间羟胺。

4. 防治 DIC

遵医嘱给予肝素、凝血因子、抗纤溶药物等。一旦确诊,尽早使用肝素,抑制 DIC,发病

10 min内使用效果更佳。

5. 防治肾功能衰竭

在血容量补足出现少尿时,用20%甘露醇250 mL快速静脉滴注。

6. 预防感染

应用对肾脏毒性小的广谱抗生素,剂量要足,以控制感染。

7. 产科处理

原则上待病情好转后,去除病因,迅速结束分娩,以阻断羊水继续进入母体血液循环。第一产程发病者,考虑剖宫产术。第二产程发病者,抢救产妇的同时行阴道助产术,产后出现无法控制的大出血,在抢救休克的同时进行子宫全切术。钳刮术时发生羊水栓塞,应立即停止手术并积极进行抢救。

【健康教育】

(1) 患者病情稳定后共同制订康复计划,讲授保健知识。

(2) 增强营养,加强锻炼,嘱产后42日按时检查。查尿常规,了解肾功能恢复情况。

(3) 有生育要求的患者,应指导其选择合适的避孕方法,一年后方可受孕。

任务五 胎儿窘迫

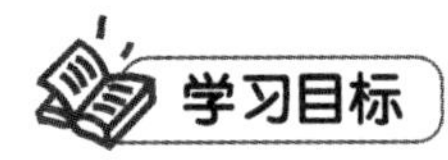

1. 熟悉胎儿窘迫的临床表现、护理措施。
2. 了解胎儿窘迫的病因、治疗原则、护理评估与诊断。
3. 能熟练进行胎儿窘迫的健康教育。

案例引导

陈女士,26岁,G_1P_0,宫内妊娠36周,因胎动减少10 h入院。体检:子宫底高32 cm,ROA,胎心率165次/分,子宫口未开,胎膜未破。

问题:怎样进一步完善护理评估与制订护理措施?

胎儿在子宫内有缺氧征象危及其健康和生命者称胎儿窘迫(fetal distress)。多发生在临产过程中,少数发生在妊娠晚期。发生在临产过程中的胎儿窘迫称急性胎儿窘迫,发生在妊娠晚期的胎儿窘迫称慢性胎儿窘迫。发生在临产过程中的胎儿窘迫,往往是妊娠后期发病的延续或加重。

【病因】

(一) 母体因素

(1) 微小动脉供血不足 高血压、慢性肾炎、妊娠期高血压疾病等。

(2) 红细胞携氧量不足　心脏病、重度贫血、一氧化碳中毒等。

(3) 急性失血　前置胎盘、胎盘早剥等。

(4) 子宫胎盘血运受阻　急产、不协调性子宫收缩、宫缩剂使用不当等引起过强的子宫收缩;产程延长;子宫过度膨胀等。

(5) 其他　各种原因引起的休克、急性感染,镇痛与麻醉剂使用不当等。

(二) 胎盘、脐带因素

胎盘是母体与胎儿间进行气体和物质交换的重要器官,脐带是运输血液的唯一通道,胎盘和脐带的功能障碍会影响到胎儿的供氧、发育。

(1) 胎盘功能低下　过期妊娠胎盘功能老化、胎盘发育异常(过小或过大)、胎盘形状异常(膜状胎盘、轮廓胎盘等)、胎盘感染等。

(2) 脐带血运受阻　脐带脱垂、缠绕、过短、打结、扭转等。

(三) 胎儿因素

胎儿心血管系统功能障碍(如严重的先天性心血管疾病)、胎儿颅内出血、胎儿畸形、母儿血型不合、胎儿宫内感染等。

【病理生理】

胎儿窘迫的基本病变是缺血缺氧引起的一系列变化。缺氧早期,胎儿二氧化碳蓄积与呼吸性酸中毒,使交感神经兴奋、心率加快、血压上升;随着缺氧加重,迷走神经兴奋,胎心率减慢,肠蠕动亢进,肛门括约肌松弛,则胎粪排出;由于糖的无氧酵解增加,导致丙酮酸、乳酸等增加,呼吸性酸中毒转为代谢性酸中毒,胎儿血 pH 值下降,胎儿在宫内呼吸运动加强,导致混有胎粪的羊水吸入,造成新生儿窒息及吸入性肺炎。

【临床表现】

胎儿窘迫一般指急性胎儿窘迫,多见于分娩期。

(1) 胎心率异常　胎心率是了解胎儿宫内安危的一项重要指标,胎心率的改变是急性胎儿窘迫的主要征象。胎心率的正常范围是 110～160 次/分。缺氧初期,胎心率大于 160 次/分;缺氧时间长、缺氧严重时,胎心率小于 110 次/分,为胎儿危险的征象,如缺氧继续加重则出现胎心率不规则、胎心音低弱,最后胎心音消失而死亡。

(2) 胎动异常　胎动是胎儿安危的又一指标,是孕妇自我监护的一种简便而可靠的方法。急性胎儿窘迫的初期表现为胎动频繁躁动,继而胎动减弱、次数减少甚至消失。

(3) 羊水胎粪污染　胎儿长时间缺氧引起迷走神经兴奋,出现肠蠕动亢进及肛门括约肌松弛,使胎粪排入羊水中,羊水呈浅绿色、黄绿色、棕黄色,即为羊水Ⅰ度污染、Ⅱ度污染、Ⅲ度污染。破膜后羊水流出可直接目测羊水的性状。若胎膜未破可通过羊膜镜观察羊水的性状。如臀先露,羊水Ⅰ度污染甚至羊水Ⅱ度污染,而胎心率正常,应继续监护,不一定是胎儿窘迫。

(4) 酸中毒　破膜后取胎儿头皮血进行血气分析。血 pH 值小于 7.20(正常值为 7.25～7.35),提示胎儿窘迫。

慢性胎儿窘迫主要发生在妊娠晚期,常延续至临产并加重。其主要变现为胎动减少或消失,临床常见胎动消失 24 h 后胎心音消失,应予警惕。产前胎儿电子监护胎心率异常提示有胎儿缺氧的可能。

【治疗原则】

急性胎儿窘迫应立即纠正缺氧,尽快终止妊娠;慢性胎儿窘迫应针对病因,根据孕龄、胎儿成熟度及缺氧程度综合考虑。

(1) 一般处理　产妇应立即左侧卧位,疑脐带受压时应嘱产妇向受压的对侧卧位休息;产妇面罩间歇性吸入高浓度氧 10 L/min。纠正酸中毒、电解质紊乱等。

(2) 病因处理　停用缩宫素;出现不协调性子宫收缩过强时,使用镇静剂;积极治疗各种妊娠并发症或合并症。

(3) 产科处理　尽快终止妊娠。子宫口开全、胎儿胎头双顶径在坐骨棘平面以下的产妇,应尽快行助产术;子宫口未开全的产妇,应立即行剖宫产术。

【护理评估】

(一) 健康史

了解孕妇孕前有无内科疾病史(如高血压、严重贫血、心脏病等)。评估本次妊娠有无妊娠期高血压病、胎膜早破、子宫过度膨胀(羊水过多或多胎妊娠)等;分娩经过有无产程延长(特别是第二产程延长)、缩宫素使用不当等;有无胎盘功能不全、胎儿畸形等。

(二) 身体评估

主要评估是否出现以下症状和体征。

(1) 胎心率异常　胎儿缺氧早期,胎心率加快,常大于160次/分,甚至大于180次/分;缺氧加重,则胎心率减慢而不规则,常小于110次/分,甚至小于100次/分。

(2) 胎动异常　缺氧初期,表现为胎动频繁。若缺氧未纠正或加重,则出现胎动减弱及胎动次数减少,进而胎动消失。

(3) 羊水胎粪污染　头先露、胎儿缺氧严重时,胎粪排入羊水中,羊水呈现浅绿色、黄绿色、棕黄色改变。

(三) 辅助检查

(1) 胎儿电子监护　可协助诊断胎儿窘迫,若无激惹试验无反应型或缩宫素激惹试验阳性,提示胎儿缺氧。

(2) 羊膜镜检　头先露时见羊水呈浅绿色、黄绿色、棕黄色,提示胎儿宫内缺氧。

(3) 胎盘功能检查　胎盘功能低下提示胎儿缺氧。

(4) 胎儿头皮血血气分析　胎儿头皮血 pH 值小于7.20,提示胎儿缺氧严重。

(四) 心理社会评估

评估患者是否因胎儿有生命危险而出现焦虑情绪及焦虑程度,评估其情感需要。了解胎儿死亡后的产妇及其家属感情上的创伤程度。

【护理诊断/问题】

(1) 气体交换受损:与子宫胎盘的血液改变、血流中断、血流减慢有关。

(2) 焦虑:与担心胎儿宫内安危有关。

(3) 预感性悲哀:与胎儿死亡或新生儿预后不良有关。

【护理措施】

(一) 一般护理

孕妇左侧卧位,间断吸氧。严密观察胎儿生命体征及胎心率变化。

(二) 心理护理

向孕妇提供相关信息,包括医疗措施的目的、操作过程、配合措施及预期结果,将真实情况告知孕妇,以减轻其焦虑情绪,并配合治疗。

(三) 术前准备

做好阴道助产、剖宫产术以及新生儿复苏的准备。

(四) 治疗配合

遵医嘱予以 50%葡萄糖注射液 80～100 mL 加入维生素 C 0.5～1.0 g 静脉滴注,以增强胎儿对缺氧的耐受力;5%碳酸氢钠溶液 100～200 mL 静脉滴注,以纠正酸中毒。

【健康教育】

(1) 指导孕妇定期进行产前检查,发现异常时应增加产前检查的次数,必要时可提前住院待产。

(2) 指导孕妇左侧卧位休息,以改善胎盘血供;教会孕妇从孕 28 周开始进行胎动监测,发现异常应及时就诊。

(3) 指导产妇及其家属做好产褥期母婴保健工作。

能力检测

A 型选择题(以下每一道题有 A、B、C、D、E 五个备选答案,请从中选择一个最佳答案)

1. 下列胎膜早破的病因,错误的是(　　)。

A. 头盆不称　　B. 瘢痕子宫　　C. 宫颈内口松弛
D. 胎膜发育不良　　E. 突然增加腹压

2. 关于先兆子宫破裂的临床表现,不符的是(　　)。

A. 子宫收缩乏力　　B. 呼吸急促　　C. 下腹剧痛
D. 病理缩复环　　E. 胎儿窘迫

3. 初孕妇,妊娠 36 周,因“胎膜早破”入院。检查:头先露,未入盆,其余正常。下列护理措施哪项不妥?(　　)

A. 绝对卧床休息,禁止灌肠　　B. 休息时取半卧位
C. 严密观察胎心音变化　　D. 观察羊水的性状
E. 指导孕妇自测胎动

4. 初孕妇,妊娠 37 周,因“胎膜早破 14 h”入院。查体:体温 36.8 ℃,心率 82 次/分,血压 128/78 mmHg,无子宫收缩,胎头已衔接,胎心率 144 次/分,羊水清,无臭味。首选的处理措施为(　　)。

A. 立即行剖宫产术　　B. 吸氧,绝对卧床

C. 预防性使用抗生素，及时终止妊娠　　D. 应用地塞米松，以促进胎肺成熟

E. 等待自然分娩

5. 王女士，26岁，G_1P_0，足月顺产，胎儿娩出后，阴道持续流血约500 mL，血液呈鲜红色，立即凝固成血块，此时胎盘尚未娩出，考虑出血原因可能为(　　)。

A. 子宫收缩乏力　　B. 软产道损伤　　C. 胎盘滞留

D. 胎盘残留　　E. 凝血功能障碍

6. 患者，女，G_2P_1，妊娠32周，因死胎行人工破膜及缩宫素静脉滴注引产，娩出一死婴，阴道持续流血不止，血液不凝固，呈暗红色。出血的原因可能为(　　)。

A. 子宫收缩乏力　　B. 胎盘滞留　　C. 胎膜残留

D. 软产道裂伤　　E. 凝血功能障碍

7. 患者，女，25岁，G_1P_0，妊娠41周，分娩过程中为预防产后出血发生，下列哪项护理措施不妥？(　　)

A. 第二产程应避免胎儿娩出速度过快

B. 第三产程应避免过早揉挤子宫及强拉脐带

C. 胎盘娩出后应检查胎盘、胎膜是否完整

D. 胎儿娩出后应立即按摩子宫，协助胎盘娩出

E. 第一产程应防止产妇体力过度消耗

8. 患者，女，26岁，妊娠41周，宫口开大4～5 cm时，胎心率120次/分，胎心监测显示晚期减速，胎儿头皮血pH值为7.16。正确的主要处理措施为(　　)。

A. 面罩吸氧　　B. 立即行剖宫产术

C. 静脉注射葡萄糖、维生素C　　D. 左侧卧位，等待自然分娩

E. 待子宫口开全阴道助产

9. 患者，女，25岁，妊娠38周，诊断为胎儿窘迫，立即给予提高缺氧耐受力的药物，应首选下列哪种药物？(　　)

A. 西地兰

B. 哌替啶

C. 25%葡萄糖注射液500 mL及维生素C 2 g

D. 缩宫素

E. 尼可刹米

10. 患者，女，G_2P_0，足月临产，子宫收缩较强。第一产程末人工破膜后，产妇突然出现寒战、呛咳、气急、烦躁不安，随即出现呼吸困难、发绀、血压下降，经医护人员抢救后，病情逐渐稳定。下列诊断哪项正确？(　　)

A. 先兆子宫破裂　　B. 子宫破裂　　C. 羊水栓塞

D. 产后出血　　E. 凝血功能障碍

11. 羊水栓塞的首要护理诊断是(　　)。

A. 组织灌注量不足　　B. 恐惧　　C. 知识缺乏

D. 气体交换受损　　E. 潜在并发症:DIC

12. 产后出血最常见的原因是(　　)。

A. 胎盘残留　　B. 子宫收缩乏力　　C. 软产道损伤

D. 胎盘嵌顿　　E. DIC

13. 产后出血的治疗原则为(　　)。

A. 止血、抗休克、抗感染　　B. 输血、抗凝、抗感染、抗休克

C. 切除子宫、扩容、抗感染　　D. 纠酸、扩容、抗感染

E. 观察病情,不急于处理

14. 产妇,26 岁,产后 1 h,阴道大量流血,医生分析原因可能为子宫收缩乏力,应立即采取的止血措施为(　　)。

A. 刮匙刮取残留组织　　B. 按摩子宫　　C. 缝合止血

D. 子宫切除　　E. 麻醉剂松弛狭窄环

15. 产妇,30 岁,孕 39 周,分娩过程中突然出现烦躁不安,呼吸、心率加快,下腹剧痛难忍。查体:下腹部见病理缩复环,明显压痛。应考虑(　　)。

A. 不协调性子宫收缩乏力　　B. 活跃期停滞　　C. 先兆子宫破裂

D. 子宫破裂　　E. 子宫强直性收缩

16. 胎儿窘迫的主要表现不包括(　　)。

A. 胎心音异常　　B. 胎动异常　　C. 羊水污染

D. 缩宫素激惹试验阳性　　E. 代谢性碱中毒

17. 患者,女,G_1P_0,足月临产,因子宫收缩乏力给予缩宫素静脉滴注,宫口近开全时,产妇突然出现寒战、呛咳、气急、烦躁不安,随即出现呼吸困难、发绀、血压下降,医生诊断为“羊水栓塞”,护士立即配合医生纠正缺氧,以下护理措施错误的是(　　)。

A. 产妇取半卧位　　B. 立即胎心监护　　C. 加压吸氧

D. 必要时协助气管切开　　E. 必要时行气管插管

(18～20 题共用题干)

患者,女,29 岁,G_3P_0,孕 42^{+4} 周,临产入院。按医嘱给予缩宫素静脉滴注引产。2 h 后产妇出现腹痛难忍、烦躁不安、呼吸急促、血尿。检查:子宫强直性收缩,子宫体及子宫下段之间明显凹陷,并随子宫收缩上升,胎心率 166 次/分。

18. 该产妇可能出现下列哪种情况?(　　)

A. 子宫破裂　　B. 先兆子宫破裂　　C. 子宫痉挛性狭窄环

D. 正常产程　　E. 活跃期延长

19. 最可能的原因为(　　)。

A. 过期妊娠　　B. 多次妊娠史　　C. 高龄产妇

D. 胎儿窘迫　　E. 缩宫素应用不当

20. 首要的护理措施为(　　)。

A. 做好剖宫产术准备　　B. 等待自然分娩

C. 停用缩宫素　　D. 哌替啶肌内注射

E. 减慢缩宫素的滴速

(21～25 题共用题干)

某产妇,25 岁,G_1P_0,孕 39 周,轻度子痫前期,顺产娩出一男婴,胎儿娩出后,阴道流血量约为 500 mL,血液暗红色,立即凝固成血块,检查子宫时软时硬,不易触及宫底。

21. 考虑产妇产后出血的原因可能为(　　)。

A. 子宫收缩乏力　　B. 胎盘滞留　　C. 胎膜残留

D. 软产道裂伤　　E. 凝血功能障碍

22. 产妇用药首先选择(　　)。

A. 碳酸氢钠　B. 缩宫素　C. 麦角新碱　D. 硫酸镁　E. 维生素K

23. 产妇用药过程中应重点观察(　　)。

A. 膝反射　B. 心率　C. 呼吸　D. 宫底高度　E. 尿量

24. 该产妇的护理诊断中,不正确的是(　　)。

A. 潜在并发症:失血性休克　B. 有感染的危险　C. 恐惧

D. 疲乏　E. 体温过高

25. 为预防产后出血,产妇胎盘娩出后的护理措施不妥的是(　　)。

A. 检查娩出胎盘的完整性　B. 排空膀胱　C. 按摩子宫

D. 产房观察2 h　E. 停用缩宫素,立即输新鲜血液

参考答案

1～5　B A B C B　6～10　E D B C C　11～15　D B A B C

16～20　E B B E C　21～25　A B D E E

(谭文绮)

项目九
产后并发症妇女的护理

任务一 产褥感染

学习目标

1. 熟悉产褥感染的病因、临床表现及处理原则。
2. 了解产褥感染、产褥病率的概念。
3. 能够对产褥感染妇女进行护理评估,明确存在的问题,并进行护理。
4. 能运用所学知识对产褥感染妇女进行健康教育。
5. 尊重关心产妇。

案例引导

杨女士,26岁。停经38周,阵发性腹痛12 h,因持续性枕后位行胎头吸引术,助娩一男活婴。现产后5日,突然畏寒、寒战、下腹剧痛,伴恶心、呕吐。体检:体温40 ℃,脉搏104次/分,呼吸24次/分。急性病容,下腹部肌紧张,压痛,反跳痛。子宫底在脐下3指,恶露色红、量中,会阴伤口已拆线,愈合好。

问题:该产妇主要的护理问题是什么?应该怎样进行护理?

产褥感染(puerperal infection)是指分娩及产褥期生殖道受病原体侵袭而引起的局部或全身感染,发病率约为6%。产褥病率(puerperal morbidity)是指分娩24 h以后的10日内,用口表每日测量体温4次,有2次体温不低于38 ℃。引起产褥病率的主要原因是产褥感染,但也可由生殖道以外的感染(如泌尿系感染、乳腺感染、上呼吸道感染等)引起。产褥感染是目前导致产妇死亡的四大疾病之一。

【病因】

(一) 诱因

产妇生殖系统的自然防御能力和自净作用降低或被破坏,如产妇伴有贫血、产程延长、胎膜早破、产道损伤、产后出血、胎盘残留、手术产等情况,均可成为产褥感染的诱因。

（二）病原体

产褥感染多为混合感染。病原体有需氧菌、厌氧菌、真菌、支原体及衣原体等，以厌氧菌为主。细菌分致病菌和非致病菌，许多非致病菌在特定的环境下可以致病。

（三）感染来源

1. 外源性感染

外源性感染是指外界病原体进入产道所引起的感染。可通过被污染的器械或衣物、医务人员消毒灭菌不严格、产妇妊娠末2个月性生活或孕期生殖器官炎症等途径侵入产道。

2. 内源性感染

正常孕妇生殖道或其他部位寄生的病原体，在抵抗力降低等感染诱因存在的情况下也可致病。与外源性感染相比，内源性感染更严重，因为孕妇生殖道病原体不仅可以导致产褥感染，还能通过胎盘、胎膜、羊水间感染胎儿，导致流产、早产、胎膜早破、胎儿发育不良或死胎等。

【病理及临床表现】

发热、疼痛、恶露异常是产褥感染的三大主要症状，由于感染的部位、程度及扩散的范围不同，其临床表现也不同。

1. 急性外阴、阴道、宫颈炎

多由于分娩时会阴部损伤或手术产导致感染。会阴伤口感染是外阴部感染最常见部位，患者表现为局部伤口硬结、红肿、压痛明显并有脓性分泌物，较重时可出现低热。阴道、子宫颈感染表现为黏膜充血、水肿、溃疡，分泌物增多并呈脓性。宫颈炎可向子宫旁组织蔓延从而引起盆腔结缔组织炎。

2. 急性子宫内膜炎、子宫肌炎

病原体经胎盘剥离面侵入，扩散至子宫蜕膜层称子宫内膜炎，侵入子宫肌层称子宫肌炎，两者常同时存在。子宫内膜炎表现为下腹痛与压痛，阴道内有大量恶臭的脓性分泌物；子宫肌炎轻者表现为下腹痛及压痛、低热、恶露增多伴臭味，子宫复旧不良；重者有全身中毒症状，如头痛、高热、寒战、白细胞计数明显增多等。

3. 急性盆腔结缔组织炎、急性输卵管炎

病原体沿子宫、子宫旁淋巴和血行扩散到子宫周围组织、输卵管，引起急性炎症反应，形成炎性包块，严重者侵入整个盆腔，形成“冰冻骨盆”。若淋病奈瑟菌感染，病菌沿生殖道黏膜上行达输卵管与盆腹腔，易形成输卵管脓肿和盆腔脓肿。患者有高热、寒战、厌食、下腹疼痛伴肛门坠胀感受。体征为子宫旁一侧或两侧结缔组织增厚或触及索条状组织或炎性包块、固定、压痛。

4. 急性盆腔腹膜炎及弥漫性腹膜炎

炎症继续发展，扩散至子宫浆膜层，形成盆腔腹膜炎，继而发展成弥漫性腹膜炎。产妇全身中毒症状明显，如畏寒、高热、恶心、呕吐、腹胀，体征有明显的下腹部压痛、反跳痛。若形成直肠子宫陷凹局限性脓肿，脓肿波及肠管和膀胱，可出现腹泻、里急后重及排尿困难。急性期治疗不彻底可发展成慢性而致不孕。

5. 血栓性静脉炎

盆腔血栓性静脉炎，可累及卵巢静脉、子宫静脉等，厌氧菌为常见病原体。病变常为单侧，多在产后1～2周发病，表现为寒战、高热，并有反复发作。局部检查与盆腔结缔组织炎相似。下肢血栓性静脉炎，多继发于盆腔血栓性静脉炎，病变多累及股静脉、腘静脉及大隐静脉，患者除有弛张热外还有下肢持续性疼痛，局部静脉压痛或触及硬条索状物，使血液回流受阻引起下肢水肿、皮肤发白，称为“股白肿”。彩色多普勒超声检查可协助诊断。

6. 脓毒血症及败血症

当感染的血栓脱落进入血液循环可引起脓毒血症，出现感染性休克和肺、脑、肾脓肿或肺栓塞。若病原体大量进入血液循环并繁殖形成败血症时可危及生命。

【处理原则】

（1）支持疗法　加强营养，增加蛋白质和维生素的摄入，纠正电解质紊乱，增强机体抵抗力。

（2）局部病灶处理　清除子宫腔残留物；切口感染或盆腔脓肿形成，应及时拆线引流或切开引流。

（3）抗生素应用　未确定病原体时，应选用广谱、高效的抗生素；然后根据细菌培养和药物敏感试验结果调整治疗方案，必要时短期加用糖皮质激素，提高机体应激能力。

（4）其他　血栓性静脉炎时，可加用肝素钠、双香豆素、阿司匹林等，也可选用活血化瘀的中药进行治疗。

【护理评估】

（一）健康史

询问产褥感染诱因：产妇是否有严重贫血、营养不良，孕期有无生殖器炎症史、本次妊娠有无妊娠并发症与合并症，分娩时有无胎膜早破、产程延长、产前出血、产后出血、软产道损伤、产科手术等，妊娠晚期有无性生活、盆浴等。

（二）身体评估

1. 症状

评估有无发热、下腹痛，重者是否出现畏寒、寒战、高热、头痛、恶心、腹胀、腹泻、里急后重、排尿困难等症状。

2. 体征

主要评估以下体征。

（1）体温：急性外阴、阴道、宫颈炎体温一般正常；轻型的急性子宫内膜炎、子宫肌炎可有低热；重型急性子宫内膜炎、子宫肌炎、急性盆腔炎、输卵管炎、急性腹膜炎则表现为高热；血栓性静脉炎可表现为弛张热。

（2）有无腹膜刺激征。

（3）外阴伤口有无肿痛及脓汁溢出。

（4）恶露的量、色、味、性状是否正常。

（5）子宫复旧情况，子宫颈有无举痛、子宫旁有无增粗的输卵管或炎性包块。

（6）下肢有无“股白肿”。

（三）辅助检查

（1）血常规、尿常规检查：严重感染或全身感染时，血白细胞计数增高。

(2) 宫腔分泌物或阴道后穹隆穿刺物培养和药物敏感试验:可确定病原体和指导用药。

(3) CT、B型超声检查:能够对感染形成的炎性包块、脓肿做出定位及定性诊断。

(四) 心理社会评估

由于严重感染,产妇持续高热、疼痛,易产生焦虑、恐惧等心理问题,并可因为母婴分离而不安,因不能亲自照顾婴儿而产生内疚感。

【护理诊断/问题】

(1) 体温过高:与产褥感染有关。

(2) 疼痛:与炎症刺激有关。

(3) 焦虑:与疾病及母婴分离有关。

【护理措施】

(一) 预防措施

(1) 加强妊娠期、分娩期和产褥期的卫生宣教,建立良好的个人卫生习惯,保持外阴部清洁、干燥。

(2) 正确处理产程,防止产道损伤和产后出血,严格无菌操作,尽量避免诱发产褥感染的因素。

(3) 妊娠32周后,避免性生活与盆浴,积极治疗孕期生殖器炎症。

(二) 心理护理

鼓励产妇倾诉不安与焦虑,向其讲解有关疾病的知识,解除产妇及家属疑问;帮助产妇及其家属护理好孩子,提供母婴接触机会及良好的社会支持,减轻焦虑。

(三) 一般护理

保持休养室通风、清洁、安静。给予高热量、高蛋白、高维生素饮食,并鼓励产妇多饮水。保证产妇充分休息,指导其取半卧位,有利于炎症的局限及恶露排出。下肢血栓性静脉炎的患者,应抬高患肢,局部保暖、湿热敷,促进血液循环,减轻患肢肿胀。高热者,给予物理降温。协助产妇做好皮肤、乳房、会阴护理,勤换内衣、内裤及床单,及时更换会阴垫,保持环境舒适。

(四) 观察病情

严密观察体温、子宫复旧、恶露及腹痛等情况,监测血白细胞、中性粒细胞计数是否升高,并做好观察、记录。

(五) 医护配合

正确执行医嘱,合理使用抗生素,并做好特殊治疗配合;配合医生做好各种手术(如清宫术、脓肿引流术等)的准备及护理。

【健康教育】

(1) 加强产褥期宣教,教会产妇观察恶露及监测体温等,有异常及时就诊。

(2) 指导产妇培养良好的卫生习惯,便后清洁会阴,清洗会阴的用物要消毒,勤换会阴垫。

(3) 指导产妇饮食、休息、用药、定时复查等自我康复保健护理。

任务二 晚期产后出血

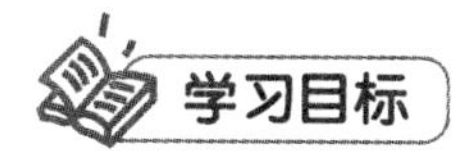

1. 熟悉晚期产后出血的定义、病因、护理措施。
2. 了解晚期产后出血的临床表现、处理原则。

案例引导

王女士，28 岁，顺产一女婴，住院观察 2 日，生命体征均正常，出院回家休养。现产后 13 日，因阴道反复流血，故来医院就诊。入院后流血仍较多，产妇面色苍白，焦急、害怕，其家属在病区大声呼叫医护人员抢救。

问题：该产妇最可能的诊断是什么？主要病因？应如何进行护理？

分娩 24 h 后，在产褥期内发生子宫大量出血，称晚期产后出血(late puerperal hemorrhage)。以产后 1～2 周发病最常见，亦有迟至产后 6 周发病者。

【病因】

(1) 胎盘或胎膜残留　其是晚期产后出血最常见原因，多发生于产后 10 日左右。黏附在子宫腔内的残留胎盘组织发生变性、坏死、机化，形成胎盘息肉。当坏死组织脱落时，暴露基底部血管，引起大量出血。

(2) 蜕膜残留　若产后蜕膜剥离不全而长时间残留，影响子宫复旧，继发子宫内膜炎，引起晚期产后出血。

(3) 胎盘附着面感染或复旧不良　多发于产后 2 周左右。若胎盘附着面感染、复旧不全可引起血栓脱落，血窦重新开放，导致子宫出血。

(4) 感染　常见于子宫内膜炎，致胎盘附着面复旧不良和子宫收缩欠佳，血窦关闭不全引起子宫出血。

(5) 剖宫产术后子宫切口裂开　多发于术后 2～3 周，多见于子宫下段剖宫产横切口两侧端切口裂开。主要原因如下：①子宫下段横切口两端切断了子宫动脉向下斜行分支，造成局部供血不足；②横切口选择过低或过高；③缝合技术不佳；④切口感染。上述因素都可因手术缝合的肠线溶解脱落，血窦重新开放，导致大量阴道流血，甚至休克。

(6) 其他　子宫黏膜下肌瘤、妊娠滋养细胞肿瘤等。

【临床表现】

(1) 阴道流血　产后血性恶露持续时间延长，反复阴道流血或突然大量出血；剖宫产后出血，常表现为突然大量出血，甚至危及产妇生命。

(2) 腹痛和发热　常合并感染,伴恶露量增多,有恶臭味。

(3) 妇科检查　可见子宫增大、变软,子宫口松弛,在子宫颈内口处可触及残留组织。

【处理原则】

(1) 保守治疗　纠正贫血、抢救休克,及时补充血容量,给予宫缩剂和广谱抗生素;并按病因进行处理。

(2) 手术治疗　胎盘、胎膜残留者应立即行刮宫术;剖宫产术后子宫出血者,应住院给予抗生素及宫缩剂,严密观察出血量;大量出血则需紧急抢救,若已诊断为切口裂开应立即行剖腹探查术。

【护理评估】

(一) 健康史

详细询问分娩史,了解胎盘、胎膜娩出是否完整,评估剖宫产的指征、术式及术后恢复情况,了解子宫复旧情况以及恶露有无臭味等。

(二) 身体评估

(1) 症状　评估阴道流血的量、色、味,是否伴有发热、下腹痛等。

(2) 体征　评估有无面色苍白、脉搏细弱及血压下降;妇科检查示子宫颈口松弛,子宫复旧不全、大而软,有时可触及残留组织。

(三) 辅助检查

进行血常规、尿常规检查,了解感染与贫血程度;B型超声检查了解子宫腔有无残留组织等。

(四) 心理社会评估

因阴道反复流血、发热、腹痛等,产妇可出现焦虑、抑郁情绪;因突然大量出血,可出现紧张、恐惧情绪;因不能很好照顾新生儿及影响正常哺乳,产妇可出现担忧、内疚情绪。

【护理诊断/问题】

(1) 体液不足:与产后失血有关。

(2) 有感染的危险:与阴道流血时间长、贫血等有关。

(3) 焦虑:与担心自身健康与婴儿喂养有关。

【护理措施】

(一) 预防措施

(1) 分娩时仔细检查胎盘、胎膜是否完整,有残留者应及时清宫。

(2) 剖宫产术应严格遵守操作规程,缝线不宜太紧或太松,术后保持伤口清洁,避免用力咳嗽,保持大便通畅等。

(3) 注意产褥期卫生,预防感染。

(二) 心理护理

解释病情,引导产妇说出担忧、焦虑,主动关心、安慰产妇,帮助其护理婴儿,使其情绪稳定并配合治疗。

（三）一般护理

提供清洁、安静、舒适的休息环境，指导产妇半卧位休息，保证充分睡眠；增加营养，给予高热量、高蛋白、高维生素、富含铁的饮食；保持会阴清洁。

（四）观察病情

严密观察阴道流血、体温、子宫复旧等情况。发现阴道大量流血或休克征兆时，应立即报告医生，并积极配合抢救。

（五）医护配合

(1) 按医嘱给予广谱抗生素与缩宫素。

(2) 配合医生做好清宫术或剖腹探查术的准备及护理工作，刮出物立即送病理检查。

【健康教育】

(1) 教会产妇观察恶露、子宫复旧、体温等情况，有异常时应及时就诊。

(2) 指导产妇注意饮食、休息、活动与卫生；禁止性生活至产褥期结束，避孕 6 个月，指导患者合适的避孕方法；定期复查。

能力检测

A 型选择题（以下每一道题有 A、B、C、D、E 五个备选答案，请从中选择一个最佳答案）

1. 产褥感染的诱因不包括(　　)。

A. 生殖系统的自然防御能力降低　B. 产程延长
C. 器械助产　D. 使用缩宫素
E. 产道损伤

2. 某产妇，产后 2 周出现弛张热，下腹疼痛并且压痛明显，下肢肿胀、疼痛，皮肤紧张、发白。最可能的诊断是(　　)。

A. 子宫肌炎　B. 血栓性静脉炎　C. 急性盆腔结缔组织炎
D. 急性盆腔腹膜炎　E. 产后关节炎

3. 某产妇，产后第 4 日，体温 38 ℃，子宫体轻压痛，恶露量多且臭。最可能的诊断是(　　)。

A. 产后子宫收缩痛　B. 下肢血栓性静脉炎　C. 急性子宫内膜炎
D. 急性盆腔腹膜炎　E. 急性盆腔结缔组织炎

4. 某产妇，产后第 7 日，突然出现畏寒、高热，体温 40 ℃，伴有恶心、呕吐、下腹剧痛，体检示腹部压痛、反跳痛、腹肌紧张感明显。最可能的诊断是(　　)。

A. 子宫内膜炎　B. 下肢血栓性静脉炎　C. 急性盆腔结缔组织炎
D. 急性盆腔腹膜炎　E. 产后子宫收缩痛

5. 某产妇，产后第 6 日，发热达 40 ℃，恶露多而浑浊，有臭味，子宫复旧不佳，有压痛。下述哪一项护理不妥？(　　)

A. 半卧位　B. 床边隔离　C. 物理降温
D. 抗感染治疗　E. 坐浴 1～2 次/日

6. 晚期产后出血多发生在产后(　　)。

A. 24 h　　B. 48～72 h　C. 1～2周　　D. 2～3周　　E. 3～4周

7. 晚期产后出血最常见的原因是(　　)。

A. 剖宫产术后子宫伤口裂开　　B. 子宫胎盘附着部位复旧不全

C. 胎盘、胎膜残留　　D. 感染

E. 蜕膜残留

(8～10题共用题干)

第一胎，产钳助产的产妇，产后第4日，自述发热及下腹微痛。查体：体温38 ℃，双乳稍胀，无明显压痛，子宫底在脐下2指，轻压痛，恶露多而浑浊，有臭味，余无异常发现。

8. 该产妇首先考虑的疾病是(　　)。

A. 乳腺炎　　B. 慢性盆腔炎　　C. 急性胃肠炎

D. 肾盂肾炎　　E. 急性子宫内膜炎

9. 在护理中，告知产妇取哪一种卧位最为恰当？(　　)

A. 俯卧位　　B. 平卧位　　C. 半卧位

D. 头低足高位　　E. 侧卧位

10. 在护理中，应采取哪种隔离方式？(　　)

A. 保护隔离　　B. 床边隔离　　C. 呼吸道隔离

D. 严密隔离　　E. 消化道隔离

参考答案

1～5　D B C D E　　6～10　C C E C B

(刘　丹)

项目十 妇科护理病历

学习目标

1. 掌握盆腔检查的注意事项。
2. 熟悉盆腔检查的步骤与方法。
3. 了解盆腔检查结果的记录。
4. 会进行妇科病史采集，确定护理诊断，并制订护理措施。
5. 具备高尚的职业道德，关心体贴患者，尊重并保护患者的隐私。

【护理评估】

（一）病史采集

护理评估是护理程序的前提和基础，对确定护理诊断，制订护理措施，评价护理结果具有重要的意义，而病史采集是护理评估必不可少的一部分，通过观察、交谈、检查、心理测试等方法收集患者生理、心理、社会、精神和文化等与其健康相关的资料和信息，并加以整理、综合、分析、判断的过程。由于女性生殖系统疾病常涉及患者的婚姻史、生育史、性生活等情况，检查时暴露隐私部位，患者感到害羞和不适，甚至不愿说出实情，因此，在护理评估的过程中，应态度和蔼、语言亲切、关心体贴患者，耐心细致地询问及体检，做好保密工作，以取得患者的理解和信任。尽可能收集患者真实资料，系统、准确地完成护理评估。

（二）病史内容

1. 一般项目

一般项目包括患者的姓名、年龄、婚姻状况、职业、文化程度、民族、籍贯、宗教信仰、家庭住址、联系方式、入院日期、入院方式、入院诊断等。

2. 主诉

患者就诊的主要症状或体征及持续时间。妇科疾病常见症状有外阴瘙痒、白带异常、阴道流血、下腹部包块、下腹痛、闭经、不孕等。如患者有停经、阴道流血、腹痛三种症状时，应按其发生时间的顺序将主诉写为：停经××日，阴道流血××日，腹痛××日。

3. 现病史

现病史是患者本次疾病的发生、发展及诊疗的全过程，围绕主诉了解发病原因、诱因、病情发展过程、就诊经过、采取的诊疗措施及效果，按时间顺序书写。除主要症状外，还应了解患者有无伴随症状及相互关系。此外,应详细询问患者工作、学习、食欲、睡眠、大小便、体重变化、角色关系、心理反应及应激能力的变化等。

4. 既往史

询问患者既往健康状况和疾病情况,特别是妇科疾病、结核病、肝炎、心血管疾病、腹部手术史、药物过敏史等,如患者有药物过敏史,应了解对何种药物过敏。

5. 月经史

询问患者月经初潮年龄、月经周期、经期,可简写为:初潮年龄(经期/月经周期)。了解月经量、月经前期有无不适(如水肿、乳房胀痛、精神抑郁或易激动等)、有无痛经以及疼痛的部位、性质、程度、起始时间和消失时间。询问末次月经时间、月经量和月经持续时间。老年患者应询问是否绝经,绝经年龄,绝经后有无不适、阴道流血和白带增多等。

6. 婚育史

婚育史包括结婚次数及结婚年龄、男方健康状况(若已故,应询问死亡原因及时间)、是否近亲结婚、同居情况、性病史。询问足月产、早产、流产、现存子女数,如足月产1次、早产1次、无流产、现存子女数1人,可记录为:1-1-0-1或孕2产2(G_2P_2)。还应询问分娩方式、有无难产史、产后或流产后有无出血及感染史、末次分娩或流产时间、计划生育措施及效果。

7. 个人史

询问患者的生活起居情况、出生地和曾居住地区、个人嗜好、生活状况、生活自理程度以及与疾病有关的职业、工种和劳动条件等。

8. 家族史

了解患者的家庭成员(如父母、兄弟、姊妹及子女等)的健康状况,家族成员中有无遗传性疾病(如白化病、血友病等)、可能与遗传有关的疾病(如糖尿病、高血压、癌症等)以及传染病(如结核病等)。

(三)身体评估

1. 全身体格检查

测量体温、脉搏、呼吸、血压、身高、体重,观察营养状况、精神状况、面容、全身发育情况及毛发分布、皮肤、淋巴结、头面部器官、颈部、乳房、心肺、脊柱及四肢的情况。

2. 腹部检查

腹部检查是妇科体格检查的重要部分。患者平卧,暴露腹部,视诊腹部有无隆起或凹陷,有无瘢痕、水肿、妊娠纹、静脉曲张、腹壁疝、腹直肌分离。触诊腹壁厚度,肝、脾、肾有无肿大及压痛,腹部其他部位有无压痛、反跳痛及肌紧张,腹部能否扪及包块(扪及包块时应描述包块的部位、大小、形状、质地、活动度、表面是否光滑及有无压痛等)。叩诊时注意鼓音、浊音分布范围及有无移动性浊音。

3. 盆腔检查

盆腔检查为妇科特有的检查,又称妇科检查。盆腔检查的范围包括外阴、阴道、子宫颈、子宫体及双侧附件。

1)检查基本要求

(1)检查者应关心体贴患者,态度严肃,语言亲切。检查前向患者做好解释工作,检查时认真仔细,动作轻柔。

(2) 为防止交叉感染,每检查一人,应更换置于臀下的垫单、无菌手套,并检查器械。

(3) 检查前嘱患者排空膀胱,必要时导尿。大便充盈者应在排便或灌肠后进行。

(4) 取膀胱截石位(尿瘘患者取膝胸位),铺一次性臀垫,臀部置于检查床边缘,两手放于身体两侧或放于胸部,使腹肌放松,以便于检查。

(5) 月经期、阴道流血时应避免检查,如必须检查,应消毒外阴,使用无菌手套和器械,预防发生感染。

(6) 无性生活者一般仅限于直肠-腹部检查,禁做双合诊和阴道窥器检查。如确需检查,应向患者本人及其家属说明并经同意后方可进行检查。

(7) 男性护理人员给患者检查时,需有其他医护人员在场,避免患者紧张和引起不必要的误会。

(8) 若患者腹直肌紧张,可边与患者交谈边检查,或嘱其张口呼吸使腹肌放松。

2) 检查器械准备

阴道窥器、长镊子、手套、玻片、宫颈刮板、试管、长棉签、液体石蜡、消毒液等。

3) 检查方法

一般按以下步骤进行。

(1) 外阴检查:观察外阴发育、阴毛分布及疏密情况,注意外阴有无炎症、充血、水肿、溃疡、畸形、赘生物或肿块。注意皮肤及黏膜色泽,有无增厚、变薄或萎缩。分开小阴唇,暴露阴道前庭、尿道口及阴道口,观察尿道口有无红肿、前庭大腺有无肿大,检查处女膜的完整性及有无残痕。嘱患者用力向下屏气,观察有无阴道前后壁膨出、子宫脱垂及尿失禁等。

(2) 阴道窥器检查:根据患者年龄、身高、阴道腔大小选择合适的阴道窥器。未婚者禁用阴道窥器。

①放置阴道窥器:将阴道窥器两叶合拢,旋紧中部螺丝,放松侧部螺丝,用润滑剂(如液体石蜡、生理盐水或肥皂液)润滑阴道窥器两叶前端,左手拇指和示指分开两侧小阴唇,暴露阴道口,右手持阴道窥器避开尿道口周围侧斜插入阴道,沿阴道侧后壁缓慢插入阴道内,向上向后推进,并将两叶转平、张开,直至完全暴露宫颈,固定阴道窥器于阴道内(图 10-1)。

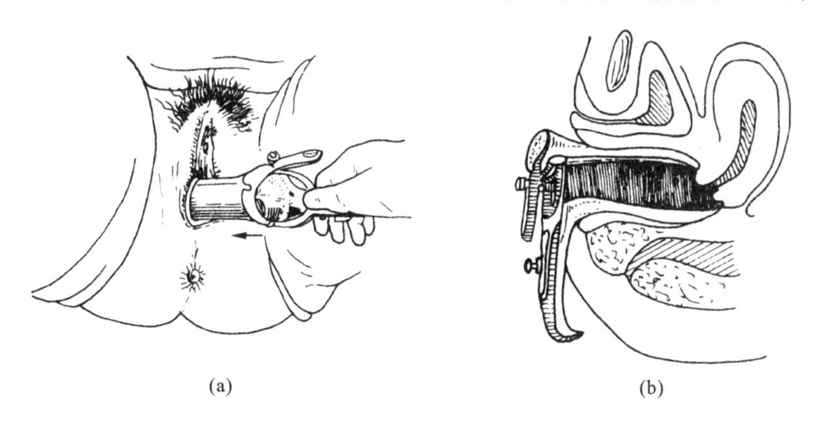

图 10-1 阴道窥器检查

②检查子宫颈:观察子宫颈大小、颜色、外口形状,以及有无损伤、糜烂、撕裂、囊肿、息肉、肿瘤、赘生物、畸形等,观察子宫颈内有无出血及分泌物的量、性状、颜色。必要时,宫颈刮片取材检查。

③检查阴道:先观察阴道侧壁黏膜颜色,皱襞多少,有无畸形、裂伤、炎症、溃疡、囊肿,

然后旋松阴道窥器侧部螺丝,旋转阴道窥器,同样方法检查阴道前后壁,注意阴道分泌物的颜色、性状及量,有无异味,必要时可于阴道后穹隆处取阴道分泌物检查。

④取出阴道窥器:放松阴道窥器侧部螺丝,将两叶合拢,侧斜后缓慢退出。

(3) 双合诊:阴道、腹壁联合检查。主要检查阴道、子宫颈、子宫体、输卵管、卵巢及子宫旁组织,是妇科检查最常用的方法。

检查者右手戴消毒手套,示指、中指涂润滑剂,轻轻通过患者阴道口沿阴道后壁置入阴道,检查阴道通畅度和深度,注意有无畸形、肿块、结节以及阴道穹隆部是否饱满、有无触痛等。手指触子宫颈检查子宫颈大小、形态、硬度及子宫颈外口情况,检查有无接触性出血及子宫颈举痛。随后将阴道内两指放在子宫颈后方,左手掌心朝下,手指平放在患者的腹部平脐处,当阴道内的手指向上、向前方抬举子宫颈时,置于腹部的手同时往下、往后按压腹壁,并逐渐移向耻骨联合处。通过内、外两手相互配合,扪清子宫的位置、大小、形态、活动度、硬度以及有无压痛(图 10-2)。随后,将阴道内两指由子宫颈后方移至一侧阴道穹隆部,另一手自同侧下腹壁髂嵴水平开始,由上而下按压腹壁,与阴道内手指相互配合以触摸该侧子宫附件有无肿块、压痛、增厚。若有肿块,则注意肿块大小、位置、形状、活动度、有无压痛及与子宫的关系。正常卵巢偶可扪及,输卵管多不能扪及。同样方法检查对侧附件。

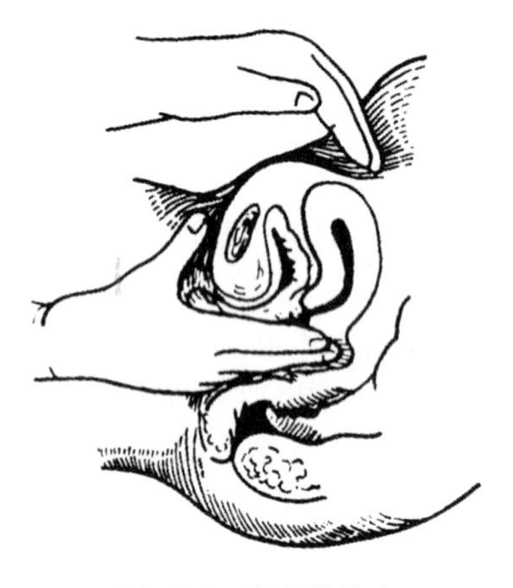

图 10-2 双合诊检查

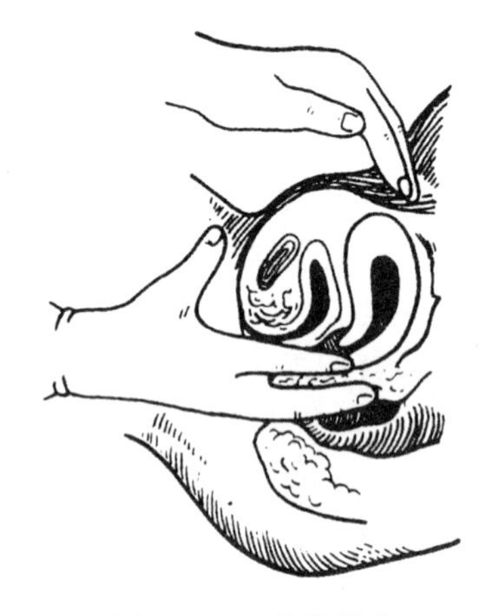

图 10-3 三合诊检查

(4) 三合诊:腹部、阴道、直肠联合检查。检查者一手示指置入患者阴道,中指放入患者直肠内,另一手在腹部配合,检查步骤与双合诊相同(图 10-3)。多在双合诊触诊不满意时进行,是双合诊检查不足的重要补充。三合诊检查可了解子宫后壁、直肠子宫陷凹、宫骶韧带、盆腔后壁、直肠阴道隔、骶骨前方等有无病变,多用于生殖器官肿瘤、盆腔结核、子宫内膜异位症及生殖器官炎症的检查。

(5) 直肠-腹部诊:检查者一手示指伸入患者直肠内,另一手在腹部配合,检查内容同双合诊和三合诊,适用于未婚、阴道闭锁及月经期不宜做阴道检查者。

(6) 记录:盆腔检查结果按解剖部位依次记录如下。

①外阴:发育情况及婚产式,发现异常应详细描述。

②阴道:是否通畅、黏膜情况及分泌物量、色、性状、气味。

③子宫颈:颜色、大小、硬度,有无糜烂、撕裂、息肉、囊肿,有无接触性出血、举痛及其他赘生物。

④子宫体:位置、大小、硬度、活动度及有无压痛等。

⑤附件：有无肿块、增厚及压痛，有肿块者应记录肿块位置、大小、硬度、表面是否光滑、活动度、有无压痛及与子宫及盆壁的关系。

4. 辅助检查

其包括血、尿、粪便三大常规检查，相关的实验室检查及相应的物理检查（如超声检查、X 线检查及内窥镜检查等）。

（四）心理社会评估

妇科患者由于疾病或手术涉及暴露隐私、性生活等问题，常影响家庭和夫妻关系，因此妇科患者的顾虑多、思想压力大。心理社会评估不容忽视，主要包括以下方面。

1. 对疾病的认识和反应

患者对疾病的认识和反应取决于文化程度和病种，多数患者缺乏疾病、手术相关知识，患者表现也不同，有的无所谓，有的过于紧张，甚至产生恐惧心理。临床工作中可应用量化评估表评估患者患病前后的应激方法、面对压力时的解决方式及能力，明确导致患者疾病的社会及心理因素，并采取针对性的心理护理措施，帮助患者减轻或消除心理因素对健康的影响。

2. 精神心理状态

评估患病后患者的情绪、仪表、行为举止、意识水平、沟通交流能力、记忆和判断能力有无改变。患病后患者有无焦虑、恐惧、自责、绝望、愤怒、悲哀等情绪变化。

3. 对健康问题及医院环境的感知

通过观察、交谈等方法，了解患者对健康问题的感受，了解患者对自己所患疾病的认识和态度，了解患者对住院、治疗及护理的期望和感受，了解患者对自己患者角色的接受程度等。

4. 社会支持程度

评估患者的社会支持程度，包括社会关系、婚姻状况、经济状况等。可通过观察患者家属对治疗的态度、探视情况、询问病情的态度来了解相关情况。

【护理诊断】

护理诊断是对患者所遇到的生理、心理、精神、社会和文化等方面潜在和现存的问题进行描述，而且这些问题可以通过护理措施来解决。护士应全面收集有关患者的主观、客观资料，并加以综合整理、分析后提出护理诊断，然后按照其重要性和紧迫性进行排列，使护士能够根据病情轻重缓急采取先后措施。

【护理目标】

护理目标指通过护理干预，护士期望患者达到的健康状态或在行为上的改变，是评价护理效果的标准。制定护理目标可以明确护理工作的方向，指导护理计划的实施，并作为护理程序中对护理工作进行效果评价的依据。

护理目标根据所需时间的长短分为长期目标和短期目标。长期目标指在较长时间（数周或数月）内能够达到的目标。常用于妇科出院患者、慢性炎症患者和术后康复患者。短期目标指在较短时间（1 周或 1 天甚至更短的时间）内能够达到的目标，常用于病情变化较快或短期住院的妇科患者的护理计划。

【护理措施】

护理措施是指护士为达到预期目标所采取的具体护理活动,包括执行医嘱、缓解症状、促进舒适的护理措施、用药指导、健康教育、心理护理等,分为以下三类。

1. 依赖性护理措施

依赖性护理措施指护士执行医生、营养师或药剂师等的医嘱。

2. 协作性护理措施

协作性护理措施指护士与其他医务人员协同完成的护理活动。

3. 独立性护理措施

独立性护理措施指护士运用自己的护理知识和技能,自行或授权其他护理人员进行的护理活动,包括生活护理、住院评估、患者教育等。

护理措施的制订必须具备充足的依据,有针对性、科学性、可操作性,以保证患者的安全和护理目标的实现。

【护理评价】

护理评价是通过判断执行护理措施后患者的反应及所发生的变化,评价护理目标是否达到的过程,是对整个护理效果的鉴定。它将患者目前状况与护理目标比较,现实与目标之间可能存在目标未实现、目标部分实现、目标完全实现等几种结果,此时应重新收集患者资料,调整护理问题和护理计划。

能力检测

A型选择题(以下每一道题有A、B、C、D、E五个备选答案,请从中选择一个最佳答案)

1. 阴道窥器检查的内容包括(　　)。

A. 子宫颈和阴道　　B. 阴道和子宫　　C. 子宫颈和子宫体
D. 子宫和附件　　E. 以上都对

2. 盆腔检查时,除尿瘘患者有时取膝胸位外,一般均取(　　)。

A. 头高足低位　　B. 半卧位　　C. 膀胱截石位
D. 去枕平卧位　　E. 平卧位

3. 关于双合诊检查的叙述,下列错误的是(　　)。

A. 检查前需排空膀胱
B. 双合诊检查是盆腔检查最常用的方法
C. 方法是检查者一手戴手套,用示指、中指两指伸入患者阴道内,另一手掌面向下按压患者腹部,双手配合进行
D. 双合诊检查前应向患者做好解释工作
E. 正常情况下,可触及输卵管、卵巢

4. 某患者,采集婚育史时了解到足月产1次,流产2次,无早产,现有1个女儿,简写表达式为(　　)。

A. 1-0-2-1　　B. 2-1-0-1　　C. 1-1-2-0　　D. 0-1-2-1　　E. 1-1-0-2

5. 有关妇科检查的准备和注意事项,不妥的是(　　)。

A. 检查时应仔细认真
B. 防止交叉感染
C. 男性护理人员对患者进行妇科检查时，应有其他医务人员在场
D. 检查前应导尿
E. 未婚女性仅做外阴视诊和肛-腹诊

参考答案

1～5 A C E A D

（王 芬）

项目十一
女性生殖系统炎症患者的护理

任务一　概　　述

学习目标

1. 熟悉女性生殖器官的自然防御功能。
2. 了解女性生殖器官炎症的病原体及感染途径。

案例引导

赵女士，25岁，在银行工作，她为了保持下体清洁，坚持每天使用酸性妇科清洁消毒剂清洗外阴，并且使用消毒护垫。近日，她发现自己阴道分泌物增多，并伴有外阴瘙痒，故来院就诊。

问题：赵女士出现了什么问题？应该怎样进行健康指导？

【女性生殖器官自然防御功能】

（1）两侧大阴唇自然合拢，遮掩阴道口、尿道口。由于盆底肌肉的作用，阴道口闭合，阴道前后壁紧贴，可防止外界的污染。

（2）在卵巢分泌的雌激素作用下，阴道上皮增生、变厚，细胞内糖原含量增加，在乳酸杆菌的作用下，糖原分解为乳酸，以维持阴道正常的酸性环境（pH值为4～5），使大部分病原体的生长繁殖受到抑制，称为阴道自净作用。

（3）子宫颈管内膜分泌的黏液形成“黏液栓”，堵塞子宫颈管，且子宫颈内口平时紧闭，病原体不易侵入。

（4）子宫内膜周期性剥脱，可及时消除子宫腔内的感染。

（5）输卵管蠕动以及纤毛向宫腔方向摆动，均有利于防止病原体的侵入。

女性生殖系统在解剖、生理方面具有较强的自然防御功能，但由于外阴阴道与尿道、肛门毗邻，局部潮湿，易受污染；阴道又是性交、分娩及各种宫腔操作的必经之道，容易受到损伤及外界病原体的感染。此外，妇女在月经期、妊娠期、分娩期和产褥期，防御功能受到破坏，机体免疫功能下降，病原体侵入生殖道容易引起生殖系统炎症。

【病原体】

(1) 细菌　大多为化脓性细菌，如金黄色葡萄球菌、溶血性链球菌、淋病奈瑟菌、大肠杆菌、厌氧菌、变形杆菌、结核杆菌等。

(2) 原虫　阴道毛滴虫最多见，其次为阿米巴原虫。

(3) 真菌　假丝酵母菌(念珠菌)为主。

(4) 病毒　疱疹病毒、人乳头瘤病毒多见。

(5) 螺旋体　苍白密螺旋体多见。

(6) 衣原体　多为沙眼衣原体，感染症状不明显，但常严重破坏输卵管黏膜结构及功能，并可引起盆腔广泛粘连。

(7) 支原体　支原体为正常阴道菌群，在一定条件下可引起生殖道炎。

【感染途径】

(1) 沿生殖器黏膜上行蔓延　淋病奈瑟菌、沙眼衣原体及葡萄球菌沿此途径扩散。病原体侵入外阴、阴道后，沿黏膜面经子宫颈、子宫内膜、输卵管黏膜至卵巢及腹腔(图 11-1)。

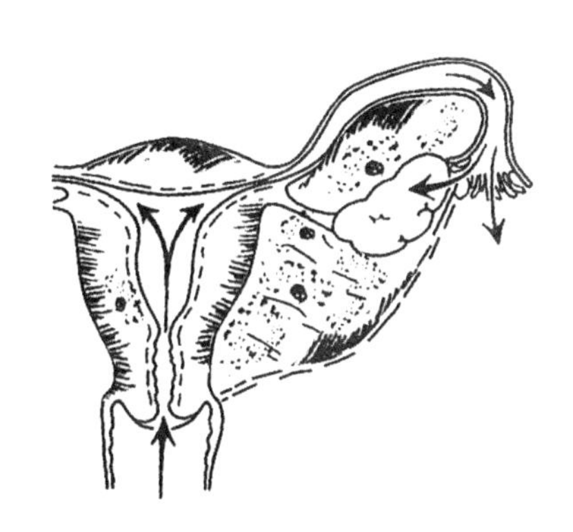

图 11-1　炎症沿生殖器黏膜上行蔓延

(2) 经淋巴系统蔓延　该途径是产褥感染、流产后感染及放置子宫内节育器后感染的主要传播途径，多见于链球菌、大肠杆菌、厌氧菌感染。细菌经外阴、阴道、子宫颈及子宫体创伤处的淋巴管侵入盆腔结缔组织及内生殖器的其他部位(图 11-2)。

(3) 经血液循环蔓延　此途径为结核杆菌感染的主要途径。病原体先侵入人体的其他系统，再经血液循环感染生殖器官(图 11-3)。

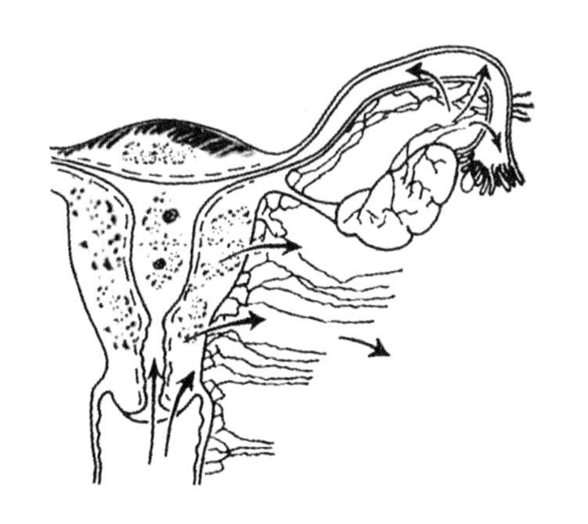

图 11-2　炎症经淋巴系统蔓延

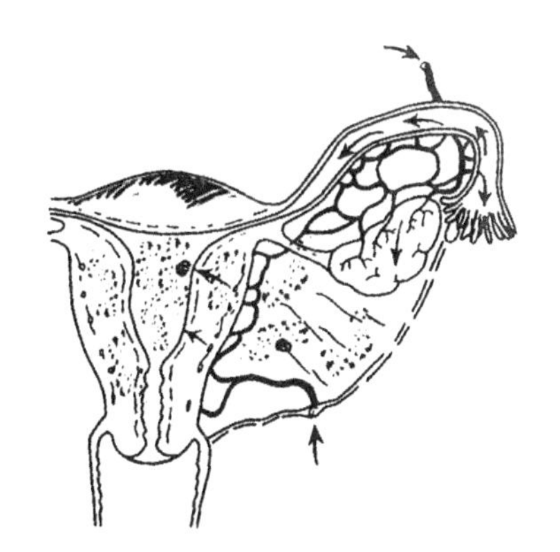

图 11-3　炎症经血液循环蔓延

(4) 直接蔓延　腹腔脏器感染后，直接蔓延到内生殖器。如阑尾炎可引起右侧输卵管炎。

任务二　外阴部炎症

学习目标

1. 了解女性外阴炎与前庭大腺炎的病因、临床表现、护理措施。
2. 能运用所学知识对妇科炎症患者进行健康教育。
3. 学会尊重患者,保护患者隐私,与患者进行良好的沟通。

案例引导

孙女士,47岁,之前她发现外阴部有些肿胀、疼痛,并没理会,以为过几天就能好了。最近肿块越来越大,接近鸡蛋大小,走路受限,而且非常疼,她担心自己是否得了绝症,整天愁眉苦脸,又不好意思和别人说,所以来医院就诊。

问题:护士尚需采集哪些资料以完善健康史与身体评估?对该妇女应如何护理和进行健康教育?

外阴部炎症是指外生殖器官的炎症,本节主要介绍外阴炎与前庭大腺炎。

【外阴炎与前庭大腺炎的疾病概要】

(一)外阴炎

外阴炎指外阴部的皮肤与黏膜的炎症。

(1)病因　外阴常受阴道分泌物、月经血、产后恶露、尿液、粪便的刺激,若外阴不洁,易引起外阴炎;其次糖尿病患者糖尿的刺激、穿紧身化纤内裤、经期卫生巾使用不当,以及粪瘘和尿瘘患者长期粪便、尿液浸渍等均可诱发外阴炎。

(2)临床表现　外阴瘙痒、疼痛、灼热,性交及排尿时加重。局部皮肤红肿、湿疹、糜烂,偶见溃疡、皮肤粗糙、皲裂甚至苔藓样变等。

(3)处理原则　消除病因,保持局部清洁、干燥,局部应用抗生素。

(二)前庭大腺炎

前庭大腺炎(bartholinitis)是指病原体侵入前庭大腺引起的炎症,包括前庭大腺脓肿和前庭大腺囊肿。

1. 病因

前庭大腺位于两侧大阴唇后1/3深部,前庭大腺的腺管开口于小阴唇与处女膜之间,在性交、月经期、流产、分娩或其他情况污染外阴部时,病原体易侵入引起炎症。主要病原体为葡萄球菌、链球菌、大肠杆菌、肠球菌、淋病奈瑟菌及沙眼衣原体等。急性炎症发作时,细菌先侵犯前庭大腺的腺管,使前庭大腺的腺管开口肿胀、阻塞,脓性渗出物积存而形成脓肿,称前庭大腺脓肿。当急性炎症消退后,前庭大腺的腺管口粘连、闭塞,分泌物不能排出,脓液逐渐转为清亮的液体而形成前庭大腺囊肿(图11-4)。

2. 临床表现

初起时外阴局部肿胀、疼痛、有灼热感，行走受限，可伴有发热。检查局部可见皮肤红肿、皮肤温度升高、压痛明显；当脓肿形成时，疼痛加剧，脓肿直径可达 3～6 cm，局部可触及波动感。脓肿内压力增大时可自行破溃，若破孔大，可自行引流，炎症较快消退而痊愈；若破孔小，引流不畅，则炎症持续不退或反复发作。

前庭大腺囊肿时，若囊肿小且无感染，患者可无自觉症状；若囊肿大，患者可有外阴坠胀感或性交不适。检查见外阴部后下方有一大小不等的椭圆形囊肿，可向大阴唇外侧突起。

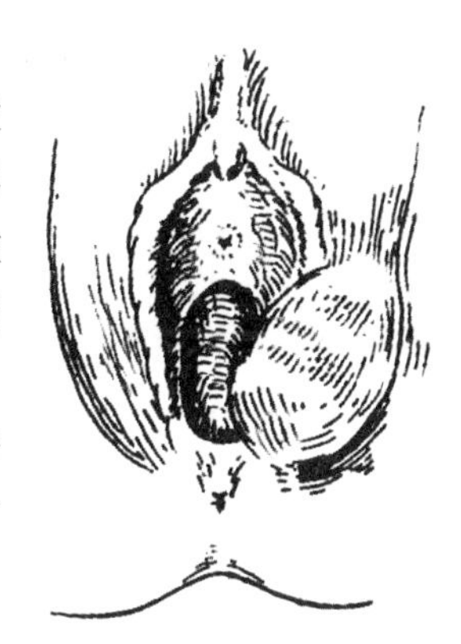

图 11-4 前庭大腺囊肿

3. 处理原则

急性炎症期需卧床休息、抗感染治疗；前庭大腺脓肿及囊肿形成后可切开引流及行造口术。

【护理评估】

（一）健康史

询问有无不洁性生活史、经期卫生习惯不良、穿紧身化纤内裤等诱因；有无流产、分娩、外阴阴道手术后感染史；是否患有糖尿病、尿瘘、粪瘘等疾病。

（二）身体评估

（1）症状 评估有无外阴瘙痒、红肿、灼热、胀痛等症状。

（2）体征 观察走路步态，判断有无行走不便及其程度；了解外阴瘙痒、红肿、灼热、胀痛等症状是否在性交、活动、大小便时加重；妇科检查，外阴有无糜烂、溃疡或湿疹，皮肤或黏膜有无增厚、粗糙，前庭大腺有无囊肿、压痛或波动感。

（三）辅助检查

阴道分泌物检查寻找病原体。必要时可测血糖。

（四）心理社会评估

患者因外阴局部不适而影响工作、睡眠和性生活，常产生焦虑情绪。多因炎症位于患者隐私处羞于就医，使炎症发展或转为慢性。

【护理诊断/问题】

（1）舒适改变：与外阴瘙痒、疼痛、肿胀、分泌物增多有关。

（2）焦虑：与疾病反复发作及影响正常生活有关。

（3）组织完整性受损：与炎性分泌物刺激、搔抓等有关。

【护理措施】

（一）一般护理

急性炎症期嘱患者卧床休息，注意体温变化。勿吃辛辣食物，避免局部使用刺激性药物或清洗液，注意外阴清洁卫生。

(二) 心理护理

关心、理解患者,介绍坚持按医嘱规范治疗即可治愈,以缓解其焦虑的情绪。

(三) 医护配合

(1) 认真执行医嘱,必要时给予抗生素治疗。

(2) 配合医生对前庭大腺脓肿、囊肿患者行切开引流及造口术。术后每天更换引流条;外阴用洗必泰棉球擦洗,2次/日;伤口愈合后改用1∶5 000高锰酸钾溶液坐浴,也可局部用清热解毒中药坐浴,2次/日。

(3) 指导患者进行外阴局部擦洗、热敷、坐浴等护理。可用0.1%聚维酮碘液或1∶5 000高锰酸钾溶液坐浴,每次15~30 min,2次/日,坐浴后涂抗生素软膏或紫草油,5~10次为1个疗程。注意配制的溶液浓度、温度不宜过高,以免灼伤皮肤。坐浴时要使会阴部浸没于溶液中,月经期暂停坐浴。也可选用中药煎水熏洗外阴部,1~2次/日。急性期还可选用微波或红外线局部物理治疗。

【健康教育】

加强卫生宣传教育,保持外阴清洁、干燥。指导患者注意经期、妊娠期、产褥期卫生,积极治疗阴道炎、糖尿病等诱因。纠正不良饮食及卫生习惯,勿饮酒,少吃辛辣食物,勤换内裤,宜穿棉质内裤,局部严禁搔抓,勿用刺激性药物或肥皂水擦洗外阴,避免无必要的阴道冲洗。

任务三 阴道炎症

学习目标

1. 掌握阴道炎症的临床表现、护理措施。
2. 熟悉阴道炎症的病因、传播方式、处理原则。
3. 能够对阴道炎妇女进行护理评估,明确存在的问题,并进行护理。
4. 能运用所学知识对阴道炎症患者进行健康教育。
5. 学会尊重患者,保护患者隐私,与患者进行良好的沟通。

案例引导

李女士,29岁,爱好游泳,近期经常到附近一家游泳馆去游泳。近几天发觉自己外阴瘙痒,阴道分泌物增多并且有臭味,既不舒服又影响自我形象,所以来医院检查。

问题:护士尚需采集哪些资料以完善健康史与身体评估?为明确诊断应行什么检查?如何对该患者进行健康宣教?

一、滴虫阴道炎

滴虫阴道炎(trichomonal vaginitis)是由阴道毛滴虫引起的常见阴道炎。

【病因】

阴道毛滴虫属厌氧寄生原虫，呈梨形，无色透明，体积为多核白细胞的2～3倍。虫体顶端有4根鞭毛，体侧有波动膜，后端尖并有轴柱凸出。鞭毛随波动膜的波动而活动(图11-5)。阴道毛滴虫适宜在25～40 ℃，pH值为5.2～6.6的温暖、潮湿的环境中生长。月经后阴道pH值接近中性，故阴道毛滴虫于月经前后大量繁殖，引起炎症的发作。阴道毛滴虫能消耗或吞噬阴道上皮细胞内的糖原，阻碍乳酸生成，使阴道pH值升高。滴虫阴道炎患者的阴道pH值为5.0～6.5。阴道毛滴虫不仅寄生于阴道，还可侵入尿道或尿道旁腺、膀胱、肾盂，以及男性的包皮皱褶、尿道、前列腺等处。

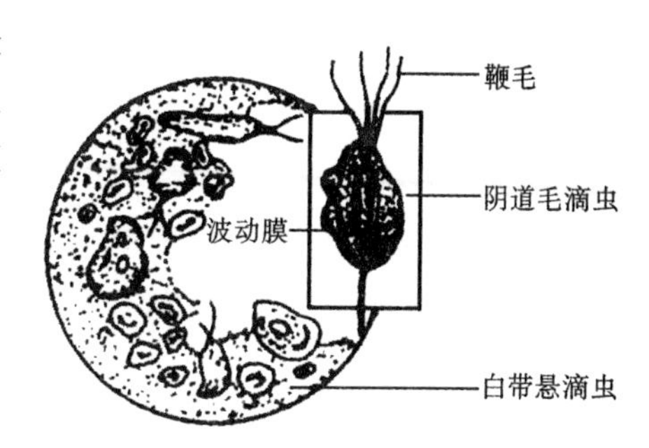

图11-5 阴道毛滴虫示意图

知识链接

阴道毛滴虫生活史

阴道毛滴虫只有滋养体而无包囊期，滋养体生命力较强，能在3～5 ℃中生存21日，在46 ℃生存20～60 min，在半干燥环境中生存约10 h；在普通肥皂水中也能生存45～120 min。在pH值小于5.0或pH值大于7.5的环境中则不能生存。

【传播方式】

(1) 直接传播　经性交传播，为主要传播方式。

(2) 间接传播　通过公共浴池、浴盆、浴巾、游泳池、坐式便器、衣物、污染的器械及敷料等传播。

【临床表现】

(1) 症状　主要症状是阴道分泌物增加及外阴瘙痒，偶有局部灼热、疼痛、性交痛等。分泌物的典型特点是灰黄色、稀薄、泡沫状(因阴道毛滴虫无氧酵解糖类产生气体所致)，有臭味。若有混合感染，可呈黄绿色脓性并有臭味。瘙痒部位主要为阴道口及外阴。若合并尿道口感染，可有尿频、尿痛，有时可见血尿。阴道毛滴虫能吞噬精子，并能阻碍乳酸生成，影响精子在阴道内存活，可导致不孕。少数患者阴道内有阴道毛滴虫存在而无炎症反应，称为带虫者。

(2) 体征　阴道黏膜充血、水肿，严重者有散在出血斑点，甚至子宫颈有出血斑点，呈"草莓样"外观，阴道后穹隆有多量灰黄色稀薄白带或黄绿色脓性白带，多有泡沫。带虫者阴道黏膜无异常改变。

【处理原则】

(1) 全身用药　口服甲硝唑、替硝唑等药物。

(2) 局部用药　1%乳酸或0.1%～0.5%醋酸溶液冲洗阴道后，将甲硝唑泡腾片置入阴道内。

【护理评估】

(一) 健康史

询问个人卫生习惯，是否接触污染的公共浴池、浴盆、浴巾、游泳池、坐式便器、衣物、污染的器械及敷料等，是否曾患阴道炎。阴道炎的发作与月经周期的关系，阴道炎的治疗经过与效果。

(二) 身体评估

(1) 症状　评估阴道分泌物的量、性状、气味，外阴瘙痒程度，有无伴随症状。

(2) 体征　观察阴道分泌物性状、量，注意阴道黏膜是否充血及子宫颈有无"草莓样"外观。

(三) 辅助检查

(1) 悬滴法　取0.9%氯化钠温溶液一滴于玻片上，从阴道后穹隆取少许分泌物混于0.9%氯化钠溶液中，立即在低倍光镜下寻找到阴道毛滴虫即可确诊。此方法的敏感性为60%～70%。

(2) 培养法　多次悬滴法阴性的可疑患者，可取分泌物进行病原体培养，准确率达98%左右。

(四) 心理社会评估

评估是否因怕羞或不重视而延误诊治，有无与丈夫共同治疗的障碍，是否因反复发作或久治不愈而出现焦躁、心情低落等。

【护理诊断/问题】

(1) 舒适改变：与阴道炎引起白带异常及外阴瘙痒有关。

(2) 焦虑：与治疗效果不佳、反复发作、担心影响生育有关。

(3) 组织完整性受损：与阴道炎症有关。

(4) 知识缺乏：与不了解滴虫阴道炎防治方法及预后有关。

【护理措施】

(一) 一般护理

加强个人卫生，保持外阴清洁、干燥，勤洗勤换，勿用肥皂等刺激性物品，避免搔抓。

(二) 心理护理

耐心解释该疾病是妇女的常见炎症，坚持正规治疗可治愈，减轻焦虑与顾虑，增强治疗信心。对反复发作病例，应帮助患者寻找原因，指导治疗注意事项与调整治疗方法。鼓励患者及其性伴侣积极配合与坚持治疗，以早日彻底治愈疾病。

(三) 医护配合

1. 指导全身用药

按医嘱顿服甲硝唑2 g或替硝唑2 g，也可口服甲硝唑400 mg，2次/日，7日为1个疗程。因甲硝唑抑制乙醇在体内氧化而产生有毒的中间代谢产物，故用药期间、甲硝唑停药24 h内、替硝唑停药72 h内禁酒。甲硝唑可透过胎盘达胎儿体内致胎儿畸形，亦可从乳汁中排出，故孕20周前或哺乳期禁用。甲硝唑口服后偶见胃肠道反应；此外，偶有头痛、皮疹、血白细胞计数减少、视力模糊、四肢麻木、运动失调等副作用发生，一旦发现应及时报告医生并停药。

2. 教会局部用药

每晚用1%乳酸或0.5%醋酸溶液冲洗阴道或坐浴后，取下蹲位将甲硝唑泡腾片放入阴道深部，7～10日为1个疗程。

3. 指导随访与治愈标准

滴虫阴道炎常于月经后复发，判断其彻底治愈前应于月经干净后随访。其治愈标准：每次月经干净后复查白带，连续3次检查均为阴性。

【健康教育】

(1) 加强公共卫生知识宣传，积极开展普查普治，消灭传染源；切断传染途径：切勿与他人共用毛巾、浴巾等物品；提倡淋浴、蹲厕，尽量避免在公共浴池泡澡；治愈前避免进入游泳池、浴池等公共场所；避免无保护性性交；鼓励患者与其性伴侣共同治疗。

(2) 复查时，告知患者取分泌物前24～48 h避免性生活、阴道灌洗或局部用药。分泌物取出后应及时送检并注意保暖，否则阴道毛滴虫活动力减弱，易漏诊。

(3) 嘱患者遵医嘱按疗程坚持用药，治疗期间禁止性生活。

(4) 学会自我护理，用药前洗净双手及会阴，减少感染机会；内裤、坐浴盆具及洗涤用物应煮沸消毒5～10 min以消灭病原体，避免重复感染。

(5) 养成良好卫生习惯，保持外阴清洁、干燥。

二、外阴阴道假丝酵母菌病

外阴阴道假丝酵母菌病(vulvovaginal candidiasis，VVC)是由假丝酵母菌引起的常见外阴阴道炎。

【病因】

外阴阴道假丝酵母菌病是一种常见的真菌性阴道炎，80%～90%的病原体为白假丝酵母菌，白假丝酵母菌为双相菌，有酵母相和菌丝相。假丝酵母菌对热的抵抗力不强，加热至60 ℃，1 h即可死亡；但对于干燥、日光、紫外线及化学制剂的抵抗力较强。此菌适宜在pH值为4.0～4.7的酸性环境中生长。

假丝酵母菌为条件致病菌，当阴道内糖原增加、酸度增高、全身及阴道局部细胞免疫力下降时，适合假丝酵母菌繁殖而引起炎症，多见于孕妇、糖尿病患者及接受大量雌激素治疗者。此外，长期应用抗生素，能抑制阴道乳酸杆菌生长，有利于假丝酵母菌繁殖；服用大量免疫抑制剂(如糖皮质激素)或患有免疫缺陷综合征，会使机体的抵抗力降低；穿紧身化纤内裤、肥胖者可使会阴局部温度及湿度增加，使假丝酵母菌得以繁殖而引起感染。

【传播方式】

(1) 内源性传播　其为主要方式。白假丝酵母菌为条件致病菌，平时寄生于阴道、口腔、肠道,一旦条件适宜可引起感染。这三个部位的白假丝酵母菌可互相传染。

(2)直接传播　少数患者可通过性交传染。

(3)间接传播　极少数患者通过接触污染的衣物传染。

【临床表现】

(1)症状　主要为外阴瘙痒,甚至是难以忍受的奇痒,严重者可有尿痛、尿频、性交痛。急性期阴道分泌物增多,特征性分泌物呈白色稠厚、凝乳状或豆渣样。

(2)体征　外阴红肿、有抓痕,小阴唇内侧及阴道黏膜附有白色膜状物,擦去后露出红肿黏膜,急性期可见糜烂及浅表溃疡。

【处理原则】

(1)消除诱因　合并糖尿病患者应给予积极治疗,及时停用广谱抗生素、雌激素及糖皮质激素。

(2)局部治疗　单纯性外阴阴道假丝酵母菌病,用2%～4%碳酸氢钠溶液冲洗阴道后,放入咪康唑栓剂、制霉菌素栓剂或片剂于阴道内局部治疗。

(3)全身治疗　局部用药效果差或病情顽固者,可选用伊曲康唑、氟康唑等药物口服。

【护理评估】

(一)健康史

询问疾病发生情况,患者有无糖尿病及是否长期使用广谱抗生素、雌激素及糖皮质激素,了解疾病发生与月经的关系,目前是否妊娠等。

(二)身体评估

(1)症状　评估外阴瘙痒程度,阴道分泌物的量、性状、气味,有无伴随症状。

(2)体征　评估阴道黏膜受损程度,有无充血、糜烂、溃疡及白色块状物等。

(三)辅助检查

(1)悬滴法　从阴道后穹隆取少许分泌物混于玻片上的10%氢氧化钾溶液中,低倍镜下找到白假丝酵母菌的芽生孢子和假菌丝即可确诊。

(2)培养法　可疑患者多次阴性,可取分泌物进行病原体的培养,提高确诊率。

(四)心理社会评估

评估患者是否因外阴瘙痒而异常痛苦、焦虑、坐卧不安,影响休息和工作。

【护理诊断/问题】

(1)舒适改变:与阴道炎引起外阴奇痒、灼痛、阴道分泌物多有关。

(2)焦虑:与治疗效果不佳、反复发作有关。

(3)组织完整性受损:与外阴奇痒及反复搔抓有关。

(4)知识缺乏:与不了解外阴阴道假丝酵母菌病防治方法及预后有关。

【护理措施】

（一）一般护理

指导清淡饮食；急性期减少活动，避免摩擦外阴；保持外阴清洁、干燥，穿棉质内裤，并注意勤洗、勤换。

（二）心理护理

介绍该病诱因、治疗注意事项，分析易复发的因素，解除思想顾虑；对于反复复发的病例，寻找原因，及时调整治疗方案，指导自我护理，缓解焦虑情绪，增强治疗信心。

（三）医护配合

1. 指导阴道局部用药

用2%～4%碳酸氢钠溶液冲洗阴道或坐浴，降低阴道酸度，抑制假丝酵母菌生长；再将咪康唑栓剂、克霉唑栓剂或制霉菌素栓剂放于阴道深部，每晚1粒，连用7～10日。妊娠合并白假丝酵母菌感染者，为避免胎儿感染，应坚持局部治疗，直至妊娠8个月。教会患者配制阴道冲洗药液的浓度、温度、治疗时间，冲洗药物要充分溶解，温度一般为40 ℃，月经期间暂停阴道用药。

2. 指导全身用药

反复复发的病例、未婚女性可给予全身治疗，按医嘱顿服氟康唑150 mg，或伊曲康唑200 mg，1次/日，连用3～5日，有肝病史及孕妇禁用。

3. 性伴侣治疗

有症状的性伴侣应同时治疗。

4. 指导随访与治愈标准

外阴阴道假丝酵母菌病易在月经前复发，治愈前应随访。月经前连续三个月复查白带均为阴性即为治愈。

【健康教育】

基本同滴虫阴道炎。另注意积极治疗原发病，正确使用广谱抗生素、雌激素、糖皮质激素，消除诱因。

三、细菌性阴道病

细菌性阴道病（bacterial vaginosis）是由于阴道内正常菌群失调引起的混合感染，其临床及病理特征无炎性改变。

【病因】

生理情况下，阴道内有各种厌氧菌及需氧菌，其中以产生过氧化氢的乳酸杆菌占优势。本病常见于生育年龄，当阴道内乳酸杆菌减少时其他细菌大量繁殖，主要有加德纳尔菌、厌氧菌以及人型支原体，其中以厌氧菌居多，破坏了正常阴道菌群之间的相互平衡，引起细菌性阴道病。可能与性交过频、有多个性伴侣、抗生素的应用、阴道灌洗使阴道碱化有关。

【临床表现】

10%~40%患者无明显临床表现。典型表现有阴道分泌物增多,呈灰白色、匀质、稀薄,有鱼腥臭味,性交后加重,少数患者有轻微外阴瘙痒或烧灼感。检查见阴道黏膜无充血的炎症表现。妊娠期妇女可致羊膜绒毛膜炎、胎膜早破、早产;非孕妇女可引起子宫内膜炎、盆腔炎等。

【处理原则】

以全身和局部抗厌氧菌治疗为主,主要药物有甲硝唑、克林霉素等。

【护理评估】

(一)健康史

了解是否频繁性交、有多个性伴侣或长期阴道灌洗,是否患糖尿病及长期使用抗生素或雌激素,了解月经周期与发病的关系,询问曾进行的检查、治疗经过及治疗效果,询问孕妇有无胎膜早破及早产史等。

(二)身体评估

(1)症状　评估阴道分泌物的量、性状,是否有特殊的鱼腥臭味。

(2)体征　评估阴道黏膜有无充血。

(三)辅助检查

(1)胺臭味试验　取阴道分泌物少许于玻片上,加入10%氢氧化钾溶液1~2滴,产生烂鱼肉样腥臭味为阳性,是细菌性阴道病的典型特征。

(2)线索细胞检查　取阴道分泌物放在玻片上,加一滴生理盐水混匀后,置于高倍显微镜下见到20%以上的线索细胞,即可考虑细菌性阴道病的诊断。

(3)阴道pH值检查　阴道pH值大于4.5。

(四)心理社会评估

患者延误治疗,或未遵医嘱,或自我护理不当,可导致反复发作或久治不愈而易产生焦虑、烦躁情绪。

【护理诊断/问题】

(1)舒适改变:与阴道炎引起白带异常及外阴瘙痒、灼痛有关。

(2)焦虑:与治疗效果不佳、反复发作有关。

【护理措施】

(一)一般护理

加强休息与锻炼,增强机体抵抗力;保持外阴清洁与干燥,指导注意性生活卫生,避免过频或无保护性生活;避免不必要的阴道灌洗。

(二)心理护理

向患者介绍本病的病因、治疗及预后,消除忧郁、焦躁等情绪,鼓励积极配合治疗。

（三）医护配合

(1) 指导全身治疗　首选甲硝唑，按医嘱每次 400 mg，2 次/日，7 日为 1 个疗程。甲硝唑口服后偶见胃肠道反应，此外，偶有头痛、皮疹、血白细胞计数减少、视力模糊、四肢麻木等副作用发生，一旦发现应报告医生并停药。性伴侣不需常规治疗。

(2) 指导局部用药　每晚用 1%乳酸或 0.5%醋酸溶液冲洗阴道或坐浴后，取下蹲位将甲硝唑泡腾片放入阴道深部，7 日为 1 个疗程。

【健康教育】

加强性卫生知识宣传，避免不洁性行为和不必要的阴道灌洗；保持外阴清洁，促使恢复阴道自净作用，增强局部防御力；用药期间禁酒。

任务四　子宫颈炎症

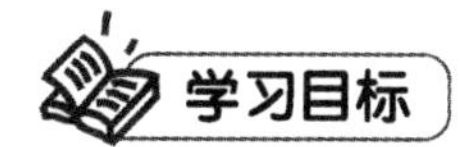

1. 掌握子宫颈炎症的护理评估、护理措施。
2. 熟悉子宫颈炎症的临床表现、处理原则。
3. 了解子宫颈炎症的病因。
4. 能运用所学知识熟练对妇科炎症患者进行健康教育。
5. 学会尊重患者，保护患者隐私，与患者进行良好的沟通。

案例引导

王女士，42 岁，最近白带特别多，因为是夏天常常湿透裤子，还伴有外阴瘙痒，并伴尿频、尿急、尿痛。故前来医院就诊。

问题：护士尚需采集哪些资料以完善健康史与身体评估？目前患者主要的护理诊断是什么？

子宫颈炎症(cervicitis)简称宫颈炎，是妇科最常见的疾病之一，包括宫颈阴道部炎症及宫颈管黏膜炎症。由于宫颈管黏膜上皮为单层柱状上皮，抗感染能力较差，易发生感染，所以临床上以急性宫颈管黏膜炎症多见。若急性宫颈炎得不到及时彻底的治疗，可导致慢性宫颈炎。

【病因】

(1) 急性宫颈炎　可由多种病原体、理化刺激、机械性宫颈损伤引起。病原体主要为性传播疾病病原体和内源性病原体。性传播疾病的病原体，如淋病奈瑟菌、沙眼衣原体，多见于性传播疾病高危人群。因宫颈阴道部鳞状上皮与阴道鳞状上皮相延续，阴道炎症均可引起宫颈阴道部炎症。

(2) 慢性宫颈炎　常因急性宫颈炎未治疗或治疗不彻底转变而来,多见于流产、分娩或手术损伤宫颈,导致病原体入侵所致。也可由于各种理化因素、炎性分泌物长期刺激宫颈,使鳞状上皮脱落,病原体侵入而致病。病原体主要有葡萄球菌、链球菌、大肠杆菌及厌氧菌,近年来淋病奈瑟菌、沙眼衣原体已成为常见病原体。

知识链接

宫颈柱状上皮异位

过去认为慢性子宫颈炎的病理类型有宫颈糜烂、宫颈肥大、宫颈息肉、宫颈腺囊肿和宫颈黏膜炎5种,其中宫颈糜烂是慢性宫颈炎最常见的一种病理改变。但目前研究已明确"宫颈糜烂"实质上是"宫颈柱状上皮异位(生理性的柱状上皮外移)",并不是病理学上的上皮脱落、溃疡所致的真性糜烂,因此"宫颈糜烂"作为慢性宫颈炎的诊断术语已不恰当,只属于宫颈糜烂样改变的一种,宫颈糜烂样改变是一种临床征象,可能是生理性的,也可能是病理性的,如宫颈柱状上皮异位、宫颈上皮内瘤变以及早期宫颈癌等可使子宫颈呈糜烂样改变外观。

宫颈柱状上皮异位属正常生理现象,没有什么特别的临床表现。有些人可能会有接触性出血的表现,但只是宫颈的个体差异,不需要进行任何治疗。

【临床表现】

(1) 急性宫颈炎　大部分患者无症状。有症状者主要表现为阴道分泌物增多,呈黏液脓性,阴道分泌物刺激可引起外阴瘙痒及灼热感,严重者可出现性交后出血、月经间期出血。若合并尿道感染,可出现尿急、尿频、尿痛。妇科检查:见宫颈红肿、黏膜外翻,有脓性分泌物从宫颈管流出,若累及尿道旁腺及前庭大腺,可见尿道口、阴道口红肿并有多量脓性分泌物。

(2) 慢性宫颈炎　多数患者无症状,少数患者表现为阴道分泌物增多,淡黄色或脓性,性交后出血或月经间期出血,偶有分泌物刺激可引起外阴瘙痒不适。妇科检查:可见宫颈外口处的宫颈阴道部呈细颗粒状的红色区,称为宫颈糜烂样改变,或有黄色分泌物覆盖宫颈口或从宫颈口流出,也可表现为宫颈息肉或宫颈肥大。

【处理原则】

(1) 急性宫颈炎　主要是用抗生素治疗,可针对病原体给予敏感抗生素治疗。淋病奈瑟菌感染常用第三代头孢菌素,沙眼衣原体感染主要用四环素类(多西环素)、红霉素类(阿奇霉素)等。

(2) 慢性宫颈炎　宫颈糜烂样改变若无临床症状,不需要进行任何治疗,仅需要做细胞学筛查。若细胞学异常,应根据细胞学结果进行相应处理。如糜烂样改变并伴有分泌物增多、乳头状增生、接触性出血或月经间期出血者,常采用物理治疗,包括激光、冷冻、红外线凝结及微波等治疗方法,也可辅以药物治疗。治疗前先排除宫颈上皮内瘤变和宫颈癌。宫颈肥大一般无需治疗;宫颈息肉可行息肉摘除术;宫颈管黏膜炎可针对病因进行治疗;病原体不清者可使用物理治疗。

【护理评估】

（一）健康史

询问婚育史，有无不洁性生活史、多次流产史、妇科手术史，急性宫颈炎的治疗情况等。

（二）身体评估

（1）症状　评估阴道分泌物的量、性状、气味；有无血性白带或性交后出血；有无尿急、尿频、尿痛等。

（2）体征　评估子宫颈是否充血、有无脓性分泌物；评估有无宫颈糜烂样改变、子宫颈肥大、息肉、宫颈腺体囊肿。

（三）辅助检查

急性宫颈炎者可行宫颈分泌物涂片检查及病原体培养；慢性宫颈炎者可行阴道分泌物检查，以了解阴道的清洁度、有无炎性细胞及特异性感染。常规进行宫颈刮片细胞学检查，必要时可行宫颈活组织检查，以排除早期宫颈癌。

（四）心理社会评估

由于白带增多引起不适或治疗效果不佳使病程较长，患者思想压力大；若有血性白带或性交后出血而怀疑癌变时，常导致患者和家属精神紧张和恐惧。

【护理诊断/问题】

（1）组织完整性受损：与炎症及分泌物刺激有关。

（2）焦虑：与病程长、担心癌变有关。

（3）舒适改变：与白带增多、外阴瘙痒有关。

【护理措施】

（一）急性宫颈炎的护理

1. 一般护理

给予高蛋白、高维生素饮食；做好生活护理，保证患者充分休息；嘱患者及时更换衣物，保持外阴清洁卫生。

2. 心理护理

耐心讲解疾病知识，关心安慰患者，强调彻底治疗的重要性，鼓励患者积极配合诊治。

3. 医护配合

（1）遵医嘱针对病原体给予敏感抗生素治疗。淋病奈瑟菌感染主张大剂量、单次给药，常用头孢曲松钠 250 mg，单次肌内注射；沙眼衣原体感染主要用多西环素、阿奇霉素，一般连服 7 日。注意观察用药后反应。

（2）指导患者随访，若治疗后症状持续存在，应随时复诊。

（二）慢性宫颈炎的护理

1. 一般护理

加强营养，给予高蛋白、高维生素饮食；适当休息；宣传计划生育，知情避孕，减少人工流产发生;注意个人卫生,保持外阴清洁、干燥。

2. 心理护理

向患者讲解有关宫颈炎的知识,解除患者的思想顾虑与恐癌心理,使其接受和配合治疗。

3. 医护配合

(1) 向患者解释检查的方法和必要性,协助医生进行宫颈刮片或宫颈活组织检查,以排除癌变。

(2) 物理治疗的护理:常用的设施有激光、冷冻、红外线凝结及微波等。生殖器官急性炎症时禁行物理治疗,治疗时间宜选择在月经干净后3~7日内进行。协助医生做好物理治疗准备,术后告知患者物理治疗的注意事项:①术后阴道分泌物增多,甚至有大量水样排液,在术后1~2周脱痂时可有少量出血,特别注意保持外阴清洁。②术后2个月内禁盆浴、性生活及阴道冲洗。③一般于两次月经干净后3~7日到医院复查,未痊愈者可择期再行第二次治疗。④接受物理治疗后的患者若有异常阴道流血或感染,应立即就诊。

(3) 手术治疗的护理:包括息肉摘除术和宫颈锥形切除术,手术时间为月经干净后3~7日内,术后应及时送病理检查。

(4) 药物治疗的护理:子宫颈局部涂硝酸银、中药等,注意保护正常组织。

【健康教育】

(1) 指导妇女定期妇检,向患者传授防病知识,注意性生活卫生,积极预防、彻底治疗急性宫颈炎。

(2) 宣传计划生育,避免多次分娩及意外妊娠手术操作损伤宫颈。

(3) 养成良好卫生习惯,注意月经期、孕产期、产褥期卫生,避免感染。

任务五　盆腔炎性疾病

学习目标

1. 掌握盆腔炎症的临床表现及护理措施。
2. 熟悉盆腔炎症的病因、护理评估、护理诊断。
3. 了解盆腔炎症的病理、治疗原则。
4. 能运用所学知识熟练对盆腔炎患者进行健康教育。
5. 学会尊重患者,保护患者隐私,与患者进行良好的沟通。

案例引导

李女士,32岁,G_3P_1。下腹部持续性疼痛6日,发热2日入院。一周前行宫内节育器放置术。体检:体温38.6 ℃,呼吸20次/分,脉搏90次/分,血压130/70 mmHg,急性病容,下腹部紧张,有压痛与反跳痛。妇科检查:外阴已婚已产式;阴道潮红,有血性分泌物；宫颈充血、有抬举痛；阴道后穹隆饱满，触痛明显；子宫前位，大小正常，有压痛，活动差；左侧附件增厚、压痛，右侧触及一直径约 5 cm 大小的包块，质软、压痛、活动受限。该患者诊断为急性盆腔炎，予以抗生素治疗。

问题：该患者目前主要的护理诊断是什么，如何进行护理？

盆腔炎性疾病（pelvic inflammatory disease，PID）是指女性上生殖道的一组感染性疾病，主要包括子宫内膜炎、输卵管炎、输卵管卵巢脓肿及盆腔腹膜炎。炎症可局限于一个部位，也可以同时累及几个部位，以输卵管炎、输卵管卵巢炎最为常见。盆腔炎性疾病大多发生于性活跃期、有月经的妇女，初潮前、绝经后或未婚女性很少发生盆腔炎性疾病，若发生盆腔炎性疾病也往往是邻近器官炎症的扩散。盆腔炎性疾病若未得到及时正确的治疗，有可能发生一系列上生殖道感染后遗症，如不孕、异位妊娠、慢性盆腔痛等，称为盆腔炎性疾病后遗症，其发病率高，久治不愈，严重影响妇女健康，困扰妇女生活和工作，同时也增加经济和社会负担。

【病因及发病机制】

1. 机体免疫力下降

当女性机体免疫力下降时，病原体侵入即可导致炎症的发生。

2. 病原体

病原体有内源性和外源性两种。内源性病原体来自寄居在阴道内的菌群，包括需氧菌和厌氧菌，以混合感染多见；外源性病原体主要是淋病奈瑟菌、沙眼衣原体、支原体等性传播疾病的病原体。通常是两种病原体同时存在。

3. 感染途径

（1）上行蔓延　病原菌由外阴、肛门进入阴道，沿黏膜上行，通过子宫颈、子宫内膜、输卵管蔓延至卵巢、腹腔，是淋病奈瑟菌、葡萄球菌、沙眼衣原体感染的主要途径。

（2）经淋巴系统蔓延　细菌经阴道、子宫颈侵入后，经淋巴系统扩散至盆腔蜂窝组织及子宫附件以至腹腔，是产后、流产后及放置宫内节育器后感染的主要途径。

（3）经血循环传播　病原体先侵入人体其他系统，再经血循环感染生殖器，是结核菌感染的主要途径。

（4）直接蔓延　由邻近脏器的感染蔓延而来，如阑尾炎、膀胱炎等均可蔓延至生殖器而引起盆腔炎。

4. 高危因素

主要包括：①年轻妇女易发病；②下生殖道感染；③宫腔内手术操作后感染；④性行为不良，如不洁性生活史、早年性交、多个性伴侣、性交过频者导致性传播疾病的病原体入侵或性伴侣有性传播疾病；⑤月经期卫生不良；⑥邻近脏器感染直接蔓延；⑦慢性盆腔炎急性发作。

【病理】

1. 急性子宫内膜炎、子宫肌炎

其表现为子宫内膜充血、水肿、坏死、有脓性渗出物，严重者内膜坏死脱落形成溃疡。

侵及子宫肌层的称子宫肌炎,表现为肌层肥厚及炎性细胞浸润。

2. 急性输卵管炎、输卵管积脓、输卵管卵巢脓肿

急性输卵管炎因病原体的传播途径不同而有不同的特点:①炎症经子宫内膜向上蔓延,首先引起输卵管黏膜炎,导致输卵管管腔及伞端闭锁,形成输卵管积脓。还可导致输卵管结构和功能的破坏,引起盆腔广泛粘连;②病原体经宫颈淋巴蔓延至宫旁结缔组织,首先侵及浆膜层引起输卵管周围炎,然后累及肌层,而黏膜层未受累或轻度受累,病变以输卵管间质炎为主,输卵管管腔可因肌壁增厚受压而变窄,但仍通畅。轻者输卵管轻度充血、肿胀、略增粗,重者输卵管明显增粗、弯曲,与周围组织粘连。卵巢炎很少单独发生,卵巢常与发炎的输卵管伞端粘连而发生卵巢周围炎,称为输卵管卵巢炎,习称附件炎。炎症通过卵巢排卵的破孔侵入卵巢实质而形成卵巢脓肿,脓肿壁与输卵管积脓粘连并穿通,形成输卵管卵巢脓肿,脓肿可破溃进入腹腔形成弥漫性腹膜炎,也可破溃进入直肠或阴道。

3. 急性盆腔结缔组织炎

病原体经淋巴管进入盆腔结缔组织,引起结缔组织充血、水肿及中性粒细胞浸润,子宫旁结缔组织炎最为常见。

4. 急性盆腔腹膜炎

盆腔器官发生严重感染时往往会蔓延至盆腔腹膜,发炎的盆腔腹膜充血、水肿伴少量渗出,形成盆腔脏器粘连。当有大量脓性渗出液积聚于粘连间隙内,形成散在小脓肿,多见于在直肠子宫陷凹处形成盆腔脓肿,脓肿可破溃进入腹腔形成弥漫性腹膜炎,也可破溃进入直肠使症状突然减轻。

5. 败血症及脓毒败血症

当病原体毒力强、数量多、患者机体抵抗力低时,可发生败血症及脓毒败血症。

6. 肝周围炎(Fitz-Hugh-Curtis 综合征)

肝周围炎是指肝包膜炎症而无肝实质损害的肝周围炎。淋病奈瑟菌及衣原体感染均可引起。5%~10%输卵管炎患者可出现肝周围炎。由于肝包膜水肿,吸气时出现右上腹疼痛。肝包膜上有脓性或纤维渗出物,早期在肝包膜与前腹壁腹膜之间可形成松软粘连,晚期可形成琴弦样粘连。临床表现为继下腹痛后出现右上腹痛,或下腹疼痛与右上腹疼痛同时出现。

7. 盆腔炎性疾病后遗症

盆腔炎性疾病后遗症是指盆腔炎性疾病未得到及时正确的治疗,有可能发生的一系列上生殖道感染的后遗症。主要病变为组织破坏、广泛粘连、增生及瘢痕形成,可导致:①输卵管阻塞、增粗;②输卵管卵巢粘连形成输卵管卵巢肿块;③输卵管伞端闭锁、浆液性渗出物聚集形成输卵管积水;或输卵管积脓或输卵管卵巢脓肿的脓液吸收,被浆液性渗出物代替形成输卵管积水或输卵管卵巢囊肿(图 11-6);④ 盆腔结缔组织表现为主、骶韧带增生变厚,若病变广泛,可使子宫固定,子宫颈旁组织也增厚,形成“冰冻骨盆”。

【临床表现】

1. 急性盆腔炎性疾病

(1) 症状　①轻者无症状或症状轻微,常因延误治疗而导致上生殖道感染后遗症。常见症状有下腹痛伴发热,阴道分泌物增多。腹痛为持续性、性交或活动后加重。②重者可有寒战、高热、头痛、食欲不振、腹胀等。月经期发病可出现月经量增多、经期延长,非月经

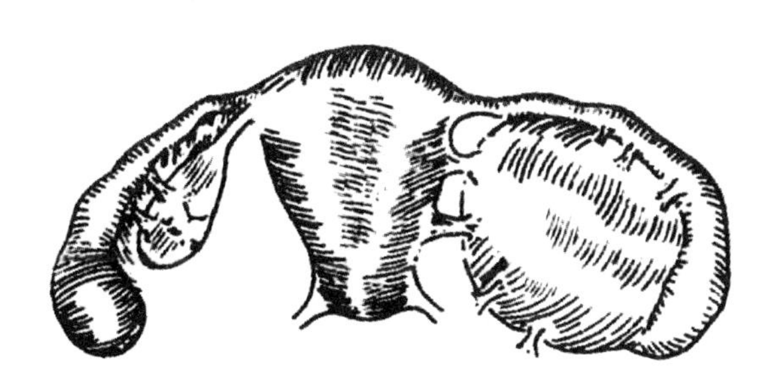

图 11-6 输卵管积水(左)输卵管卵巢囊肿(右)

期发病可有分泌物增多等。有时可有尿频、排尿困难或肛门坠胀等局部压迫与刺激的症状。若患者有输卵管炎症状、体征，同时伴有右上腹疼痛者，应怀疑肝周围炎。

(2) 体征　严重者呈急性病容，体温升高，心率加快，腹膜刺激征阳性。妇科检查：阴道充血，有大量脓性臭味分泌物；阴道后穹隆饱满、触痛；子宫颈举痛，子宫压痛、活动受限。双附件增厚或触及肿块且有波动感、压痛明显。

2. 盆腔炎性疾病后遗症

临床多表现为不孕、异位妊娠、慢性盆腔痛、盆腔炎反复发作等症状。妇科检查：子宫大小正常或稍大，常呈后位，活动受限或粘连固定、触痛；输卵管炎症时子宫一侧或两侧可触及条索状增粗的输卵管，伴有压痛；盆腔结缔组织炎有子宫旁结缔组织、子宫骶韧带明显增厚、增粗、变硬，触痛明显；输卵管积水或输卵管卵巢囊肿，可触及囊性肿物。如子宫被固定或封闭于宫旁瘢痕化组织中，则呈“冰冻骨盆”状态。

【处理原则】

(1) 急性盆腔炎性疾病　控制感染为主，辅以支持疗法。根据细菌培养及药物敏感试验选择敏感抗生素。若脓肿形成或破裂，则应采取手术治疗。

(2) 盆腔炎性疾病后遗症　需根据不同情况选择治疗方案：①不孕患者多需要辅助生育技术协助受孕；②输卵管积水者需行手术治疗；③对慢性盆腔痛，尚无有效治疗方法，对症处理或给予中药、物理治疗等综合治疗。治疗前需排除子宫内膜异位症等其他引起盆腔痛的疾病；④PID 反复发作者，抗生素药物治疗的基础上可根据具体情况，选择手术治疗。

【护理评估】

(一) 健康史

询问患者生育史、手术史、月经史、月经期卫生习惯，有无阑尾炎、慢性盆腔炎、不洁性生活等。

(二) 身体评估

(1) 症状　评估患者有无发热、寒战，了解下腹部、腰部疼痛的性质，与月经及性交的关系，月经周期是否正常。饮食、大小便等有无异常。

(2) 体征　测量体温、脉搏，观察面色，妇科检查：阴道有无脓性分泌物；阴道后穹隆是否饱满、触痛；子宫颈有无举痛，子宫是否有压痛、活动是否受限；双附件是否增厚或是否触及肿块等。

（三）辅助检查

检查血常规、尿常规，了解患者一般身体状况，提示炎症程度。脓液或血培养查找致病菌。B型超声有助于盆腔炎性包块的诊断。

（四）心理社会评估

评估妇女及家属的情绪反应、恐惧程度及处事能力，是否影响夫妻关系及正常生活和工作。

【护理诊断/问题】

(1) 疼痛：与盆腔炎有关。

(2) 体温过高：与炎症有关。

(3) 潜在并发症：败血症、感染性休克。

(4) 焦虑：与担心治疗效果不佳及预后有关。

(5) 睡眠形态紊乱：与炎症反复发作、长期慢性疼痛、正常生活受干扰有关。

【护理措施】

（一）一般护理

(1) 嘱患者取半卧位休息，有利于炎症局限。

(2) 给予高热量、高蛋白、高维生素的流质或半流质饮食，遵医嘱纠正电解质紊乱和酸碱失衡。高热时给予物理降温；有腹胀时应行胃肠减压。

(3) 保持会阴清洁干燥，会阴垫、便盆等物品用后应立即消毒。

(4) 疼痛时注意休息，防止受凉，必要时可遵医嘱给予镇静止痛药，以缓解症状。

(5) 保持生活规律，劳逸结合，若患者睡眠不佳，可在睡眠前用热水泡脚、饮热牛奶等，保持室内安静或在睡前进行按摩，必要时服用安眠药。

（二）心理护理

关心理解患者，耐心倾听患者诉说，尽可能地满足患者的需求。向患者解释疾病的原因、治疗及预后，减轻患者的焦虑、忧郁等心理压力，增强治疗信心。

（三）观察病情

(1) 定时监测体温、脉搏、血压，并做好记录。发现感染性休克征象应及时报告医生并协助抢救。

(2) 观察下腹部疼痛的部位及持续时间，注意有无压痛与反跳痛；产妇注意观察会阴伤口有无感染及脓性分泌物等。

(3) 观察患者的精神状态及营养情况。

（四）医护配合

(1) 正确采集各种检验标本，及时送检并收集结果。

(2) 按医嘱给予足量抗生素，常联合用药，注意观察药物疗效、不良反应及输液反应。

(3) 对抗生素治疗的患者，在72 h内随诊以确定疗效，评估症状有无改善，若无改善则需进一步检查，必要时行腹腔镜或手术探查。

(4) 协助医生进行物理治疗，此法有利于炎症吸收和消退，可选用短波、超短波、微波、激光、离子透入(可加入各种药物如青霉素、链霉素等),或用食盐炒热放入袋中,热敷下腹部。

(5) 盆腔炎性肿块体积大或经药物、物理治疗无效,可考虑手术切除病灶,做好术前准备,术中配合,术后护理。

(6) 对沙眼衣原体及淋病奈瑟菌感染者,可在治疗后4～6周复查病原体。

(五) 预防并发症

严密观察,防止肝周围炎、败血症及脓毒血症的发生。

(六) 防治后遗症

(1) 严格掌握手术指征,手术应严格进行无菌操作,为患者提供高质量的围手术期护理。

(2) 及时、正确地治疗下生殖道感染及盆腔炎性疾病。

(3) 注意性生活卫生,防止性传播疾病。

(4) 对已确诊为盆腔炎性疾病后遗症的患者,要使其了解通过综合性治疗方案有望缓解症状,使其树立信心,减轻焦虑。

【健康教育】

(1) 加强卫生宣教,注意经期、孕期、产褥期及性生活的卫生,减少性疾病的传播,月经期禁止性交。

(2) 彻底治愈急性盆腔炎,防止转为慢性。

(3) 若下生殖道感染需及时接受正规治疗,防止盆腔炎性疾病后遗症的发生。

(4) 积极锻炼身体,提高机体抵抗能力。

(5) 对沙眼衣原体感染的高危妇女进行筛查和治疗,以减少盆腔炎性疾病的发生率。

能力检测

A型选择题(以下每一道题有A、B、C、D、E五个备选答案,请从中选择一个最佳答案)

1. 滴虫阴道炎最主要的传播途径是(　　)。

A. 血液　　B. 游泳池　　C. 污染的器械
D. 性交　　E. 衣服、浴巾

2. 患者,女,22岁,因不洁性交后出现白带增多及外阴瘙痒入院,诊断为滴虫阴道炎。该疾病白带的典型特点是(　　)。

A. 稀薄泡沫状　　B. 干酪样白带　　C. 豆渣样白带
D. 稀薄,呈淡黄色　　E. 白带呈脓性,有臭味

3. 滴虫阴道炎的治愈标准是(　　)。

A. 分泌物恢复正常　　B. 外阴瘙痒消失
C. 月经干净后复查白带连续2次阴性　　D. 月经干净后复查白带连续3次阴性
E. 月经干净后复查白带连续4次阴性

4. 患者,女,26岁,已婚。因白带增多及外阴瘙痒6日就诊。白带呈稀薄泡沫状、黄色,下列患者的护理措施哪项错误?(　　)

A. 患者内裤应煮沸消毒5～10 min
B. 治疗期间禁止性生活
C. 服药期间禁酒
D. 保持外阴清洁、干燥
E. 坚持治疗直至症状消失

5. 关于外阴阴道假丝酵母菌病的诱发因素，下列哪项除外？(　　)
A. 糖尿病
B. 大剂量长时间服用抗生素
C. 老年妇女
D. 穿化纤紧身内裤
E. 孕妇

6. 患者，女，45岁，既往有糖尿病史，最近阴道分泌物增多，呈豆渣样，最可能的诊断是(　　)。
A. 滴虫阴道炎
B. 慢性盆腔炎
C. 外阴阴道假丝酵母菌病
D. 慢性宫颈炎
E. 前庭大腺炎

7. 患者，女，30岁。自诉5日来外阴奇痒，灼痛，坐卧不宁，并伴有尿频、尿痛。妇科检查：阴道黏膜红肿并附有白色膜状物，皮肤有抓痕，阴道分泌物呈豆渣样。护士应指导患者选择下列哪种阴道灌洗液？(　　)
A. 0.5%醋酸溶液
B. 用1∶5 000高锰酸钾溶液
C. 2%～4%碳酸氢钠溶液
D. 0.02%呋喃西林溶液
E. 1%乳酸溶液

8. 关于细菌性阴道病的诊断标准，下列哪项不正确？(　　)
A. 阴道分泌物均质、稀薄
B. 阴道pH值大于4.5
C. 线索细胞阳性
D. 阴道黏膜明显炎症表现
E. 将10%KOH溶液加入阴道分泌物中，可产生腥臭味

9. 某患者，经检查发现子宫颈阴道部呈糜烂样改变并伴有分泌物增多、乳头状增生，最有效的治疗方法是(　　)。
A. 宫颈切除术
B. 局部物理治疗
C. 口服抗生素
D. 局部用消炎药
E. 阴道灌洗

10. 慢性宫颈炎物理治疗的时间应选择在月经干净后(　　)。
A. 1～2日
B. 2～3日
C. 3～7日
D. 8～9日
E. 10～13日

11. 慢性宫颈炎患者给予物理治疗后，护士应告诉患者(　　)。
A. 必须立即住院治疗
B. 治疗后8周内禁盆浴
C. 治疗后无阴道分泌物
D. 无阴道出血不必复查
E. 治疗后每晚进行阴道冲洗

12. 下列有关慢性宫颈炎的叙述，正确的是(　　)。
A. 治疗前排除宫颈癌
B. 口服抗生素是常用的给药途径
C. 患者常主诉外阴瘙痒
D. 大多数患者感觉下腹疼痛
E. 重症者并发尿频、尿急

13. 急性盆腔炎的病因，不包括(　　)。
A. 经期卫生不良
B. 子宫腔手术操作后感染
C. 急性肠炎
D. 产后感染
E. 慢性盆腔炎急性发作

14. 患者，女，30 岁，1 年前患急性子宫内膜炎，未接受正规治疗。妇科检查发现子宫一侧可触及条索状肿物，应考虑为（　　）。

A. 慢性子宫内膜炎　　B. 慢性输卵管炎　　C. 慢性盆腔结缔组织炎
D. 输卵管卵巢囊炎　　E. 输卵管卵巢囊肿

15. 急性盆腔炎患者，护士指导患者宜取（　　）。

A. 平卧位　B. 半卧位　C. 俯卧位　D. 仰卧位　E. 侧卧位

16. 关于急性盆腔炎的护理，不正确的是（　　）。

A. 给予高蛋白、高热量、高维生素饮食
B. 按医嘱给予足量广谱抗生素
C. 高热时物理降温，出汗多时及时更衣、更换床单
D. 会阴垫、便盆等物品用后立即消毒
E. 为了密切观察病情应增加妇科检查次数

（17～20 题共用题干）

患者，27 岁，已婚，自诉白带增多，外阴瘙痒伴灼热感 1 周。妇科检查：阴道黏膜充血，有散在红斑点，白带呈黄色泡沫状，质稀薄，有腥臭味。

17. 应做下列哪项检查？（　　）

A. 血常规　　B. 白带常规　　C. B 型超声检查
D. 阴道脱落细胞检查　　E. 阴道分泌物悬滴检查

18. 阴道分泌物中找到活的滴虫，给患者阴道灌洗的溶液为（　　）。

A. 0.5%醋酸溶液　　B. 4%碳酸氢钠溶液
C. 1∶2 000 新洁尔灭溶液　　D. 1∶5 000 高锰酸钾溶液
E. 1∶1 000 呋喃西林溶液

19. 患者询问护士怎样才能彻底治愈该病，护士的回答哪项不对？（　　）

A. 治疗期间禁止性生活
B. 月经期也应坚持阴道用药
C. 月经干净后连续 3 次复查白带均为阴性即治愈
D. 性伴侣应同时治疗
E. 内裤、毛巾等应煮沸消毒 5～10 min

20. 在本病的预防中，不正确的是（　　）。

A. 消灭传染源，及时发现和治疗患者
B. 医疗单位注意彻底消毒，防止交叉感染
C. 应合理使用抗生素和雌激素
D. 被褥、内裤等要勤换，用开水烫或煮沸
E. 改善公共卫生设施，切断传染途径

（21～22 题共用题干）

某患者，48 岁，在绝经过渡期接受大量雌激素治疗期间，出现外阴奇痒和灼痛，分泌物增多，呈白色豆渣样，显微镜检查发现芽孢和假菌丝。

21. 该患者所患疾病为（　　）。

A. 滴虫阴道炎　　B. 外阴阴道假丝酵母菌病
C. 细菌性阴道病　　D. 萎缩性阴道炎

E. 淋病

22. 下列哪项处理措施最适宜?(　　)

A. 1%乳酸溶液阴道灌洗　　B. 2%～4%碳酸氢钠溶液阴道灌洗

C. 1∶5 000高锰酸钾溶液坐浴　　D. 0.5%醋酸溶液阴道灌洗

E. 生理盐水阴道灌洗

(23～24题共用题干)

患者,女,25岁,已婚,5日前行人工流产术后出现下腹痛,伴里急后重感。查体:腹部压痛、反跳痛,宫颈举痛。

23. 该患者最可能的诊断是(　　)。

A. 异位妊娠　　B. 急性盆腔炎　　C. 急性宫颈炎

D. 急性阑尾炎　　E. 卵巢囊肿蒂扭转

24. 上述疾病最主要的治疗手段是(　　)。

A. 阴道后穹隆切开引流　　B. 取半卧位　　C. 剖腹探查

D. 抗生素治疗　　E. 阴道灌洗

参考答案

1～5　D A D E C　　6～10　C C D B C　　11～15　B A C B B

16～20　E E A B C　　21～24　B B B D

(刘　丹)

项目十二 女性生殖系统肿瘤患者的护理

任务一　腹部手术患者的一般护理

学习目标

1. 掌握腹部手术术前准备及术后各种导管的护理措施。
2. 熟悉腹部手术术前各种功能锻炼的指导方法、术后并发症的护理措施。
3. 了解腹部手术的种类。
4. 能运用整体护理程序对妇科腹部手术患者进行术前、术中及术后护理。
5. 尊重、爱护患者，帮助其平稳度过围手术期。

案例引导

万女士，女，45岁，已婚，G_2P_1。因"月经过多10个月，头痛、头晕、心悸3个月"，以"黏膜下子宫肌瘤，失血性贫血"于2014年10月11日入院。妇科检查：外阴、阴道、宫颈无异常；子宫增大如孕3个月大小，呈均匀性、质中、活动可、无压痛；双侧附件未扪及包块。宫腔镜检查见黏膜下子宫肌瘤，5 cm×5 cm×4.8 cm大小。拟行经腹全子宫切除手术。

问题：针对此患者，护士应该提供哪些术前、术后护理？

【腹部手术的种类】

(1) 按手术的缓急程度分类，有急诊手术、限期手术和择期手术。

① 急诊手术：病情紧迫，不立即手术将危及患者生命安全或遗留严重后遗症。如窒息状态时的气管切开术、急性大出血的手术止血、急性阑尾炎的阑尾切除术等。

② 限期手术：施行手术的时间虽然可选择，但不应延误治疗时机，一旦延误过久会严重影响疗效和预后的手术。如恶性肿瘤根治性切除术。

③ 择期手术：在一段不太长的时间内，手术迟或早不致影响治疗效果。允许术前充分准备，可以选择符合手术条件的时期进行手术，如畸形的矫正术等。

(2) 按手术范围分类,有剖腹探查术、附件切除术、次全子宫切除术、全子宫切除术、全子宫及双侧附件切除术、子宫根治术、剖宫产术。

【手术前护理】

1. 心理护理

介绍病房环境,消除患者因环境改变导致的紧张和焦虑情绪;介绍疾病及护理相关知识、术前麻醉和手术过程。妇科手术可能影响患者术后的生育功能及性激素分泌,常常会造成患者对自我女性形象的定义出现紊乱,难以接受,应根据实际情况做好解释工作,促进其心理调适,减轻紧张、焦虑、恐惧等不良情绪,使患者安心配合治疗。教会患者自我放松的方法,如深呼吸、听音乐、读报、练习瑜伽等,鼓励与手术后恢复良好、性格乐观的病友交流,避免与焦虑患者接触。积极发挥患者家庭系统的支持功能。

2. 睡眠和休息指导

良好的身心状态是手术成功进行的关键。术前需要良好、充足的睡眠。护士应合理安排治疗和护理操作时间,尽量避免夜间唤醒患者。提供舒适的床位,指导科学的诱导睡眠方法,如听音乐、温水泡脚、喝热牛奶等,避免饮用咖啡、浓茶等。必要时可使用催眠、镇静药物,注意观察和记录效果。术前有阴道流血的患者应多卧床休息,以减少体力消耗。

3. 饮食指导

术前的营养状况对术后恢复有很大影响。术前应指导患者进食高蛋白、高维生素、高热量饮食。摄入不足的患者给予支持疗法,改善和维持营养。对阴道流血导致贫血的患者,应及时补充铁剂,纠正贫血状态,必要时可输血治疗。

4. 锻炼指导

为了使患者能更好地适应术后的各种改变,减少术后并发症的发生,术前应进行各种功能锻炼指导。

(1) 呼吸训练:指导患者学会胸式呼吸及术后有效咳嗽方法。尤其是老年人,学会有效的咳嗽和排痰方法,有利于预防术后坠积性肺炎的发生。

(2) 疼痛:强烈疼痛可使患者血压升高、心跳加快、心律失常、呼吸急促、出汗、肌肉紧张、恶心、呕吐。严重地影响患者手术的恢复,增加术后并发症的发生。术前应讲解术后疼痛的原因及应对措施(如胸式呼吸、半卧位、限制腹部活动、双手按住切口两侧等)。

(3) 翻身和起床:术后早期活动是避免下肢静脉血栓形成的有效方法,有利于术后康复。术前指导患者掌握翻身、起床和活动的技巧,并进行练习。

(4) 排泄:术前应指导患者在床上练习使用便器。

5. 观察及处理

注意观察生命体征及病情变化情况,若发生阴道大出血,则应立即通知医生,做好应急处理的准备工作,配合医生进行抢救。手术前治疗各种内科合并症,使机体保持在有利于手术的最佳状态。

6. 做好术前准备

做好术前准备,有助于降低手术时感染率。护士应根据手术日程安排,进行相应的术前准备工作。

(1) 皮肤准备:手术前1日进行备皮。备皮范围上起剑突下缘,下至两大腿上1/3,左右到腋中线,剃去阴毛。备皮时动作要轻柔,避免损伤皮肤,增加感染机会。备皮完成后用温水洗净、拭干。脐部可用沾有液体石蜡的棉签清洁后再用酒精棉签擦拭。

(2) 阴道准备:阴道冲洗时动作应轻柔,注意遮挡。术前1日冲洗阴道2次,全子宫切除的患者在第2次冲洗后,在子宫颈口及阴道穹隆部涂1%龙胆紫,作为手术时切除子宫颈的标记。未婚或伴有阴道流血者可不进行阴道冲洗,改用0.5%洗必泰酊擦洗阴道。

(3) 肠道准备:目的是使肠道空虚、暴露手术野、减轻或防止术后肠胀气;防止手术麻醉药物使肛门括约肌松弛,导致大便污染手术台;同时,也给可能涉及的肠道手术做好准备。术前8 h开始禁食,4 h开始禁饮,以免手术过程中牵拉内脏,导致自主神经兴奋,引起恶心、呕吐。根据病情需要,遵医嘱在手术前1日或3日进行肠道准备。

手术不涉及肠道,如子宫全切除术、子宫肌瘤切除术等,术前1日吃软食、易消化的半流质食物,口服导泻剂(如番泻叶水、蓖麻油、甘露醇、硫酸镁等),或肥皂水灌肠1～2次,患者能大便3次以上,直至无大便残渣。

手术可能涉及肠道(如卵巢癌有肠道转移)者,应从术前3日开始,进食无渣半流质饮食,遵医嘱给予肠道抗生素,如庆大霉素8万U,每日3次,减少肠道细菌。术前1日进食流质饮食,手术当日清晨做清洁灌肠,直至排出的灌肠液中无大便残渣。目前临床上常用口服缓泻剂代替多次灌肠。对老年人、体弱者要根据个体情况给予药物用量,防止腹泻导致脱水。

(4) 术前其他准备

① 术前1日下午指导患者沐浴,换好病号服,修剪指甲,做好个人卫生。

② 术前1日晚8时给予镇静安眠药(地西泮10 mg,肌内注射),保证患者睡眠。

③ 术前1日抽血做血型及交叉配血试验。

④ 术前1日根据患者有无药物过敏史及治疗的需要,做药物敏感试验,做好记录。

⑤ 手术当日晨起,取下患者活动义齿、发夹、首饰及贵重物品等交家属或护士长保管。备好患者去手术室携带的物品(如病历、术中用药等),核对后交给手术室护士。为了避免术中损伤膀胱,手术当日放置导尿管,保持引流通畅。术前半小时给基础麻醉药,通常为苯巴比妥(鲁米那)或阿托品等,以缓解患者的紧张情绪及减少腺体的分泌。根据手术种类和麻醉方式,铺好麻醉床,准备好监护仪器及其他用物。

【手术后护理】

通过手术后护理,观察从麻醉状态恢复的情况,及时评估、预防或及早发现手术后出血、切口感染等手术后并发症,促进患者手术后尽快康复。

1. 手术后麻醉的护理

(1) 体位:患者返回病室后,全身麻醉患者取去枕平卧位,头偏向一侧,防止呕吐物进入气管。硬膜外麻醉的患者去枕平卧6～8 h,蛛网膜下腔麻醉(简称腰麻)患者去枕平卧12～24 h。如若患者病情无特殊变化,则术后次日可取半卧位。由于腰麻穿刺针孔需2周才能愈合,所以腰麻的患者术后应平卧一段时间,避免因脑脊液经穿刺部位不断外漏而引起头痛。

(2) 观察患者手术后意识及知觉的恢复情况。

2. 病情观察

(1) 监测生命体征:手术后24 h内病情变化快,护士应密切观察生命体征变化,及时测量并准确记录。术后每15～30 min测1次血压、脉搏和呼吸,连续6次平稳后,改为每4～

6 h测1次,24 h以后每日测4次,正常后再测3日。术后应每天测体温4次,由于机体对手术创伤的反应,术后1～3日体温稍有升高,但一般不超过38 ℃,如果体温持续升高,或正常后再次升高,应观察有无切口、泌尿道等部位的感染。

(2) 切口的观察和护理

①观察切口异常情况:观察腹部切口有无异常出血、渗液、感染等征象。保持切口敷料的干燥。应告知全子宫切除术后的患者,术后7～14日,阴道残端切口处因肠线吸收出现少量阴道出血,无需处理,如果出血量多于月经量,则应及时就诊。

②切口疼痛的护理:指导患者应用自控止痛泵;术后12～24 h患者应取半坐卧位,不仅有利于引流防止感染,而且半坐卧位时腹肌松弛、肌张力下降可减轻伤口疼痛,还有利于呼吸及排痰,可减少肺部并发症的发生;指导患者运用缓解疼痛的方法,如与人谈话、深慢呼吸、听音乐、看书等,以分散其注意力;指导患者运用术前训练的方法进行有效呼吸:使用胸式呼吸,咳嗽时按压伤口两侧,向中间轻推,以减轻由于肌张力增加引起的伤口疼痛;伤口疼痛严重时要查找原因,遵医嘱给予止痛药。

3. 各种导管的观察和护理

应保持各种导管的通畅,观察导管流出液的性质及量,认真记录。

(1) 引流管的护理:妇科手术后多放置阴道引流管和(或)腹腔引流管,目的是引流出腹腔及盆腔内渗血、渗出液,防止感染及观察有无内出血和吻合口愈合情况。一般术后24 h内引流液不超过200 mL,若术后24 h内引流液每小时超过100 mL并为鲜红色时,应考虑有内出血须立即报告医生。引流管应每日更换并要严格执行无菌操作,及时评估和发现感染征象。一般情况下,24 h引流液小于10 mL且患者体温正常可考虑拔除引流管。如发现引流液呈脓性或呈淡黄色等异常情况,要及时报告医生进行处理。

(2) 留置导尿管的护理

①放置时间:一般妇科手术,留置2日;全身麻醉下腹腔镜手术,留置6 h;阴式全子宫切除术,留置5日。

②留置期间护理:留置导尿管期间应常规每日擦洗会阴2次,保持局部清洁,鼓励患者多饮水,防止泌尿道的逆行感染;注意观察尿液的量、质、色,以判断有无输尿管及膀胱的损伤。

③拔除导尿管的护理:导尿管拔除后,协助患者排尿,观察膀胱功能恢复情况。

4. 休息与活动指导

术后保证良好、充足的睡眠,合理的运动。鼓励患者按照术前已掌握的翻身、起床和活动的技巧,尽早活动,有利于减少术后下肢静脉血栓发生的机会,促进胃肠蠕动,减少肠胀气和肠粘连的发生。术后应根据个人实际情况进行调整,逐渐增加活动量。

(1) 翻身方法:右脚放平,左脚屈膝,握住床栏杆,以协助自行翻向右侧;反之,则可以翻向左侧。翻身侧卧后,上面的脚弯曲至最大极限,并用枕头支垫。

(2) 下床方法:以翻身的方法侧卧,以一只手支撑起身体,双脚移下床。

(3) 术后活动量的建议如下:患者术后6 h开始每2 h翻身一次,术后1、2日在床上休息时,取半卧位,床头摇高30°,床尾摇高15°,有利于伤口愈合、炎症局限、疼痛缓解。拔导尿管后可适当下床活动。

①术后1日:活动下肢,床上翻身。

②术后2日:床边活动,每次活动时间为10～15 min。

③术后3日:增加下床活动次数,时间可适当延长至20～30 min。

④术后 4 日:生活基本可以自理,如有不适需立即卧床休息。

5. 饮食指导

术后应摄入营养丰富、高蛋白、富含维生素、高热量而且易消化的食物,以利于术后伤口的愈合和身体的复原。涉及肠道的手术患者,术后应禁食,排气后才能进流质饮食,然后逐步过渡到半流质饮食、普通饮食。其他患者可在术后 6 h 进流质饮食,避免食用牛奶、豆浆、糖等产气食物,以免肠胀气。肛门排气以后,改流质饮食为半流质饮食,以后逐步过渡到普通饮食。

6. 常见并发症的护理

(1) 尿潴留:由于患者不习惯床上排尿或留置导尿管的机械性刺激,导致患者在导尿管拔出后发生尿潴留。术前床上训练排便和拔导尿管前夹管训练膀胱功能,有助于减少尿潴留的发生。对尿潴留的患者可采取听流水声、增加液体摄入量、协助患者坐位排尿等措施,促进排尿。如果以上措施无效,需再导尿。

(2) 腹胀:术后腹胀是由于麻醉造成肠管暂时麻痹而使过多气体积聚于肠腔而又不能从肛门排出造成。患者在术后 48 h 排气标志肠蠕动恢复。超过 48 h 未排气的患者应注意观察有无腹胀及腹胀的程度,查找原因并进行处理。可采取热敷、肛管排气、针灸、皮下注射新斯的明(0.5 mg)等措施刺激肠蠕动,缓解腹胀。劝慰患者尽量不要呻吟、未排气之前不要食用易产气食物,以免增加肠内积气。鼓励患者早期下床活动,有利于肠蠕动恢复,可预防或减轻腹胀。

(3) 便秘:由于麻醉和术后活动减少,胃肠蠕动减弱,容易发生便秘。鼓励患者多活动,饮食上注意多饮水、多吃蔬菜、水果,保持大便通畅,避免用力排便造成切口疼痛、切口裂开或愈合不良。必要时给予麻仁丸、液体石蜡、番泻叶等缓泻剂。

7. 出院患者的健康教育

(1) 饮食:术后出院患者应保证富有营养、均衡合理的饮食。逐步增加食量,多吃新鲜水果和蔬菜。

(2) 休息与活动:术后保证充足睡眠,适度运动。活动的时间及活动量,要依照患者实际情况量力而行、循序渐进。手术半个月之后可以进行如散步、保健操、太极拳等活动。

(3) 术后伤口护理指导:注意观察有无发热及伤口红、肿、异常出血情况,一旦发现,应及时就诊。全子宫切除术后 7~14 日因阴道断端肠线吸收有少量阴道流血,一般出血量较少,多于月经量时要及时诊治。

(4) 根据不同患者、不同的疾病和治疗特点,对健康人群做疾病预防宣教,对出院患者做术后随访指导。

(5) 腹部伤口术后 7 日拆线后可淋浴。子宫肌瘤剔除术、卵巢囊肿剔除术后 1 个月,全子宫切除术后 3 个月,禁止性生活和盆浴。

(6) 妇科手术患者出院后 1 个月至 1 个半月时应到医院复查。

任务二 宫 颈 癌

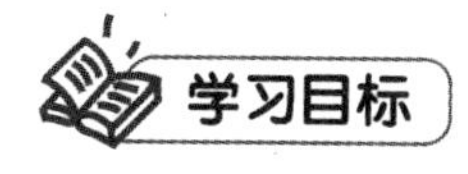

1. 掌握宫颈癌的典型临床表现、筛查及确诊方法、护理评估、护理措施及健康

教育。

2. 熟悉宫颈癌的病因、治疗原则。

3. 了解宫颈外口鳞状-柱状上皮交接部的生理病理特点。

4. 能运用所学知识对宫颈癌患者实施整体护理。

5. 具有尊重患者、爱护患者的职业情感,帮助患者度过心情低落期。

案例引导

张女士,42岁,G_5P_1。性交后阴道流血4个月、阴道排液3个月,于2011年2月27日入院。自2010年11月性交后阴道出现流血现象,量少,淋漓状,颜色新鲜,无腹痛,无发热,月经周期和经期没有明显改变,未治疗。自2010年12月出现阴道排液,量多,米泔样,腥臭味。妇科检查:正常外阴;阴道黏膜光滑完整,各穹隆完整、光滑;宫颈正常大小,宫颈口能见到菜花状赘生物,触之出血。子宫、双侧附件无异常。患者发病以来状态良好,无消瘦。

问题:目前考虑最可能是什么疾病?为明确诊断应行什么检查?治疗原则是什么?应如何进行护理?

宫颈癌(cervical cancer)是最常见的妇科恶性肿瘤,是女性除乳腺癌以外居第2位的恶性肿瘤。原位癌高发年龄为30～35岁,浸润癌为50～55岁。由于宫颈癌有较长的癌前病变阶段,近40年来由于宫颈癌筛查方法得到普遍应用,宫颈癌和癌前病变得以早期发现、早期诊断与及时治疗,故发病率和死亡率呈现明显的下降趋势。

【病因】

目前流行病学研究认为宫颈癌的病因主要与人乳头瘤病毒(HPV)感染、性行为与分娩次数、吸烟、经济状况低下、免疫抑制与遗传等因素有关。

1. 人乳头瘤病毒感染

人乳头瘤病毒(HPV)感染是宫颈癌的主要致病因素。目前已知HPV有多种亚型,高危型HPV-16、高危型HPV-18可以导致宫颈上皮细胞周期控制失常而发生癌变。90%以上宫颈癌伴有高危型HPV感染。此外,淋病、艾滋病、单纯疱疹病毒Ⅱ型、巨细胞病毒等感染,也可增加对HPV的易感性,与宫颈癌发生也有一定关系。

2. 性行为及分娩次数

多个性伴侣、初次性生活年龄小于16岁、早年分娩、多产等,与宫颈癌发生密切相关。青春期宫颈发育尚未成熟,对致癌物较敏感。分娩次数增多,宫颈创伤概率也增加,分娩及妊娠期内分泌和营养也有改变,患宫颈癌的危险性增加。孕妇免疫力较低,HPV-DNA检出率很高。与有阴茎癌、前列腺癌或其性伴侣曾患宫颈癌的高危男子性接触的妇女也易患宫颈癌。

3. 其他

吸烟可增加感染HPV效应,易患宫颈癌。有家族史者患病概率比正常人高4.7～7倍,一旦感染HPV,更容易发生癌变。

知识链接

宫颈癌病因研究小常识

宫颈癌的病因研究已经有很长时间的历史。19世纪40年代，一位意大利医生从死亡登记资料的分析中发现：患宫颈癌的女性多数为已婚妇女，未婚者很少，而修女几乎不患宫颈癌，因此提出宫颈癌与性行为有关。20世纪80年代，国外一些学者在宫颈癌标本中检测到HPV的存在，大胆提出HPV与宫颈癌相关的假设。随后，大量的研究数据支持了这一假设。1995年，世界卫生组织国际癌症研究所(WHO/IARC)专题讨论会提出，HPV感染是宫颈癌的主要致病因素，人类是HPV的唯一宿主，性行为是HPV的主要传播途径，但并不是唯一途径。当HPV感染持续存在时，可诱发宫颈癌。

【宫颈癌的发生】

宫颈上皮由宫颈阴道部的复层鳞状上皮和宫颈管的柱状上皮共同组成，两者在宫颈外口的交接处，称为原始鳞状-柱状上皮交接部。此部位随体内雌激素水平变化发生移行：新生女婴、妊娠期妇女体内雌激素水平增多，使柱状上皮外移；而幼女期、老年期妇女雌激素水平降低可使此部位内移(图12-1)。这种随体内雌激素水平变化而发生移位的部位称为生理性鳞状-柱状上皮交接部。

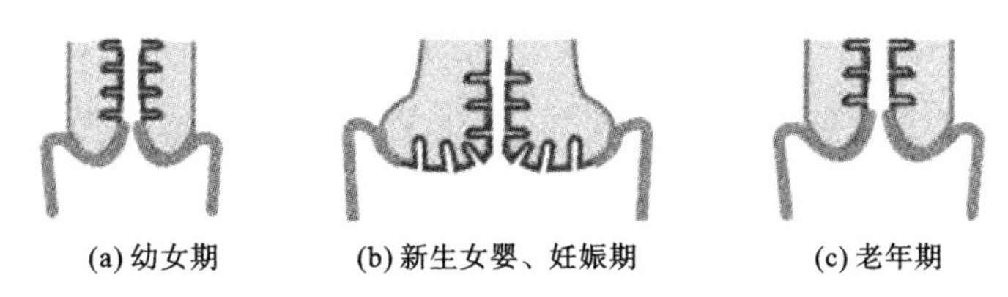

图12-1　宫颈外口鳞状-柱状上皮交接部变化示意图

宫颈癌在宫颈阴道部和宫颈管部皆可发生，但好发于宫颈外口原始鳞状-柱状上皮交接部和生理性鳞状-柱状上皮交接部的移行区，宫颈后唇较多见，宫颈管次之，前唇又次之。

【病理】

宫颈癌以鳞状上皮细胞癌为主，占80%～85%；腺癌占15%～20%；腺鳞癌占3%～5%。最初，肿瘤仅局限于子宫颈黏膜上皮层内，没有浸润，称为原位癌。当肿瘤侵入黏膜下间质时，称为浸润癌。原位癌时宫颈大致正常，早期浸润癌的病变常限于宫颈某一处，稍隆起，横径多在1 cm以下，发红、发硬、触之易出血。若发生在宫颈管内，一般不易发现，当宫颈癌进一步发展到一定程度，外观表现可有如下四种不同类型：菜花状或乳头状型(最多见)、内生型、宫颈管型和溃疡型。不论何种类型，晚期均可产生溃疡，由于肿瘤组织大块坏死与脱落，此时宫颈原形大部分或全部消失，呈火山口样。

宫颈癌的转移途径主要为直接蔓延及淋巴转移，血行转移极少见。

【临床分期】

宫颈癌的临床分期采用国际妇产科联盟(FIGO,2009)的临床分期标准(表12-1)。

表12-1 宫颈癌的临床分期标准

分期	表现
Ⅰ期	肿瘤局限在子宫颈
ⅠA	镜下浸润癌,间质浸润深度<5 mm,宽度≤7 mm
ⅠB	临床癌灶局限于子宫颈,或者镜下病灶范围超过ⅠA
Ⅱ期	肿瘤超出子宫,但未达到阴道下1/3或未达盆壁
ⅡA	肿瘤累及阴道上2/3,无明显宫旁浸润
ⅡB	有明显宫旁浸润,但未达盆壁
Ⅲ期	肿瘤已扩散至盆壁,直肠指诊时肿瘤与盆壁间无间隙。肿瘤累及阴道下1/3,或致肾盂积水,或肾无功能
ⅢA	肿瘤累及阴道下1/3,没有扩展到骨盆壁
ⅢB	肿瘤扩展到骨盆壁,或引起肾盂积水或肾无功能
Ⅳ期	肿瘤播散超出真骨盆,或浸润膀胱黏膜和(或)直肠黏膜,发生远处转移
ⅣA	肿瘤侵犯邻近的盆腔器官
ⅣB	远处转移

【临床表现】

宫颈癌早期常无明显症状和体征,宫颈管型患者因宫颈外观正常易漏诊或误诊。随病变发展,可出现以下表现。

1. 症状

(1) 阴道流血:早期多为接触性出血;晚期为不规则阴道流血。出血量根据病灶大小、侵及间质内血管的情况而不同,若侵蚀大血管可引起大出血。老年患者常为绝经后不规则阴道流血,年轻患者可表现为经期延长、月经量增多。

(2) 阴道排液:多数患者阴道有白色或血性、稀薄如水样或米泔状、有腥臭的白带。晚期患者因肿瘤组织坏死伴感染,可有大量米汤样或脓性恶臭白带。

(3) 晚期症状:根据肿瘤累及范围不同,出现不同的继发症状,如尿频、尿急、便秘、下肢肿痛等;肿瘤压迫或累及输尿管时,可引起输尿管梗阻、肾盂积水及尿毒症;晚期出现贫血、消瘦等全身衰竭症状。

2. 体征

原位癌及微小浸润癌可无明显病灶,宫颈光滑,随病情发展可出现不同体征。菜花状或乳头状型宫颈癌在宫颈可见息肉状、菜花状赘生物,常伴感染,质脆、易出血;内生型宫颈癌表现为宫颈肥大、质硬、宫颈管膨大;晚期癌组织坏死脱落,形成溃疡或空洞伴恶臭。阴道壁受累时,可见赘生物生长或阴道壁变硬;子宫旁组织受累时,双合诊检查、三合诊检查可扪及子宫颈旁组织增厚、呈结节状、质硬或形成“冰冻骨盆”。

【处理原则】

采用以手术和放疗为主、化疗为辅的综合治疗方案。

(一) 手术治疗

主要用于早期宫颈癌(I_A～II_A期)患者,优点在于年轻患者可保留卵巢及阴道功能。可根据患者年龄、有无生育要求等情况,选择宫颈锥形切除术、全子宫切除术、根治性子宫切除术及盆腔淋巴结切除术等不同的手术方式。

(二) 手术和放疗

病灶较大时,可以先行术前放疗,使病灶局限再进行手术。

(三) 放疗

放射治疗适用于II_B～Ⅳ期或不能耐受手术的患者,或作为手术治疗后病理检查发现有高危因素患者的辅助治疗。

(四) 化疗

主要用于晚期或复发转移的患者。

【护理评估】

(一) 健康史

详细了解患者有无接触性出血、异常阴道流血情况;评估患者有无患病的高危因素存在,如是否有 HPV、巨细胞病毒等的感染;婚育史、性生活史、高危男性性接触史等;了解疾病的发病及诊治过程;有无药物过敏史。

(二) 身体评估

(1) 症状　评估患者有无妇科检查或性交后的接触性出血及阴道出血的时间、量、质、色等;阴道排液的性状、气味;有无邻近器官受累的症状;有无疼痛、疼痛的部位、性质、持续时间等。全身有无贫血、消瘦、乏力等恶病质表现。

(2) 体征　评估妇科检查结果,如宫颈有无异常,如糜烂或赘生物、出血、肥大、质硬、宫颈管外形呈桶状等。

(三) 辅助检查

(1) 宫颈刮片细胞学检查:宫颈癌筛查的主要方法。

(2) 宫颈和宫颈管活组织检查:确诊宫颈癌及宫颈癌前病变的最可靠依据。宫颈有明显病灶,可直接在癌灶取材;宫颈无明显癌变可疑区时,可在宫颈 3、6、9、12 点四处取材或在碘试验、阴道镜下取材做病理检查。所取组织应包括间质及邻近正常组织。宫颈刮片阳性,但宫颈光滑或宫颈活检阴性,应用小刮匙搔刮宫颈管,刮出物送病理检查。

① 碘试验:正常宫颈或阴道鳞状上皮含有丰富的糖原,可被碘液染为棕色,而宫颈管柱状上皮、宫颈糜烂及异常鳞状上皮区(包括鳞状上皮化生、不典型增生、原位癌及浸润癌的区域)均无糖原存在,所以不着色。临床上用阴道窥器暴露宫颈后,擦去表面黏液,以碘液涂抹宫颈及阴道穹隆,不着色区取活组织送病理检查。

② 阴道镜检查:阴道镜可协助选择进行宫颈活体组织检查的部位。在阴道镜检查的

协助下取活体组织检查,早期宫颈癌的诊断准确率可达到98%左右。但阴道镜检查不能代替宫颈刮片细胞学检查及宫颈和宫颈管活体组织检查,也不能发现宫颈管内病变。

(3)宫颈锥形切除术:在宫颈和宫颈管活体组织检查不能肯定有无浸润癌时,可进行宫颈锥形切除术。但目前诊断性宫颈锥形切除术已很少采用。

(四)心理社会评估

了解患者及其家属对于患病及治疗的心理反应,评估患者和家属是否具备良好的应对机制。找出具体问题,对问题出现的原因进行详细的分析。

【护理诊断/问题】

(1)恐惧:与确诊为恶性肿瘤有关。

(2)知识缺乏:与缺少宫颈癌术前、术后相关知识有关。

(3)有感染的危险:与腹部伤口、留置导尿管、引流管有关。

(4)自我形象紊乱:与手术摘除子宫或卵巢导致雌激素分泌不足等引起的性别认同感下降有关。

【护理措施】

(一)心理护理

宫颈癌大多数能够被早期发现,早期得到治疗。但是宫颈癌作为一种恶性肿瘤,仍会引起患者及其家属较为强烈的心理反应。护士应对患者疾病的总体情况详细评估,分析原因,告知患者宫颈癌相应的诊疗和护理过程、可能出现的不适,指导患者掌握有效应对措施(如向家属、朋友倾诉及培养兴趣爱好,以转移对疾病的过多关注等)。与患者家属沟通,获得其支持与配合。可以介绍性格乐观、治疗效果好的患者与其交谈,增强其战胜疾病的信心。

(二)医护配合

(1)按照常规做好患者术前的各项护理和功能锻炼指导。菜花状或乳头状型宫颈癌患者术前应行阴道低压冲洗,动作轻柔以免损伤宫颈癌组织而引起大出血。

(2)术后注意观察患者生命体征、切口情况,做好各种引流管的护理,指导患者正确安置体位、恢复饮食及适度运动。

(3)手术治疗是治疗宫颈癌首选的治疗方案。当手术涉及范围较大时,可能会损伤支配膀胱的神经组织,造成神经性膀胱麻痹,影响膀胱正常张力,使膀胱功能恢复受到影响,所以术后应保留导尿管1~2周,有的可达3周。应指导患者进行缩肛运动,在拔导尿管的前3日开始夹管锻炼膀胱肌肉,减少拔导尿管后尿潴留的情况发生。拔导尿管后,应鼓励患者饮水、排尿,3次正常排尿后测膀胱内残余尿量,低于100 mL为合格,大于100 mL或患者不能自主排尿的,需重新留置导尿管,保留3~5日后,再拔导尿管导出残余尿液,直至残余尿量少于100 mL。

(4)对术前进行放疗或癌症晚期进行化疗的患者,做好放疗、化疗相应的护理。

(5)对晚期癌症患者做好症状护理,注意观察病情的变化,发生阴道大出血时应及时报告医生进行抢救;有大量米汤样或恶臭脓样阴道排液的患者,可用1∶5 000高锰酸钾溶液擦洗阴道。擦洗时动作应轻柔,以避免引起大出血;有持续疼痛者可选用止痛剂;出现全身恶病质表现的患者,应加强护理,预防肺炎、口腔感染、压疮等并发症的发生。

【健康教育】

1. 术后随访指导

50%的宫颈癌患者在治疗后1年内复发,75%～80%的宫颈癌患者在治疗后2年内复发。治疗后2年内应密切监测,每3个月复查1次;3～5年内每6个月复查1次;第6年开始每年复查1次。随访内容包括盆腔检查、阴道刮片细胞学检查、胸部X线摄片及血常规检查等。术后半年禁止性生活。

2. 防癌宣教

(1) 开展性卫生教育,注意性卫生,避免无保护性生活。

(2) 提倡晚婚少育。

(3) 积极治疗各种性传播疾病。

(4) HPV阳性患者应每年至少随访1次,早期发现及诊治子宫颈上皮内瘤变,阻断宫颈浸润癌发生。

(5) 重视高危人群(如发生性行为年龄过早、多个性伴侣、高危男性性伴侣等),有异常症状者及时就医。

(6) 对发生性行为时间不少于3年的女性进行宫颈癌的筛查,以期早发现、早诊断、早治疗。

任务三 子宫肌瘤

学习目标

1. 掌握子宫肌瘤的护理诊断、护理措施。
2. 熟悉子宫肌瘤的分类、临床表现、治疗原则。
3. 了解子宫肌瘤的病因及病理特点、健康教育。
4. 能运用所学知识对子宫肌瘤患者实施整体护理。
5. 具有尊重患者、爱护患者的职业情感。

案例引导

李女士,47岁,工人,已婚,G_3P_1。因"发现盆腔包块,迅速增大6个月"入院。6个月以来自觉盆腔中有包块并增长迅速,时有下腹疼痛,可自然缓解。近来出现尿频、尿急,每夜需小便2～3次。既往月经规律,3～5日/30日,量中,无痛经。体格检查:盆腹腔肿物达脐上1指,质硬,表面凹凸不平,无压痛。

问题:最可能的诊断是什么?诊断该疾病的辅助检查有哪些?治疗原则?如何进行护理?

子宫肌瘤(uterine myoma)是女性生殖系统最常见的良性肿瘤,主要由子宫平滑肌细胞增生而成,其中有少量纤维结缔组织,所以也称为子宫平滑肌肌瘤。常见于30～50岁妇女,20岁以下少见,40～50岁发生率最高。很多患者因子宫肌瘤体积较小或无症状而不易发现,临床报道的子宫肌瘤发病率远低于子宫肌瘤真实发病率。随着B型超声等影像技术的发展及广泛应用,近年来有很多无症状的子宫肌瘤患者被发现。

【病因】

确切病因尚未明了。因子宫肌瘤好发于生育年龄,青春期前少见,妊娠期生长迅速,绝经后萎缩或消退,提示其发生可能与女性性激素相关。有的研究发现,子宫肌瘤组织中雌二醇和雌激素受体浓度明显高于其周边肌组织,故认为子宫肌瘤组织局部对雌激素的高敏感性是子宫肌瘤发生的重要因素之一。此外,孕激素有促进子宫肌瘤有丝分裂活动、刺激子宫肌瘤生长的作用。

【病理】

1. 局部检查

子宫肌瘤可单发,但常为多发性。大小不一,大的可达足月妊娠子宫大小,小的只有米粒大小,甚至只有在显微镜下才能识别。子宫肌瘤为实质性、球形包块,表面光滑,质硬,子宫肌瘤压迫周围肌壁纤维形成假包膜。

2. 显微镜检查

显微镜下可见排列成漩涡状或栅状的平滑肌细胞和不等量的纤维结缔组织。

子宫肌瘤的供血来自子宫肌瘤的假包膜。血管呈放射状排列穿入假包膜供给子宫肌瘤营养,子宫肌瘤生长越快、越大,血管越容易受压而引起循环障碍,子宫肌瘤缺血,发生各种退行性改变。常见的子宫肌瘤变性有玻璃样变性(又称透明变性,最常见)、囊性变、红色样变、肉瘤样变和钙化。

【分类】

(1) 按照子宫肌瘤所在部位不同,分为宫颈肌瘤和宫体肌瘤(图12-2(a))。子宫肌瘤可以发生于子宫的任何部位。绝大多数发生于子宫体部(90%),发生于子宫颈部约占10%。

(2) 按照子宫肌瘤与子宫肌壁的关系,分为肌壁间肌瘤、浆膜下肌瘤和黏膜下肌瘤(图12-2(b))。子宫肌瘤原发于肌层,在不断长大的过程中,可以朝不同方向发展,从而改变与肌层的关系。①肌壁间肌瘤:子宫肌瘤位于子宫肌层内,周围被肌层包围,最多见,占60%～70%;②浆膜下肌瘤:子宫肌瘤向子宫浆膜方向发展,并突出于子宫表面,子宫肌瘤表面仅由子宫浆膜覆盖,约占20%;③黏膜下肌瘤:子宫肌瘤向宫腔方向生长,突出子宫腔,表面仅为黏膜层覆盖,占10%～20%。若子宫肌瘤突入阔韧带,则称为阔韧带肌瘤。

【临床表现】

1. 症状

与子宫肌瘤大小、数目关系不大,与子宫肌瘤生长的部位、有无变性相关。患者常无明显症状,多数仅在体检时偶然发现。

(1) 月经量增多及经期延长:多见于大的肌壁间肌瘤及黏膜下肌瘤。子宫肌瘤使宫腔增大,子宫内膜面积增加并影响子宫收缩,此外,子宫肌瘤可能使肿瘤附近的静脉受挤压,导致子宫内膜静脉丛充血与扩张,从而引起月经量增多、月经期延长。黏膜下肌瘤伴有坏

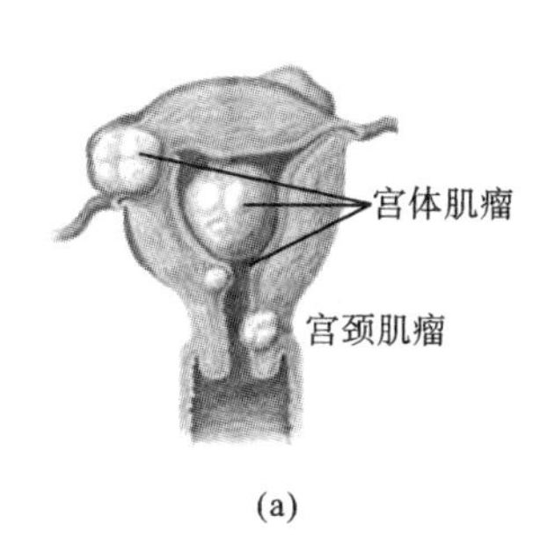

(a)

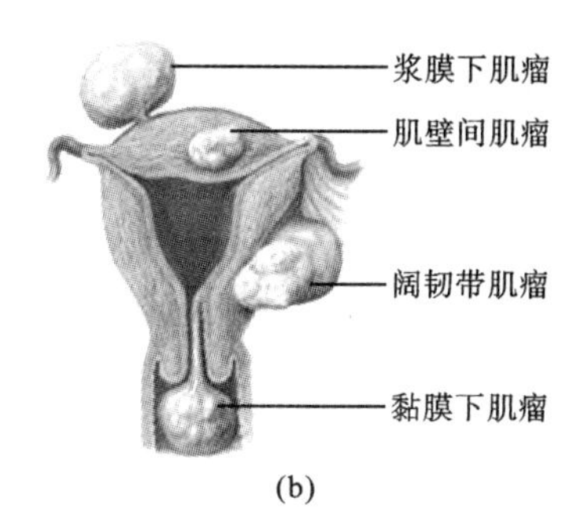

(b)

图 12-2　子宫肌瘤分类示意图

死、感染时，可有不规则阴道流血或血样脓性排液。

（2）腹部包块：多见于肌壁间肌瘤，当子宫肌瘤较小时在腹部摸不到包块，当子宫肌瘤逐渐增大使子宫超过 3 个月妊娠大时可从腹部触及，尤其在清晨膀胱充盈将子宫推向上方时更明显。包块常位于下腹部正中，少数偏于一侧，质地硬，形状不规则。

（3）白带增多：肌壁间肌瘤使宫腔面积增大，内膜腺体分泌增多，伴有盆腔充血，致使白带增多；黏膜下肌瘤一旦感染，可有大量脓样白带。若有溃烂、坏死、出血时，可有血性或脓血性、有恶臭的阴道溢液。

（4）其他

①贫血：黏膜下肌瘤患者长期月经过多，可引发继发性贫血。

②不孕或流产。

③压迫症状：子宫前壁下段肌瘤可压迫膀胱引起尿频、尿急；宫颈肌瘤可引起排尿困难、尿潴留；子宫后壁肌瘤（峡部或后壁）可引起下腹坠胀不适、便秘等症状。阔韧带肌瘤或宫颈巨型肌瘤向侧方发展，嵌入盆腔内压迫输尿管使上泌尿道受阻，形成输尿管扩张甚至发生肾盂积水。

④疼痛：常见下腹坠胀、腰酸背痛，月经期加重。肌瘤红色样变时有急性下腹痛，伴呕吐、发热及局部压痛；浆膜下肌瘤蒂扭转可有急性腹痛；黏膜下肌瘤由宫腔向外排出时也可引起腹痛。

2. 体征

体积大的子宫肌瘤可在下腹部扪及实质性不规则肿块。妇科检查：子宫均匀或不规则增大、质硬，或明显触及表面不规则的单个或多个结节状突起。浆膜下肌瘤可扪及单个实质性球状肿块与子宫有蒂相连。黏膜下肌瘤位于宫腔内者子宫均匀增大；脱出于宫颈外口者，内窥镜检查即可看到宫颈口处有肿物，粉红色，表面光滑，宫颈四周边缘清楚。若伴感染时可有坏死、出血及脓性分泌物。

【处理原则】

根据患者年龄，有无生育要求，症状，子宫肌瘤的部位、大小、数目，选择合适的治疗方案。可采取保守治疗和手术治疗。

1. 保守治疗

（1）随访：每 3～6 个月随访 1 次。适用于子宫肌瘤体积小、无症状、近绝经期妇女。

（2）药物治疗：常用促性腺激素释放激素激动剂或米非司酮。适用于症状轻、近绝经年龄或全身情况不宜手术者。

2. 手术治疗

(1) 子宫肌瘤切除术:希望保留生育功能的患者,可经腹或腹腔镜下切除子宫肌瘤,黏膜下肌瘤可经阴道或宫腔镜下切除。

(2) 子宫切除术:不要求保留生育功能或有恶变可能的患者,可行子宫切除术。

【护理评估】

(一) 健康史

询问患者一般情况,评估月经史、婚育史;询问有无长期使用雌激素类药物;了解患者疾病诊疗过程及用药情况;有无药物过敏史。

(二) 身体评估

(1) 症状　评估有无月经异常、腹部肿块、白带增多或贫血、腹痛等临床表现,了解出现症状的时间及具体表现。

(2) 体征　了解妇科检查结果,子宫是否均匀或不规则增大、变硬,阴道有无子宫肌瘤脱出等情况。

(三) 辅助检查

B型超声检查是子宫肌瘤常用的辅助诊断方法,也可采用宫腔镜检查、腹腔镜检查等方法协助诊断。

(四) 心理社会评估

评估各种临床症状对患者造成的心理影响;了解患者及其家属对疾病诊断和治疗的反应,并对患者的社会支持系统情况进行评估。

【护理诊断/问题】

(1) 有感染的危险:与长期反复出血造成贫血、机体抵抗力下降有关。

(2) 焦虑:与反复阴道流血、担心影响生育有关。

(3) 知识缺乏:缺乏子宫肌瘤治疗、护理的相关知识。

(4) 活动无耐力:与子宫肌瘤导致的月经量异常增多、贫血有关。

【护理措施】

(一) 一般护理

提供安静、舒适的休养环境,保证患者充足睡眠;为患者提供高热量、高蛋白、高维生素、含铁丰富的食物;协助患者术后早期下床活动,保持会阴清洁干燥,每天擦洗2次。

(二) 心理护理

子宫肌瘤作为常见的妇科良性肿瘤,预后较好,患者确诊后很少有强烈的恐惧心理。但对疾病本身和治疗过程中可能引起的各种问题的担心,使患者长时间处于一种焦虑状态。护士可以通过对疾病的治疗及护理过程、治疗可能出现的躯体解剖和功能改变进行相应的解释或说明,为患者提供表达内心感受的机会,并促进家庭支持系统的合作,减轻焦虑和紧张等不良情绪。

（三）病情观察

阴道流血较多、需要住院治疗的患者，要注意观察贫血的程度；保留会阴垫，准确评估阴道流血量；注意严格执行无菌操作；观察生命体征变化，及时发现感染、休克等异常情况。

（四）医护配合

(1) 协助完成各项辅助检查（如B型超声、血常规、交叉配血等），指导患者如何进行相应的配合。

(2) 手术治疗的患者，做好围手术期的各项护理。

(3) 药物治疗时，注意观察用药后的不良反应。服用铁剂的患者，做好用药指导。

(4) 突然发生急性腹痛、体温升高的子宫肌瘤患者，应配合做好术前准备。

【健康教育】

(1) 宣传月经保健知识，提高患者自我保护意识，及早就诊。

(2) 对于随访者，告知随访的目的、时间和联系方式，确保患者能够按时随访，以便根据病情变化进行治疗方案的调整。

(3) 对于药物治疗的患者，要讲明用药目的、药物名称、使用剂量、方法、可能出现的副作用及应对措施。

(4) 全子宫切除术患者，若术后7～14日出现阴道流血，多为阴道残端肠线吸收所致，出血量不多时可先观察，如果出血量较多，需要到医院进行检查和处理。术后1个月应到医院随访，检查术后伤口的愈合情况。

(5) 患者出院后，应加强营养，适当运动，经期注意休息，避免疲劳。

任务四　子宫内膜癌

学习目标

1. 掌握子宫内膜癌的典型临床表现、主要辅助诊断方法及治疗原则、护理措施。
2. 熟悉子宫内膜癌的病因、健康教育。
3. 了解子宫内膜癌的病理特点。
4. 能运用所学知识对子宫内膜癌患者实施整体护理。
5. 尊重、关爱患者，帮助其度过心情低落期。

案例引导

患者，女，62岁，绝经10年，近3个月有不规则阴道流血。超声检查：子宫大小8.5 cm×4.1 cm×3.5 cm，形态尚正常，肌壁回声均匀，宫腔内见1.4 cm×0.8 cm的强回声团，其一侧及下方见少量液性暗区。双侧附件区未见明显异常。经进一步分段诊断性刮宫及宫腔镜检查，确诊为子宫内膜癌。

问题：该患者的治疗原则是什么？应该提供哪些护理措施？

子宫内膜癌(endometrial carcinoma)又称子宫体癌,是发生于子宫内膜的一组上皮性恶性肿瘤,以腺癌最常见,占女性全身恶性肿瘤的7%,占生殖道恶性肿瘤的20%～30%。近年来子宫内膜癌发病率在世界范围内呈上升趋势。子宫内膜癌好发于绝经后的妇女,75%发病于50岁后,极少数发生于20岁左右女性。平均发病年龄为60岁左右。

【病因】

子宫内膜癌的病因尚不清楚。

子宫内膜癌有非雌激素依赖型和雌激素依赖型两种。非雌激素依赖型,发病与雌激素无明确关系,病理形态属少见类型,多见于老年体瘦妇女,肿瘤恶性程度高,分化差,预后不良。与雌激素有关的类型占子宫内膜癌的大多数,患者较年轻,常伴有肥胖、高血压、糖尿病、不孕或不育及绝经延迟,以上均为子宫内膜癌的危险因素,每个因素均使患子宫内膜癌的相对危险性提高2～3倍,其发生可能与子宫内膜在无孕激素拮抗的雌激素长期作用下发生增生甚至癌变有关,肿瘤分化较好,预后好。

10%子宫内膜癌患者有家族史;患有无排卵性疾病、分泌雌激素的卵巢肿瘤、长期服用雌激素的绝经后妇女以及长期服用他莫昔芬的妇女,发生子宫内膜癌的机会也增多。

【病理】

1. 局部检查

依病变形态及范围分为局灶型和弥散型。

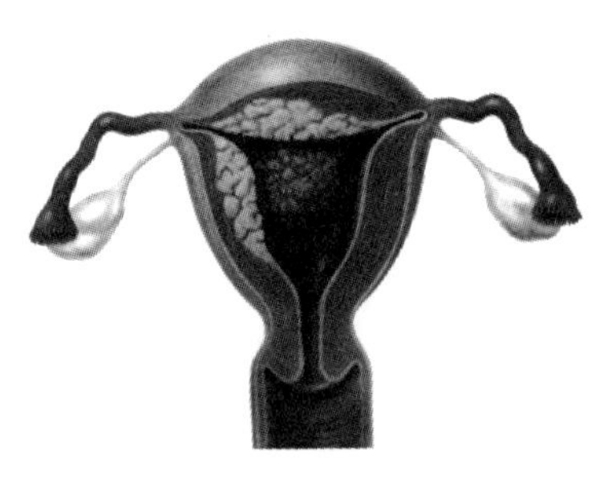

图12-3 局灶型子宫内膜癌示意图

(1) 局灶型:多见于宫腔底部或宫角部,癌灶小,呈息肉或菜花状,易浸润肌层(图12-3)。

(2) 弥散型:子宫内膜大部或全部被癌组织侵犯,并突向宫腔,常伴有出血、坏死,较少有肌层浸润。晚期癌灶可侵及深肌层或宫颈,若阻塞宫颈管可引起宫腔积脓。

2. 镜检

显微镜下癌组织细胞类型可分为内膜样腺癌、腺癌伴鳞状上皮分化、浆液性腺癌和透明细胞癌。其中,内膜样腺癌最为常见,占子宫内膜癌的80%～90%。

多数子宫内膜癌生长缓慢,局限于子宫内膜或在宫腔内时间较长。其主要转移途径为直接蔓延、淋巴转移,晚期可有血行转移。

【临床分期】

临床中广泛采用2009年国际妇产科联盟(FIGO)制定的手术-病理分期(表12-2)。

表12-2 子宫内膜癌的手术-病理分期表

分期	肿瘤范围
Ⅰ期	肿瘤局限于子宫体
ⅠA	肿瘤浸润深度<1/2肌层
ⅠB	肿瘤浸润深度≥1/2肌层

续表

分　期	肿瘤范围
Ⅱ期	肿瘤侵犯宫颈间质，但无宫体外蔓延
Ⅲ期	肿瘤局部和(或)区域扩散
ⅢA	肿瘤累及浆膜层和(或)附件
ⅢB	阴道和(或)宫旁受累
ⅢC	盆腔淋巴结和(或)腹主动脉旁淋巴结转移
ⅢC_1	盆腔淋巴结阳性
ⅢC_2	腹主动脉旁淋巴结阳性和(或)盆腔淋巴结阳性
Ⅳ期	肿瘤侵犯膀胱和(或)直肠黏膜，和(或)远处转移
ⅣA	肿瘤侵犯膀胱和(或)直肠黏膜
ⅣB	远处转移，包括腹腔内和(或)腹股沟淋巴结转移

【临床表现】

1. 症状

极早期患者可无症状，一旦出现症状，常有以下表现。

(1) 阴道出血：这是子宫内膜癌最早出现、最主要的症状。80%患者出现的第一个症状为阴道异常流血。最常见的是绝经后异常阴道流血，可为少量血性排液或仅见内裤血染，呈持续性或间断性，偶有大量阴道流血者。未绝经患者可表现为月经周期紊乱，月经期延长或月经量增多。

(2) 阴道排液：早期约1/3患者出现阴道排液增多，呈浆液性或血水样。晚期合并宫腔感染时，可出现脓性或脓血性排液，伴有恶臭。

(3) 疼痛：晚期肿瘤侵犯周围组织或压迫神经可引起下腹部及腰骶部疼痛，可向下肢和足部放射。宫腔有脓液时表现为下腹部坠胀痛。

(4) 全身症状：晚期患者出现贫血、消瘦等恶病质表现。远处转移患者出现相应部位的症状。

2. 体征

早期检查无明显异常，晚期妇科检查发现子宫增大、变软，有的可以触及转移性结节或肿块，合并宫腔积脓时可有明显触痛。

【处理原则】

手术治疗是子宫内膜癌的首选治疗方法。早期患者以手术为主，按手术-病理分期的结果及存在的复发高危因素选择辅助治疗；晚期则采用手术、放疗、化疗和孕激素治疗等综合治疗。

(一) 手术治疗

根据癌症的不同分期选择不同的手术方式(表12-3)。

表 12-3　不同分期子宫内膜癌手术方式选择一览表

病理分期	手术方式
Ⅰ期	筋膜外全子宫切除术及双侧附件切除术
Ⅱ期	改良根治性子宫切除术及双侧附件切除术,同时行盆腔及腹主动脉旁淋巴结清扫术
Ⅲ期、Ⅳ期	肿瘤细胞减灭手术

(二) 放疗

放疗是治疗子宫内膜癌的有效方法之一,有腔内照射及体外照射两种。多选择手术与放疗结合的综合治疗。

(三) 化疗

晚期或复发子宫内膜癌的综合治疗措施之一。

(四) 孕激素治疗

对不能手术或放射治疗的晚期或转移复发癌患者,可用孕激素治疗。也用于治疗子宫内膜不典型增生和极早期要求保留生育功能的子宫内膜癌患者。

【护理评估】

(一) 健康史

询问患者一般情况,评估高危因素,如老年、肥胖、高血压、糖尿病、不孕不育、绝经期推迟及用雌激素替代治疗等;了解有无家族肿瘤史;了解患者疾病诊疗过程及用药情况。

(二) 身体评估

(1) 症状　评估阴道流血、排液、疼痛及有无肿瘤转移的临床表现等。

(2) 体征　了解妇科体格检查的结果,如有无子宫增大、变软,是否可以触及转移性结节或肿块,有无明显触痛等情况。

(三) 辅助检查

(1) 分段诊刮　分段诊刮是最常用、最有价值的确诊方法。分段诊刮能鉴别子宫内膜癌和宫颈管腺癌,还可以明确子宫内膜癌是否累及子宫颈管。

(2) B型超声检查　B型超声检查有助于术前了解肿瘤浸润子宫肌层的深度、子宫颈管的受累程度。应用经阴道B型超声检查子宫内膜厚度,对绝经后子宫内膜癌的诊断有帮助。绝经后老年女性,因卵巢功能衰退,导致子宫内膜萎缩,厚度小于5 mm,若B型超声检查子宫内膜厚度超过5 mm,则需要进一步做诊刮确诊。

(3) 宫腔镜检查　可直接观察宫腔及子宫颈管内有无肿瘤存在、肿瘤大小及部位,直视下取材活检有助于减少早期子宫内膜癌的漏诊。

(4) 其他　可进行细胞学检查,MRI、CT等检查及血清 CA_{125} 测定以协助明确诊断。

(四) 心理社会评估

评估患者对疾病的了解情况,对各项检查治疗的认知情况,了解患者家属及陪伴情况,以及家庭经济状况。

【护理诊断/问题】

(1) 恐惧:与恶性肿瘤、住院和治疗有关。

(2) 知识缺乏:与缺少子宫内膜疾病、围手术期护理相关知识有关。

【护理措施】

(一) 一般护理

为患者提供安静、舒适的环境,减少夜间不必要的治疗,确保 7～8 h 睡眠,必要时可使用镇静剂;患者通常年龄较大,身体虚弱,鼓励进食高蛋白、高维生素、足够矿物质、易消化饮食,进食不足或全身状况差者,遵医嘱静脉补充营养;患者阴道排液多时,嘱其取半卧位,勤换会阴垫,每日冲洗会阴 2 次。

(二) 心理护理

患者出现异常症状并需要入院接受相关检查和治疗时,对检查结果的担心以及各项检查过程带来的不适,使得患者充满焦虑和恐惧,医护人员在各项检查和护理过程中,进行适当的解释,可以缓解患者的不良情绪。当被告知子宫内膜癌时,患者及其家属会出现不同的心理反应。应向患者及家属说明子宫内膜癌的病程发展缓慢,就诊多在发病早期,若治疗及时,则预后较好,从而减轻患者及家属的焦虑情绪,增强治病信心。有关疾病实际情况是否告知患者本人,应与患者家属有很好的沟通,避免对患者造成不良的刺激。

(三) 医护配合

指导患者配合各项检查和治疗,协助完成各项辅助检查(如分段诊刮、B 型超声等),指导患者如何进行相应的配合。手术治疗的患者,做好围手术期的各项护理,术后 6～7 日,阴道残端缝合线吸收或感染可以导致出血,应注意严密观察并记录出血情况,尽量减少活动。采用放疗和化疗的患者,按照有关的内容进行护理。孕激素治疗的患者,注意观察药物副作用,如水肿、烦躁、药物性肝炎等,停药后会逐步好转。

【健康教育】

(1) 术后随访　嘱定期随访,一般术后 2～3 年内每 3 个月随访 1 次,3 年后每 6 个月随访 1 次,5 年后每年随访 1 次,随访过程中注意检查有无复发。

(2) 术后性生活指导　恢复时间应根据复查情况而定,一般术后 3 个月禁止性生活和盆浴。对治疗后阴道分泌物少、性交困难、性交疼痛的患者,可指导患者使用局部润滑剂,协调性生活。

(3) 积极开展有关子宫内膜癌早期症状的科普宣传　普及防癌知识,定期体检,及早发现,避免患者治疗的延误。①生育期、绝经过渡期的女性一般每年应做 1 次妇科检查;②绝经过渡期女性如果月经出现“少”、“稀”,属于生理现象,如果发生“多”和“频”,则为异常情况,应及时就诊;③绝经后再次出血为严重信号,不可忽视;④生育期女性,尤其是 40 岁左右,出现月经不规则、月经量增多,需及时就诊;⑤合并有肥胖、糖尿病等内科疾病者,应增加检查次数,密切随访或监测;⑥采用雌激素替代治疗的女性应在医生指导下用药,并加强监护及随访。

任务五　卵巢肿瘤

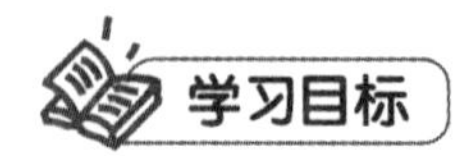

1. 掌握卵巢肿瘤的常见并发症及其临床表现、治疗原则。
2. 熟悉卵巢肿瘤的临床表现、治疗原则、护理措施、健康教育。
3. 了解卵巢肿瘤的组织学分类及手术-病理分期。
4. 能够运用所学知识对卵巢良、恶性肿瘤患者实施整体护理。
5. 关心、尊重患者，帮助患者顺利度过情绪波动期和心情低落期。

卵巢肿瘤是女性生殖器官常见的肿瘤，可以发生于任何年龄。由于卵巢位于盆腔的深部，至今也缺乏有效的早期诊断方法，病变不易被发现，恶性卵巢肿瘤一旦出现症状多属晚期，预后差，死亡率居妇科恶性肿瘤的首位，5年生存率在30%左右，严重威胁妇女的生命和健康。其发病可能与家族史、高胆固醇饮食、内分泌等因素有关。

【分类】

卵巢虽小，组织成分却非常复杂，是全身各脏器原发肿瘤类型最多的器官。不同类型卵巢肿瘤的组织学结构和生物学行为都存在很大的差异，对于肿瘤的治疗和预后也是至关重要的。世界卫生组织(WHO)1973年制定的卵巢肿瘤的组织学分类法是目前普遍采用的卵巢肿瘤分类法。主要组织学类型有卵巢上皮性肿瘤、性索间质肿瘤、生殖细胞肿瘤及转移性肿瘤，每种类型中又有良性、恶性和(或)交界性之分。交界性肿瘤是一种低度恶性肿瘤，临床表现为生长缓慢、转移率低、复发迟。

1. 卵巢上皮性肿瘤

卵巢上皮性肿瘤占原发性卵巢肿瘤的50%～70%，其恶性类型占卵巢恶性肿瘤的85%～90%，为最常见的卵巢肿瘤。来源于卵巢表面被覆的生发上皮，若向输卵管上皮分化则形成浆液性肿瘤，若向子宫颈黏膜分化则形成黏液性肿瘤，若向子宫内膜分化则形成子宫内膜样肿瘤。卵巢上皮性肿瘤多见于中老年妇女，很少发生在青春期前女性和婴幼儿。未产、不孕、初潮早、绝经迟等是卵巢上皮性肿瘤的危险因素，多次妊娠、哺乳和口服避孕药是保护因素。

2. 性索间质肿瘤

性索间质肿瘤占卵巢肿瘤的4.3%～6%。性索间质来源于原始体腔的间叶组织，可向男女两性分化。性索向上皮分化形成颗粒细胞瘤或支持细胞瘤，向间质分化形成卵泡膜细胞瘤或间质细胞瘤。此类肿瘤常有内分泌功能，故又称为卵巢功能性肿瘤。

3. 生殖细胞肿瘤

生殖细胞肿瘤占卵巢肿瘤的20%～40%。生殖细胞在其发生、移行及发育过程中，均可发生变异而形成肿瘤。生殖细胞有分化为所有组织的功能。未分化者为无性细胞瘤，胚胎多能者为胚胎癌，向胚胎结构分化为畸胎瘤，向胚外结构分化为内胚窦瘤、绒毛膜癌。生殖细胞肿瘤可以发生于任何年龄，包括胎儿，但多发生于年轻女性及幼女，青春期前的患者占60%～90%，绝经后的患者仅占4%。

4. 转移性肿瘤

转移性肿瘤占卵巢肿瘤的5%～10%。由原发于卵巢外的恶性肿瘤播散至卵巢所致，其原发部位以胃肠道、乳腺和子宫最多见。治疗原则是缓解和控制症状。如果原发瘤已经切除且无其他转移和复发迹象，转移性肿瘤仅局限于盆腔，可进行肿瘤细胞减灭术，术后配合化疗或放疗，预后很差。

卵巢恶性肿瘤的主要转移途径为直接蔓延及腹腔种植。淋巴转移也是重要的途径，横膈为常见转移部位。血行转移少见。

【恶性肿瘤的分期】

采用国际妇产科联盟(FIGO，2006)的手术-病理分期(表12-4)。

表12-4 卵巢恶性肿瘤的手术-病理分期表

Ⅰ期	肿瘤局限于卵巢
ⅠA	肿瘤局限于一侧卵巢，包膜完整，卵巢表面无肿瘤；腹腔积液未找到恶性细胞
ⅠB	肿瘤局限于双侧卵巢，包膜完整，卵巢表面无肿瘤；腹腔积液未找到恶性细胞
ⅠC	肿瘤局限于一侧或双侧卵巢并伴有如下任何一项：包膜破裂；卵巢表面有肿瘤；腹腔积液或腹腔冲洗液有恶性细胞
Ⅱ期	肿瘤累及一侧或双侧卵巢，伴有盆腔扩散
ⅡA	扩散和(或)种植至子宫和(或)输卵管
ⅡB	扩散至其他盆腔器官
ⅡC	ⅡA或ⅡB，伴卵巢表面有肿瘤，或包膜破裂，或腹腔积液或腹腔冲洗液找到恶性细胞
Ⅲ期	肿瘤侵犯一侧或双侧卵巢，并有组织学证实的盆腔外腹膜种植和(或)局部淋巴结转移，肝表面转移；肿瘤局限于真骨盆，但组织学证实肿瘤细胞已扩散至小肠或大网膜
ⅢA	肉眼见肿瘤局限于真骨盆，淋巴结阴性，但组织学证实腹腔腹膜表面存在镜下转移，或组织学证实肿瘤细胞已扩散至小肠或大网膜
ⅢB	一侧或双侧卵巢，并有组织学证实的腹腔腹膜表面肿瘤种植，但直径≤2 cm，淋巴结阴性
ⅢC	盆腔外腹膜转移灶直径＞2 cm，和(或)区域淋巴结转移
Ⅳ期	肿瘤侵犯一侧或双侧卵巢，伴有远处转移。有胸腔积液且胸腔肿瘤细胞阳性为Ⅳ期；肝实质转移为Ⅳ期

【临床表现】

1. 卵巢良性肿瘤

(1) 症状：肿瘤体积较小，多无症状，常在妇科检查时偶然发现。肿瘤增大时，可感到腹胀或腹部扪及肿块。肿瘤继续长大占满盆腔、腹腔时，可出现尿频、便秘、气急、心悸等压迫症状。

(2) 体征：检查见腹部膨隆，包块活动度良好，叩诊呈实音，无移动性浊音。双合诊检查和三合诊检查可在子宫一侧或双侧触及圆形或类圆形肿块，多为囊性，表面光滑，活动，与子宫无粘连。

2. 卵巢恶性肿瘤

(1)症状:早期常无症状。晚期主要症状为腹胀、腹部肿块及胃肠道症状。肿瘤向周围组织浸润或压迫,可引起腹痛、腰痛或下肢疼痛;压迫盆腔静脉可出现下肢水肿;具有内分泌功能的肿瘤可引起不规则阴道流血或绝经后阴道流血表现。可有消瘦、贫血等恶病质表现。

(2)体征:三合诊检查可在直肠子宫陷凹处触及质硬结节或肿块,肿块多为双侧,实性或囊实性,表面凹凸不平,活动差,与子宫分界不清,常伴有腹腔积液。有时可在腹股沟、腋下或锁骨上触及肿大的淋巴结。

3. 卵巢肿瘤并发症

(1)蒂扭转:约10%卵巢肿瘤可发生蒂扭转,表现为体位改变后突然发生一侧下腹剧痛,常伴恶心、呕吐甚至休克,为常见的妇科急腹症。好发于蒂较长、中等大、活动度良好、重心偏于一侧的肿瘤,常在体位突然改变或妊娠期及产褥期子宫大小、位置改变时发生(图12-4)。囊性畸胎瘤(又称皮样囊肿或良性囊性畸胎瘤)是最容易发生蒂扭转的一种卵巢生殖细胞肿瘤。

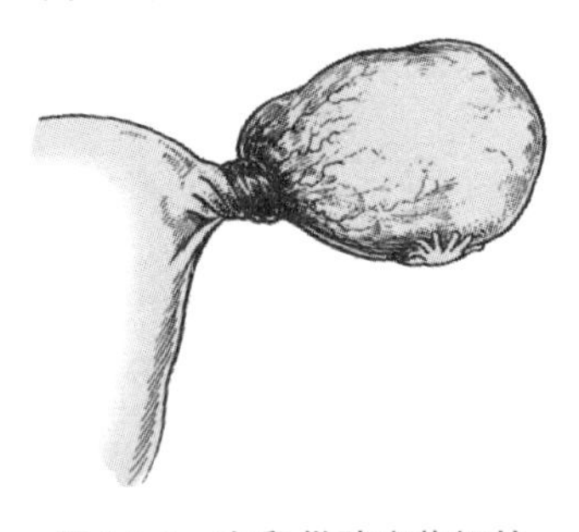

图12-4 左卵巢肿瘤蒂扭转

(2)破裂:约3%卵巢肿瘤会发生破裂,有自发性破裂和外伤性破裂。自发性破裂常因肿瘤发生恶性变,肿瘤快速、浸润性生长穿破囊壁所致。外伤性破裂则在腹部受重击、分娩、性交、妇科检查及穿刺后引起。患者可出现轻微腹痛或剧烈腹痛伴恶心、呕吐,也可导致腹腔内出血、腹膜炎及休克。

(3)感染:较少见,多继发于肿瘤蒂扭转或破裂。患者可有发热、腹痛、腹部压痛及反跳痛、腹肌紧张、腹部肿块及血白细胞计数升高等表现。

(4)恶变:肿瘤在短时间内迅速生长,特别是双侧性卵巢肿瘤,应考虑有恶变可能。

【处理原则】

(一)卵巢良性肿瘤

一旦明确诊断,应进行手术治疗。根据患者年龄、生育要求及对侧卵巢情况决定手术范围。

(1)怀疑为卵巢瘤样病变且直径小于5 cm者,可进行短期随访观察。

(2)双侧良性卵巢肿瘤者可行肿瘤剥除术。

(3)年轻卵巢肿瘤患者、单侧良性卵巢肿瘤者可行患侧卵巢剥除术或患侧卵巢切除术。

(4)老年卵巢肿瘤患者可行单侧附件切除术或子宫全切及双侧附件切除术。

手术中切下的卵巢肿瘤标本应剖开观察,判断其性质,怀疑恶性时需进一步做病理检查确诊。

(二)卵巢恶性肿瘤

治疗原则是手术为主、辅以化疗和放疗等综合治疗措施。疾病预后与分期、病理类型及分级、年龄等有关。手术-病理分期越早,预后越好;残存肿瘤越少,预后越好。

(三)卵巢肿瘤并发症

(1)蒂扭转:一经确诊,应立即手术。

(2) 破裂:疑卵巢肿瘤破裂时应立即进行剖腹探查手术,彻底清洗盆腹腔,收集清洗液并行涂片细胞学检查,切除的标本送病理学检查。

(3) 感染:抗感染治疗后手术。

(4) 恶变:怀疑恶变时应尽早手术。

【护理评估】

(一) 健康史

评估患者一般状况、月经史、婚育史,有无家族史、高胆固醇饮食、内分泌异常等危险因素。卵巢良性肿瘤一般无自觉症状,患病时间稍长;卵巢恶性肿瘤短期内即可表现出严重的全身症状。

(二) 身体评估

(1) 症状　卵巢肿瘤体积较小或发病初期常无症状。产生激素的卵巢肿瘤在发病初期可以引起月经紊乱。随着卵巢肿瘤体积增大,患者会有腹胀感,继续长大可出现尿频、便秘等压迫症状。晚期卵巢肿瘤患者出现消瘦、贫血等恶病质表现。

(2) 体征　评估患者妇科检查的结果,注意有无腹围增大、有无腹腔积液、卵巢肿瘤的性质、肿瘤的部位及其大小等情况。

(三) 辅助检查

对B型超声、CT、肿瘤标志物等检查结果进行评估,了解患者的疾病进展和治疗情况。

(1) 超声波检查:B型超声检查可以明确卵巢肿瘤的大小、位置、形态、内部结构、来源等,诊断符合率可达90%,但不易测出直径小于1 cm的实性卵巢肿瘤。

(2) 肿瘤标志物:目前认为CA_{125}是对卵巢上皮肿瘤较为敏感的标记物,阳性率可达80%~90%,但特异性不高。90%以上患者CA_{125}水平与病情缓解或恶化相关,故可用于病情监测。甲胎蛋白(AFP)是诊断生殖细胞内胚窦瘤的特异性肿瘤标记物。

(3) 腹腔镜检查:可直接观察盆腔、腹腔脏器,明确有无卵巢肿瘤及卵巢肿瘤的具体情况。对肉眼不能识别诊断者,可以在可疑部位取组织进行活组织检查。

(4) 细胞学检查:腹腔或阴道后穹隆穿刺术中,可抽取腹腔积液(或腹腔冲洗液)和胸腔积液,进行细胞学检查。一般囊性包块不宜进行穿刺检查,有引起囊液外漏及癌细胞扩散的可能。

(5) 其他检查:腹部X线摄片、CT、MRI等检查,可协助诊断和分期。

(四) 心理社会评估

评估患者及家属对疾病的心理反应,了解患者家庭经济状况,评估社会支持系统。

【护理问题】

(1) 恐惧:与确诊为恶性肿瘤有关。

(2) 知识缺乏:缺乏手术前后医疗和护理相关知识。

(3) 有感染的危险:与手术后腹部伤口、留置导尿管或引流管有关。

(4) 自我形象紊乱:与子宫、卵巢摘除,或放疗及化疗导致的患者形象改变有关。

【护理措施】

(一)一般护理

提供安静、舒适、整洁的环境,避免各种刺激。鼓励进食高蛋白、高热量、富含维生素、易消化的食物,必要时静脉补充营养,如输血、白蛋白、氨基酸等。若卵巢肿瘤过大或伴有大量腹腔积液时,指导采取舒适的体位(如侧卧位、半卧位),并提供优质生活护理。

(二)心理护理

在卵巢肿瘤性质未明确时,需要做各种检查以明确诊断,这些检查对于患者和家属将造成极大的心理压力。确诊后,有的患者可能生存时间极为短暂,有的患者可能因治疗导致女性生育状态和生活方式改变,使患者及其家属长时间处于焦虑、恐惧的状态。不同的家庭、个体表现出不同的反应。护理人员应注意评估患者及其家属的心理状态,提供相关的信息支持和专业指导,减缓焦虑和恐惧心理。安排患者及其家属与康复的病友见面,增强其信心。鼓励家属照顾患者,增强家庭的支持作用。

(三)医护配合

(1)在疾病诊断和治疗的过程中,协助完成各项辅助检查,指导患者如何进行相应的配合。需抽取腹腔积液治疗者,备好腹腔穿刺物品,协助医生完成操作。每次缓慢抽取腹腔积液3 000 mL左右,一般1 000 mL/h,不宜过多、过快,以免腹压骤降而发生虚脱,抽取腹腔积液后用腹带包扎腹部。

(2)手术患者应做好围手术期护理。

(3)采用放疗及化疗作为辅助治疗方法的患者,应按照常规做好相应的护理。

【健康教育】

1. 随访指导

(1)怀疑卵巢瘤样病变且直径小于5 cm者,需每3～6个月定期随访,并详细记录。

(2)卵巢良性肿瘤手术后1个月常规复查。

(3)卵巢恶性肿瘤手术后易复发,应长期随访和监测。时间:手术后第1年每3个月复查1次;第2～5年每4～6个月复查1次;5年后每年随访1次。

2. 预防指导

(1)30岁以上女性,每1～2年进行1次妇科检查。

(2)年龄大于65岁、月经初潮早(小于12岁)、绝经晚、未孕或超过30岁生育、应用促排卵药物患者以及有家族癌症病史者,均为患卵巢恶性肿瘤的高危人群。针对高危人群,不论年龄大小,最好每半年检查1次。40岁以上有卵巢恶性肿瘤家族史的患者,可预防性地切除卵巢。

(3)母乳喂养;口服避孕药;输卵管结扎或子宫切除;多食蔬菜、水果,少食高脂肪食物,尤其是动物性脂肪,可以降低患上皮性卵巢肿瘤的危险。

(4)卵巢肿瘤直径大于5 cm患者,应及时进行手术切除。

(5)盆腔肿物诊断不明确或经治疗后无效者,应及早进行腹腔镜检查或剖腹探查术,明确诊断。

能力检测

A型选择题(以下每一道题有A、B、C、D、E五个备选答案,请从中选择一个最佳答案)

1. 发生率最高的女性生殖系统恶性肿瘤是(　　)。

A. 宫颈癌　　B. 外阴癌　　C. 子宫内膜癌
D. 卵巢癌　　E. 绒毛膜癌

2. 死亡率在妇科恶性肿瘤中居于首位的是(　　)。

A. 外阴癌　　B. 卵巢癌　　C. 宫颈癌
D. 子宫内膜癌　　E. 绒毛膜癌

3. 普查宫颈癌的最好方法是(　　)。

A. 碘试验　　B. 阴道镜检查　　C. 宫颈活组织检查
D. 宫颈刮片细胞学检查　　E. 宫颈锥形切除术取活组织检查

4. 子宫颈癌根治术后,可以拔除导尿管的时间是(　　)。

A. 手术后1～2日　　B. 手术后3～4日　　C. 手术后5～6日
D. 手术后7～14日　　E. 手术后14日以上

5. 诊断子宫肌瘤最常用的辅助检查方法是(　　)。

A. 诊断性刮宫　　B. B型超声　　C. 阴道脱落细胞学检查
D. 宫颈活组织检查　　E. 宫腔镜检查

6. 子宫内膜癌的主要临床表现是(　　)。

A. 绝经后阴道出血　　B. 接触性出血　　C. 白带增多
D. 月经紊乱　　E. 疼痛

7. 卵巢肿瘤最常见的并发症是(　　)。

A. 恶变　　B. 破裂　　C. 蒂扭转　　D. 感染　　E. 红色变性

8. 患者,女,50岁,近日阴道出现血性分泌物,到医院检查后确诊为宫颈癌ⅡA期,决定手术治疗,手术方式应选择(　　)。

A. 宫颈锥形切除术　　B. 全子宫切除,保留正常卵巢
C. 扩大子宫切除术　　D. 广泛性子宫切除术
E. 子宫根治术及盆腔淋巴清扫术

9. 患者,女,35岁,因子宫肌瘤入院。该病可能与哪种因素关系密切?(　　)

A. 性生活紊乱　　B. 绝经延迟　　C. 体内雌激素水平过高
D. 多产　　E. 单纯疱疹病毒感染

10. 患者,女,44岁,月经量增多2年余,月经周期缩短。妇科检查:子宫增大约3个月妊娠大小且质硬,附件未见异常,最可能的诊断是(　　)。

A. 绝经过渡期功血　　B. 子宫内膜癌　　C. 宫颈癌
D. 子宫肌瘤　　E. 宫内妊娠

11. 患者,女,50岁,阴道不规则流血,分泌物呈脓性、有臭味4个月。妇科检查见阴道内鸡蛋大实质性肿物,粉红色,表面光滑,子宫正常大小。最有可能的诊断是(　　)。

A. 浆膜下肌瘤　　B. 肌壁间肌瘤　　C. 黏膜下肌瘤
D. 宫颈腺囊肿　　E. 宫颈息肉

12. 患者,女,57岁,绝经2年后阴道流血,无任何不适。妇科检查:宫颈糜烂充血,子宫略大,附件未见异常。下列哪项诊断不应考虑?(　　)

A. 急性宫颈炎　　B. 宫颈原位癌　　C. 宫颈上皮肉瘤样变
D. 子宫内膜癌　　E. 卵巢癌

13. 患者,女,58岁,因绝经后6年出现不规则阴道流血就诊,诊断为子宫内膜癌。入院后首选的治疗方法是(　　)。

A. 化疗　B. 手术治疗　C. 放疗　D. 药物治疗　E. 免疫治疗

14. 患者,女,44岁,因下腹部触及包块半年就诊。2年前曾因胃癌接受过手术治疗。妇科检查:外阴、阴道无异常,宫颈光滑,宫体中位,正常大小,双侧附件区均可触及鹅蛋大小实性肿物,活动良好,最可能的诊断是(　　)。

A. 子宫肌瘤　　B. 附件炎　　C. 黄素囊肿
D. 慢性盆腔炎　　E. 卵巢肿瘤

15. 患者,女,52岁,患多发性子宫肌瘤,行经腹全子宫切除术后返回病房,护士首先应观察(　　)。

A. 体温　B. 脉搏　C. 血压　D. 呼吸　E. 瞳孔

(16～18题共用题干)

患者,女,43岁,因患宫颈癌,需进行广泛性子宫切除术和盆腔淋巴结清扫术。

16. 手术前1日应重点进行的准备是(　　)。

A. 皮肤准备　B. 阴道准备　C. 灌肠　D. 导尿　E. 镇静

17. 该患者术后保留导尿管时间为(　　)。

A. 2～3日　B. 3～5日　C. 6～7日　D. 7～14日　E. 2～3周

18. 下列护士向患者进行的健康教育内容,错误的是(　　)。

A. 注意性生活卫生,预防病毒感染
B. 积极治疗阴道或子宫颈的炎症
C. 定期进行普查,每1～2年普查1次
D. 手术后1年内第1个月进行第1次随访,以后每2～3个月复查1次
E. 手术后3个月内禁止性生活

(19～21题共用题干)

患者,女,52岁,绝经4年后出现阴道流血近1个月。妇科检查:宫颈光滑,子宫略饱满,两侧附件未见异常。

19. 该患者疾病诊断可能是(　　)。

A. 宫颈炎　　B. 子宫内膜癌　　C. 子宫肌瘤
D. 子宫内膜异位症　　E. 宫颈癌

20. 为了明确诊断可选用下列哪项辅助检查方法?(　　)

A. 宫腔镜检查　　B. 宫颈刮片细胞学检查　　C. B型超声
D. 分段诊断性刮宫　　E. 阴道涂片细胞学检查

21. 诊断明确后,需做手术进行治疗,护士在进行术前准备时,不包括(　　)。

A. 评估患者对疾病的认识程度
B. 要求患者避免与人群接触,防止手术后感染
C. 提供安静舒适的睡眠环境

D. 教给患者术后咳嗽的方法

E. 指导患者术后如何在床上翻身

（22～25 题共用题干）

患者，女，24 岁，未婚，月经周期 28～30 日，经期 4～5 日，量中。单位体检时发现盆腔肿块，无明显腹痛。妇科检查：子宫正常大小，右侧附件扪及 6 cm×5 cm×5 cm 大小肿块，边界清楚、活动度好、质地中等。

22. 该患者最可能的诊断是（　　）。

A. 子宫内膜异位症　　B. 阔韧带肌瘤　　C. 右侧卵巢囊肿

D. 右侧附件炎　　E. 卵巢瘤样病变

23. 为明确诊断，首选的辅助检查方法是（　　）。

A. 阴道镜检查　　B. 宫腔镜检查　　C. 腹腔镜检查

D. 血 CA_{125} 测定　　E. 腹部 X 光摄片

24. 患者在床上改变体位后，突然感到右下腹持续性剧烈疼痛，伴有恶心、呕吐。检查时发现右侧附件处肿块压痛明显，可能发生了（　　）。

A. 蒂扭转　　B. 破裂　　C. 恶变　　D. 感染　　E. 急性盆腔炎

25. 对上述情况的患者应采取下述哪种处理方法？（　　）

A. 继续观察　　B. 患侧附件切除术　　C. 静脉滴注抗生素

D. 卵巢肿瘤切除术　　E. 全子宫及患侧附件切除术

参考答案

1～5　A B D D B　　6～10　A C E C D　　11～15　C E B E C

16～20　B D E B D　　21～25　B C C A D

（于　蕾）

项目十三

妊娠滋养细胞疾病患者的护理

妊娠滋养细胞疾病是由于胎盘绒毛滋养细胞异常增生引起的一组疾病，包括葡萄胎、侵蚀性葡萄胎与绒毛膜癌。葡萄胎为良性病变；侵蚀性葡萄胎和绒毛膜癌具有恶性肿瘤的特征，两者合称为妊娠滋养细胞肿瘤。

任务一　葡　萄　胎

学习目标

1. 掌握葡萄胎的护理评估及护理措施。
2. 熟悉葡萄胎临床表现、处理原则。
3. 了解葡萄胎的病因、病理。
4. 能运用所学知识熟练进行健康教育。
5. 尊重关心患者，与患者及家属进行有效的沟通，增强患者治愈疾病的信心。

案例引导

李女士，38岁，G_1P_0，现孕12周，结婚已经5年，终于盼来了怀孕的喜讯，全家人都非常高兴，对她更是无微不至的照顾。今晨起床发现自己阴道出血，急忙在丈夫的陪同下到医院就诊。孕妇面带哭容，焦急、害怕，其家属在病区大声呼叫医护。

问题：护士尚需采集哪些资料以完善健康史与身体评估？为明确诊断应行什么检查？目前孕妇主要的护理诊断是什么？

葡萄胎(hydatidiform mole)是指妊娠后胎盘绒毛滋养细胞增生、间质水肿，形成大小不一的水泡，水泡间借蒂相连成串，形如葡萄而得名(图13-1)。葡萄胎属于良性滋养细胞疾病，可发生于生育期的任何年龄，好发于年龄小于20岁或大于35岁的女性。研究发现葡萄胎的发生与患者营养状况、年龄、孕卵异常、细胞遗传异常等因素有关。

葡萄胎分完全性葡萄胎和部分性葡萄胎两类，前者多见。

【病理】

(1) 完全性葡萄胎　肉眼见：水泡状物充满宫腔，水泡组织直径大小呈数毫米至数厘

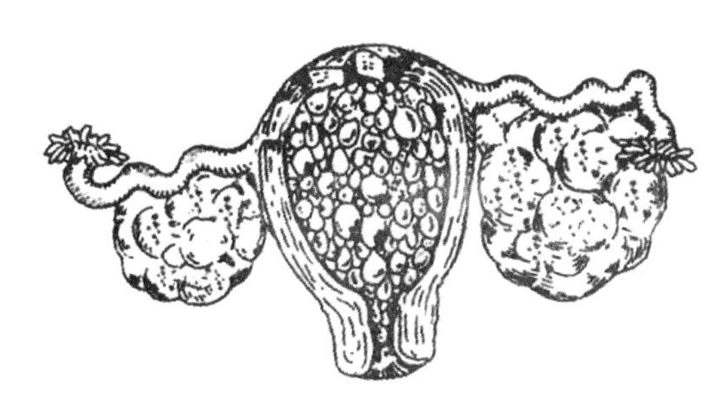

图 13-1 葡萄胎及双侧卵巢黄素囊肿

米不等，水泡间由纤细的纤维素相连，混有血块和蜕膜碎片，无胎儿及其附属物。镜下见：弥漫性滋养细胞增生，绒毛间质水肿，间质内无胎源性血管。

（2）部分性葡萄胎　肉眼见：仅部分绒毛呈水泡状，常合并胚胎或发育畸形的胎儿或已死亡的胎儿。镜下见：部分绒毛水肿，轮廓不规则，滋养细胞增生程度轻，间质内可见胎源性血管。

【临床表现】

1. 症状

（1）停经后阴道不规则流血　最常见的症状，大部分患者常在停经后 8～12 周出现间断、不规则的阴道流血，出血量多少不定，常有反复大量出血，色暗红，有时可在血液中发现水泡状物。若大血管破裂，可造成大出血和休克，甚至死亡。反复阴道流血若不及时治疗，可致贫血及感染。

（2）妊娠呕吐　多发生在子宫异常增大和 HCG 水平异常增高者，呕吐出现时间较正常妊娠早，症状严重且持续时间长。不及时纠正可发生水、电解质紊乱。

（3）腹痛　因葡萄胎增长迅速致子宫过度膨胀所致，多为阵发性下腹部隐痛，一般发生在阴道流血前。若发生卵巢黄素囊肿急性扭转或破裂，则为急性腹痛。

2. 体征

（1）子宫异常增大、变软　由于大量水泡形成或宫腔内积血所致，半数以上患者的子宫大于停经月份，质地极软。约 1/3 的患者子宫大小与停经月份相符，极少数患者的子宫小于停经月份，其原因可能与水泡退行性变有关。

（2）子痫前期征象　多发生在子宫异常增大和 HCG 水平异常增高者。可在妊娠 24 周前出现高血压、蛋白尿和水肿。症状严重，容易发展为子痫前期，但子痫罕见。若早期妊娠发生了子痫前期，要考虑葡萄胎可能。

（3）卵巢黄素囊肿　由于滋养细胞的过度增生，产生大量 HCG，刺激卵巢卵泡内膜细胞产生过度黄素反应，形成黄素囊肿，多为双侧性，囊壁薄，大小不等，表面光滑，偶可发生扭转。黄素囊肿在葡萄胎排出后 2～4 个月可自行缩小或消失。

（4）甲状腺功能亢进征象　约 7% 患者出现此征象，常表现为心动过速、皮肤潮热、震颤，血清游离 T_3、T_4 水平升高，但突眼很少见。

以上是典型的完全性葡萄胎的临床表现，而部分性葡萄胎的症状不如完全性葡萄胎典型，只有阴道流血常见，一般无子痫前期、卵巢黄素囊肿等，妊娠呕吐也较轻。子宫大小多数与停经月份相符，甚至更小。

【处理原则】

(1) 清除宫腔内容物　为葡萄胎主要的治疗方法，一经确诊，应迅速清除宫腔内容物。一般先用大号吸管吸宫，待葡萄胎组织大部分吸出，子宫缩小后再小心刮宫，并选靠近宫壁的新鲜无坏死组织送病理检查。如子宫大于妊娠12周者不宜一次吸刮干净，可1周后再次刮宫。

(2) 预防性化疗　葡萄胎恶变率为10%～25%。葡萄胎恶变的高危因素：①年龄超过40岁；②清宫后血HCG下降速度缓慢；③子宫明显大于相应孕周；④卵巢黄素囊肿直径超过6 cm；⑤滋养细胞高度增生或伴有不典型增生，出现可疑转移灶者。预防性化疗可以降低高危葡萄胎恶变的概率，适用于有高危因素和随访困难的完全性葡萄胎患者，常选用单一的化疗药物治疗一个疗程。部分性葡萄胎不需要做预防性化疗。

(3) 全子宫切除术　对年龄较大且无生育要求者可行手术治疗，保留双侧卵巢，术后随访。

(4) 卵巢黄素囊肿　一般不需处理，随着HCG的下降就会自然消失。若卵巢黄素囊肿发生扭转，可在B型超声或腹腔镜下穿刺吸出囊液，使其复位，如扭转时间长卵巢血运发生障碍时应手术切除一侧卵巢。

【护理评估】

(一) 健康史

询问患者年龄、营养状况，有无滋养细胞疾病史，询问月经史、生育史、本次妊娠反应的时间、有无剧吐、阴道流血，是否有水泡状物排出。

(二) 身体评估

(1) 症状　重点评估患者有无停经后不规则阴道流血、水泡状物排出、胎动情况；评估腹痛的部位、时间、程度及性质；评估妊娠反应的时间及程度。

(2) 体征　评估有无高血压、水肿、蛋白尿等子痫前期征象；评估有无心动过速、皮肤潮热、震颤等甲状腺功能亢进征象；评估患者有无面色苍白、头晕、乏力等贫血症状以及发热、下腹坠痛等感染的表现，有无急性大出血引发的血压下降、心率加快等休克表现；妇科检查：了解子宫是否大于孕周、质地软硬，是否扪及胎体，双附件有无触及囊性包块等。

(三) 辅助检查

(1) HCG测定　其是诊断葡萄胎的重要辅助检查方法，常采用血HCG放射免疫测定及尿HCG酶联反应吸附试验。正常妊娠时HCG分泌高峰在妊娠的8～10周，持续1～2周后逐渐下降。而葡萄胎时，滋养细胞高度增生，产生大量的HCG，使血中HCG浓度远高于正常妊娠时的浓度，且停经8～10周后HCG水平持续上升。45%的患者血HCG超过100 000 U/L。

(2) B型超声检查　其是诊断葡萄胎敏感、可靠的检查方法，通常采用阴式彩色多普勒超声检查。B型超声下可见异常增大的子宫腔内出现弥漫分布的光点及囊状无回声区或充满“落雪状”影像。完全性葡萄胎时无胎体及胎心搏动，部分性葡萄胎可见胎体及胎心搏动，胎儿常合并畸形。

(3) 组织学检查　全部或部分胎盘绒毛变性、间质水肿呈葡萄样，无胎儿附属物。镜下可见：①滋养细胞不同程度增生；②绒毛肿大，间质水肿；③间质血管稀少或消失。

(4) DNA倍体分析　最常用的倍体分析方法是流式细胞计数,完全性葡萄胎的染色体核型是二倍体,部分性葡萄胎的染色体核型是三倍体。

(5) 母源表达印迹基因检测　可以区别完全性葡萄胎和部分性葡萄胎。

(四) 心理社会评估

一经确诊,患者及家属会担忧此次妊娠的结局及今后是否能生育正常孩子,担心治疗的效果和医疗费用,并表现出对清宫手术的焦虑和恐惧。

【护理诊断/问题】

(1) 焦虑:与担心清宫术及预后有关。

(2) 有感染的危险:与长期阴道流血、贫血造成机体抵抗力下降有关。

(3) 知识缺乏:缺乏葡萄胎的治疗及随访知识。

(4) 自尊紊乱:与分娩的期望得不到满足和担心今后的生育有关。

【护理措施】

(一) 一般护理

加强营养,指导进食高蛋白、高维生素、易消化食物。注意休息,保证充足的睡眠,提高机体免疫力。保持外阴清洁,用温开水擦洗外阴1～2次/日,勤换会阴垫。流血时间长者,遵医嘱给予抗生素预防感染。清宫术后禁止性生活及盆浴1个月,以防止感染,促进患者健康。

(二) 心理护理

与患者建立良好的护患关系,鼓励其说出内心感受,向患者及家属解释疾病的性质、治疗、预后等知识,说明尽快行清宫术的必要性。向患者说明治愈一年后可正常妊娠,介绍已康复的病例,以增强治疗信心,消除恐惧感。

(三) 观察病情

密切观察阴道流血情况,留意阴道排出物内有无水泡状物并保留会阴垫,以便准确估计出血量,水泡状物送病理检查。阴道流血量多时,应密切监测生命体征,尤其注意体温、血常规变化;注意血压情况,重视患者头痛、眼花、恶心、呕吐等症状,警惕子痫前期发生。同时注意患者有无咳嗽、咯血、头晕、头痛等转移征象。发现大出血时,应立即报告医生,并做好清宫术准备。

(四) 医护配合

(1) 清宫术的护理　告知患者清宫术的重要性,术前应配血备用,建立静脉通道,准备大号吸管,备齐抢救药物和物品;做好手术中配合,同时密切观察患者的面色、呼吸、腹痛情况,发现子宫收缩不良、出血过多,遵医嘱在宫颈口扩张后应用缩宫素静脉滴注,以加强子宫收缩减少失血。清宫术后禁止性生活及盆浴1个月,并保持会阴部的清洁干燥。

(2) 化疗护理　高危患者行预防性化疗,按化疗患者进行护理。

【健康教育】

1. 指导随访

向患者及家属宣传定期随访的重要意义、内容、时间及注意事项,以便及早发现滋养细胞肿瘤并及时治疗。

(1) 随访意义　葡萄胎的恶变率较高,为10%～25%,通过随访可及早发现恶变,及早治疗。

(2) 随访时间　葡萄胎清宫术后应每周随访1次,直至连续3次正常后改为每个月1次,持续至少半年,此后可每半年1次,共2年。

(3) 随访内容　主要包括:①血HCG、尿HCG定量测定。②注意月经是否规则,有无异常阴道流血、咳嗽、咯血及其他转移灶症状。③妇科检查:注意有无阴道流血、阴道壁紫蓝色转移结节、子宫大小、卵巢黄素囊肿是否缩小或消失。④定期或必要时做盆腔B型超声、X线胸片或CT检查。

2. 指导避孕

随访期间应坚持避孕。最好采用避孕套,不宜使用宫内节育器(避免引起子宫穿孔或混淆子宫出血的原因)及避孕药。

3. 其他

手术后加强营养、休息,保持外阴清洁。

任务二　妊娠滋养细胞肿瘤

学习目标

1. 掌握妊娠滋养细胞肿瘤的护理评估、护理诊断、护理措施。
2. 熟悉妊娠滋养细胞肿瘤病理、临床表现、处理原则。
3. 能运用所学知识熟练进行健康教育。
4. 尊重关心孕妇,与患者及家属进行有效的沟通,增强患者治愈疾病的信心。

案例引导

王女士,30岁,G_1P_0。人流术后阴道不规则流血3个月,伴下腹痛,近一周出现间断咯血及胸部疼痛。无发热、头痛、恶心及呕吐。妇科检查:外阴已婚未产型,阴道通畅,可见少量暗色血,宫颈光滑,子宫前位,子宫增大约如妊娠8周大小,质地软,活动可,无压痛;双侧附件未见明显增大,无压痛。辅助检查:X线胸片示右上肺可见直径2 cm球形阴影。尿妊娠试验(+)。

问题:患者可能的诊断是什么?应该怎样进行随访?

妊娠滋养细胞肿瘤(gestational trophoblastic neoplasia,GTN)包括侵蚀性葡萄胎、绒毛膜癌与胎盘部位滋养细胞肿瘤,属恶性病变。由于胎盘部位滋养细胞肿瘤极为罕见,所以本部分主要介绍前两者。

侵蚀性葡萄胎(invasive mole)是指葡萄胎组织侵入子宫肌层或转移至子宫以外,引起局部组织破坏(图13-2)。侵蚀性葡萄胎继发于良性葡萄胎,多数在葡萄胎清除术后6个月内发生，病理检查可在子宫肌层或转移的组织内见到水泡状物或血块，镜检可见绒毛结构。侵蚀性葡萄胎具有恶性肿瘤行为，但恶性程度不高，多数只造成局部侵犯，远处转移仅4%，预后较好。

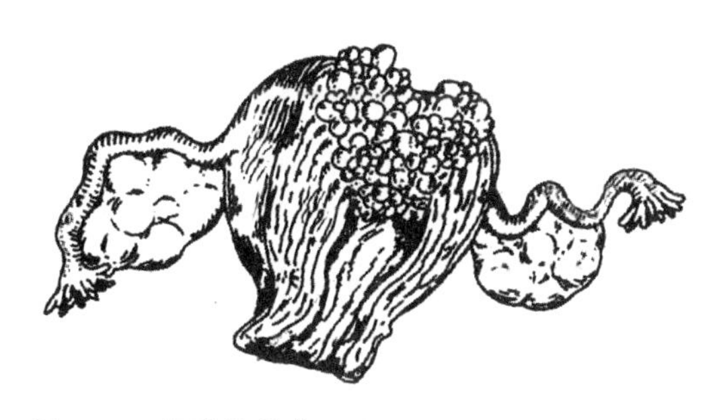

图 13-2 侵蚀性葡萄胎穿孔及双侧卵巢黄素囊肿

绒毛膜癌(choriocarcinoma)简称绒癌，指恶变的滋养细胞失去绒毛或葡萄胎样结构，散在地侵蚀子宫肌层，或转移到其他器官造成破坏。绒癌多发生于育龄妇女，是一种高度恶性的肿瘤，如不进行化疗，死亡率高达90%。其中60%继发于葡萄胎(多在葡萄胎排空后1年以上)，30%继发于流产，10%继发于足月产或异位妊娠。病理可见肿瘤组织侵犯宫壁、突入宫腔或突出于浆膜层，但也有未发现子宫内原发病灶而出现转移者，显微镜下找不到绒毛结构，可见滋养细胞高度增生，明显异型，不形成绒毛或水泡状结构，侵犯子宫肌层和血管，造成出血坏死。

侵蚀性葡萄胎与绒毛膜癌的主要区别如表13-1所示。

表 13-1 侵蚀性葡萄胎与绒毛膜癌的主要区别

鉴别点	侵蚀性葡萄胎	绒毛膜癌
恶性程度	低度恶性	高度恶性
病史	继发于葡萄胎	60%继发于葡萄胎，30%继发于流产，10%继发于足月产或异位妊娠
发病时间	多在葡萄胎清除术后半年内发生	多在葡萄胎清除术后1年以上发生
镜下病理	有绒毛结构	无绒毛结构
脑转移	较少	较多见

【临床表现】

1. 无转移妊娠滋养细胞肿瘤

大多数继发于葡萄胎妊娠。

(1) 阴道不规则流血　葡萄胎排空、流产或足月产后出现持续性或间歇性阴道流血，量多少不定，也可表现为一段时间的正常月经后停经，然后又出现阴道流血。长期出血可导致贫血。

(2) 子宫复旧不全或不均匀增大　葡萄胎清除后4～6周子宫尚未恢复到正常大小，质地软，也可表现为子宫不均匀增大。

(3) 卵巢黄素囊肿　持续存在。

(4) 腹痛　一般无腹痛，当病灶穿破浆膜层时可引起急性腹痛及腹腔内出血症状。若病灶坏死继发感染也可引起腹痛及脓性白带。卵巢黄素囊肿发生扭转或破裂时也可出现急性腹痛。

(5) 假孕症状　由于HCG及雌孕激素的作用,患者表现为乳房增大、乳头及乳晕着色,甚至有初乳样分泌,外阴、阴道及宫颈着色,生殖道质地变软。

2. 转移性妊娠滋养细胞肿瘤

其多为绒毛膜癌,血行播散是主要的转移途径,因此转移发生早且广泛,最常见的转移部位是肺(80%),其次是阴道(30%)、盆腔(20%)、肝(10%)和脑(10%)等。由于破坏血管是滋养细胞的生长特点之一,所以各转移部位症状的共同特点都是局部出血。

(1) 肺转移　可无症状,仅通过X线胸片或肺CT做出诊断。典型表现为咳嗽、咯血、胸痛、呼吸困难,偶可因肺动脉滋养细胞瘤栓形成,造成急性肺梗死,出现肺动脉高压、急性肺功能衰竭及右心衰竭。

(2) 阴道转移　阴道前壁及穹隆呈紫蓝色结节,破溃时引起不规则阴道流血,甚至大出血等。

(3) 脑转移　预后凶险,为致死的主要原因。转移初期多无症状。脑转移的形成可分3个时期:首先为瘤栓期,可出现一过性脑缺血症状如暂时性失语、失明,突然跌倒等。继而发展为脑瘤期,即瘤组织增生侵入脑组织形成脑瘤,表现为头痛、喷射样呕吐、抽搐甚至昏迷。最后进入脑疝期,因脑瘤增大及周围组织出血、水肿,使颅内压升高形成脑疝,压迫生命中枢最终导致死亡。

(4) 其他转移　包括肝、脾、肾、膀胱、胃肠道、骨等,其症状视转移部位而异。

【处理原则】

以化疗为主,手术、放疗为辅的综合治疗。在治疗前要进行正确的临床分期,并根据患者的情况对预后进行评分,以确定患者是低危还是高危,然后制订其适合的治疗方案。

1. 化疗

滋养细胞肿瘤是妇科所有恶性肿瘤中对化疗药物最敏感的疾病。目前常用的一线药物有甲氨蝶呤(MTX)、氟尿嘧啶(5-FU)、更生霉素或国产更生霉素(KSM)、长春新碱(VCR)等,低危患者首选单一药物化疗,高危患者首选联合化疗。

2. 手术治疗

(1) 子宫切除　主要适用于无生育要求的低危且无转移的患者,可进行子宫全切,并结合化疗至HCG恢复正常。

(2) 肺叶切除　适用于多次化疗未吸收的独立肺转移耐药病灶。

3. 放射治疗

应用较少,主要用于肝、脑、肺转移耐药病灶的治疗。

【护理评估】

(一) 健康史

询问患者有无葡萄胎病史,重点收集葡萄胎清宫术后随访资料;了解有无肺、阴道、脑等转移症状的主诉,有无预防性化疗及化疗的时间、药物、剂量、疗程、疗效、用药后的机体反应情况等。

（二）身体评估

(1) 症状　评估患者不规则阴道流血情况、有无转移灶症状(咳嗽、咯血、头痛、呕吐、抽搐、偏瘫、昏迷等)及腹痛情况;评估有无腹腔出血表现,有无感染、贫血及休克等症状。

(2) 体征　通过妇科检查评估阴道、宫颈局部有无紫蓝色结节;子宫复旧情况,子宫大小、质地及有无压痛,双侧附件有无包块、压痛,有无卵巢黄素囊肿等。

（三）辅助检查

(1) 血 HCG 测定:血 HCG 水平是妊娠滋养细胞肿瘤的主要诊断依据。对葡萄胎后滋养细胞肿瘤,凡符合下列标准中任何一项且排除妊娠物残留或再次妊娠即可诊断:①血 HCG 测定 4 次高水平呈平台状态(±10%)并持续 3 周或更长时间,即 1、7、14、21 日;②血 HCG 测定 3 次上升(>10%),并至少持续 2 周或更长时间,即 1、7、14 日。

非葡萄胎后滋养细胞肿瘤的诊断标准:足月产、流产、异位妊娠后血 HCG 多在 4 周左右转阴,若超过 4 周血 HCG 仍持续高值,或一度下降后又上升,除妊娠物残留或再次妊娠外,可诊断为妊娠滋养细胞肿瘤。

(2) 超声检查:是诊断子宫原发病灶最常用的方法。B 型超声检查可见宫壁有局灶性或弥漫性强光点或光团与暗区相间的蜂窝样病灶。

(3) X 线胸片:作为肺转移的常规检查,最初可见肺纹理增粗,很快出现小结节状阴影,典型表现为棉球状、团块状阴影。

(4) CT 和 MRI:CT 可用于诊断肺部较小病灶和脑等部位的转移灶。MRI 主要用于脑、肝和盆腔病灶的诊断。

(5) 组织学检查:侵蚀性葡萄胎与绒毛膜癌的区别在于有无绒毛结构。在子宫肌层内或子宫外转移灶组织中若见到绒毛或退化的绒毛阴影,则诊断为侵蚀性葡萄胎;若仅见成片滋养细胞浸润及坏死出血,未见到绒毛结构,则诊断为绒毛膜癌。若原发灶和转移灶诊断不一致,只要在任一组织切片中见有绒毛结构,均诊断为侵蚀性葡萄胎。

（四）心理社会评估

患者长期阴道不规则流血,一直处于焦虑、紧张状态,疾病确诊后,开始会极力否认自己的病情甚至愤怒,随之感到极度的恐惧。应评估患者及其家属对疾病、医疗费用的反应,能否承受多次化疗及其副反应,是否担心疾病预后不佳或对化疗感到无助与担忧。

【护理诊断/问题】

(1) 恐惧:与担心疾病预后不良及化疗副作用有关。

(2) 潜在并发症:如肺转移、阴道转移、脑转移等。

(3) 活动无耐力:与转移灶症状及化疗副作用有关。

(4) 营养失调:低于机体需要量,与化疗副作用有关。

(5) 感染的危险:与化疗引起的白细胞减少有关。

【护理措施】

（一）一般护理

病房应空气流通、清洁、安静舒适,帮助患者保持外阴清洁,每天用温开水擦洗外阴1～

2次,勤换消毒会阴垫。卧床休息,鼓励患者进高蛋白、高维生素、易消化食物,对不能进食或进食不足者,应遵医嘱静脉补充营养。充足的营养、休息和睡眠是保证治疗效果的前提。

(二) 心理护理

护士应主动与患者交流,鼓励其说出内心恐惧与悲哀,给予理解、同情、关爱。告知患者及其家属有关的化疗药物、副反应及护理措施,介绍妊娠滋养细胞肿瘤是目前化疗效果最好的疾病,以增强患者战胜疾病的信心,鼓励患者积极配合治疗。

(三) 观察病情

严密观察腹痛与阴道流血情况,记录出血量,注意HCG的变化,注意转移灶症状的出现和变化,一旦发现阴道破溃,大量出血时,应密切监测生命体征,及时通知医生并配合处理。

(四) 医护配合

(1) 化疗护理　首选治疗措施。目前常用的一线药物有甲氨蝶呤(MTX)、氟尿嘧啶(5-FU)、更生霉素或国产更生霉素(KSM)、长春新碱(VCR)等,低危患者首选单一药物化疗,高危患者首选联合化疗。详见任务三。

(2) 手术护理　无生育要求、病变在子宫、化疗无效者可切除子宫。做好相应术前准备和手术后护理。

(五) 转移灶的护理

(1) 肺转移:①卧床休息,遵医嘱积极化疗。②呼吸困难者予半卧位并吸氧。③大咯血者取头低侧卧位以保持呼吸道畅通,叩击患者背部,排出积血,防止窒息。

(2) 阴道转移:①密切观察阴道有无破溃出血,避免不必要的阴道检查,以防损伤结节表面黏膜。②病灶破溃出血时,用无菌长纱条填塞阴道压迫止血,纱条须在24～48 h内取出。出血量多时,密切观察生命体征,做好输血、输液准备,配合医生积极抢救。③限制走动。

(3) 脑转移:①严密观察生命体征与病情变化,记录液体出入量,预防各种并发症的发生。②昏迷、偏瘫者按相应的护理常规进行护理。③配合医生实施各项诊疗措施。

【健康教育】

(1) 出院后严密随访,警惕复发。出院后3个月第1次随访,之后每6个月随访1次直至3年,3年后每年随访1次直至5年,5年后可每2年随访1次。随访内容同葡萄胎。

(2) 告知患者随访期间应坚持避孕,应于化疗停止时间超过12个月方可妊娠。

(3) 加强营养,摄入高蛋白、高维生素、易消化食物,足够休息,注意外阴清洁。

任务三　化疗患者的护理

学习目标

1. 熟悉化疗患者的护理措施。
2. 了解化疗患者的护理评估、护理诊断。
3. 能运用所学知识熟练进行健康教育。

通过化学药物治疗(简称化疗)已使许多恶性肿瘤患者的症状得以缓解或基本根治。尤其是妊娠滋养细胞肿瘤,化疗几乎完全替代了手术治疗。鉴于化疗药物对癌细胞和人体正常细胞的选择性差别不大,对应用过程中严重的不良反应,应予以高度重视,加强护理。常见不良反应有骨髓抑制、免疫抑制、消化道黏膜损害、脱发及肝肾损害等。

【护理评估】

(一) 健康史

采集患者的发病时间、治疗方法及效果,目前身体状况。详细询问患者既往用药史,尤其是化疗史及药物过敏史。询问患者有无造血系统、消化系统及肝肾疾病史。

(二) 身体评估

观察患者一般情况,尤其是营养状况,测量生命体征,准确测量并记录体重,检查皮肤、黏膜、淋巴结有无异常,检查心肺功能状况及肝脾是否肿大。询问患者饮食、睡眠情况,大小便是否正常。评估原发肿瘤的症状、体征,有无转移征象,以便给护理活动提供依据。

(三) 辅助检查

血常规检查、尿常规检查、肝肾功能检查、X线胸片及心电图检查等。了解各脏器功能情况,判断能否实施化疗并为化疗做好准备。

(四) 心理社会评估

患者对化疗有恐惧感,因治疗时间长、医疗费用大而产生抑郁或烦躁不安,因严重的副反应及担心疾病预后不佳,而产生焦虑、悲观情绪。

【护理诊断/问题】

(1) 营养失调:低于机体需要量,与恶性肿瘤慢性消耗、化疗副反应有关。

(2) 体液不足:与化疗后引起的恶心、呕吐有关。

(3) 有感染的危险:与化疗导致机体免疫功能降低、抵抗力下降有关。

(4) 自我形象紊乱:与化疗所致的脱发有关。

【护理措施】

(一) 一般护理

(1) 指导进高蛋白、高维生素、易消化的流食或软质饮食,避免油腻、高糖、辛辣刺激食物。鼓励少量多餐。对不能进食或进食不足者,应遵医嘱静脉补充营养或输血。

(2) 注意休息,保证充足睡眠以减少消耗。

(3) 病室内定时通风,保持空气清新,病室及患者用物定期消毒。

(二) 心理护理

与患者建立良好的护患关系,主动与之交谈,鼓励其表达身心感受,从生活各方面提供帮助。解释化疗前各项检查的目的和意义,说明化疗的作用及可能出现的副反应,鼓励克服化疗不良反应,鼓励患者适当的化妆和修饰,维持自尊。列举治疗成功病例,帮助患者树立治疗信心。

（三）观察病情

(1) 密切注意有无凝血功能障碍如牙龈出血、鼻出血、皮下淤斑等，定期检查白细胞计数及血小板计数，及早发现异常。

(2) 注意有无继发感染迹象，观察体温变化。

(3) 观察有无肝肾功能损害的症状和体征，如上腹疼痛、恶心、呕吐、食欲减退、黄疸、尿频、血尿等表现。

(4) 严密观察腹痛、腹泻的情况，尤其大便的次数及性状，正确收集大便标本，避免发生伪膜性肠炎。

(5) 观察患者有无肢体麻木、肌张力降低、偏瘫等神经系统副反应及脱发等现象。

（四）用药护理

(1) 准确测量体重。通常在每个疗程的用药前和疗程过半时各称体重1次，根据体重计算和调整剂量。测量体重的时间应在清晨、空腹时，并排空大小便，酌情减去衣服重量，以保证体重的准确。

(2) 用药前做好“三查七对”工作。化疗药物做到现配现用，常温下不超过1 h，对需避光的药物，使用时要用避光罩或黑布包好。

(3) 注意保护静脉血管，从远端开始有计划地穿刺；用药前，先注入少量生理盐水，确保针头在静脉后再注药，给药完毕需再输入10 mL生理盐水以冲洗静脉。如发现药物外渗应立即停止注射，用生理盐水皮下注射加以稀释，并局部冷敷，以后用金黄散或25%硫酸镁溶液外敷，防止局部疼痛、肿胀、坏死。

(4) 腹腔化疗者应让其经常变动体位，以保证疗效。

(5) 动脉插管者应绝对卧床休息，保持通畅并控制滴速，拔管后用沙袋压迫24～28 h，防止穿刺部位出血。若有渗血应及时更换敷料，出现血肿或大出血应立即对症处理。

（五）药物副反应的护理

1. 消化道反应

一般较骨髓抑制出现的早，最常见的症状是恶心、呕吐，多数在用药后2～3日出现，5～6日达高峰，停药后逐渐好转。一般不影响继续治疗。有些患者会出现腹泻或便秘，消化道溃疡，以口腔溃疡最明显，多数在用药后7～8日出现，停药后可自然消失。各种症状的具体护理如下。

(1) 恶心、呕吐　创造一个良好的进食环境，鼓励患者少食多餐，呕吐明显者遵医嘱给予止吐剂，必要时静脉补液。

(2) 腹痛、腹泻　须密切观察大便次数、性质和量，并及时检查大便常规，并记录24 h液体出入量，注意有无脱水或电解质紊乱，同时遵医嘱给药。

(3) 口腔溃疡　应加强口腔护理，每日晨、晚间用软毛刷刷牙，进食前后用消毒液漱口，给予温凉的软食或流食，避免刺激性食物，溃疡疼痛严重难以进食者可于进食前15 min局部用地卡因溶液涂敷溃疡面以减轻疼痛。

2. 造血功能障碍(骨髓抑制)

造血功能障碍是化疗中最常见且最严重的副反应，主要表现为外周血白细胞、血小板减少，易发生继发感染和出血倾向，可危及生命。

(1) 应采取预防感染的措施，严格无菌操作；每日监测血常规，血白细胞计数低于

$3.0\times10^9/L$ 时提醒医生停药。如血白细胞计数低于 $1.0\times10^9/L$ 者要进行保护性隔离，减少探视，禁止带菌者入室，净化空气。遵医嘱使用抗生素、输入新鲜血液和使用升白细胞药物。

(2) 同时观察患者有无鼻出血、牙龈出血、皮下淤血或阴道活动性出血的倾向，发现异常及时报告医生，以免大出血而发生休克。

3. 脱发

最常见于使用更生霉素者，1 个疗程即可全脱，停药后均可生长。解释脱发的原因，说明化疗停止后头发能再生，消除患者的顾虑。

【健康教育】

(1) 鼓励进食，注意休息，身体允许时可适量到室外散步，以逐步增强抵抗力。

(2) 告诉患者化疗的相关副作用，出现异常时嘱患者及时就诊。

能力检测

A 型选择题(以下每一道题有 A、B、C、D、E 五个备选答案，请从中选择一个最佳答案)

1. 区别侵蚀性葡萄胎与绒毛膜癌的诊断要点是(　　)。

A. 前者病程较短　B. 后者无绒毛结构　C. 前者发病年龄轻
D. 后者病情严重　E. 后者有转移病灶

2. 下列哪项不符合葡萄胎患者的临床表现？(　　)

A. 停经后出现不规则的阴道流血　B. 子宫大于妊娠周数
C. 无胎动胎心　D. 早孕反应较轻
E. 卵巢黄素囊肿

3. 患者，女，29 岁，葡萄胎清宫术后出院，嘱其随访内容中下列哪项不正确？(　　)

A. 定期测 HCG　B. 有无咳嗽、咯血和阴道流血
C. X 线胸片检查　D. 妇科检查
E. 避孕宜用宫内节育器

(4～6 题共用题干)

患者，女，28 岁，因葡萄胎阴道大出血，急诊收治。患者脸色苍白、脉搏细速 116 次/分，血压 88/40 mmHg。

4. 值班护士首先采取的措施是(　　)。

A. 电话通知值班医生　B. 填写新病历卡　C. 清宫术和输血准备
D. 安慰陪伴患者　E. 通知家属签署清宫术同意书

5. 护士将清宫术取出的水泡(　　)。

A. 让家属辨认　B. 交家属保管　C. 交卫生员丢弃
D. 送病理检查　E. 交医生处理

6. 第 2 天，护士向患者解释因清宫术时出血较多不能一次吸干净，因此(　　)。

A. 一周后还需第 2 次清宫术　B. 今天需要做第 2 次清宫术
C. 考虑做全子宫切除术　D. 今天开始加强化疗
E. 考虑改用大剂量放疗

(7~8题共用题干)

患者,女,1年前患葡萄胎,随访期间发现肺部转移,考虑为绒毛膜癌。

7. 再次收治入院,治疗原则是(　　)。

A. 切除肺部转移灶　B. 全子宫切除　C. 化疗为主,手术为辅

D. 预防性化疗　E. 清宫后化疗

8. 护士提醒患者用药前特别注意(　　)。

A. 保护肝功能　B. 保持大便通畅　C. 准确测量体重

D. 保证10 h睡眠　E. 观察尿量不能太多

(9~11题共用题干)

患者,女,29岁。因停经3个月出现阴道流血就诊,妇科检查:宫颈口闭,子宫4个月妊娠大,质软,尿妊娠试验阳性,考虑为葡萄胎。

9. 葡萄胎确诊后首选处理方法是(　　)。

A. 止血　B. 清宫　C. 放疗　D. 化疗　E. 抗生素控制感染

10. 葡萄胎清除后,应对患者随访的时间为(　　)。

A. 1年　B. 2年　C. 3年　D. 4年　E. 5年

11. 葡萄胎随访最重要的内容是(　　)。

A. B型超声检查　B. X线胸片检查　C. 血、尿HCG含量测定

D. 血常规检查　E. 盆腔检查

12. 葡萄胎清除术后,指导患者采取适宜避孕措施为(　　)。

A. 宫内节育器　B. 口服紧急避孕药　C. 安全期避孕

D. 药物避孕　E. 阴茎套

参考答案

1~5　BDECD　6~10　ACCBB　11~12　CE

(刘　丹)

项目十四

生殖内分泌疾病患者的护理

任务一　功能失调性子宫出血

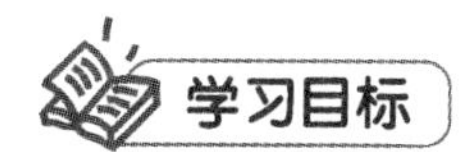

1. 掌握功能失调性子宫出血的定义、分类、临床表现及护理措施。
2. 熟悉功能失调性子宫出血的治疗原则。
3. 了解功能失调性子宫出血的常用诊断方法。
4. 运用所学知识对功能失调性子宫出血患者进行健康教育。

案例引导

患者，女，46岁。近5个月以来出现月经不规律，月经周期时长时短，月经量增多，伴血块，持续约10余日。既往月经正常。宫腔镜检查：子宫内膜增厚。妇科检查：外阴阴道正常，宫颈光滑，子宫前位、大小正常、活动好、无压痛，双附件未发现异常。初步诊断：功能失调性子宫出血。

问题：为明确诊断应进行什么辅助检查？结合病例请提出护理问题和护理措施。

功能失调性子宫出血（dysfunctional uterine bleeding，DUB）简称功血，是由于调节生殖的神经内分泌机制失常引起的异常子宫出血，全身及内外生殖器官无明显器质性病变存在。其常表现为月经周期长短不一、月经期延长、月经量过多或不规则阴道流血。功血根据有无排卵分为无排卵性功血和排卵性功血两类，约85%属于无排卵性功血。功血可发生于月经初潮至绝经期的任何年龄，多数发生于青春期、绝经过渡期，少数发生于生育期。

【病因与病理生理】

（一）无排卵性功血

无排卵性功血好发于青春期和绝经过渡期妇女，也可发生于生育期妇女。

1. 青春期

青春期下丘脑-腺垂体-卵巢轴激素间反馈调节尚未成熟，正常排卵功能的建立需经过一段时间,此期如果受到机体内外因素(如过度劳累、精神过度紧张、恐惧、忧伤、环境、气候骤变等应激刺激或肥胖等)、遗传因素的影响,均可引起功血。

2. 绝经过渡期

绝经过渡期妇女由于卵巢功能衰退,卵泡对促性腺激素敏感性降低,或下丘脑-腺垂体对性激素正反馈调节的反应性降低,卵泡在发育过程中因退行性变而不能排卵。

3. 生育期

可因某种刺激,如劳累、紧张、流产、手术或疾病等引起短暂的无排卵。亦可因肥胖、多囊卵巢综合征、高催乳素血症等引起持续无排卵。

(二) 排卵性功血

多发于生育期妇女,卵巢虽有排卵功能,但黄体功能异常,可分为黄体功能不足和子宫内膜不规则脱落两种类型。

1. 黄体功能不足

由于神经内分泌调节功能紊乱,导致卵泡期 FSH 缺乏,卵泡发育缓慢,雌激素分泌减少,LH 峰值不高,从而使黄体发育不全,孕激素分泌减少,子宫内膜分泌反应不足。

2. 子宫内膜不规则脱落

卵巢有排卵,黄体发育良好,但萎缩过程延长。

【病理改变】

(一) 无排卵性功血

子宫内膜只受雌激素持续作用,可表现出不同程度的增生性变化,少数呈萎缩性改变。

1. 子宫内膜增生症

(1) 单纯型增生:腺囊性增生过长。镜下特点为腺体数目增多,腺腔囊性扩大,大小不一,因如瑞士干酪样外观,故又称瑞士干酪样增生。其发展为子宫内膜癌的风险约为1%。

(2) 复杂型增生:腺瘤性增生过长。腺体增生拥挤且结构复杂,出现背靠背,致使间质明显减少,细胞核大、深染,有核分裂。发展为子宫内膜癌的风险约为3%。

(3) 不典型增生:癌前病变,约1/3可发展为子宫内膜癌。腺上皮出现异型性改变。此类改变已不属于功血的范畴。

2. 增生期子宫内膜

子宫内膜所见与正常月经周期中的增生期内膜无区别,只是在月经周期后半期甚至月经期,仍表现为增生期形态。

3. 萎缩型子宫内膜

子宫内膜萎缩菲薄,腺体小而少,腺管狭而直,间质少而致密。

(二) 排卵性功血

1. 黄体功能不足

子宫内膜的形态表现为腺体分泌不足,间质水肿不明显,也可有腺体与间质不同步发育。

2. 子宫内膜不规则脱落

于月经周期第5~6日仍见分泌反应的子宫内膜。子宫内膜常为混合型,即分泌期内膜和增生期内膜共存。

【临床表现】

1. 症状

(1) 无排卵性功血:常见症状是子宫不规则出血,特点是月经周期紊乱,经期长短不一,出血量时多时少,甚至大量出血,持续2～3周甚至更长时间,不易自止。有些患者先有数周或数月停经,然后出现阴道流血;少数也可表现为类似正常月经的周期性出血。出血期间不伴下腹疼痛或其他不适,出血多或时间长者常继发贫血。

(2) 排卵性功血:①黄体功能不足,表现为月经周期缩短,月经频发。有时月经周期虽在正常范围内,但是卵泡期延长,黄体期缩短,故可有不孕或妊娠早期流产;②子宫内膜不规则脱落,表现为月经周期正常,但经期延长,长达9～10日,且出血量多,后几天常表现为少量淋漓不断出血。

2. 体征

出血时间长者呈贫血貌。妇科检查子宫与附件无异常。

【处理原则】

功血的治疗原则是止血、调整月经周期、促进排卵、改善全身情况。功血患者因出血或伴有贫血,需加强营养,纠正贫血,保证足够休息。出血时间长时给予抗生素预防感染。

(一) 无排卵性功血

青春期与生育期患者的治疗原则为止血、调整月经周期、促进排卵;绝经过渡期患者的治疗原则为止血、调整月经周期、减少出血量,防止子宫内膜癌变。

1. 支持治疗

加强营养,改善全身状况。

2. 药物治疗

(1) 止血:常用的内分泌药物有雌激素、孕激素、雄激素,可辅以纤溶药及其他止血药,如卡巴克络(安络血)、酚磺乙胺(止血敏)等。出血量多、严重贫血的青春期患者应用单一大剂量雌激素止血,多用结合雌激素、己烯雌酚;出血量不多、轻度贫血的青春期及生育期患者应用口服避孕药有效,连续3～6个周期。

(2) 调整月经周期:止血后继续使用性激素控制月经量并形成周期,使无流血期维持于20日左右,恢复正常月经的内分泌调节,是有效治疗功血的重要过渡措施。常用方法有雌、孕激素序贯疗法与雌激素和孕激素联合法。一般连续用药3个周期。

(3) 促进排卵:适用于青春期功血患者和生育期功血患者(尤其是不孕患者)。常用的药物有氯米芬(又名克罗米芬)、人绒毛膜促性腺激素(HCG)、人绝经期促性腺激素(HMG)和促性腺激素释放激素激动剂(GnRHa)。

3. 手术治疗

(1) 刮宫术:最常用,既能明确诊断,又能迅速止血。适用于急性大出血或存在子宫内膜癌高危因素的功血患者。绝经过渡期功血患者激素治疗前宜常规刮宫,最好在宫腔镜下行分段诊断性刮宫,以排除宫腔内细微器质性病变。刮宫时间:出血多应立即进行,出血少可先服用3日抗生素后进行。

(2) 子宫内膜去除术:激素治疗无效或复发者、年龄超过40岁的顽固性功血患者或对子宫切除有禁忌证者,可行子宫内膜去除术。

(3) 子宫切除术:很少用于治疗功血,适用于年龄超过40岁;子宫内膜病理诊断为不典型增生;或合并子宫肌瘤、子宫腺肌症及严重贫血者。

(二) 排卵性功血

1. 黄体功能不足

治疗原则为促进卵泡发育及排卵、刺激黄体功能及黄体功能替代。常用药物有氯米芬、HCG和黄体酮。

2. 子宫内膜不规则脱落

治疗原则为调节下丘脑-腺垂体-卵巢轴的反馈功能,使黄体及时萎缩,内膜按时完整脱落。常用药物有孕激素和HCG。

【护理评估】

(一) 健康史

询问患者年龄、月经史、婚育史、避孕措施、既往史、慢性疾病史(肝病、血液病、高血压、代谢性疾病等),了解患者发病前有无精神紧张、情绪变化、过度劳累及环境变化等诱因,有无贫血和感染,询问诊治经历等。

(二) 身体评估

(1) 症状　评估月经周期是否规律、月经期长短、月经量多少等,了解经前有无情绪紧张、乳房胀痛、下腹部胀痛以及白带增多等。

(2) 体征　评估精神和营养状态,是否贫血,了解乳房发育情况。盆腔检查一般无异常。

知识链接

正常子宫出血与异常子宫出血

正常子宫出血即正常月经,其月经周期、月经期、月经量均在正常范围,且月经周期、月经期恒定且规律。

异常子宫出血是一个总称,为月经周期、月经期、月经量的异常,包括以下几点。①月经周期改变:频发,少于21日;稀发,超过35日但少于6个月。②月经期改变:延长,超过7日;缩短,少于3日。③月经量改变:过多,超过80 mL;过少,少于30 mL。④不规则:月经周期、月经期、月经量均异常。⑤经间出血:2次正常月经之间的子宫出血,有排卵期出血、围排卵期出血和黄体期出血。

(三) 辅助检查

(1) 诊断性刮宫:可以止血和排除子宫内膜病变,是已婚妇女的首选方法。无排卵性功血和黄体功能不足于月经前3~7日或月经来潮6 h内刮宫,以确定排卵或黄体功能。子宫内膜不规则脱落应在月经周期第5~6日进行,镜下见增殖期、分泌期内膜共存。不规则流血者可随时进行刮宫。诊刮时应注意宫腔大小、形态、宫壁是否光滑,刮出物送病理检查。

(2) 宫腔镜检查:直接观察子宫内膜是否光滑,有无组织隆起及充血。于宫腔镜直视下选择可疑病变区活检,提高诊断率。

(3) 基础体温测定:用于测定排卵的简易可行方法。无排卵性功血基础体温无上升改变而呈单相型(图 14-1),提示无排卵。排卵性功血基础体温呈双相型,黄体功能不足者排卵后体温上升缓慢,上升幅度偏低,升高时间维持 9～10 日即下降(图 14-2);若黄体萎缩不全致子宫内膜脱落不全,则基础体温呈双相型,但下降缓慢(图 14-3)。

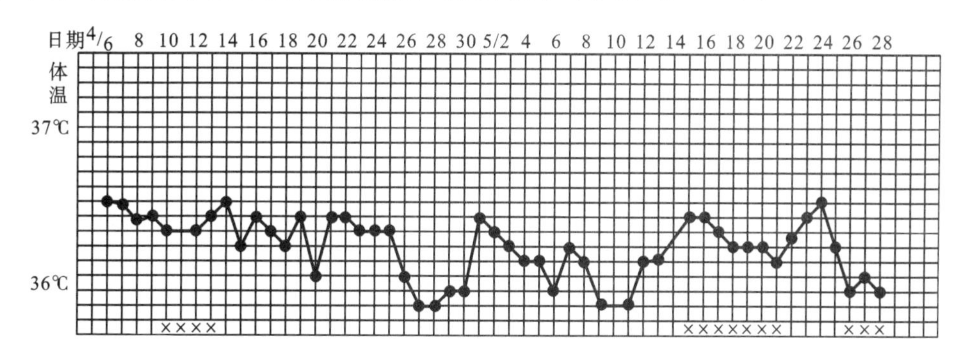

图 14-1 基础体温单相型(无排卵性功血)

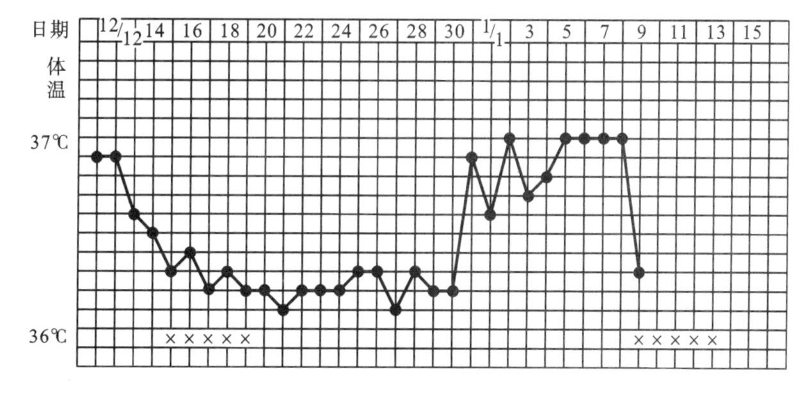

图 14-2 基础体温双相型(黄体期短)

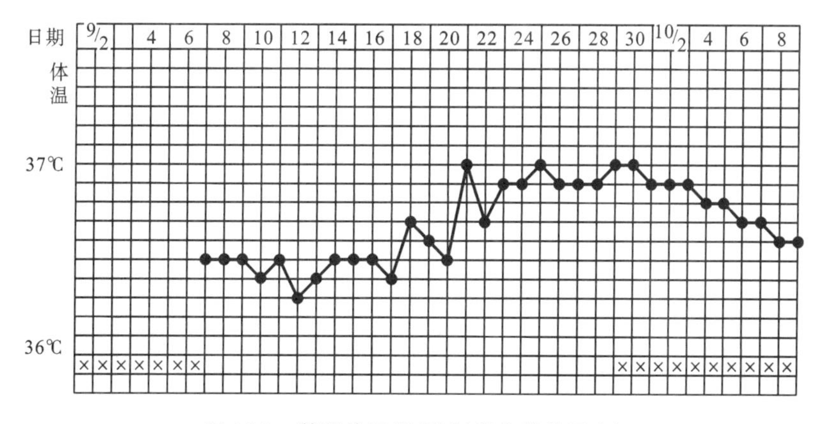

图 14-3 基础体温双相型(黄体萎缩不全)

(4) 宫颈黏液检查:了解卵巢功能。月经前出现羊齿植物叶状结晶,提示无排卵。

(5) 阴道脱落细胞涂片检查:判断雌激素影响程度。一般表现为中、高度雌激素影响。

(6) 激素测定:测雌激素、孕激素、FSH、LH 等了解卵巢与垂体功能。

(四) 心理社会评估

青春期患者因对疾病认识不够或害羞未及时就诊而延误病情,生育期患者因流产、不孕造成心理负担,因病程延长、并发感染或止血效果不佳,产生恐惧和焦虑感。观察和询问患者的压力和顾虑,了解对疾病的恐惧,评估焦虑程度。

【护理诊断/问题】

(1) 有感染的危险:与子宫不规则出血、出血量多导致严重贫血,机体抵抗力下降有关。

(2) 焦虑:与反复不规则出血、担心预后及影响生育有关。

(3) 疲乏:与子宫异常出血导致的继发性贫血有关。

【护理措施】

(一) 一般护理

患者体质较差,应加强营养,加强锻炼,改善全身情况,及时补充铁剂、维生素 C 和蛋白质。指导进食含铁较多的食物,如猪肝、蛋黄、胡萝卜、红枣、葡萄干等。出血较多者应卧床休息,避免过度劳累。

(二) 心理护理

解释病情及提供相关信息,帮助患者纠正错误认识,解除思想顾虑。青春期患者通过讲解月经知识,消除其害羞心理,主动配合治疗;生育期患者应减轻其担心孕育的忧虑,增强治疗信心;绝经过渡期患者最重要的是明确诊断,排除恶性肿瘤,积极治疗。告知患者功血的发生与精神心理因素密切相关,患者应放松心态,鼓励患者表达内心感受,耐心倾听患者的诉说,也可指导患者通过看电视、听音乐、看书等方式分散注意力,缓解紧张、焦虑情绪,平和对待疾病,有利于治疗。

(三) 病情观察

观察并记录生命体征、液体出入量,嘱患者保留会阴垫或卫生巾,以便准确估计出血量。贫血严重者,遵医嘱做好配血、输血、止血准备。

(四) 正确应用性激素

(1) 按时、按量服用性激素,不得随意停服和漏服。

(2) 药物减量必须按规定在止血后才能开始,每 3 日减量 1 次,每次减量不得超过原剂量的 1/3,直至维持量。

(3) 坚持服完维持量,以完成 1 个疗程的用药。

(4) 指导患者在治疗期间出现不规则阴道流血,应及时就诊。

(五) 预防感染

严密观察与感染有关的征象,如体温、脉搏、子宫压痛等并检测血白细胞计数和分类,同时做好会阴护理,保持局部清洁。若有感染征象,应及时与医生联系,遵医嘱进行抗生素治疗。

【健康教育】

(1) 青春期及绝经过渡期妇女分别处于生殖功能发育和衰退的过渡时期，此时期情绪容易不稳定，应保持身心健康，注意增加营养，有贫血者应补充铁剂，注意锻炼。

(2) 嘱患者严格遵医嘱、按疗程、按时、按量服药，不随意停药、减药。

(3) 保持会阴清洁，月经期勤洗、勤换内裤，禁止盆浴与性生活，避免剧烈活动等。

(4) 教会患者自我放松技巧，如听音乐、看电视、看书、运动、交朋友等。

任务二 闭　经

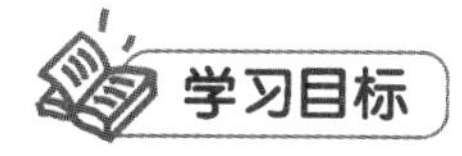

1. 熟悉闭经的概念、病因及分类、护理措施。
2. 了解闭经的性激素诊断试验、治疗原则。
3. 能运用所学知识，对闭经患者进行健康教育。

案例引导

患者，女，19岁，大学一年级学生。月经不规则2年，闭经8个月就诊。初潮12岁，经期5日，周期28日，既往月经正常。2年前出现月经紊乱，周期2～3个月，月经量减少，近1年需服药后才有月经来潮，并渐加重。现停药8个月月经未来潮，精神、学习压力大，食欲、睡眠差，情绪不稳定。妇科及B型超声检查未发现子宫、附件异常。

问题：患者闭经最可能的原因是什么？应怎样进行护理与健康教育？

闭经(amenorrhea)是妇科疾病中的常见症状，表现为无月经或月经停止。根据既往有无月经来潮将闭经分为原发性闭经和继发性闭经两类。原发性闭经指年龄超过15岁，第二性征已发育，月经还未来潮，或年龄超过13岁，第二性征尚未发育，且无月经来潮者。继发性闭经指以往曾建立正常月经，后因某种病理性原因使月经停止6个月，或按自身原来月经周期计算停经3个周期以上者。根据其发生原因，闭经又可分为生理性和病理性两大类，青春期前、妊娠期、哺乳期及绝经后的月经不来潮均属生理现象，本节不予讨论。

【病因及分类】

(一) 原发性闭经

较为少见，多数由于遗传学原因或先天发育缺陷引起。如米勒管发育不全综合征、特纳综合征、对抗性卵巢综合征、雄激素不敏感综合征等。

(二) 继发性闭经

发生率明显高于原发性闭经，约占闭经总数的95%。正常月经周期的建立有赖于下丘脑-腺垂体-卵巢轴的神经内分泌调节、子宫内膜对性激素的周期性反应及生殖道的通畅，其中任何一个环节出现障碍均可导致闭经。按病变部位继发性闭经可分为下丘脑性闭经、垂体性闭经、卵巢性闭经、子宫性闭经、下生殖道性闭经等。以下丘脑性闭经最常见,其次为垂体性闭经、卵巢性闭经及子宫性闭经。

1. 下丘脑性闭经

下丘脑性闭经是最常见的一类闭经,以功能性原因为主。

(1) 精神因素:突然或长期的精神压抑、紧张、忧虑、环境改变、过度劳累、情感变化、寒冷等均可能引起神经内分泌障碍,抑制垂体分泌促性腺激素,致排卵功能障碍,导致闭经。

(2) 体重下降和神经性厌食:中枢神经对体重急剧下降极为敏感。严重的神经性厌食通常在内在情感的剧烈矛盾或为保持体形而强迫节食时发生,当体重下降到正常体重的85%以下时,即可出现闭经。特征性的表现为精神性厌食、严重消瘦和闭经。持续进行性消瘦还可使GnRH降至青春期前水平,促性腺激素和雌激素水平降低。

(3) 运动性闭经:长期剧烈运动或芭蕾舞、现代舞等训练易致闭经。初潮发生和月经的维持有赖于一定比例(17%~20%)的机体脂肪,若肌肉与脂肪比值增加或总体脂肪减少,可使月经异常。运动剧增后GnRH释放受到抑制也可引起闭经。

(4) 药物性闭经:长期应用甾体类避孕药、吩噻嗪及其衍生物(如奋乃静、氯丙嗪等)、利血平等,可引起继发性闭经,其机制是由于药物抑制下丘脑分泌GnRH或通过抑制下丘脑多巴胺使垂体分泌催乳素增加。药物性闭经通常是可逆的,一般在停药后3~6个月可自然恢复月经。

(5) 颅咽管瘤:较为罕见。发生于蝶鞍上的垂体柄,瘤体增大压迫下丘脑和垂体柄,可引起闭经、生殖器官萎缩、肥胖、颅压增高、视力障碍等症状,称为肥胖生殖无能营养不良症。

2. 垂体性闭经

主要病变在垂体。腺垂体器质性病变或功能失调可影响促性腺激素的分泌,继而影响卵巢功能导致闭经,如希恩综合征、垂体肿瘤、空蝶鞍综合征等。

3. 卵巢性闭经

闭经的原因在卵巢。卵巢性激素水平低落,子宫内膜不能发生周期性变化而导致闭经。如卵巢早衰、卵巢切除或组织被破坏、卵巢功能性肿瘤和多囊卵巢综合征等。

4. 子宫性闭经

闭经的原因在子宫。月经的调节功能正常,子宫内膜受到破坏或对卵巢激素不能产生正常的反应,从而引起闭经。如Asherman综合征(子宫腔粘连综合征)、子宫内膜炎、子宫切除后或子宫腔内放射治疗后等。

5. 下生殖道性闭经

下生殖道性闭经是指患者青春期后每月有周期性的内分泌变化,子宫内膜有周期性脱落出血,因下生殖道先天性发育异常造成经血排出受阻,经血潴留在阴道内或宫腔内。例如:处女膜闭锁,阴道横膈、阴道或宫颈管闭锁等。

6. 其他因素或内分泌功能异常

全身慢性消耗性疾病(如贫血、肝炎、结核、营养不良等)及肾上腺、甲状腺、胰腺等功能异常也可引起闭经。内分泌疾病常见的有甲状腺功能减退或亢进、肾上腺皮质功能亢进、糖尿病等。

【临床表现】

1. 症状

年满16岁仍无月经来潮；以往曾建立正常月经，但以后月经停止6个月以上。

闭经-溢乳综合征有泌乳症状，多囊卵巢综合征有多毛、肥胖等表现。

2. 体征

(1) 全身检查：注意精神状态、发育、营养、智力情况、身高、体重、毛发分布、乳房发育、有无乳汁分泌等。

(2) 妇科检查：注意内、外生殖器的发育，如外阴发育、阴毛分布、生殖道是否通畅及子宫与卵巢有无畸形、缺如或炎症等。

【处理原则】

纠正全身健康状况，进行心理和病因治疗，下丘脑-腺垂体-卵巢轴功能紊乱者，可用性激素替代治疗。

1. 全身治疗

全身治疗包括积极治疗全身性疾病，增强体质，供给足够营养，保持标准体重；运动性闭经者应适当减少运动量；精神因素所致闭经者，应进行耐心的心理治疗，消除精神紧张和焦虑的情绪。

2. 病因治疗

多采用手术治疗，针对不同疾病实施相应手术。例如，Asherman综合征可行宫腔镜下分离后放置节育器；处女膜闭锁、阴道横膈可行手术切开或成形术，使经血畅流；卵巢或垂体肿瘤者应根据具体情况制订不同手术方案。结核性子宫内膜炎者应积极进行抗结核治疗。

3. 性激素替代法

常用雌激素替代法、雌激素和孕激素序贯疗法与雌激素和孕激素联合法。

4. 诱发排卵

下丘脑、垂体性闭经而卵巢功能正常且要求生育者。

【护理评估】

(一) 健康史

询问患者生长发育情况，了解有无先天性缺陷或某些疾病。主要了解有无全身性疾病及闭经诱因，如精神因素、环境改变、体重增减、剧烈运动及用药影响等。详细询问第二性征发育情况、月经史(包括初潮年龄、月经周期、月经期、月经量、有无痛经等)，了解闭经前月经情况。已婚妇女应询问生育史、产后大出血史、严重产褥感染史、DIC及其他引起垂体缺血或损伤的因素，包括放射及手术因素。

(二) 身体评估

(1) 症状　评估闭经时间、伴随症状。

(2) 体征　评估患者精神状态、营养、发育、身高、体重、躯干和四肢的比例，观察有无多毛、第二性征发育情况、乳房有无乳汁分泌。妇科检查注意内、外生殖器官的发育及有无缺陷、畸形和肿瘤等。

（三）辅助检查

1. 子宫功能检查

主要了解子宫、子宫内膜状态及功能。

(1) 宫腔镜检查：镜下直视宫腔及子宫内膜有无宫腔粘连、结核病变等，常规取材送病理检查。

(2) 诊断性刮宫：适用于已婚妇女。了解宫腔深度和宽度，宫颈管或宫腔有无粘连。刮取子宫内膜行病理检查，了解子宫内膜对卵巢激素的反应，有助于子宫内膜结核的诊断。

(3) 子宫输卵管碘油造影：了解宫腔形态、大小及输卵管情况，诊断生殖系统发育情况、有无畸形、结核及宫腔粘连等病变。

(4) 药物撤退试验：常用孕激素试验与雌、孕激素序贯试验。

① 孕激素试验：用以评估内源性雌激素水平。黄体酮注射液，每日肌内注射 20 mg，连续 5 日；或口服甲羟孕酮，每日 10 mg，连用 8～10 日。若停药后出现撤药性出血（阳性反应），提示子宫内膜已受雌激素影响，但无排卵；若孕激素试验无撤药性出血（阴性反应），说明患者体内雌激素水平低下，对孕激素无反应，应进一步做雌激素和孕激素序贯试验。

② 雌、孕激素序贯试验（雌激素试验）：以雌激素刺激子宫内膜增生，停药后出现撤退性出血，从而了解子宫和下生殖道情况。服用雌激素 20 日，最后 5 日加用孕激素，若停药后 3～7 日发生撤药性出血为阳性，提示子宫内膜功能正常，对甾体类激素有反应，闭经是由于患者体内雌激素水平低落所致，应进一步寻找原因。若无撤药性出血为阴性，可重复试验一次，若两次试验均为阴性，提示子宫内膜有缺陷或被破坏，可诊断为子宫性闭经。

2. 卵巢功能检查

(1) 基础体温测定：基础体温在正常月经周期中呈双相型，即月经周期后半期的基础体温较前半期高 0.3～0.5 ℃，提示卵巢功能正常，有排卵或黄体形成。

(2) 阴道脱落细胞检查：涂片有正常周期性变化，提示闭经原因在子宫。涂片中见中、底层细胞，表层细胞少或无，无周期性变化，若 FSH 升高，提示病变位于卵巢。涂片表现不同程度的雌激素低落，或持续轻度影响，若 FSH、LH 均低，提示垂体或以上中枢功能低下引起的闭经。

(3) 宫颈黏液检查：羊齿状结晶越明显、越粗，说明雌激素作用越显著。若涂片见成排的椭圆体，提示在雌激素作用的基础上已受孕激素的影响。

(4) 血甾体激素测定：进行雌二醇、黄体酮及睾酮的放射免疫测定。若雌激素、孕激素浓度较低，提示卵巢功能低下；若睾酮浓度高，提示有多囊卵巢综合征、卵巢男性化肿瘤或睾丸女性化等疾病的可能。

(5) B 型超声监测：自月经周期第 10 日起，用 B 型超声动态监测卵泡发育及排卵情况。卵泡直径达 18～20 mm 时为成熟卵泡，约在 72 h 内排卵。

(6) 卵巢兴奋试验：卵巢兴奋试验又称尿促性素（HMG）刺激试验。用 HMG 连续肌内注射 4 日，了解卵巢是否分泌雌激素。若卵巢对 HMG 无反应，提示病变在卵巢；若卵巢有反应，则病变在垂体或垂体以上。

3. 垂体功能检查

雌激素和孕激素序贯试验阳性提示患者体内雌激素水平低落，为确定病因在卵巢、垂体或下丘脑，需做以下检查。

(1) 垂体兴奋试验:又称 GnRH 刺激试验。静脉注射 LHRH 15～60 min 后,LH 值较注射前高 2～4 倍,说明垂体功能正常,病变在下丘脑;若经多次重复试验,LH 值仍无升高或增高不显著,提示引起闭经的病变在垂体。

(2) 血 PRL、FSH、LH 放射免疫测定:PRL>25 μg/L 时,称高催乳激素血症,PRL 值升高时应进一步做头颅 X 线摄片或 CT 检查,以排除垂体肿瘤;FSH>40 U/L 提示卵巢功能衰竭;LH>25 U/L 高度怀疑多囊卵巢综合征;FSH、LH 值均低于 5 U/L,提示垂体功能减退,病变可能在垂体或下丘脑。

4. 影像学检查

疑有垂体肿瘤时应做蝶鞍 X 线摄片,阴性时需再做 CT 或 MRI 检查。疑有子宫畸形、多囊卵巢综合征、肾上腺皮质增生或肿瘤时可做 B 型超声检查。

5. 其他检查

其他检查包括染色体检查、甲状腺功能检查、肾上腺功能检查等。

(四) 心理社会评估

患者因闭经而感到苦恼,非常担心自己的健康、性生活、生育能力等。如果病程长、治疗效果不明显,患者及家属会产生很大的心理压力,情绪低落,对自己、治疗和护理丧失信心,从而加重病情。

【护理诊断/问题】

(1) 自尊丧失:与长期闭经及治疗效果不明显,对自我能力的评价和感觉消极有关。

(2) 焦虑:与担心疾病对健康、性生活、生育产生影响有关。

(3) 功能障碍性悲哀:与担心丧失女性形象有关。

【护理措施】

(一) 一般护理

鼓励患者加强锻炼,供给足够的营养,增强体质。

(二) 心理护理

(1) 告诉患者精神心理因素可导致甚至加重闭经,影响治疗,应保持平和心态。通过护理与患者建立良好的护患关系,鼓励其表达自己的真实情感,对健康、治疗和预后提出问题,回答相关诊疗信息,澄清错误认识,缓解压力。

(2) 鼓励患者与同伴、亲人交往,参与力所能及的社会活动,消除自我否定心理,保持心情舒畅,正确对待疾病,放松身心,有利于治疗。

(三) 医护配合

1. 指导合理用药

说明性激素的作用、副反应、剂量、用药方法、用药时间等。

2. 协助检查

向患者解释各项检查的做法与目的,促其配合。

3. 手术护理

手术者做好术前准备与术后护理。

【健康教育】

(1) 鼓励及时就诊,因闭经时间长导致子宫萎缩严重,故治疗效果差。

(2) 防止肥胖和消瘦;避免长期精神紧张或忧虑、过度运动与劳累。

(3) 注意经期卫生,经期应避免寒冷刺激(如冒雨、涉水、水田劳动、冷水淋浴等)和食冷饮,两者易引起经血凝滞而闭经。

任务三 痛 经

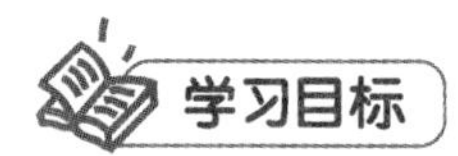

1. 熟悉原发性痛经的临床表现、治疗原则及护理措施。
2. 了解痛经的病因。
3. 能运用所学知识对痛经患者进行健康教育。

在行经前后或月经期出现下腹疼痛、坠胀、腰酸或合并头痛、乏力、头晕、恶心等其他不适,影响生活和工作质量者称为痛经(dysmenorrhea)。痛经分为原发性痛经和继发性痛经两类,前者指生殖器官无器质性病变的痛经,后者指由于盆腔器质性疾病(如子宫内膜异位症、盆腔炎或宫颈狭窄等)引起的痛经。本部分只叙述原发性痛经。

【病因】

原发性痛经多见于青少年期,与月经时子宫内膜释放前列腺素(prostaglandin,PG)增多有关。痛经患者子宫内膜和月经血中PG含量,尤其是PGF_{2a}和PGE_2含量较正常妇女明显升高,前列腺素可引起子宫平滑肌强烈收缩,甚至痉挛性收缩而出现痛经。另外,痛经也与子宫平滑肌不协调收缩,造成子宫供血不足,导致厌氧代谢物储积,刺激疼痛神经元有关。原发性痛经还与精神因素、神经因素、内分泌因素、遗传因素、免疫因素等有关。无排卵的增生期子宫内膜因无孕酮刺激,所含前列腺素浓度很低,通常不发生痛经。

【临床表现】

(1) 症状 月经期下腹痛是原发性痛经的主要症状,青春期多见。多在初潮后1～2年发病,疼痛多自月经来潮后开始,最早出现在经前12 h。行经第1日疼痛最剧烈,持续2～3日缓解。疼痛部位多数位于下腹正中,可放射至腰骶部、外阴与肛门,少数患者疼痛可放射至大腿内侧。疼痛的性质以胀坠痛为主,重者呈痉挛性。伴有恶心、呕吐、腹泻、头晕、乏力等症状,严重时可有面色发白、四肢厥冷、出冷汗等症状。

(2) 体征 妇科检查无异常发现,偶有触及子宫呈过度前倾前屈位或后倾后屈位。

【处理原则】

以对症治疗为主。疼痛不能忍受时使用镇痛、镇静、口服避孕药等治疗。青春期痛经临床多用前列腺素合成酶抑制剂,如布洛芬、酮洛芬、甲氯芬那酸。有避孕要求的妇女可使用口服避孕药,通过抑制排卵来减少月经血前列腺素含量进而减轻疼痛。

【护理评估】

(一) 健康史

了解患者的年龄、月经史、婚育史、家族史,询问与诱发痛经相关的因素,是否服用止痛药缓解疼痛。

(二) 身体评估

(1) 症状　评估下腹疼痛发生的时间、部位、性质及程度,有无伴随症状。

(2) 体征　妇科检查无阳性体征(月经期无特殊需要,一般不行妇科检查)。

(三) 辅助检查

为排除盆腔病变,进行B型超声检查、腹腔镜检查、子宫输卵管碘油造影、宫腔镜检查等。

(四) 心理社会评估

痛经反复易引起小腹胀痛或腰酸感觉,使患者有意识或无意识地怨恨自己的性别,认为来月经是“倒霉”或“痛苦”的事情,个别患者甚至会出现神经质的表现。观察患者神经、精神方面的表现,注意神经质患者的性格特点。

【护理诊断/问题】

(1) 疼痛:与月经期子宫痉挛性收缩有关。

(2) 恐惧:与长期痛经造成的精神紧张有关。

【护理措施】

(一) 心理护理

应特别重视精神心理的治疗与护理。关心并理解患者的不适和恐惧心理,告知痛经的知识及缓解疼痛的方法,耐心解释月经期出现小腹坠胀和腰酸等轻度不适属生理现象,不影响生育,多数妇女生育后症状可缓解或消失。从而消除紧张情绪,使身体和心情放松,缓解痛经。

(二) 症状护理

指导缓解腹痛的方法,例如,腹部局部热敷和进食热的饮料(如热咖啡或热茶);指导自我放松技巧,增强自我控制能力,转移注意力,缓解痛经。

(三) 医护配合

遵医嘱给予前列腺素合成酶抑制剂(布洛芬等止痛药)和口服避孕药(适用于要求避孕的痛经妇女)。

【健康教育】

加强月经期保健工作。宣传月经期应保持精神愉快;注意月经期清洁卫生,禁止性生活;注意保暖,避免寒冷刺激,预防感冒;合理休息和充足睡眠,避免剧烈运动;加强营养,宜进食清淡饮食,不宜进食生冷、辛辣食物。

任务四 绝经综合征

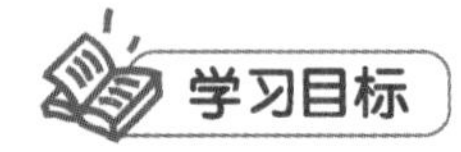

1. 了解绝经综合征的临床表现、护理措施及健康教育。
2. 能运用所学知识对绝经综合征妇女进行健康教育。

案例引导

患者,女,52岁,干部。因"月经紊乱半年"就诊。既往月经规律,月经周期30日,月经期3～5日。半年前出现月经周期不规律,持续时间长,月经量较以往增多,清晨和夜间有潮热感。近3个月自觉心烦,脾气暴躁,有时对此感到焦虑不安,严重时可有犯罪感、轻生、偏执、妄想等。在工作中感觉精神不集中,记忆力减退,食欲、睡眠差。妇科检查:外阴已婚已产式,阴道通畅,宫颈光滑,宫体前位、正常大小、质地中等、活动度可,附件无异常。

问题:写出该妇女的主要护理问题并制订相应的护理措施。

绝经综合征是指妇女绝经前后出现性激素水平波动或降低所致的一系列躯体及精神心理症状。绝经分自然绝经和人工绝经:自然绝经指卵巢内卵泡生理性耗竭所致的绝经;人工绝经指两侧卵巢手术切除或放射治疗所致的绝经。人工绝经妇女较自然绝经妇女更易发生绝经综合征。

【病因】

1. 内分泌因素

卵巢功能减退,血中雌激素、孕激素水平下降,影响下丘脑-腺垂体-卵巢轴之间的平衡,干扰自主神经中枢及其支配下的各脏器功能,导致一系列自主神经功能失调的症状。在卵巢切除或放疗后雌激素水平急剧下降,症状更为明显,而雌激素补充后可迅速改善。

2. 神经递质因素

神经递质5-羟色胺(5-HT)水平异常,与情绪变化密切相关。

3. 个体因素

个体性格特征、神经类型,以及职业、文化水平与绝经综合征的发病及症状严重程度密切相关。绝经综合征患者大多神经类型不稳定,且有精神压抑或精神上受过较强刺激的病史。经常从事体力劳动的人发生绝经综合征的较少。

【临床表现】

1. 近期症状

(1) 月经紊乱:绝经过渡期的常见症状。由于无排卵,表现为月经周期不规则、月经期持续时间延长及月经量增多或减少，少数妇女可能突然闭经。

(2) 血管舒缩症状：主要表现为潮红、潮热，是雌激素降低的特征性症状。其特点是反复出现短暂的面部、颈部及胸部皮肤发红，伴出汗、畏寒等。持续时间数秒或几分钟。症状轻者每日发作数次，严重者十余次或更多，凌晨、夜间或应激状态容易发作，影响情绪、工作和睡眠，该症状可持续 1～2 年，有时长达 5 年或更长。潮热发作严重影响妇女的工作、生活和睡眠。

(3) 自主神经失调症状：常出现如心悸、眩晕、头痛、耳鸣、失眠等症状。

(4) 精神神经症状：患者常出现注意力不易集中，记忆力减退，情绪波动大，烦躁、易激动、焦虑不安或惊慌恐惧、情绪低落或抑郁等症状。

2. 远期症状

(1) 泌尿生殖道症状：主要表现为泌尿生殖道萎缩症状，出现阴道干燥、性交痛及反复发生阴道炎，反复尿路感染出现排尿困难、尿急、尿痛等。

(2) 骨质疏松：50 岁以上妇女约半数以上发生绝经后骨质疏松，一般发生在绝经后5～10 年内，可出现腰背部疼痛、身材变矮，严重者可致骨折。

(3) 阿尔茨海默病：老年痴呆的主要类型，绝经后期妇女患病率比男性高。

(4) 心血管病变：绝经后妇女动脉硬化、冠心病较绝经前明显增加。

【处理原则】

1. 一般治疗

加强心理治疗，必要时可选用适量的镇静剂、谷维素等调节自主神经功能，坚持锻炼，增加日晒时间，注意摄取足量蛋白质及含钙丰富的食物，并补充钙剂。

2. 性激素治疗

适用于缓解血管收缩症状及泌尿生殖道萎缩症状，也是预防骨质疏松的有效方法。用药前需排除禁忌证：乳腺癌或可疑乳腺癌、子宫内膜癌、生殖道异常出血、重症肝脏疾病、6 个月内活动性血栓病等为绝对禁忌的疾病；相对禁忌的疾病有心脏病、偏头痛、子宫内膜癌病史、肝胆疾病史、血栓性疾病史、乳腺良性疾病和乳腺癌家族史等。主要药物为雌激素，常合并使用孕激素，以口服片剂为主，亦可经皮肤、阴道及肌内注射等途径给药。选择最小剂量且有效的短时间用药，以 3～5 年为宜，需定期评估，停止雌激素时应缓慢减量，逐步停药，防止症状复发。

【护理评估】

（一）健康史

对 40 岁以上的妇女，若月经周期改变、月经量增多或不规则阴道流血，必须详细询问并记录病史，包括月经史、生育史、肝病史、高血压史及其他内分泌疾病史等。

（二）身体评估

(1) 症状　评估有无近期症状：月经紊乱、阵发性潮热、心悸、眩晕、易激动等。

(2) 体征　全身检查注意血压、精神状态及心脏功能等；妇科检查注意生殖器官有无萎缩、炎症及张力性尿失禁等。

(三)辅助检查

根据病情可选择血常规、尿常规、心电图、血脂检查、宫颈刮片及诊断性刮宫、B型超声等。

(四)心理社会评估

妇女进入绝经过渡期后,由于社会环境和家庭的变化,如工作责任加重、丈夫工作地位的改变、子女长大离家自立、父母年老去世、自己健康与容貌的改变、性功能障碍等引起心情不愉快、忧虑、多疑、孤独等,常需帮助以调整情绪和状态。

【护理诊断/问题】

(1)焦虑:与内分泌改变、家庭和社会环境改变、个性特点、精神因素等有关。

(2)有感染的危险:与生殖道抵抗力低下、反复发作膀胱炎有关。

(3)自我形象紊乱:与月经紊乱、精神和神经症状等有关。

【护理措施】

(一)一般护理

指导合理饮食,摄取低脂、低盐、高蛋白、高维生素、富含铁和钙的饮食,多进食豆制品、瘦肉、鱼、虾、蛋、奶、芝麻等,适量补充维生素D和钙剂,避免烟酒,少喝茶、咖啡等。合理安排工作与休息,劳逸结合;加强锻炼,多在阳光下活动;注意个人卫生。

(二)心理护理

建立良好的护患关系,关心并理解患者的不适,鼓励患者表达自己的心理感受,通过语言、表情、态度、行为等去影响患者的认识、情绪和行为,让患者及其家属知道围绝经期是女性一生必经的生理阶段,缓解患者心理压力,使其保持乐观情绪。鼓励患者培养广泛的兴趣,多参与社会活动,转移注意力,以缓解或消除不良情绪。

(三)指导用药

帮助患者了解用药目的、适应证、禁忌证、药物剂量、用药时间及可能出现的反应等。雌激素剂量过大时可引起乳房胀痛、白带增多、阴道流血、头痛、水肿或色素沉着等;孕激素副作用包括抑郁、易怒、乳腺痛和水肿;雄激素有发生高血脂、动脉粥样硬化、血栓栓塞性疾病的危险,大剂量应用可致体重增加、多毛及痤疮,口服用药时可能影响肝功能。对长期使用性激素者指导其定期随访。用药期间子宫不规则出血应随时就诊。

【健康教育】

(1)广泛宣传围绝经期的常识,帮助围绝经期妇女及其家属消除不必要的恐惧心理。

(2)介绍预防知识和减轻症状的方法,正确、乐观对待生活;适当摄取钙质和维生素D;坚持散步、骑自行车、打太极拳;维持正常性生活、使用激素替代疗法等。

(3)定期进行健康检查,积极防治围绝经期妇女常见病、多发病,如糖尿病、高血压、冠心病、阴道炎、尿失禁、肿瘤和骨质疏松症等。

(4)提供咨询,帮助围绝经期妇女解决各种心理矛盾、情绪障碍,指导其合理安排性生活。

(5) 保持良好的生活习惯，建立合理、科学的饮食与运动方式，加强营养与锻炼。

能力检测

A 型题(以下每一道题有 A、B、C、D、E 五个备选答案，请从中选择一个最佳答案)

1. 功血是指(　　)。

A. 生育期妇女的异常子宫出血

B. 青春期的异常子宫出血

C. 伴有轻度子宫内膜非特异性炎症的子宫出血

D. 绝经过渡期妇女的异常子宫出血

E. 由于神经内分泌功能失调引起的异常子宫出血

2. 下列哪项不是无排卵性功血的临床表现？(　　)

A. 多发生于青春期或绝经过渡期　　B. 月经周期无一定规律性

C. 月经周期正常　　D. 月经期长短不一

E. 经量时多时少

3. 患者，女，15 岁，月经来潮有 3 次，月经周期紊乱，月经量中等，基础体温呈单相型，最佳治疗方法是(　　)。

A. 暂不处理　　B. 雌激素治疗　　C. 孕激素治疗

D. 雌激素、孕激素周期治疗　　E. 雄激素治疗

4. 下列哪项不属于功血患者支持疗法的内容？(　　)

A. 激素治疗　B. 纠正贫血　C. 增加营养　D. 保证休息　E. 加强锻炼

5. 患者，女，48 岁，月经紊乱半年，此次月经来潮时大量出血，B 型超声示盆腔无异常，目前止血的首选方法是(　　)。

A. 大剂量雌激素　　B. 大剂量孕激素　　C. 大剂量雄激素

D. 大剂量止血药物　　E. 诊断性刮宫

6. 患者，女，28 岁，诊断为黄体萎缩不全，月经周期第 5 日诊刮，下列哪项为子宫内膜的变化？(　　)

A. 增殖期子宫内膜　　B. 子宫内膜增生过长

C. 分泌期子宫内膜　　D. 增殖期与分泌期内膜同时存在

E. 萎缩型子宫内膜

7. 未婚少女，15 岁，13 岁初潮，月经周期不规律，周期为 2～3 个月，月经期 10 余日，月经量多，无痛经。本例恰当诊断为(　　)

A. 月经过多　　B. 黄体功能不足　　C. 子宫内膜不规则脱落

D. 无排卵性功血　　E. 子宫肌瘤

8. 患者，女，27 岁，月经频发，经量正常，婚后 4 年未孕。妇科检查：子宫正常大小，双附件无异常，基础体温呈双相型。最可能的诊断为(　　)。

A. 无排卵性功血　　B. 黄体功能不足　　C. 子宫内膜脱落不全

D. 子宫内膜炎　　E. 子宫肌瘤

9. 患者，女，28 岁，流产后出现月经不调，表现为月经周期正常，月经期延长，伴下腹坠胀、乏力，疑黄体萎缩不全。为确诊需做诊刮的时间为(　　)。

A. 经前3日　B. 月经周期的第1日　C. 月经周期的第5日
D. 经后10日　E. 月经周期的任意时间

10. 某育龄妇女,29岁,结婚3年一直未孕,月经10日/(20～50)日,月经量时多时少,妇科检查无异常,基础体温为单相型。诊断:无排卵性功血。该患者最恰当的治疗是(　　)。

A. 雌激素周期治疗
B. 雌激素、孕激素调整月经周期后促排卵
C. 诊刮
D. 孕激素周期治疗
E. 抗前列腺素药物

11. 原发性闭经是指(　　)。

A. 年龄已满14岁,第二性征已发育而月经尚未来潮
B. 年龄已满16岁,第二性征已发育而月经尚未来潮
C. 年龄已满15岁,第二性征已发育而月经尚未来潮
D. 年龄已满17岁,第二性征已发育而月经尚未来潮
E. 年龄已满18岁,第二性征已发育而月经尚未来潮

12. 关于继发性闭经,下列哪项正确?(　　)。

A. 18岁未初潮　B. 月经周期建立后,连续停经1个月
C. 月经周期建立后,连续停经1.5个月　D. 月经周期建立后,连续停经2个月
E. 月经周期建立后,连续停经3个月或3个月以上

13. 患者,女,26岁,一年前足月妊娠分娩,由于难产致产后大出血,未哺乳,至今月经未复潮,雌激素和孕激素试验阳性,应属于哪种闭经?(　　)

A. 子宫性闭经　B. 卵巢性闭经　C. 垂体性闭经
D. 丘脑性闭经　E. 中枢性闭经

14. 下列哪项可诊断为子宫性闭经?(　　)

A. 雌激素和孕激素试验阳性　B. 孕激素试验阳性
C. 卵巢兴奋试验有反应　D. 孕激素试验阴性
E. 雌激素和孕激素试验阴性

15. 下列为闭经患者提供的护理措施中哪项不恰当?(　　)

A. 向患者解释有关检查的意义,取得合作　B. 指导合理用药
C. 向患者讲述闭经的原因,澄清错误观念　D. 注意卧床休息,尽量避免到公共场所
E. 建立良好的护患关系,鼓励患者表达自己的情绪

16. 下列有关原发性痛经的主要原因,哪项正确?(　　)

A. 患者雌激素水平异常升高可致痛经
B. 子宫自主神经敏感性增加易诱发痛经
C. 月经期子宫内膜PG大量合成引起痛经
D. 子宫内膜组织缺氧引起痛经
E. 子宫内膜异位引起的痛经

17. 下列哪项不是痛经的临床表现?(　　)

A. 可伴腹痛、腹泻　B. 严重时面色苍白、出冷汗

C. 月经量异常　　D. 恶心、呕吐
E. 下腹阵发性痉挛性疼痛

18. 绝经综合征最常见且典型的症状为(　　)。
A. 月经紊乱　　B. 阵发性潮热　　C. 神经、精神症状
D. 泌尿生殖道症状　　E. 骨质疏松

19. 以下治疗方法中对改善绝经综合征症状哪项最有效?(　　)
A. 心理治疗　　B. 加强体格锻炼,合理安排膳食
C. 补充钙剂　　D. 性激素替代疗法
E. 服用维生素 E

20. 患者,女,49 岁,自诉近年月经周期不定,行经 2～3 日干净,月经量极少,自感阵发性潮热,心悸,出汗,时有眩晕。妇科检查:子宫稍小,余无特殊。护士应向其宣教哪种疾病的知识?(　　)
A. 无排卵性功血　　B. 绝经综合征　　C. 子宫内膜不规则脱落
D. 黄体发育不足　　E. 神经衰退

(21～23 题共用题干)

患者,女,17 岁,初潮年龄为 13 岁,最近半年因学习压力大而出现月经周期不规律,2～3 个月来潮 1 次,每次月经期持续 10 余日,月经量多,无痛经。

21. 患者连续 3 个月每日清晨测基础体温呈一规则水平线,说明其(　　)。
A. 卵巢有排卵　　B. 卵巢无排卵　　C. 卵巢发育不良
D. 黄体功能不全　　E. 黄体萎缩不全

22. 该患者的治疗原则是(　　)。
A. 刮宫　　B. 止血、调整月经周期
C. 止血、防止子宫内膜病变　　D. 调整月经周期、减少月经量
E. 止血、调整月经周期、促排卵

23. 该患者的护理措施,下列错误的是(　　)。
A. 宣传月经知识　　B. 保持外阴清洁卫生
C. 多食高蛋白、高维生素及含铁量高的食物　　D. 指导按时按量服用性激素
E. 出血干净后可停药

参考答案

1～5　E C A A E　　6～10　D D B C B　　11～15　C E C E D
16～20　C C B D B　　21～23　B E E

(姚月荣)

项目十五
外阴、阴道手术患者的护理

任务一　外阴、阴道手术患者的一般护理

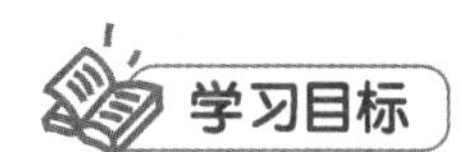

1. 熟悉外阴、阴道手术的术前、术后护理。
2. 了解外阴、阴道手术的适应证和健康教育。

【妇产科外阴、阴道手术的种类】

1. 外阴手术

外阴手术是指女性外生殖器的手术，包括外阴癌根治术、前庭大腺脓肿或囊肿切开引流术、处女膜切开术、阴蒂过长切除术、外阴良性肿瘤切除术等。

2. 阴道手术

阴道手术包括经阴道宫颈手术、阴道成形术、陈旧性会阴裂伤修补术、阴道前后壁修补术、尿瘘修补术、子宫黏膜下肌瘤摘除术、阴式子宫切除术等。

【手术适应证】

外阴、阴道及宫颈病变、创伤，生殖道瘘、畸形，子宫脱垂，阴道前、后壁脱垂，子宫肌瘤等。

【手术前准备】

手术前的护理措施与腹部手术基本相同，但还应注意以下几点。

（一）心理护理

患者常担心手术影响性生活和身体的完整性，病变在隐私部位易加重其心理负担，护士应关心体贴患者，通过与患者交谈沟通，消除患者的紧张和焦虑。告诉患者手术治疗能彻底治愈疾病，手术后不影响女性特征，经过一定时间的恢复不影响正常性生活，对工作和生活也不会有影响等。介绍手术前准备的内容、目的、方法与注意事项，告诉患者手术后卧床时间长，使用便器机会多，让患者手术前主动练习、习惯在床上使用便器，使其能主动配

合。同时做好患者家属工作，使患者家属理解患者，给予患者心理安慰，并配合患者的手术护理过程。

（二）皮肤准备

手术前1日进行，备皮范围：上至耻骨联合上10 cm，下至会阴部、肛门周围、腹股沟及大腿内上1/3。

（三）肠道准备

手术前3日无渣饮食，并按医嘱给肠道抗生素，常用庆大霉素、甲硝唑等；术前8 h禁食，4 h禁水；手术前1日番泻叶30 g代茶饮，手术前日晚及手术当日晨清洁灌肠。手术前可给予静脉补充液体，以提高麻醉和手术的耐受性。

（四）阴道准备

术前3日开始进行阴道准备，一般行阴道冲洗或坐浴，每日2次，常用1∶5 000的高锰酸钾溶液、1∶20碘伏溶液或1∶1 000的苯扎溴铵溶液等。术晨用消毒液行阴道消毒，消毒时应特别注意阴道穹隆。

【手术后护理】

（一）体位

根据不同手术采取不同的体位。处女膜闭锁及先天性无阴道患者，术后应采取半卧位，有利于经血的排出；而外阴癌根治术的患者应平卧，双腿外展屈膝位，膝下垫软枕头，减少腹股沟及外阴部的张力，有利于伤口的愈合；子宫脱垂手术后的患者以平卧位为宜。

（二）切口护理

护士要随时观察患者切口情况，注意有无渗血、红肿等炎症反应；注意阴道分泌物的量、性质、颜色及有无异味。注意保持外阴清洁干燥：每天冲洗或擦洗外阴2次，排便后及时擦洗以防感染。手术时阴道填塞纱条一般于术后12～24 h内取出，取出时注意核对数目。术后3日可行外阴烤灯，保持伤口干燥，促进血液循环；保持引流管通畅，观察引流物的量及性质，定时更换引流袋。

（三）导尿管护理

一般留置导尿管5～7日，特别注意导尿管的通畅，观察尿色与尿量，并做好患者的护理。拔管前应夹管并定时开放，以恢复膀胱功能。拔管后应嘱患者尽早排尿，如有困难，给予导尿、热敷等措施帮助患者排尿。

（四）肠道护理

一般不禁食，但涉及肠道手术如阴道前后壁修补术、外阴癌根治术等，术后给予无渣流食或半流质饮食3～5日，应控制首次大便的时间在术后5～7日；乙状结肠阴道成形术术后3日禁食，排气后给予无渣流食3日，半流质饮食3日，逐步过渡到普通饮食。患者排气后可给予鸦片酊0.5 mL或复方樟脑酊4 mL，每天3次，以抑制肠蠕动，5日后给予液体石蜡30 mL，每晚1次，以软化大便。

（五）减轻疼痛

会阴部神经末梢丰富，对疼痛敏感。护士应给予患者及时、充分止痛，遵医嘱予足量止痛药、应用自控镇痛泵等。

(六)避免增加腹压

告诉患者腹压大会影响伤口愈合,指导避免增加腹压的动作,如长时间蹲位、咳嗽、用力排便等。

(七)健康教育

(1)嘱患者术后注意休息,半年内避免重体力劳动,避免可引起腹压增加的动作,3个月内禁止性生活。

(2)高蛋白、高维生素饮食,多吃蔬菜、水果,预防便秘。

(3)分别在出院后1个月、3个月及时来院复查。保持会阴清洁,若发现盆腔疼痛不适,会阴部有不正常出血及分泌物,应及时就诊。

任务二　外阴、阴道创伤

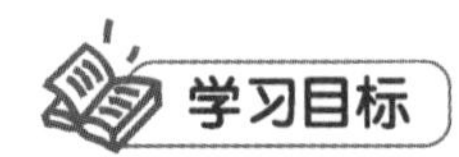

了解外阴、阴道创伤的临床表现、治疗原则与护理措施。

【病因】

多因外伤所致,如分娩、骑跨伤、性交等。

【临床表现】

1. 症状

(1)疼痛:为主要症状。轻者不明显,重者可致疼痛性休克。

(2)局部肿胀:水肿或血肿所致。

(3)外出血:少量或大量鲜血自阴道流出。

(4)其他:出血多时可出现头晕、乏力、惊慌等症状,合并感染时可出现发热等。

2. 体征

(1)全身检查:严重者有贫血或失血性休克表现。

(2)外阴、阴道检查:处女膜破裂,外阴、阴道裂伤或血肿。

【处理原则】

根据不同情况给予相应的处理,原则是止痛、止血、抗休克和抗感染。小的血肿可压迫止血,受伤24 h内冷敷,24 h后热敷。大的血肿应清创止血,同时防治休克及感染。

【护理评估】

(一)健康史

了解有无突发性外伤等。

（二）身体评估

（1）症状　评估疼痛的程度、性质、相关因素，出血的部位、量、色等。

（2）体征　了解处女膜裂伤、外阴裂伤、阴道裂伤或血肿的部位及程度，评估局部肿胀的部位、程度、颜色，有无休克等。

（三）心理社会评估

由于是意外事件，患者及家属表现出明显的忧虑和担心。评估患者及其家属对损伤的反应。

【护理诊断/问题】

（1）疼痛：与外阴、阴道创伤有关。

（2）有组织灌注量改变的危险：与出血致失血性休克有关。

（3）恐惧：与担心预后和对自身的影响有关。

【护理措施】

（一）心理护理

由于突然的创伤，导致患者恐惧、家属担忧，护士应对患者的反应表示理解，用亲切、温和的语言安慰患者，鼓励其面对现实，积极配合治疗。

（二）缓解疼痛

对血肿小（血肿直径小于 5 cm）的患者可采取保守治疗。

（1）取避免血肿受压体位。

（2）保持外阴清洁干燥，每天外阴冲洗 3 次，大便后及时清洁外阴。

（3）遵医嘱及时给予止血药、止痛药。24 h 内冷敷，减轻疼痛和不适；24 h 后热敷，促进水肿或血肿的吸收。

（三）手术患者的护理

（1）手术前准备：外阴、阴道创伤多属急诊入院，患者有急诊手术的可能，应立即备血、备皮，嘱患者暂时禁食，向患者及家属讲解手术的必要性、手术过程及注意事项，取得其配合，使其以良好的状态接受手术。

（2）手术后护理：患者术后疼痛程度较腹部手术患者明显，应积极止痛；外阴、阴道创伤手术后阴道常填塞纱条或外阴加压包扎，阴道纱条遵医嘱全部取出或外阴包扎松解后应密切观察阴道及外阴伤口有无出血，患者有无进行性疼痛加剧或阴道、肛门坠胀等再次血肿的症状；注意保持外阴部清洁、干燥。

【健康教育】

外阴、阴道损伤可见于各个年龄段的女性，以青春期少女和生育期妇女多见。跨越栏杆、高处跌落、外阴部接触硬物，均可引起外阴骑跨伤。因此，要帮助女性识别生活中的危险因素，避免损伤。临产的孕妇，应到医院分娩，尽量避免因接产技术不熟练所致的会阴、阴道损伤。

任务三　外　阴　癌

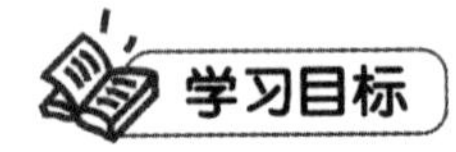

1. 熟悉外阴癌的临床表现、护理诊断、护理措施。
2. 了解外阴癌的病因、治疗原则、护理评估、健康教育。

【病因】

外阴癌病因尚不完全清楚,可能与下列因素有关。

(1) 病毒感染　单纯疱疹病毒Ⅱ型(HSV-Ⅱ)、人乳头瘤病毒(HPV)、巨细胞病毒等。

(2) 外阴长期慢性刺激　如外阴尖锐湿疣、慢性前庭大腺炎、慢性溃疡等。

(3) 癌转移　其他部位原发性恶性肿瘤可转移至外阴,最常见为宫颈癌,其次为来源于乳腺、皮肤和胃的肿瘤。

(4) 其他　外阴癌的发生也与外阴上皮内非瘤样病变(外阴硬化性苔藓)、不良的生活习惯(如吸烟)等多种因素有关。

【临床表现】

(1) 症状　主要症状为不易治愈的外阴瘙痒,以晚间为重。癌症晚期可出现局部疼痛、排尿困难、出血和转移灶的相应症状。

(2) 体征　早期浸润癌无特异性体征。较早出现局部丘疹、结节,晚期病变呈溃疡、乳头状或结节状肿物,多有色素沉着。病灶可累及外阴、会阴或肛门周围的任何部位,多为单发。

【处理原则】

外阴癌的处理以手术治疗为主,辅以放疗及化疗。近年来更强调个体化治疗,根据病情合理选择术式及辅助治疗,以提高疗效、减少手术创伤及术后并发症。

【护理评估】

(一) 健康史

评估患者有无吸烟等不良生活习惯,有无免疫功能低下性疾病;有无外阴肿块伴长期外阴瘙痒或外阴硬化性苔藓、尖锐湿疣、白带增多史,尤其应注意老年患者。注意有无其他部位的恶性肿瘤等。

(二) 身体评估

(1) 症状　评估患者外阴瘙痒的轻重程度、持续时间,有无疼痛、排尿困难、出血和转移灶表现。

(2) 体征　病灶多发生于大阴唇和小阴唇。注意有无丘疹、结节、溃疡、乳头或结节状肿物，腹股沟淋巴结有无肿大变硬。

（三）辅助检查

明确诊断需做楔形切除活检。为提高活检阳性率，可采用1%甲苯胺蓝进行外阴部染色，再用1%醋酸擦洗脱色，在蓝染部位做活检，或借用阴道镜观察外阴皮肤也有助于做定位活检。

（四）心理社会评估

患者心理状态很复杂。由于是恶性肿瘤，患者难以接受，容易出现对失去生命的恐惧，再者由于对疾病认识不足及手术范围较大，对预后抱有怀疑态度，并面临切除外阴，害怕失去女性体征，担心术后性生活问题，或唯恐外阴分泌物的异味会影响他人而远离人群，使自己常处于焦虑、恐惧、紧张、孤独、悲哀的心理状态中。

【护理诊断/问题】

（1）疼痛：与肿瘤侵犯神经、血管和淋巴系统有关。

（2）自我形象紊乱：与外阴广泛切除有关。

【护理措施】

（一）术前护理

1. 心理护理

护士除进行常规心理护理外，重点应针对患者对癌症手术恐惧、担心手术后生存、生活质量等心理问题，配合医生做耐心细致的工作，消除其忧虑和恐惧。同时，做好患者家属工作，使其理解患者，配合患者手术后的护理。

2. 皮肤、肠道及阴道准备

嘱患者手术前进高蛋白、低脂、低渣饮食，术前3日进少渣流食。阴道分泌物多或阴道流血者，术前1周用1∶5 000高锰酸钾溶液坐浴，每日2次，每次20～30 min，并保持局部清洁干燥；同时进行外阴擦洗，擦洗时动作要轻柔，告诉患者勿搔抓，防止感染。皮肤准备范围自下腹部至肛门周围、两侧腹股沟、外阴、两大腿内侧达膝关节。

3. 术前训练

因术后外阴及双侧腹股沟创面大，患者约1周时间不能下床，需训练患者在床上排大、小便。

（二）术后护理

1. 一般护理

注意观察患者生命体征，及时了解有无感染，遵医嘱给予抗生素、止痛剂。指导患者床上进行上半身活动，臀部垫气圈，以防褥疮，活动时注意保持引流管通畅。

2. 导尿管护理

保留导尿管5～7日，每日外阴前庭区清洁擦洗，并保持导尿管通畅，注意尿液的颜色、量及性状的变化。

3. 伤口护理

患者应取平卧位，有利于引流，同时，双腿外展屈膝位，膝下垫软枕头，减少腹股沟及外阴部的张力,有利于伤口的愈合;利用支架支撑被盖,避免压迫、接触伤口,减少感染机会;观察伤口渗血、渗液情况及引流液的颜色、量和气味等,并注意观察局部皮肤的颜色、温度、湿度及有无坏死等。每日至少更换外阴敷料2次,并保持外阴和会阴创面敷料干燥。术后2日起,会阴部、腹股沟部可用红外线照射,每日2次,每次20 min,有利于切口愈合,预防组织坏死。会阴部伤口术后5～6日拆线,阴阜部伤口术后7～10日拆线,腹部伤口术后7日拆线。

4. 指导患者合理进食

术后3～5日可进少渣饮食,口服复方樟脑酊,尽量于5～7日后排便,排便后及时清洁会阴。术后5日,遵医嘱给予液体石蜡以软化大便。

5. 其他

放疗、化疗者按相关护理程序对患者进行护理。

【健康教育】

(1) 加强卫生宣传教育,注意外阴部清洁卫生,每日清洁外阴部;积极治疗外阴瘙痒,定期进行防癌普查,外阴出现结节、溃疡或色素减退性疾病时,应及时就医。

(2) 对手术患者讲解术后可能出现的不适及应对措施,手术后患者应保持乐观情绪,遵医嘱进食,注意休息,嘱定期复查。复查时间安排如下:第1年,1～6个月,每月1次;7～12个月,每2个月1次。第2年,每3个月1次;第3～4年,每半年1次;第5年以后,每年1次。复查内容包括放疗效果、副作用及有无肿瘤复发征象等。

任务四　子宫脱垂

学习目标

1. 熟悉子宫脱垂的病因、临床分度、护理诊断、护理措施。
2. 了解子宫脱垂的定义、治疗原则、护理评估、健康教育。

由于骨盆底有坚韧的肌肉和筋膜支托,子宫两侧及后方有韧带与骨盆壁相连,正常子宫位于骨盆中部,宫颈外口位于坐骨棘水平以上。若子宫从正常位置沿阴道下降,宫颈外口达坐骨棘水平以下,甚至子宫全部脱出于阴道口外,称为子宫脱垂(uterine prolapse)。常伴发阴道前壁及后壁膨出。

【病因】

1. 分娩损伤

分娩损伤是子宫脱垂的主要原因。分娩时,尤其是第二产程延长或助产手术,可造成盆底肌及筋膜、子宫韧带过度伸展或损伤,使子宫及阴道失去有力的支托而下垂。另外,产褥期妇女常做蹲式劳动(如洗尿布、为婴儿洗澡等)可使腹压增加,不利于盆底组织恢复;产妇因休息长时间取仰卧位易使子宫变成后位,子宫轴与阴道轴方向一致,当腹压增加时,子宫即沿阴道方向下降而发生脱垂。

2. 长期腹压增加

长期慢性咳嗽、习惯性便秘、长时间站立或蹲位、经常负重等，可致子宫下移。

3. 盆底组织发育不良或退行性变

未产妇发生子宫脱垂，是因生殖器官支持组织发育不良所致。绝经后期妇女因雌激素水平下降，盆底组织萎缩，也可致子宫脱垂。

近年来，随着科学接生的普及和加强了妇女产褥期保健工作，子宫脱垂的发病率已显著下降。

【临床分度】

子宫脱垂为子宫沿阴道向下移位，根据脱垂的程度可分为3度(图15-1，图15-2)。

Ⅰ度：轻型，宫颈外口与处女膜缘距离小于4 cm，尚未达到处女膜缘；重型，宫颈外口已达处女膜缘，在阴道口能见到宫颈。

Ⅱ度：轻型，宫颈已脱出阴道口外，宫体仍在阴道内；重型，宫颈与部分宫体已脱出至阴道口外。

Ⅲ度：宫颈与宫体全部脱出至阴道口外。

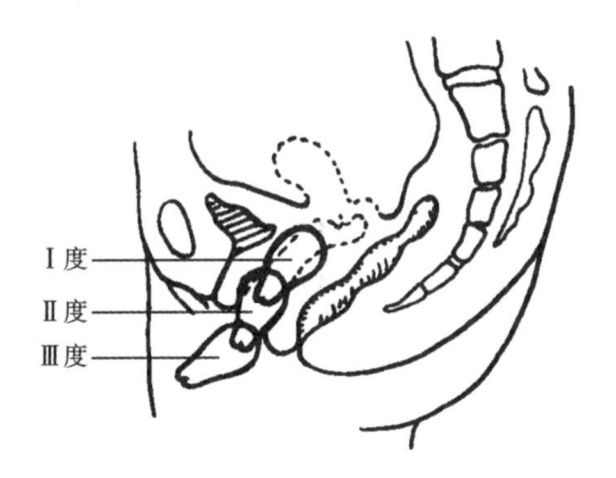

图15-1 子宫脱垂的分度(侧面观)

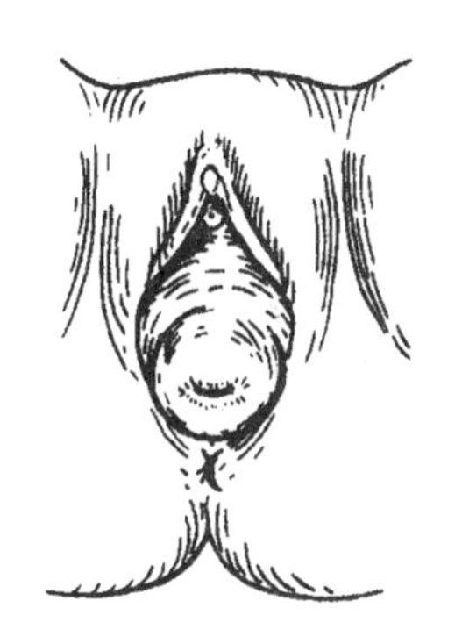

图15-2 子宫脱垂(正面观)

【临床表现】

1. 症状

Ⅰ度患者多无自觉症状。

(1) 下坠感及腰骶部疼痛：Ⅱ度、Ⅲ度患者常见症状。由于子宫脱垂牵拉韧带、腹膜和盆腔充血，常出现程度不同的腹部下坠感及腰骶部疼痛，患者在行走、劳动、下蹲或排便等腹压增加时加重，月经期更甚。

(2) 块状物自阴道脱出：轻者仅于活动后脱出，卧床休息后可自行回纳。严重者脱出的肿物逐渐增大，需用手回纳，严重者甚至无法回纳，使患者行动极为不便，且可因局部受摩擦，引起宫颈和阴道壁慢性炎症、溃疡、出血。

(3) 大小便异常：因伴有膀胱膨出而发生排尿困难、尿潴留、压力性尿失禁等；直肠膨出可引起便秘、排便困难等。

(4) 性欲及生育能力减退：性交时有的患者出现阴道深部疼痛。

2. 体征

可见不同程度的宫颈、子宫脱出，Ⅱ度、Ⅲ度患者宫颈及阴道黏膜明显增厚，宫颈肥大，不少病例宫颈显著延长。若伴有阴道前壁、后壁脱垂可见阴道前壁、后壁呈球形膨出。

【处理原则】

无症状者不需治疗。有症状者采用保守治疗或手术治疗方法,治疗方案应个体化。治疗以安全、简单和有效为原则。

(1) 支持治疗　加强营养,避免重体力劳动,保持大便通畅,积极治疗可引起长期腹压增加的疾病。

(2) 非手术治疗　可采用子宫托、盆底肌肉锻炼、补充雌激素、针灸及物理疗法等方法。

(3) 手术治疗　目的是消除症状,修复盆底支持组织。应根据患者年龄、子宫脱垂分度、生育要求、全身健康状况选择手术方式。可选用阴道前后壁修补术、主韧带缩短及宫颈部分切除术、经阴道子宫全切除、阴道纵隔形成术以及阴道和子宫悬吊术。

【护理评估】

(一) 健康史

了解分娩及产后恢复情况,产后有无过早从事重体力劳动,有无营养不良及慢性疾病史(如咳嗽、便秘)等。了解阴道脱出物的脱出时间及伴随症状。

(二) 身体评估

(1) 症状　了解有无下腹坠胀、腰背疼痛,咳嗽、排便时是否有块物自阴道脱出,有无大、小便困难等。

(2) 体征　嘱患者向下用力屏气以增加腹压,可见宫颈降至阴道下1/3或宫颈下降超过阴道口,甚至整个子宫脱出于阴道口外,常伴有直肠膨出和膀胱膨出。

(3) 压力性尿失禁的检查　患者不解小便,取膀胱截石位,嘱患者咳嗽,如有尿液溢出,检查者用示指、中指两指伸入阴道内,分别轻压阴道前壁尿道两侧,再嘱患者咳嗽,如尿液不再外溢,证实患者有压力性尿失禁。

(三) 心理社会评估

由于长期的子宫脱出使患者行动不便及腰酸腹痛,严重者排尿困难、尿潴留,不能从事体力劳动,患者常焦虑、苦恼、情绪低落;因保守治疗效果不佳、性生活受到影响而悲观失望。

【护理诊断/问题】

(1) 焦虑:与长期子宫脱出影响生活、工作有关。

(2) 疼痛:与子宫脱垂牵拉韧带、宫颈、阴道壁溃疡有关。

(3) 自我形象紊乱:与子宫脱垂或子宫将切除有关。

(4) 组织完整性受损:与宫颈及阴道前、后壁膨出,暴露在阴道外有关。

【护理措施】

(一) 心理护理

护士态度亲切,鼓励患者说出不适与感受,理解其烦躁、情绪低落,利用模型、录像等向患者讲解有关子宫的解剖及生理功能，介绍子宫脱垂的治疗与预后，解释手术的必要性，可能出现的护理问题及应对措施，帮助其确立正确、符合现实的自我认识，帮助患者树立战胜疾病的信心。

（二）改善全身情况

加强营养，积极治疗慢性咳嗽、便秘等增加腹压的疾病；避免久站、久蹲和抬举重物，多卧床休息，教会患者进行肛提肌锻炼，每日缩肛 2～3 次，每次 10～15 min，使盆底组织逐步恢复张力。

（三）保持外阴清洁

每日用 1∶5 000 高锰酸钾溶液坐浴，坐浴后用己烯雌酚、鱼肝油涂抹溃疡面。勤换内裤，用清洁的卫生巾支托下移子宫，避免脱垂的子宫与内裤摩擦形成溃疡或改善溃疡现状，减少异常分泌物。

（四）教会患者使用子宫托

(1) 放托：排空大小便，洗净双手，取半卧位或蹲位，两腿分开。手持子宫托的托柄，子宫托的托面向上，使子宫托的托盘呈倾斜位沿阴道后壁推入，直至子宫托的托盘达子宫为止。若阴道松弛，可用丁字带支持固定(图 15-3)。

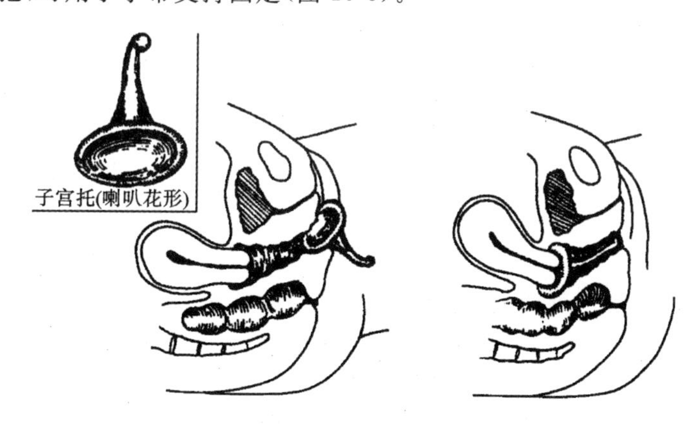

图 15-3　子宫托的放置

(2) 取托：姿势与放置时相同，以手指捏住子宫托的托柄轻轻摇晃，待子宫托的托盘松动后取下。

(3) 注意事项：使用子宫托应注意选择合适大小，以放置后既不脱出又无不适感为宜。子宫托应在早晨起床后放入，睡前取出，并洗净放置于清洁杯内，以备次日早晨再用。久置不取可发生子宫托嵌顿，甚至引起压迫坏死性尿瘘和粪瘘。放置子宫托后 3～6 个月应复查一次。

（五）手术前护理

(1) 手术前 5 日开始进行阴道准备，Ⅰ度子宫脱垂患者用 1∶5 000 的高锰酸钾溶液坐浴，2 次/日，温度一般在 41～43 ℃为宜，以免烫伤，对伴有阴道炎症、阴道涂片清洁度Ⅱ级者，坐浴后用甲硝唑 0.4 mg 置入阴道，1 次/日。Ⅱ度、Ⅲ度子宫脱垂患者每日冲洗阴道 2 次，冲洗阴道后平卧半小时，对有宫颈溃疡者，冲洗后局部用氯霉素与鱼肝油的混合液或 40%紫草油涂擦，待治愈后再手术。

(2) 手术前晚及术日早晨清洁灌肠。

(六) 手术后护理

(1) 一般护理:手术后应卧床休息7～10日,禁止半卧位。常规监测生命体征,准确记录。手术后取去枕平卧位,头偏向一侧,6 h后协助患者翻身,被动活动肢体,预防褥疮及下肢静脉血栓的发生,拔除导尿管后少下床活动,如果患者年龄偏大,输液速度不宜太快,保持输液管及导尿管通畅。

(2) 会阴伤口的护理:注意阴道填塞纱布有无渗血,如有异常及时报告医生,术后24 h取出纱布后注意观察有无流血、会阴伤口有无红肿,保持外阴清洁。

(3) 饮食与排便:手术后禁食,排气后进食少量流质饮食,5日内进食少渣、半流质饮食,以清淡、易消化饮食为主。术后第5日未解大便,可适当服缓泻剂,以使粪便软化,避免因用力排便而影响伤口愈合,排便后应及时拆线。

(4) 预防并发症的护理:术后应保留导尿管10～14日,按阴道手术术后护理常规进行会阴、尿道口的护理,预防会阴伤口感染、泌尿生殖系统感染、阴道残端感染及尿潴留的发生。

【健康教育】

(1) 出院指导。嘱患者手术后休息3个月,半年内避免重体力劳动及增加腹压的动作,如久站、久蹲、慢性咳嗽等,避免提重物。进食高蛋白、高维生素等营养丰富的食物,多吃蔬菜、水果,预防便秘。若发现盆腔疼痛不适,会阴部有不正常的出血及分泌物时,应及时就诊。手术后2个月到医院复查伤口愈合情况,手术3个月后再到门诊复查,医生确认完全恢复以后方可进行性生活。

(2) 开展健康知识普及教育,防止妇女生育过多、过密;正确处理产程,避免产程过长,提高助产技术;提倡产后保健操,避免产褥期重体力劳动,积极治疗便秘等增加腹压的慢性疾病。

能力检测

A型选择题(以下每一道题有A、B、C、D、E五个备选答案,请从中选择一个最佳答案)

1. 外阴手术不包括(　　)。

A. 外阴癌根治术　　B. 处女膜切开术　　C. 阴蒂过长切除术
D. 外阴良性肿瘤切除术　　E. 尿瘘修补术

2. 关于子宫脱垂的病因,以下说法错误的是(　　)。

A. 与长期咳嗽、便秘有关
B. 老年妇女盆腔组织萎缩可发生子宫脱垂
C. 产后过早从事重体力劳动可引起子宫脱垂
D. 产妇分娩损伤未能及时修补可致子宫脱垂
E. 不可能发生于未产妇

3. 某少女,13岁,骑自行车与迎面自行车相撞,外阴部受撞击形成血肿,血肿部位最可能在(　　)。

A. 阴阜　　B. 大阴唇　　C. 小阴唇　　D. 会阴部　　E. 阴道壁

4. 外阴癌最常见的症状是(　　)。

A. 白带增多　　B. 外阴出血　　C. 尿频、尿急、尿痛

D. 外阴瘙痒　　E. 疼痛

5. 患者,女,49 岁,G_3P_1,主诉“腰骶部酸痛,有下坠感”。妇科检查:患者平卧向下屏气用力,发现宫颈外口在处女膜缘,可回纳,诊断其子宫脱垂为(　　)。

A. Ⅰ度轻型　B. Ⅰ度重型　C. Ⅱ度轻型　D. Ⅱ度重型　E. Ⅲ度

6. 患者,女,69 岁,子宫脱垂Ⅱ度合并阴道前、后壁膨出。行阴道子宫全切术加阴道前、后壁修补术,术后护理措施正确的是(　　)。

A. 手术后 3 日行盆浴　　B. 手术后进食少渣、半流质饮食 8 日

C. 留置导尿管 10～14 日　　D. 手术后平卧位 1 日,次日起半卧位

E. 手术后每日测生命体征 2 次至正常

7. 下列与发生子宫脱垂无关的是(　　)。

A. 肛提肌　　B. 卵巢固有韧带　　C. 主韧带

D. 子宫骶韧带　　E. 圆韧带

8. 下列阴道手术后的护理措施,不妥的是(　　)。

A. 外阴擦洗每天 2 次

B. 早期下床活动

C. 手术后第 5 日开始服用液体石蜡,以软化大便

D. 保持导尿管的通畅

E. 手术后 3 日给予流质饮食

9. 下列有关会阴部手术患者的护理内容,正确的是(　　)。

A. 手术后 24 h 拔除留置的导尿管

B. 每日冲洗外阴及导尿管 2 次

C. 阴道内填塞的纱布宜在术后 48 h 取出

D. 行直肠修补手术的患者,术后第 5 日给予缓泻剂

E. 外阴癌根治术患者,腹股沟处伤口需压沙袋 48 h

10. 关于外阴创伤的治疗护理,下列哪项是错误的?(　　)

A. 根据损伤的不同情况给予不同处理

B. 若表皮无损伤,局部血肿在 5 cm 以下,可立即冷敷患处

C. 对有活动性出血者,及时结扎缝合

D. 血肿挖除术后,48 h 可开始做局部热敷

E. 给予患者大量镇静剂、镇痛剂、抗生素

(11～12 题共用题干)

患者,女,55 岁。阴道口脱出肿物已 2 年,休息时能回纳,近 10 日来,经休息亦不能回纳。大笑、咳嗽时有小便流出,伴尿频,每次尿量不多。妇科检查:会阴Ⅱ度陈旧性裂伤,阴道前壁有膨出,宫颈脱出于阴道口外,子宫略小、呈水平位,两侧附件未触及。

11. 此患者最可能的诊断是(　　)。

A. 子宫脱垂Ⅲ度伴尿道膨出　　B. 子宫脱垂Ⅱ度轻型伴阴道前壁膨出

C. 宫颈延长伴阴道前壁膨出　　D. 阴道前壁膨出伴张力性尿失禁

E. 子宫脱垂Ⅲ度伴阴道前、后壁膨出

12. 此类患者的最主要预防措施应是(　　)。

A. 积极治疗慢性咳嗽　　B. 对老年人适当补充激素

C. 推行科学接生和做好产褥期保健　　D. 经常保持大便通畅

E. 注意休息,加强营养

参考答案

1～5　EEBDB　6～10　CBBDE　11～12　BC

(于　蕾)

项目十六
子宫内膜异位症患者的护理

学习目标

1. 掌握子宫内膜异位症的临床表现、护理措施及健康教育。
2. 熟悉子宫内膜异位症的治疗原则、护理评估、护理诊断。
3. 了解子宫内膜异位症的病因。
4. 能运用所学知识熟练进行子宫内膜异位症的整体护理。
5. 尊重、关心患者,能进行有效沟通,使其树立战胜疾病的信心。

案例引导

赵女士,42岁,因继发性、渐进性痛经加重6年就诊。患者6年前每次月经来潮时出现下腹疼痛,逐渐加重,月经第1～2日较重,持续整个月经期。2年前外院曾给予口服避孕药治疗半年余,服药期间症状好转。停药后痛经症状较前加重。

妇科检查:子宫后位,稍增大,质硬,不活动;直肠子宫陷凹及宫骶韧带触及痛性隆起结节;子宫右方可触及一直径约8 cm的囊性包块,不活动,有触痛;左附件区未扪及异常。

问题:该患者最可能的诊断是什么?主要的护理问题与护理措施有哪些?

子宫内膜组织出现在子宫腔被覆黏膜以外部位时,称为子宫内膜异位症(endometriosis,EMT),简称内异症。异位的子宫内膜组织绝大多数位于盆腔内的卵巢、子宫骶骨韧带、子宫下部后壁浆膜面以及覆盖直肠子宫陷凹、乙状结肠的腹膜层和阴道直肠膈,其中以侵犯卵巢、子宫骶骨韧带最常见,约占80%(图16-1)。如异位的子宫内膜组织生长于子宫肌层,称子宫腺肌病,常见于40岁以上的经产妇,部分患者两者合并存在。子宫内膜异位症的发病率近年来明显升高。慢性盆腔疼痛及痛经患者中子宫内膜异位症的发病率为20%～90%;因不孕而行腹腔镜检查的患者中,25%～35%有子宫内膜异位症存在;在妇科手术中,5%～15%的患者被发现患有子宫内膜异位症。

【病因】

此病多见于生育期妇女,以25～45岁妇女居多,绝经或切除双侧卵巢后,异位的子宫

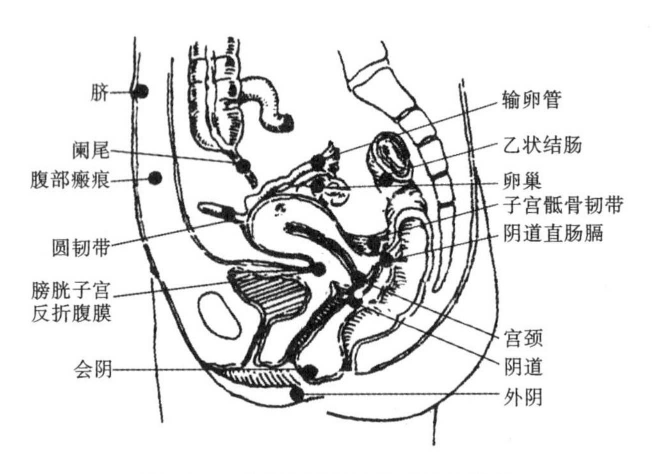

图 16-1　子宫内膜异位症的发生部位

内膜组织可逐渐萎缩吸收，妊娠或使用性激素抑制卵巢功能，可暂时阻止疾病的发展，故子宫内膜异位症是激素依赖性疾病。

子宫内膜异位症的病因尚未明确，目前主要的学说有异位种植学说、体腔上皮化生学说、诱导学说等。

【临床表现】

1. 症状

因人而异，约25%患者无明显症状。

(1) 痛经：特点为继发性和进行性加重，疼痛多位于下腹部及腰骶部，有时可放射至会阴、肛门及大腿处。当异位的子宫内膜组织侵犯直肠子宫陷凹和子宫骶骨韧带时，可有肛门坠胀感或性交痛，月经期加重；卵巢子宫内膜异位囊肿破裂时，可引起急性腹痛和腹膜刺激症状；腹壁瘢痕子宫内膜异位症，可出现月经期瘢痕增大和疼痛。

(2) 月经失调：15%～30%患者有月经量增多、月经期延长或月经前点滴出血。

(3) 不孕：约占40%，可能是盆腔组织粘连、输卵管闭锁或蠕动受限、子宫后位固定及卵巢功能失调所致。

(4) 性交痛：多见于直肠子宫陷凹有异位病灶或因病变导致子宫后倾固定的患者，且以月经来潮前性交痛更为明显。

2. 体征

盆腔检查典型患者子宫多后倾固定，直肠子宫陷凹、子宫骶骨韧带或子宫后壁下段等部位可扪及触痛性结节，在子宫的一侧或双侧附件可扪及与子宫相连的囊性包块，活动度差。若病变累及直肠阴道隔，可在阴道后穹隆部扪及隆起的小结节，甚至可见紫蓝色斑点。

【处理原则】

应根据患者的年龄、症状、病变部位和范围以及生育要求等不同情况全面考虑。原则上症状轻微者可采用期待疗法；有生育要求的轻度患者先行药物治疗，重度患者行保留生育功能手术；年轻无生育要求的重度患者可采用保留卵巢功能手术并辅以性激素治疗；症状和病变均严重的无生育要求患者可考虑根治性手术。

【护理评估】

(一) 健康史

询问有无痛经、性交不适和不孕，有无流产、多次妊娠分娩或过度刮宫史、剖宫产史、输卵管通液术、输卵管碘油造影检查等；了解有无宫颈管粘连、阴道闭锁等引起经血潴留的因素。

(二) 身体评估

(1) 症状　询问有无继发性、进行性加重的痛经，疼痛是否放射至阴道、肛门或大腿；有无性交痛和肛门坠胀感等；疼痛是否明显发生在某次手术或宫腔操作之后；有无月经失调、不孕等表现。

(2) 体征　进行双合诊检查和三合诊检查。判断子宫的位置、大小、质地、有无压痛、活动度，附件处有无肿块、肿块的大小和性质；阴道后穹隆是否扪及痛性结节，是否见蓝紫色斑点或结节。

(三) 辅助检查

(1) 腹腔镜检查　腹腔镜检查是目前诊断子宫内膜异位症的最佳方法，在腹腔镜下见到典型病灶或对可疑病变行活组织检查即可确诊。

(2) 血清 CA_{125} 测定　子宫内膜异位症患者血清 CA_{125} 浓度可能增高，临床上主要用于重度子宫内膜异位症和疑有深部异位病灶者。

(3) B 型超声检查　是辅助检查子宫内膜异位症的有效方法，有助于明确囊肿位置、大小和形状。

(四) 心理社会评估

由于痛经进行性加重，影响生活、工作和学习；药物治疗疗程长、费用高且有副作用，患者压力大，情绪低落。了解患者紧张、焦虑程度，判断其对疼痛恐惧的程度。有不孕、流产史者观察和询问相关心理反应。

【护理诊断/问题】

(1) 疼痛：与异位的子宫内膜出血刺激周围组织中的神经末梢有关。

(2) 恐惧：与反复疼痛、不孕、病程长、药物副作用及手术效果不佳有关。

(3) 知识缺乏：缺乏疾病、手术及性激素治疗相关知识。

【护理措施】

(一) 预防措施

(1) 积极治疗某些易引起经血潴留或引流不畅的疾病，如严重子宫后倾、宫颈管狭窄甚至闭锁、阴道闭锁等，以免潴留的经血倒流诱发腹腔子宫内膜异位症。月经期避免性交及盆腔检查，若有必要，应避免重力挤压子宫，防止经血倒流。

(2) 计划生育手术、输卵管通液术、宫颈糜烂样改变的物理治疗及其他妇科手术应在月经干净后 3～7 日进行，手术操作应轻柔。人工流产术应避免造成宫颈损伤导致宫颈粘连。切开子宫的手术应注意保护好腹壁切口，特别是中期妊娠剖宫取胎手术，防止子宫内膜组织异位。

(二) 心理护理

关心理解患者,倾听患者对疾病的感受,向患者说明用药或手术的必要性,鼓励其树立信心,积极配合治疗。对尚未生育的患者,应给予指导和帮助,促使其尽早受孕,缓解和消除患者的焦虑。

(三) 医护配合

(1) 期待治疗　适用于病变轻微、无症状患者,一般可数月随访1次。希望生育的患者,应促其尽早受孕。期待疗法中,若患者病情加重,应改用其他治疗方法。嘱患者随访。

(2) 药物治疗　假孕或假绝经疗法已成为临床治疗本病的常用方法。主要使用性激素抑制治疗,使子宫内膜萎缩、退化,达到假孕或假绝经的效果。主要应用口服避孕药、孕激素、孕激素受体拮抗剂(如米非司酮)、达那唑等。该法服药时间长,停药后复发。

用药注意事项:用药前告诉患者在孕激素治疗过程中可能出现低热、恶心、乏力、潮热、闭经等副作用,停药后可逐渐恢复。达那唑的副反应有恶心、头痛、潮热、乳房缩小、体重增加、性欲减退、多毛、痤疮等,患者一般能耐受。有肝功能损害、高血压、心力衰竭、肾功能不全、妊娠患者不宜应用药物治疗。

(3) 手术治疗　手术治疗是本病的首选治疗方法,目前认为以腹腔镜确诊、手术加药物为本病治疗的金标准。手术治疗适用于药物治疗后症状不缓解、局部病变加剧或生育功能未恢复者;较大的卵巢内膜异位囊肿,直径大于5～6 cm,特别是迫切希望生育者,根据手术范围的不同,可分为保留生育功能手术、保留卵巢功能手术和根治性手术3类。做好手术前、手术后护理,为降低腹壁手术后伤口张力,可协助患者取半坐卧位。

【健康教育】

加强疾病知识的教育,月经期避免过度或过强运动,禁止性生活,以防经血倒流;月经期注意休息、保暖、保持心情舒畅。有生育要求的患者,促其尽早受孕;行保留生育功能手术的患者,指导术后半年至一年内受孕;使用性激素治疗期间,应向患者介绍服药的注意事项及可能出现的反应;手术后应加强营养、多休息,注意卫生与锻炼。

能力检测

A型选择题(以下每一道题有A、B、C、D、E五个备选答案,请从中选择一个最佳答案)

1. 目前诊断子宫内膜异位症的最佳方法是(　　)。

A. 诊断性刮宫　B. B型超声检查　C. 腹腔镜检查

D. 子宫输卵管碘油造影　E. 妇科检查

2. 子宫内膜异位症最典型的症状是(　　)。

A. 月经增多　B. 肛门坠胀　C. 性交痛　D. 不孕　E. 继发性进行性痛经

3. 关于子宫内膜异位症,下列哪项错误?(　　)

A. 多见于生育年龄　B. 发病与经血倒流有一定关系

C. 最易发生的部位是卵巢　D. 属良性病变,但具有远处转移能力

E. 卵巢子宫内膜异位形成的囊肿很容易恶变

4. 某女士参加婚检，护士了解她有子宫内膜异位症病史，建议她婚后尽早妊娠，其原因为（　　）。

A. 妊娠时停经可避免痛经　　B. 妊娠后病变组织坏死，症状缓解

C. 喂养婴儿可分散对痛经的注意力　　D. 分娩后哺乳可缓解痛经

E. 妊娠子宫增大可分解粘连而不再痛经

5. 子宫内膜异位症大多位于盆腔内，发生率最多的部位是（　　）。

A. 子宫骶骨韧带　　B. 阴道直肠膈　　C. 腹膜

D. 直肠子宫陷凹　　E. 卵巢

6. 患者，女，40 岁，G_2P_2。继发痛经伴进行性加重 3 年。妇科检查：子宫一侧触及约 8 cm的囊肿。入院后诊断为子宫内膜异位症。该患者的治疗原则哪项恰当？（　　）

A. 期待疗法　　B. 药物治疗　　C. 保留卵巢功能手术

D. 保留生育功能手术　　E. 根治性手术

（7～8 题共用题干）

某妇女，27 岁，原发不孕，进行性加重痛经 10 年。妇科检查：子宫大小正常、后倾、活动欠佳，子宫后壁有 2 个黄豆大小的痛性结节，左侧附件可扪及直径约 3 cm 大小的囊性包块，不活动，右侧附件增厚。

7. 可能的诊断是（　　）。

A. 慢性盆腔炎　　B. 结核性盆腔炎　　C. 子宫内膜异位症

D. 双附件炎性包块　　E. 卵巢恶性肿瘤

8. 护士向患者进行疾病预防宣传，不妥的是（　　）。

A. 月经期避免剧烈运动　　B. 月经期可施行输卵管通液术

C. 尽量避免多次的子宫腔手术操作　　D. 尽早受孕

E. 月经期避免性交

参考答案

1～5　C E E B E　　6～8　C C B

（马　梅）

项目十七

计划生育妇女的护理

计划生育(family planning)是通过科学的方法实施生育调节，控制人口数量，提高人口素质，使人口增长与经济、资源和社会发展相适应。实行计划生育是我国的一项基本国策。开展计划生育，做好知情避孕工作，有利于妇女生殖健康。

计划生育的内容包括以下四点。①晚婚：按国家法定年龄推迟3年以上结婚。②晚育：按国家法定年龄推迟3年以上生育。③节育：提倡一对夫妇只生育一个孩子，但夫妻双方一方是独生子的可生二胎，及时采取安全、有效、合适的避孕措施。④优生优育：避免先天性缺陷代代相传，防止后天因素影响后天发育，以提高人口素质。其中，节育是计划生育的主要措施，节育以避孕为主，辅以绝育及避孕失败的补救措施。

任务一　避孕方法及护理

学习目标

1. 掌握宫内节育器放置术的原理、禁忌证、放置时间、副反应及并发症、护理要点。
2. 熟悉药物避孕的原理、服药方法、禁忌证、不良反应及健康教育。
3. 了解其他避孕的方法及护理。
4. 能运用所学知识帮助护理对象选择恰当的避孕方法。

案例引导

一对新婚夫妇，2年内不准备生育，前来咨询避孕方法。

问题：应选择哪种避孕方法最佳？

避孕(contraception)是指采用科学手段使妇女暂时不受孕。通过控制生殖的三个环节达到避孕目的：①抑制精子、卵子的产生；②阻止精子、卵子结合；③改变宫腔环境，妨碍受精卵着床与发育。常用的避孕方法有药物避孕和工具避孕。

一、药物避孕

药物避孕也称激素避孕(hormonal contraception)，是指应用甾体类激素达到避孕效果。避孕药由雌激素、孕激素配伍组成，药物避孕的优点为安全、有效、经济、方便，是一种易为育龄妇女接受的避孕方法。

（一）避孕原理

（1）抑制排卵 药物避孕通过干扰下丘脑与垂体系统，抑制下丘脑释放 GnRH，使垂体分泌 FSH 和 LH 减少；同时影响垂体对 GnRH 的反应，不出现排卵前 LH 高峰，因此不发生排卵。

（2）干扰受精 药物避孕增加宫颈黏液的黏稠度，阻止精子穿过。

（3）阻碍受精卵着床 药物避孕使子宫内膜提前出现分泌反应，与胚胎发育不同步，不利于受精卵着床。

（4）干扰输卵管功能 雌、孕激素影响输卵管的正常分泌和蠕动，干扰受精卵着床。

（二）甾体激素类避孕药种类

甾体激素类避孕药有短效口服避孕药、长效口服避孕药、探亲避孕药、长效避孕针、缓释避孕药。常见药物见表 17-1。

1. 短效口服避孕药

此类避孕药应用最广，是雌、孕激素复合制剂，主要作用为抑制排卵，如正确服用有效率接近 100%。常用剂型有糖衣片、纸型片及滴丸。药物类型如下：

（1）单相片 整个周期中雌激素、孕激素剂量固定，常用制剂有复方炔诺酮片（避孕片 1 号）、复方甲地孕酮片（避孕片 2 号）、复方去氧孕烯片。前两者于月经周期第 5 日开始服用，每晚 1 片，连服 22 日，停药 7 日后服第 2 周期。若漏服须于次晨补服 1 片。一般于停药后 2～3 日发生撤药性出血，类似月经来潮。

（2）三相片 每一相的雌激素、孕激素含量模仿妇女正常月经周期而制，剂量不同。第一相，第 1～6 片；第二相，第 7～11 片；第三相，第 12～21 片。自月经周期第 1 日开始，按顺序服用，每日 1 片，连服 21 日；第 2 周期及以后改为月经周期第 3 日开始服药。若停药 7 日尚无撤药性出血，于第 2 日开始服下一个周期的三相片。

2. 长效口服避孕药

主要由长效雌激素和人工合成的孕激素配伍制成。首次在月经周期第 5 日服 1 片，月经周期第 10 日服第 2 片，以后按第一次服药日每月 1 片。胃肠吸收长效的炔雌醚后，储存在脂肪组织内缓慢释放起到长效的避孕作用，因副反应较多，应用较少，将被淘汰。

3. 速效避孕药（探亲避孕药）

有非孕激素制剂、孕激素制剂和雌孕激素复合制剂。服药时间不受经期限制，避孕有效率达 98%以上，适用于短期探亲夫妇。在探亲前 1 日或当日中午服 1 片，以后每晚服 1 片，连续服用 10～14 日。若探亲期超过 14 日，可改服短效口服避孕药至探亲结束。由于避孕药种类增加，剂量又大，现使用较少。

4. 长效避孕针

目前有雌孕激素复合制剂和单纯孕激素两种。

（1）雌孕激素复合制剂 首次于月经周期第 5 日和第 12 日各肌内注射 1 支，以后每次于月经周期第 10～12 日肌内注射 1 支。一般于用药后 12～16 日月经来潮。前 3 个月可能发生月经周期不规律或月经量增多，可用止血药或短效避孕药调整。

（2）单纯孕激素 庚炔诺酮避孕针，每隔 2 个月肌内注射 1 支；醋酸甲羟孕酮避孕针，每隔3个月肌内注射1支。因不含雌激素,容易并发月经紊乱,另外对乳汁的质和量影响小,所以适用于哺乳期妇女避孕,有效率达98%。

5. 缓释避孕药

将避孕药与具备缓释性能的高分子化合物制成多种剂型,一次给药在体内持续、恒定、微量释放甾体类激素,主要是孕激素,能起长效避孕作用。类型有皮下埋置剂、阴道药环、微球和微囊避孕针、避孕贴剂。

(1) 皮下埋置剂　国外研制的皮下埋置剂含左炔诺孕酮,商品名为Noplant。第一代Noplant Ⅰ型含6根硅胶棒,每根含左炔诺孕酮36 mg;第二代Noplant Ⅱ型含2根硅胶棒,每根含左炔诺孕酮75 mg。我国1987年开始引入研究,国产的皮下埋置剂为左炔诺孕酮(LNG)Ⅰ、Ⅱ型。近年生产单根埋置剂依托孕烯,有效期3年,放置简单,副作用小,有效率达99%以上。

用法:在月经周期第7天,严格消毒后,在上臂内侧呈扇形插入,埋置后24 h即可起效。由于不含雌激素,对乳汁影响小,可用于哺乳期妇女。主要副反应为不规则阴道流血或点滴出血,少数可出现闭经。通常3～6个月后能逐渐减轻或消失,也可用止血剂或激素止血。

(2) 阴道药环　以硅胶为载体、含甲地孕酮的阴道环,也称甲硅环。能持续、低量地释放甲地孕酮,经阴道黏膜吸收,起到长效的避孕作用,避孕有效率达97.3%。一次放入阴道内可连续使用1年,经期一般不必取出。

(3) 微球和微囊避孕针　其是近年发展的一种新型缓释避孕针。使用具有生物降解作用的高分子聚合物和甾体激素避孕药混合或包裹制成的微球或微囊,通过针头将其注入皮下,缓慢释放避孕药。高分子聚合物在体内可降解、吸收,不必取出。因有效期为3个月,故可每3个月注射1次。

(4) 避孕贴剂　由3块有效期为7天的贴剂构成,含人工合成的雌激素及孕激素,用药3周,停药1周,每月共3片,效果同口服药。

表17-1　常用甾体激素药种类

类别		名称	成分		剂型	给药途径
			雌激素含量/mg	孕激素含量/mg		
短效口服避孕药	单相片	复方炔诺酮片(避孕片1号)	炔雌醇0.035	炔诺酮0.6	薄衣片	口服
		复方甲地孕酮片(避孕片2号)	炔雌醇0.035	甲地孕酮1.0	片	口服
		复方去氧孕烯片(妈富隆)	炔雌醇0.03	去氧孕烯0.15	片	口服
		复方左炔诺孕酮片	炔雌醇0.03	左炔诺孕酮0.15	片	口服
		复方孕二烯酮片	炔雌醇0.03	孕二烯酮0.075	片	口服
		屈螺酮炔雌醇片	炔雌醇0.03	屈螺酮3.0	片	口服
	三相片	左炔诺孕酮/炔雌醇三相片				
		第一相(1～6片)	炔雌醇0.03	左炔诺孕酮0.05	片	口服
		第二相(7～11片)	炔雌醇0.04	左炔诺孕酮0.075	片	口服
		第三相(12～21片)	炔雌醇0.03	左炔诺孕酮0.0125	片	口服

续表

类别		名称	成分		剂型	给药途径
			雌激素含量/mg	孕激素含量/mg		
长效口服避孕药		复方炔雌醚片	炔雌醇 3.0	氯地孕酮 12.0	片	口服
		复方炔诺酮二号片（复甲 2 号）	炔雌醇 2.0	炔诺孕酮 10.0	片	口服
		三合一炔雌醇片	炔雌醇 2.0	氯地孕酮 6.0 炔诺孕酮 6.0	片	口服
探亲避孕药		炔诺酮探亲避孕片		炔诺孕酮 5.0	片	口服
		甲地孕酮探亲避孕片 1 号		甲地孕酮 2.0	片	口服
		炔诺孕酮探亲避孕片		炔诺孕酮 3.0	片	口服
		C53 号避孕片		双炔失碳酯 7.5	片	口服
长效避孕针	单方	庚炔诺酮避孕针		庚炔诺酮 200.0	针	肌内注射
		醋酸甲羟孕酮避孕针（迪波普维拉）		甲羟孕酮 150.0	针	肌内注射
	复方	复方己酸孕酮注射液（避孕针 1 号）	戊酸雌二醇 5.0	己酸孕酮 250.0	针	肌内注射
		复方甲地孕酮避孕针	17β-雌二醇 5.0	甲地孕酮 25.0	针	肌内注射
		复方甲羟孕酮避孕针	环戊丙酸雌二醇 5.0	醋酸甲羟孕酮 25.0	针	肌内注射
缓释避孕药	皮下埋置剂	左炔诺孕酮硅胶棒Ⅰ		左炔诺孕酮 36×6	根	皮下埋置
		左炔诺孕酮硅胶棒Ⅱ		左炔诺孕酮 75×2	根	皮下埋置
	微囊避孕针	庚炔诺酮微球针		庚炔诺酮 65.0 或 100.0	针	皮下注射
		左炔诺孕酮微球针		左炔诺孕酮 50.0	针	皮下注射
	阴道药环	甲地孕酮硅胶环		甲地孕酮 200.0 或 25.0	只	阴道放置
		左炔诺孕酮阴道环		左炔诺孕酮 5.0	只	阴道放置

（三）适应证

有避孕要求的生育期健康妇女均可。

（四）禁忌证

(1) 严重心血管疾病、血液病、血栓性疾病，如冠心病、高血压、血液病、静脉栓塞。

(2) 急、慢性肝炎或肾炎。

(3) 内分泌疾病，如甲状腺功能亢进、糖尿病。

(4) 恶性肿瘤、癌前病变、子宫或乳房肿块。

(5) 月经量很少或年龄大于45岁。

(6) 年龄大于35岁的吸烟妇女。

(7) 哺乳期妇女。

(8) 有严重偏头痛，反复发作；患精神病需长期服药。

（五）药物的不良反应

(1) 类早孕反应　避孕药中含有雌激素，可刺激胃黏膜，服药早期约有10%妇女会出现食欲减退、恶心、呕吐、乏力等类似早孕反应的症状，一般坚持服药数个周期后症状自然消失；重者遵医嘱口服维生素B_6、维生素C，或更换药物或停药等。

(2) 阴道不规则流血　服药期间阴道流血又称突破性出血，多数发生在漏服、迟服避孕药后，少数未漏服也可发生。点滴出血，不用处理，随服药时间延长而逐渐减少或停止。如出血量多，按月经来潮处理，停止用药，在流血第5天再开始按规定重新服药。

(3) 月经过少或停经　服药后因体内雌激素减少，子宫内膜变薄可引起月经量减少或停经。除妊娠外，停药7日后可继续服药；若连续停经3个月，需停药观察。

(4) 其他　部分妇女可出现体重增加；极少数妇女面部皮肤色素沉着，停药后多数妇女能逐步恢复；个别妇女出现头痛、乳房胀痛等现象，必要时停药做进一步检查。

（六）护理要点

(1) 了解妇女是否健康，排除禁忌证。

(2) 讲解各类避孕药的用药原理、方法、副作用等，帮助育龄妇女选用恰当避孕方法，做到知情选择。

(3) 详细讲解避孕药副作用的应对措施，减轻用药妇女焦虑情绪。

(4) 正确指导避孕药的用药方法及补救措施。

（七）健康教育

(1) 嘱患者按时按量服药，不随意停药与减量，为减轻药物副作用可指导患者晚上服用。

(2) 注射长效避孕针剂时，应注意将药液吸净并注射完全，可行深部肌内注射。欲停用时，嘱停药后改用短效口服避孕药3个月，以免引起月经失调。

(3) 避孕药应存放于阴凉干燥处，药物受潮后可能影响避孕效果，不宜使用。

(4) 要求生育者在停用避孕药6个月后再孕。

案例引导

患者，女，26岁，已生育一胎，现产后42日，哺乳期，既往月经规律，月经量一般。

问题：该妇女是否需要避孕？选择什么避孕方法？如何进行健康教育？

二、工具避孕

利用器具阻止精子和卵子结合，或改变宫腔内环境，干扰受精卵着床，达到避孕目的的方法称为工具避孕法。目前常用的避孕工具有女用宫内节育器和男用阴茎套。

（一）宫内节育器

宫内节育器(intrauterine device，IUD)是一种安全、有效、简便、经济、可逆的避孕工具。放置宫内节育器避孕是我国育龄妇女的主要避孕措施。

1. 避孕原理

至今尚未完全阐明。主要是放置宫内节育器后，改变了宫腔内环境，使子宫内膜产生无菌性炎症反应，干扰受精卵着床。

2. 种类

宫内节育器大致分为两大类(图 17-1)。

(1) 惰性宫内节育器(第一代 IUD) 由惰性材料，如金属、硅胶、塑料等制成。因脱落率及带器妊娠率高，1993 年已停止生产使用。

(2) 活性宫内节育器(第二代 IUD) 内含活性物质，可提高避孕效果，减少副反应。常用的有：①带铜宫内节育器，我国目前首选的 IUD，有 T 形、V 形、伞形(母体乐)、含铜无支架(吉妮 IUD)等；②含药宫内节育器，如含孕激素 T 形 IUD(曼月乐)，含吲哚美辛 IUD。

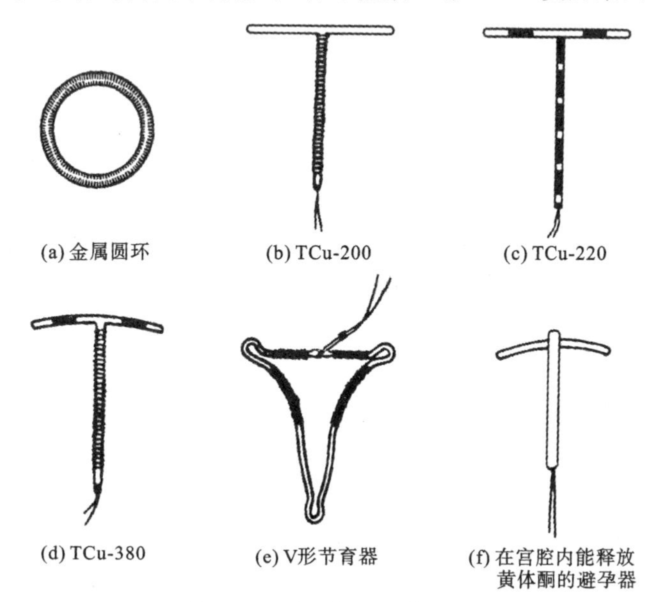

图 17-1 常用的宫内节育器

3. 宫内节育器放置术

【适应证】

凡育龄妇女无禁忌证，自愿要求放置 IUD 者。

【禁忌证】

①月经紊乱(过多、过频或不规则出血)；②生殖器炎症、肿瘤；③宫颈内口松弛、子宫脱

垂或畸形;④严重全身性疾病;⑤有铜过敏史者,禁止放含铜IUD。

【放置时间】

①月经干净后3～7日;②人流术后出血少、宫腔深度小于10 cm;③产后42日子宫复旧正常;④剖宫产术后半年;⑤哺乳期排除早孕。

【用物准备】

(1) 物品准备　阴道窥器1个、宫颈钳1把、长止血钳2把、子宫探针1支、宫颈扩张器(4～6号)各1根、放环器1个、取环器1个、剪刀1把、节育器1个、弯盘1个、酒杯1个。双层大包布1块、孔巾1块、小纱布3～4块、干棉球数个、长棉签2支、无菌手套1副。

(2) 节育器选择　T形节育器按其横臂宽度(mm)分为26号、28号、30号三种。宫腔深度在7 cm以上者用28号或30号,7 cm及以下者用26号。

【手术步骤】

排尿后取膀胱截石位,清洁、消毒外阴,铺孔巾;双合诊检查核实子宫位置、大小及两侧附件情况;常规消毒外阴、阴道,铺孔巾;阴道窥器暴露宫颈,消毒阴道、宫颈、宫颈管;用宫颈钳夹住宫颈前唇,探针探查宫腔深度;用放环器将节育器一次性送至宫底,有尾丝者在距宫颈外口2 cm处剪断。观察无出血后,取出宫颈钳及阴道窥器,手术结束。

【放置宫内节育器的副反应】

(1) 出血　表现为月经量增多、经期延长或不规则阴道流血。建议受术者休息、补充铁剂,重者按医嘱给予止血剂。经上述处理无效者,应考虑选用其他避孕方法。

(2) 腰腹坠胀感　一般在数月后好转,轻者不需处理,重者可休息或遵医嘱给予解痉剂。以上疗效不佳者均可考虑更换IUD或改用其他方法避孕。

【放置宫内节育器的并发症】

(1) 感染　主要由于放置节育环时未严格无菌操作或经T形环尾丝上行感染所致。一旦发生感染,应用抗生素积极治疗并取出节育器。

(2) 节育器异位　常因子宫大小、位置未查清,操作粗暴损伤子宫壁引起子宫穿孔所致,节育器可移位至宫腔外或盆腔内。发生率虽低,但危害极大。术中穿孔时受术者感觉腹痛,应立即停止操作。损伤轻者住院观察,损伤重者应立即剖腹探查。在复查或取环时发现节育环异位,应经腹(包括腹腔镜)或经阴道取出。

(3) 节育器下移或脱落　原因包括:①操作不规范,放置节育器时未送至宫底部;②宫颈内口松弛;③节育器与宫腔形态、大小不适宜;④劳动强度过大、子宫畸形;⑤月经量过多。多发生于放置节育器一年内。

(4) 带器妊娠　多见于节育器下移、脱落或异位。一经确诊,应行人工流产终止妊娠,同时取出节育器。

(5) 节育器嵌顿或断裂　由于放置时间过长或放置时损伤子宫壁所致。一经发现应立即取出,取出困难者可在B型超声、X线或宫腔镜下取出。

【护理要点】

(1) 了解受术者的月经史、生育史、既往健康状况及避孕情况，确定术前3日无性生活史。

(2) 询问有无自觉不适，评估体温、血压是否正常。妇科检查生殖器官有无急性炎症等异常。

(3) 手术前护理：了解受术者是否适宜放置IUD；关心体贴受术者，向其介绍手术步骤，使其消除顾虑，积极配合手术。

(4) 手术时护理：嘱受术者排空膀胱，取膀胱截石位，对外阴、阴道进行消毒；放置时应将节育器给受术者辨认；手术中严格无菌操作，做好手术配合，随时注意受术者情况，有异常及时报告医生。

(5) 对术后产生的副作用及并发症应采取积极的护理措施。

【健康教育】

(1) 手术后可能有少量阴道流血及下腹不适，如出现发热、腹痛及阴道流血多时，应随时就诊。

(2) 手术后休息3日，1周内避免重体力劳动，2周内禁止性生活和盆浴，注意保持外阴清洁。

(3) 3个月内月经期和排便时注意有无节育器脱落。放置手术后1、3、6个月及1年各随访1次，以后每年随访1次，直至取出。随访于月经干净后进行。

(4) 活性IUD一般放置5～8年，到期者应取出更换，以免影响避孕效果。

4. 宫内节育器取出术

【适应证】

改用其他避孕措施或绝育；确诊节育器嵌顿或移位；带器妊娠；放置期限已满需更换；绝经1年；计划再生育。

【禁忌证】

生殖器官急性、亚急性炎症，严重全身性疾病。

【取器时间】

月经干净后3～7日为宜，出血多者随时可取。

【用物准备】

同节育器放置术。

【护理要点】

(1) 手术前护理：同宫内节育器放置术。

(2) 手术时护理：嘱受术者排空膀胱，取膀胱截石位，对外阴、阴道进行消毒。应将取出的节育器给受术者辨认。手术中严格无菌操作，做好手术配合，随时注意受术者情况，有异常及时报告医生。

(3) 对手术后产生的副作用及并发症应采取积极的护理措施。

【健康教育】

手术后休息1日,手术后2周内禁止性生活和盆浴,保持外阴卫生,手术后指导避孕。

(二) 阴茎套

阴茎套(避孕套)为男用避孕工具,为筒状优质薄乳胶制品,顶端呈小囊状,筒径有29、31、33、35 mm四种。其作用是使精液排在套内,防止精子进入阴道,以达到避孕目的。因其有防止性传播疾病的作用,故应用广泛。正确使用阴茎套,避孕率达93%~95%。

三、其他避孕方法

1. 紧急避孕(房事后避孕)

紧急避孕是指在无保护性生活后或避孕失败后的一定时间内采取的防止妊娠的避孕方法。该方法只能起一次性保护作用,不应作为常规避孕方法,方法如下。

(1) 宫内节育器(IUD) 在无保护性生活后5日内放置,有效率可达99%以上,尤其适合希望长期避孕且无放置节育器禁忌证者。

(2) 紧急避孕药 在无保护性生活3日内,服用左炔诺孕酮(商品名为毓婷、诺爽等),首剂1片,12 h后再服1片;在无保护性生活5日内,服用米非司酮(商品名司米安、后定诺),单次服用10 mg或25 mg。

2. 安全期避孕

安全期避孕又称自然避孕法。排卵前后4~5日内为易孕期,其余时间不易受孕为安全期。但排卵受多种因素影响,此法不十分可靠,不宜推广。

3. 黄体生成激素释放激素类似物避孕

黄体生成激素释放激素类似物避孕可抑制卵泡发育和排卵,从而达到避孕的目的。

知识链接

避孕方法的选择

选择适合的避孕方法,不仅有利于夫妻的身心健康,更能增进夫妻间的感情,提高性生活的质量。不同的人可有不同的选择。

(1) 新婚夫妇:受孕机会多,如暂时不考虑要孩子的话,首选短效口服避孕药,也可选避孕套、外用避孕片、避孕药膏等,一般不选放置节育器。

(2) 分居两地的夫妇:探亲期可选用探亲避孕药或避孕套。

(3) 哺乳期夫妇:首选避孕套;顺产3个月或剖宫产半年后,如果没有炎症、子宫脱垂或月经过多等疾病,可放置节育器。不宜使用避孕药和安全期避孕。

(4) 生育后夫妇:各种避孕方法均适用,如要求长时间避孕,最好选择放置节育器,不适合放置节育器的可选择口服避孕药。

(5) 绝经过渡期夫妇:应坚持避孕。可采用避孕套或继续放置节育器,不宜选用避孕药膜、避孕药和安全期避孕。

任务二 女性绝育方法及护理

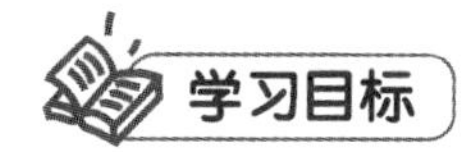

熟悉经腹输卵管结扎术的禁忌证、手术时间及护理。

案例引导

患者，女，34岁，已婚，G_3P_0。患风湿性心脏病10年，现妊娠37周，心功能Ⅲ级，住院待产已3个月，准备行剖宫产终止妊娠。

问题：该女士如再次妊娠有危险吗？在剖宫产手术的同时，还需要考虑什么手术？怎样护理？

绝育术是用手术或药物的方法，使妇女达到永不生育的目的。目前常用的是输卵管绝育术(tubal sterilization operation)，方法有经腹输卵管结扎术或经腹腔镜输卵管绝育术。

一、经腹输卵管结扎术

【适应证】

(1) 育龄期自愿接受绝育术而无禁忌证。

(2) 患遗传性疾病或严重全身性疾病而不宜生育。

【禁忌证】

(1) 全身情况不良，不能胜任手术。

(2) 各种疾病的急性期，盆腔感染或腹部皮肤有感染灶。

(3) 严重神经官能症。

(4) 手术前24 h内两次体温均不低于37.5 ℃。

【手术时间】

非孕妇女在月经干净后3～4日，人工流产术或分娩后48 h内，哺乳期或闭经者排除早孕后。

【用物准备】

消毒用卵圆钳1把，输卵管钩(或指板)1个，弯头无齿卵圆钳1把，小直拉钩2个，直止血钳4把，弯止血钳4把，鼠齿钳2把，弯蚊钳4把，巾钳4把，持针器1把，无齿镊子及有齿镊子各1把，组织剪及线剪各1把，尖刀片及圆刀片各1片，刀柄2把，弯盘1个，药杯2个，5 mL注射器1个，0号及4号线各1团，9×24弯圆针及弯三角针各1枚，6×14弯圆针3

枚。双层大包布1块,双层方包布1块,腹单1块,治疗巾5块,手术衣2件,细纱布10块,粗纱布2块,消毒手套2副。

【手术步骤】

(1) 排空膀胱,取仰卧位,留导尿管。腹部皮肤常规消毒,铺治疗巾。

(2) 下腹正中耻骨联合上两横指(3～4 cm)做2 cm纵切口,逐层切开腹壁。

(3) 提取一侧输卵管,方法有指板取管法、卵圆钳取管法和吊钩取管法三种。找到输卵管伞部后方可结扎。

(4) 近端抽心包埋法结扎输卵管。

(5) 检查无出血后,将输卵管送回腹腔。同法处理对侧输卵管。

(6) 清点器械、纱布,关闭腹腔,手术结束。

【并发症】

(1) 感染　体内原有感染尚未控制,消毒不严或手术操作无菌观念不强。严格掌握手术指征,手术中遵守无菌操作规程,发生感染者积极抗感染治疗。

(2) 出血、血肿　过度牵拉损伤输卵管或系膜血管,或创面血管结扎线松脱,引起腹腔内积血或血肿。发现后立即止血,血肿形成时应切开止血后再缝合。

(3) 脏器损伤　解剖关系辨认不清或操作粗暴可致膀胱、肠管损伤。一旦发现应及时予以修补。

【护理要点】

(1) 向患者及家属解释手术无明显疼痛,对今后的生理和心理无明显影响,缓解患者焦虑情绪,消除其心理障碍,促其主动配合手术。

(2) 手术前协助医生严格掌握手术适应证,选择适宜的手术时间。按妇科腹部手术要求准备。

(3) 应严格无菌操作,做好手术中配合工作。

(4) 手术后注意观察生命体征,有无腹痛及腹壁切口感染征象。发现异常及时报告医生,遵医嘱处理。

【健康教育】

鼓励患者及早下床活动,以免引起肠管粘连;手术后休息3～4周;禁止性生活1个月;1个月后复诊。

二、经腹腔镜输卵管绝育术

经腹腔镜输卵管绝育术简单易行,手术时间短,患者恢复快,安全,效果好,近年来我国各地已逐渐推广使用。

【适应证】

同经腹输卵管结扎术。

【禁忌证】

主要为腹腔粘连、心肺功能不全、膈疝等，其余同经腹输卵管结扎术。

【用物准备】

气腹针，内镜，CO_2气体，弹簧夹或硅胶环 2 个，有齿镊子 1 把，持针器 1 把，细齿镊子 2 把，刀柄 1 把，缝线、缝针、刀片、棉球、棉签、纱布等。

【术后护理要点】

手术后静卧 4～6 h 可下床活动；严密观察体温，注意有无腹痛、腹腔内出血或脏器损伤的征象。

任务三　终止妊娠的方法及护理

学习目标

1. 掌握人工流产术的适应证、禁忌证、护理要点及健康教育。
2. 熟悉中期妊娠引产术的适应证、护理要点。
3. 能运用所学知识熟练进行健康宣教。
4. 尊重、关心患者。

案例引导

患者，女，30 岁，已婚，G_2P_1。因停经 58 日要求终止妊娠。既往因放置宫内节育器后流血过多改用安全期避孕。妇科检查：外阴未见异常，阴道分泌物正常，宫颈光滑，子宫前倾位、如鸭卵大小，血常规、尿常规均正常。

问题：采用什么方法终止妊娠？手术后如何进行避孕指导？

一、早期妊娠终止方法及护理

早期妊娠终止是指在妊娠早期采用人工方法终止妊娠，亦称人工流产，是避孕失败的补救措施。人工流产有手术流产和药物流产两种方法。人工流产术包括负压吸引术和钳刮术。

（一）人工流产术

【适应证】

(1) 负压吸引术适于妊娠 10 周内自愿终止妊娠而无禁忌证者；钳刮术适于妊娠 10～14 周内自愿终止妊娠而无禁忌证者。

(2) 因各种疾病不宜继续妊娠者。

【禁忌证】

(1) 各种疾病的急性期或患有严重的全身性疾病者,不能耐受手术。

(2) 生殖器官急性炎症。

(3) 手术前相隔4 h两次体温测量均在37.5 ℃以上。

(4) 妊娠剧吐导致的酸中毒尚未纠正。

【方法】

(1) 负压吸引术　适用于妊娠10周以内者。手术步骤如下。①体位及消毒:受术者排空膀胱后,取膀胱截石位。常规消毒外阴、阴道,铺无菌洞巾。行双合诊检查,复查子宫大小、位置及附件。更换手套,用阴道窥器暴露阴道、宫颈并消毒。②探测宫腔及扩张宫颈。③吸宫:按孕周选择吸管及调节负压,负压不宜超过500 mmHg,按顺时针方向吸宫腔1～2圈,感到宫壁粗糙,见少许血性泡沫,提示组织吸净,折叠橡皮管,取出吸管,再用小刮匙轻刮宫腔1周,特别注意宫角和宫底处,确认已吸净后方可结束手术。④检查吸出物:用纱布过滤全部吸出物,仔细检查有无绒毛及胚胎组织,其量是否与孕周相符,如肉眼未发现绒毛,应送病理检查。

(2) 钳刮术　适用于妊娠10～14周者。患者需住院手术,由于胎儿较大,必须充分扩张宫颈管。可于手术前口服、肌内注射或阴道放置扩张宫颈药物,如前列腺素制剂;也可用橡皮导尿管扩张宫颈管,将已消毒好的16号或18号导尿管于手术前12 h插入宫颈管内,于手术前取出。手术中扩张宫颈后,用有齿卵圆钳逐步钳出胎儿组织,余同吸引术。

【人工流产并发症】

(1) 人工流产综合征　部分受术者在手术中或手术后出现面色苍白、冷汗、心动过缓、心律不齐、血压下降、头晕甚至晕厥等迷走神经兴奋的症状。多数在手术停止后逐渐恢复,发生原因与受术者的情绪、身体状况及手术操作有关。发现症状后应立即停止手术、吸氧,严重者阿托品0.5～1 mg静脉注射。为避免人工流产综合征的发生,需做好术前的心理护理,缓解其紧张的情绪;扩张宫颈时动作要轻柔;吸宫时注意掌握负压,进宫腔时关闭负压等。

(2) 出血　多发生在妊娠月份较大时,因妊娠产物不能迅速排出影响子宫收缩而致,出血时间长和出血量多。可在宫颈管扩张后尽快取出妊娠产物,并注射缩宫素。

(3) 子宫穿孔　其是人工流产手术的严重并发症,常见于哺乳期子宫、瘢痕子宫或术者操作不熟练等。当手术器械进入宫腔探不到底或进入宫腔深度明显超过检查时深度,提示子宫穿孔,应立即停止手术。静脉滴注缩宫素和抗生素,严密观察受术者的生命体征,有无腹痛及内出血征象。必要时行剖腹探查处理。

(4) 吸宫不全　其是人工流产手术的常见并发症,多见于子宫过度前屈或后倾、术者操作不熟练。常表现为术后10天阴道流血量仍多,或流血停止后又有多量流血者,B型超声有助于诊断。流血多者立即刮宫,流血不多时可先用抗生素再刮宫。

(5) 漏吸　手术未吸出胚胎及绒毛组织,常见于孕周过小、子宫过度屈曲、子宫畸形及术者操作不熟练。应复查子宫大小、位置及形态,重新探查宫腔,再次吸宫。

(6) 感染　多因吸宫不全、用物消毒不严格、术者无菌观念不强或术后过早性交所致。表现为子宫内膜炎、盆腔炎，严重时可导致腹膜炎或败血症。受术者应半卧位休息，给予支持疗法，及时抗感染治疗。宫腔内有妊娠产物残留合并感染者，按感染性流产处理。

(7) 远期并发症　慢性盆腔炎、月经不调、宫颈粘连、宫腔粘连、继发性不孕等。

【用物准备】

手术器械及敷料与宫内节育器放置术基本相同，需增加宫颈扩张器 1 套，不同型号吸管各 1 个，小头卵圆钳 1 把，有齿卵圆钳 1 把，刮匙 1 把，负压吸引器。

【护理要点】

(1) 手术前告知受术者手术过程及可能出现的情况，解除其思想顾虑。

(2) 协助受术者取膀胱截石位，常规行外阴、阴道消毒。

(3) 手术中调好照明灯光，协助将吸管连接至负压吸引器上。陪伴在受术者身边，注意观察其面色、脉搏、出汗、精神等情况，发现异常及时报告医生。仔细检查吸出物，必要时送病理检查。

(4) 手术后留观察室休息 1～2 h，注意观察腹痛及阴道流血情况。

(5) 遵医嘱给予药物治疗。

【健康教育】

嘱受术者保持外阴清洁，1 个月内禁止性生活及盆浴，预防感染；吸宫术后休息 2 周，钳刮术后休息 2～4 周。若发热、腹痛、阴道流血增多或超过 10 日仍未干净时，应随时就诊。注意休息和营养，1 个月后来院复查；指导夫妇双方采用安全可靠的避孕措施。

（二）药物流产

【适应证】

(1) 停经 7 周内，经 B 型超声确诊宫内妊娠，本人要求药物流产的健康妇女。

(2) 手术流产的高危对象，如瘢痕子宫、多次手术流产、哺乳期等。

(3) 对手术流产有疑虑或恐惧心理。

【禁忌证】

(1) 有使用米非司酮禁忌证，如肾上腺及其他内分泌疾病、妊娠期皮肤瘙痒、血液病、血管栓塞等病史。

(2) 有使用前列腺素药物禁忌证，如心血管疾病、青光眼、哮喘、癫痫、结肠炎等。

(3) 其他：如过敏体质，带器妊娠，宫外孕，妊娠剧吐，长期服用抗结核药、抗癫痫药、抗抑郁药、抗前列腺素药等。

【用药方法】

米非司酮 25 mg(1 片)，口服 2 次/日，连续服用 3 日，于第 4 日上午口服米索前列醇 0.6 mg(3 片)。

【副反应】

主要副反应:出血时间长和出血量多。用药后应严密随访,出血量多、疑为不全流产时应及时行刮宫术;出血时间长,应用抗生素预防感染。

【健康教育】

护士向孕妇说明用药注意事项及可能的副反应,指导空腹或进食 2 h 后服药,最好用凉开水送服;嘱药物流产后保持外阴清洁,2 周内禁止性生活和盆浴。若突然阴道大量流血、腹痛及发热等,应随时就诊。

二、中期妊娠终止方法及护理

妊娠 14～27 周末,采用人工方法终止妊娠称中期妊娠引产。主要方法有依沙吖啶(利凡诺)引产和水囊引产。

(一) 依沙吖啶引产

依沙吖啶是一种强力杀菌剂,可促进前列腺素合成,导致子宫收缩而诱发引产。胎儿可因药物中毒死亡。临床上多采用羊膜腔穿刺术,即经腹将依沙吖啶注入羊膜腔内引产,成功率达 90%～100%(图 17-2)。

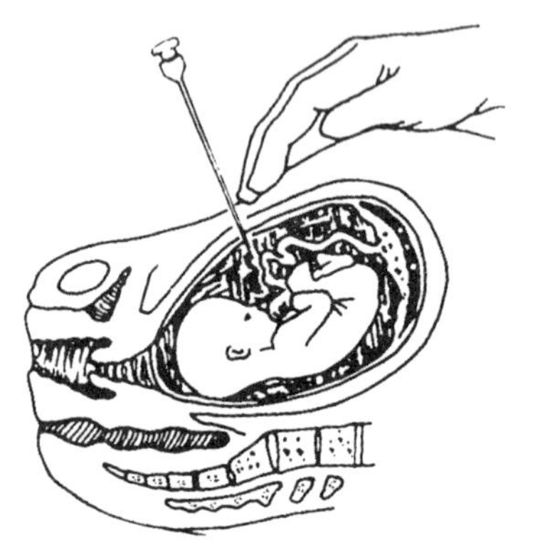

图 17-2　羊膜腔穿刺术

【适应证】

(1) 妊娠 14～24 周要求终止妊娠而无禁忌证。

(2) 严重疾病不宜继续妊娠。

(3) 妊娠早期接触导致胎儿畸形的因素,检查发现胎儿异常。

【禁忌证】

(1) 心力衰竭、严重贫血、高血压、血液病、急性或慢性肝肾疾病。

(2) 各种急性感染性疾病、慢性疾病急性发作期及生殖器官急性炎症。

(3) 前置胎盘或局部皮肤感染。

(4) 手术前 24 h 内测量体温两次均超过 37.5 ℃。

(5) 依沙吖啶过敏。

【用物准备】

弯盘 1 个,5 mL 及 20 mL 注射器各 1 个,20 号或 21 号腰椎穿刺针 1 枚,无齿卵圆钳 2 把,药杯 1 个。双层包布 1 块,孔巾 1 块,纱布数块,消毒手套 1 副。

(二) 水囊引产

将消毒水囊放置于子宫壁和胎膜之间,囊内注入一定量的生理盐水,以增加宫腔压力和机械性刺激宫颈管,诱发子宫收缩,促使胎儿和胎盘排出。

【适应证】

同依沙吖啶引产。尤其适用于患有心、肝、肾脏疾病稳定期的患者。

【禁忌证】

同依沙吖啶引产，还包括瘢痕子宫、宫颈或子宫发育不良、妊娠期有反复流血史。

【用物准备】

将消毒后的两个阴茎套套在一起成双层用来制备水囊，再将16号或18号橡皮导尿管送入阴茎套内1/3，用丝线将囊口缚扎于导尿管上。排空囊内空气后将导尿管末端扎紧，以备用。宫颈扩张器1套，余同依沙吖啶引产。

（三）中期妊娠引产的并发症、护理要点、健康教育

【并发症】

(1) 全身反应　偶见体温升高和白细胞计数增多，胎儿娩出后体温会很快下降。

(2) 阴道流血　80%受术者有阴道流血，主张常规清宫。

(3) 胎盘、胎膜残留　胎盘、胎膜残留是中期引产常见并发症，及时刮宫。现多主张胎盘排出后即行清宫术。

(4) 感染　水囊引产常见。有感染征象时，应及时处理。

【护理要点】

(1) 术前护理　协助医生严格掌握适应证与禁忌证。告知受术者手术过程及可能出现的情况，以取得其积极配合。指导受术者术前3日禁止性生活，术前每日冲洗阴道1次。依沙吖啶引产者需行B型超声检查进行胎盘定位及穿刺点定位，做好穿刺部位皮肤准备。

(2) 术中护理　应严格执行无菌操作。依沙吖啶通常应用剂量为50～100 mg，不超过100 mg。用注射用水溶解配制依沙吖啶溶液，注药过程中，注意孕妇有无呼吸困难、发绀等羊水栓塞症状。

(3) 术后护理　让孕妇尽量卧床休息，防止突然破水。监测生命体征，严密观察并记录子宫收缩出现的时间和强度、胎心与胎动消失的时间及阴道流血等情况。放置水囊后定时测量体温，若有寒战、发热等感染征象，应及时取出水囊。产后仔细检查胎盘、胎膜是否完整，有无软产道裂伤。通常待胚胎组织排出后常规行清宫术。同时注意观察产后宫缩、阴道流血及排尿情况。

【健康教育】

手术后休息1个月，加强营养与休息，发现异常情况随时就诊。指导产妇及时回奶。注意保持外阴清洁，手术后6周禁止性生活及盆浴。指导避孕。

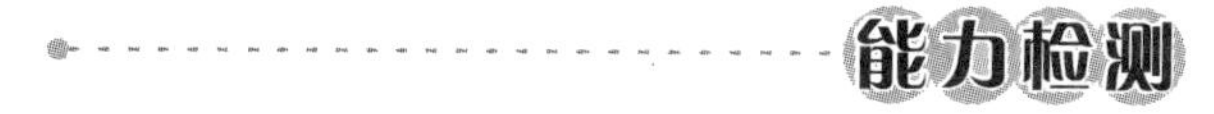

能力检测

A型选择题(以下每一道题有A、B、C、D、E五个备选答案，请从中选择一个最佳答案)

1. 下列宫内节育器放置的时间,不妥的是(　　)。

A. 哺乳期结束时　　B. 人工流产术后即放置　　C. 月经干净后一周内

D. 剖宫产6个月后　　E. 自然分娩后满3个月

2. 下列有关人工流产术后的健康教育,正确的是(　　)。

A. 手术后卧床休息24 h　　B. 手术后1周内全休

C. 手术后1个月内禁止性生活　　D. 手术后1周不能盆浴

E. 手术后半年来院复查

3. 下列哪项不是放置宫内节育器的副反应与并发症?(　　)

A. 月经量增多　　B. 体重增加　　C. 腰酸腹坠

D. 子宫穿孔　　E. 感染

4. 若漏服短效避孕药则补服时间应选择在(　　)。

A. 14 h内　　B. 16 h后　　C. 12 h内　　D. 18 h后　　E. 24 h前

5. 宫内节育器的避孕原理是(　　)。

A. 阻止受精卵着床　　B. 改变输卵管蠕动方向　　C. 改变阴道环境

D. 抑制排卵　　E. 改变子宫内膜的功能

6. 患者,女,30岁,已生育1个男孩,现要求放置宫内节育器,放置手术后的健康指导,错误的是(　　)。

A. 手术后休息3日

B. 2周内禁止性生活及盆浴

C. 3个月内月经或大便时注意有无节育器脱落

D. 手术后3个月、6个月、1年各复查1次,以后每年复查1次

E. 手术后如出现腹痛、发热、出血量大于月经量,持续时间超过7日应随时就诊

7. 药物流产术后,护士嘱流产妇女出血期间禁止性生活和盆浴,主要是预防术后(　　)。

A. 大出血　　B. 盆腔感染　　C. 腹痛　　D. 再次怀孕　　E. 子宫粘连

8. 关于短效口服避孕药的用药方法,下列哪项叙述正确?(　　)

A. 自月经干净后第5日开始每天服1片,连服22日,不可中断

B. 自月经第5日开始每晚服1片,连服20日,不可中断

C. 自月经第5日开始每晚服1片,连服22日,不可中断

D. 自月经干净日开始每晚服1片,直至下次月经来潮

E. 自月经第1日开始每晚服1片,连服22日

9. 口服避孕药避孕的妇女,如需生育,下列叙述哪项正确?(　　)

A. 停药,不需要再采取避孕措施

B. 提前半年停服避孕药,改用阴茎套避孕半年

C. 提前1个月停服避孕药即可

D. 应提前1年停药

E. 提前3个月停药改为安全期避孕

10. 人工流产吸宫术适用于妊娠(　　)。

A. 5周以内　　B. 4周以内　　C. 10周以内　　D. 12周以内　　E. 14周以内

11. 患者,女,25岁,口服短效避孕药后出现轻微恶心、头晕、乏力、呕吐、食欲不振等反

应。下列处理哪项正确？（　　）

A. 立即停药，并口服维生素　　B. 嘱其坚持服药数日后反应自行消失

C. 改服长效避孕药　　D. 改用其他方法避孕

E. 排除早孕后，加服避孕药 1/4～1/2 片

12. 患者，女，26 岁，足月分娩后 2 个月，母乳喂养，避孕方法应首选（　　）。

A. 宫内节育器　　B. 口服避孕药　　C. 阴茎套

D. 安全期避孕　　E. 闭经可不避孕

13. 患者，女，26 岁，G_3P_1，产后 1 年断奶，体健。妇科体检：有慢性宫颈炎和慢性附件炎。选择下列哪种方法避孕最好？（　　）

A. 阴道隔膜　　B. 阴茎套　　C. 体外排精

D. 口服避孕药　　E. 宫内节育器

14. 患者，女，27 岁，放置宫内节育器后 2 日，因阴道少量流血，自觉下腹轻度不适而就诊。妇科体检：体温 36.7℃，脉搏 80 次/分。下述哪项正确？（　　）

A. 可不必处理，嘱其观察 1 周，如症状仍不消失再就诊

B. 嘱其应用抗生素 3 日后来门诊取环

C. 立即取出宫内节育器

D. 消毒后探查节育器位置是否正确

E. 进行理疗，以减轻不适

15. 患者，女，停经 50 日，人工流产术后半月，阴道流血时多时少。妇科体检：子宫口松，子宫如妊娠 40 日大小，质软。尿妊娠试验可疑阳性。该患者患下列哪种疾病可能性大？（　　）

A. 子宫内膜炎　　B. 吸宫不全　　C. 绒毛膜癌

D. 子宫复旧不良　　E. 侵蚀性葡萄胎

16. 患者，女，26 岁，妊娠 9 周，行吸宫术。该患者的护理，错误的是（　　）。

A. 手术后在观察室休息 1～2 h，注意观察阴道流血和腹痛情况

B. 嘱患者休息 2 周

C. 手术后 2 周内禁止盆浴、性生活

D. 保持外阴清洁

E. 有腹痛或出血多者，应随时就诊

17. 下列关于输卵管结扎术时间的选择，错误的是（　　）。

A. 非孕妇女选择在月经干净后 3～4 日　　B. 人工流产或取节育器术后

C. 分娩后 48 h 内　　D. 哺乳期妇女排除妊娠后

E. 闭经妇女可立即手术

（18～19 题共用题干）

顾女士，26 岁。因停经 60 日行人工流产术，术中顾女士突然出现面色苍白、出冷汗、心动过缓和血压下降。

18. 最可能原因是（　　）。

A. 羊水栓塞　　B. 子宫穿孔　　C. 人工流产综合征

D. 吸宫不全　　E. 休克

19. 立即采取的护理措施中，不正确的是（　　）。

A. 暂停手术　　B. 尽快吸出宫内妊娠物
C. 吸宫时负压不超过500 mmHg　　D. 安慰患者,缓解紧张情绪
E. 静脉注射阿托品0.5～1 mg

参考答案

1～5　A C B C A　　6～10　D B C B C　　11～15　B C D A B
16～19　C E C E

（刘　丹）

项目十八

妇产科常用护理技术

学习目标

1. 掌握妇产科常用护理技术操作的目的、适应证及操作方法。
2. 熟悉妇产科常用护理技术的用物准备及注意事项。
3. 在操作过程中，动作轻柔，尊重、关爱妇女。

任务一　会阴擦洗/冲洗

【目的】

保持会阴和肛门部位清洁，促进会阴伤口愈合，增进患者舒适感，防止泌尿生殖系统的逆行感染。

【适应证】

(1) 产后会阴有伤口。
(2) 妇科或产科手术后留置导尿管。
(3) 长期卧床患者。
(4) 会阴、阴道手术前后患者。
(5) 急性外阴炎患者。

【用物准备】

会阴擦洗盘(盘内放置消毒弯盘 2 个、无菌镊子或无菌卵圆钳 2 把、无菌干棉球 2～3 个、无菌干纱布 2 块)、冲洗或擦洗液(0.1%苯扎溴铵溶液、0.025%碘伏溶液、1∶5 000 高锰酸钾溶液)、冲洗壶 1 个、卧式便盆 1 个、橡胶单或一次性会阴垫 1 块、治疗巾 1 块。

【护理操作】

(1) 携带用物到患者床旁，核对患者床号、姓名，向患者解释操作过程及注意事项，以取得患者的配合。
(2) 擦洗前请房内多余人员暂时回避，用屏风遮挡患者。

(3) 嘱患者排空膀胱,脱去左侧裤腿,协助患者屈膝仰卧,双腿略外展,暴露外阴,臀下垫橡胶单或一次性会阴垫。

(4) 先用一把无菌卵圆钳或无菌镊子夹取浸有擦洗液的棉球,再用另一把无菌卵圆钳或无菌镊子夹持棉球进行擦洗,一般擦洗3遍。第1遍擦洗时自耻骨联合一直向下擦至臀部,先擦净一侧后换棉球同样擦净对侧,再用另一棉球自阴阜向下擦净中间。顺序为自上而下、由外向内,初步擦净会阴部的污垢、血迹和分泌物;第2遍顺序为由内向外,或以伤口为中心向外擦洗,每擦洗一个部位更换一个棉球,以避免伤口、阴道口、尿道口被污染。最后擦洗肛门,并将棉球丢弃;第3遍顺序同第2遍。也可根据患者情况增加擦洗次数,直至擦净,最后用无菌干纱布擦干。

(5) 擦洗结束,协助患者整理衣裤及床单。

(6) 如行会阴部冲洗,先将卧式便盆放于橡胶单或一次性会阴垫上,用无菌卵圆钳夹住无菌干棉球,边冲洗边擦洗,冲洗的顺序同会阴擦洗。冲洗结束后,撤掉卧式便盆,更换干净的橡胶单或一次性会阴垫。

【注意事项】

(1) 会阴有伤口时,应以伤口为中心擦洗。操作时注意观察伤口有无红肿及分泌物,发现异常,及时记录并向医生汇报。擦洗完毕后,伤口用无菌干纱布覆盖,并用胶布固定。

(2) 擦洗/冲洗中更换无菌干棉球时,用另一把无菌镊子将其取出。

(3) 会阴冲洗时,须先用无菌干棉球堵住阴道口,勿使冲洗液流入阴道。

(4) 对留置导尿管者,注意导尿管是否通畅,防止脱落或打结。

(5) 冲洗液温度在40 ℃左右,以患者舒适为宜。

任务二　阴道冲洗

【目的】

阴道冲洗能促进阴道血液循环,减少阴道分泌物,减轻局部组织充血,达到控制及治疗炎症的目的。

【适应证】

(1) 各种阴道炎、宫颈炎的治疗。

(2) 子宫切除术前或阴道手术前的常规阴道准备。

(3) 腔内放疗后,常规清洁冲洗。

【用物准备】

(1) 橡胶单1块、一次性中单1块、阴道窥器1个、卵圆钳1把、无菌冲洗桶1个、带调节器的橡皮管1根、阴道冲洗头1个、弯盘1个、便盆1个、无菌干棉球1～2个、一次性手套1副。

(2) 常用冲洗液:0.1%苯扎溴铵溶液、1 : 5 000高锰酸钾溶液、生理盐水、0.5%醋酸溶液、4%硼酸溶液、1%乳酸溶液、2%～4%碳酸氢钠溶液等。

【护理操作】

(1) 向患者解释操作的目的、方法及可能的感受,以取得患者配合。

(2) 嘱患者排空膀胱,取膀胱截石位,臀下垫橡胶单,放好便盆。

(3) 将无菌冲洗桶挂在高于检查床 60～70 cm 处,根据患者病情配制的冲洗液 500～1000 mL,水温为 41～43 ℃,排出冲洗管内空气,试水温后备用。

(4) 操作者戴一次性手套,右手持冲洗头,先冲洗外阴部,然后用左手分开小阴唇,将冲洗头沿阴道侧壁缓慢插入阴道至阴道后穹隆部,冲洗时将冲洗头围绕子宫颈轻轻地上、下、左、右移动,或用阴道窥器暴露宫颈后再冲洗,冲洗时不停地转动阴道窥器,使整个阴道穹隆及阴道侧壁冲洗干净。

(5) 冲洗液剩下约 100 mL 时,关闭开关,将冲洗头向下压,使阴道内液体流出,抽出冲洗头和阴道窥器,再次冲洗外阴部。

(6) 撤去便盆,用无菌干棉球擦干外阴部并整理好床铺。

【注意事项】

(1) 冲洗液的温度不可过低或过高:温度过低,引起患者不舒适感;温度过高,则可能烫伤患者的阴道黏膜。

(2) 阴道冲洗时,动作要轻柔的转动冲洗头,以冲洗阴道四周的皱襞。

(3) 无菌冲洗桶与床沿的距离不超过 70 cm,以免压力过大,水流过速,使液体或污物进入宫腔或流出过快,从而影响疗效。

(4) 冲洗过程中,动作要轻柔,以免损伤阴道黏膜或宫颈组织。

(5) 月经期、妊娠期、产褥期或人工流产后宫口未闭、宫颈癌患者或有活动性出血的妇女禁止阴道冲洗。

(6) 产后 10 日或妇产科手术 2 周后的患者,若合并阴道分泌物有臭味、浑浊、阴道伤口愈合不良、黏膜感染坏死等,可行低位阴道冲洗,冲洗桶高度不超过床沿 30 cm,以免污物进入宫腔或损伤阴道残端伤口。

(7) 未婚女性冲洗时,可用导尿管冲洗,不能使用阴道窥器。

任务三　会阴湿热敷

【目的】

会阴湿热敷可促进会阴局部血液循环,增强局部白细胞的吞噬作用,促进炎症局限或消散,减轻疼痛,加速组织的生长和修复。

【适应证】

常用于会阴水肿、血肿消散期、伤口硬结及早期感染等患者。

【用物准备】

会阴擦洗盘 1 个,内有消毒弯盘 2 个、消毒镊子或止血钳 2 把、医用凡士林。无菌纱布数块、棉垫1块,95%乙醇溶液、若干块浸泡在沸水或煮沸的50%硫酸镁溶液中的纱布备用、橡胶单1块、一次性会阴垫1块、一次性垫巾1块。

【护理操作】

(1) 向患者解释会阴湿热敷的目的、方法、效果及预后,以取得患者的理解与配合。

(2) 嘱患者排空膀胱后,臀下垫橡胶单,进行会阴擦洗,清洁外阴局部污垢。

(3) 病变部位先涂一薄层医用凡士林,盖上无菌纱布,再轻轻敷上浸有50%硫酸镁溶液的纱布,外面再盖上棉垫保温。若会阴水肿可用95%乙醇溶液湿敷。

(4) 每3~5 min更换一次热敷垫,热敷时间15~30 min,也可将热水袋放在棉垫外保温,以减少一次性热敷垫更换次数。也可用红外线照射。

(5) 会阴湿热敷结束,更换清洁一次性会阴垫并整理床铺。

【注意事项】

(1) 会阴湿热敷应该在会阴擦洗、清洁外阴局部伤口的污垢后进行。

(2) 会阴湿热敷的面积应是病变范围的2倍。

(3) 会阴湿热敷溶液的温度一般为41~48 ℃,注意防止烫伤,对休克、昏迷及手术后感觉不灵敏的患者应特别注意。

(4) 在会阴湿热敷过程中,护理人员应随时评价热敷效果,并为患者提供生活护理。

任务四　阴道或宫颈上药

【目的】

用于各种阴道炎、宫颈炎的治疗。

【适应证】

阴道或宫颈上药常用于各种阴道炎、宫颈炎及手术后阴道残端炎症的治疗。此治疗一般在妇科门诊进行,也可教会患者自己局部上药。

【用物准备】

阴道冲洗用物1套、阴道窥器1个、长镊子1把、无菌干棉球若干、消毒长棉棒1支、带尾线的大棉球1个、橡胶单1块、一次性会阴垫1块、一次性手套1副、各种治疗用的药液、药粉及药片。

【护理操作】

(1) 向患者解释操作目的及注意事项,以取得患者的配合。

(2) 嘱患者排空膀胱,躺于妇科检查床上,取膀胱截石位,臀下垫橡胶单1块和一次性会阴垫1块。

(3) 上药前应先做阴道冲洗或擦洗,用阴道窥器暴露宫颈,拭去宫颈黏液或阴道分泌物,使药物直接接触炎性组织以提高疗效。

(4) 根据药物剂型的不同,应选择以下介绍的某一种方法上药。

① 涂擦法:用消毒长棉棒蘸取药液,均匀涂擦在宫颈或阴道病变处。

② 喷撒法:药粉可用喷撒器喷撒,或将药粉喷撒于带尾线的大棉球上,再用棉球塞于子宫颈部,然后退出阴道窥器。大棉球的尾线末端留在阴道口外,并嘱患者 12 h 后自己将棉球牵出。

③ 置入法:可将药片、药丸、栓剂直接放入阴道后穹隆。用带尾线的大棉球紧塞于宫颈口部,棉球的尾线末端留在阴道口外,12～24 h 后取出棉球,教会患者自己放入。上药前洗净双手,清洗外阴,用一手分开阴唇,另一手示指将药片沿阴道后壁向内后推至深处,以保证药物在局部发挥治疗作用,一般在临睡前上药较好。

(5) 脱下手套,整理用物,嘱患者仰卧 15 min,以确保药物吸收。

【注意事项】

(1) 未婚女性上药时不用阴道窥器,可用手指将药片推入或用消毒长棉棒涂抹药液。

(2) 用药期间禁止性生活。指导患者在用药期间使用卫生巾,保持衣裤清洁。

(3) 如阴道留有棉球或纱布,嘱患者按时取出,避免感染。

(4) 使用腐蚀性药物时,上药前将纱布或小棉球垫于阴道后壁,防止药液灼伤阴道壁的正常组织。

(5) 患有宫颈腺囊肿时,应先刺破囊肿,挤出黏液后再上药。

(6) 月经期及子宫出血者不宜阴道给药。

任务五 坐 浴

【目的】

借助水温与药物的作用,促进局部组织的血液循环,增强抵抗力,减轻外阴局部炎症及疼痛,清洁创面,有利于组织的修复。

【适应证】

(1) 外阴、阴道手术或经阴道行子宫切除术术前准备。

(2) 用于外阴炎、阴道非特异性炎症或特异性炎症、子宫脱垂、会阴伤口愈合不良的治疗。

(3) 会阴切口愈合不良时。

【用物准备】

(1) 坐浴盆 1 个,41～43 ℃的温热溶液 2000 mL,30 cm 高的坐浴架 1 个,无菌纱布 1 块。

(2) 溶液的配制

① 滴虫阴道炎:临床上常用 0.5%醋酸溶液、1%乳酸溶液或 1∶5 000 高锰酸钾溶液。

② 外阴阴道假丝酵母菌病:常用 2%～4%碳酸氢钠溶液。

③ 萎缩性阴道炎:0.5%～1%乳酸溶液。

④ 外阴炎及其他非特异性阴道炎、外阴阴道手术前准备：常用1∶5 000高锰酸钾溶液，1∶2 000苯扎溴铵溶液(新洁尔灭溶液)，0.025%碘伏溶液，中成药药液(如洁尔阴、妇炎洁等)。

【护理操作】

按比例配制好上述溶液2000 mL，将坐浴盆置于坐浴架上，嘱患者排空膀胱后将全臀和外阴浸泡于溶液中，持续20 min左右，坐浴结束后用无菌纱布擦干外阴部。根据水温不同坐浴分为3种。

(1) 热浴：水温在41～43 ℃，适用于渗出性病变及急性炎性浸润，可先熏后坐，一般持续20 min左右。

(2) 温浴：水温在35～37 ℃，适用于慢性盆腔炎、手术前准备。

(3) 冷浴：水温在14～15 ℃，刺激肌肉神经，使其张力增加，适用于膀胱阴道松弛等。一般持续2～5 min即可。

【注意事项】

(1) 坐浴溶液应严格按比例配制，浓度太高容易造成黏膜损伤，浓度太低影响治疗效果。

(2) 月经期妇女、阴道流血、孕妇、产后7日内的产妇禁止坐浴。

(3) 坐浴前应先将外阴及肛门周围擦洗干净。

(4) 坐浴时将臀部及全部外阴浸入药液中。

(5) 坐浴过程中注意保暖，防止受凉。

能力检测

A型选择题(以下每一道题有A、B、C、D、E五个备选答案，请从中选择一个最佳答案)

1. 会阴擦洗不正确的方法是(　　)。

A. 第1遍自上而下，由外向内

B. 第2遍以切口为中心，由内向外，自上而下

C. 最后擦洗肛门及肛门周围

D. 1个棉球可重复使用

E. 最后用无菌干棉球或纱布擦干

2. 阴道冲洗液的最佳温度是(　　)。

A. 34～35 ℃　B. 36～37 ℃　C. 38～40 ℃　D. 41～43 ℃　E. 43～45 ℃

3. 会阴局部热敷的时间一般为(　　)。

A. 10～15 min　　B. 15～20 min　　C. 15～30 min

D. 25～45 min　　E. 35～45 min

4. 关于会阴擦(冲)洗和湿热敷，下述哪项是错误的？(　　)

A. 会阴冲洗有清洁会阴，预防感染作用　　B. 热敷面积为病灶面积的2倍

C. 湿热敷温度为60 ℃　　D. 热敷用于外阴水肿、炎症

E. 会阴水肿也可用95%乙醇溶液湿敷

(5～6 题共用题干)

患者，女，30 岁，产后 48 h，会阴部肿胀、疼痛，嘱加强会阴部护理。

5. 护士首先应采取的护理措施是(　　)。

A. 会阴冷敷　　B. 会阴湿热敷　　C. 阴道冲洗

D. 全身使用抗生素　　E. 立即使用止痛药

6. 会阴护理的要点不包括(　　)。

A. 湿热敷的温度　　B. 家属的感觉　　C. 局部有无发红

D. 感觉迟钝者应警惕烫伤　　E. 湿热敷的面积

(7～8 题共用题干)

患者，女，27 岁，分娩时第二产程延长，行会阴侧切术后 2 周，切口红肿，阴道分泌物浑浊、有臭味。医嘱：抗生素治疗，每日 2 次阴道冲洗。

7. 患者行阴道冲洗时，冲洗桶距床沿的高度一般不超过(　　)。

A. 30 cm　　B. 40 cm　　C. 50 cm　　D. 60 cm　　E. 70 cm

8. 下列哪项不是阴道冲洗常选用的溶液？(　　)

A. 1∶5 000 高锰酸钾溶液　　B. 0.2%～0.5%碘伏溶液　　C. 1%乳酸溶液

D. 20%无菌肥皂溶液　　E. 0.1%苯扎溴铵溶液

参考答案

1～5　D D C C B　　6～8　B E D

(靳　晶)

项目十九 妇产科常用诊疗手术患者的护理

任务一　会阴切开缝合术

学习目标

1. 掌握会阴切开缝合术的护理要点。
2. 熟悉会阴切开缝合术的适应证和用物准备。
3. 了解会阴切开缝合术的麻醉方法和手术步骤。
4. 熟练配合医生或助产士完成会阴切开缝合术。
5. 关心、尊重患者，护理配合中关注患者心理感受。

会阴切开缝合术是产科最常用的手术。阴道分娩时，为了避免会阴严重裂伤，减少会阴阻力，缩短第二产程，多行会阴切开术，以初产妇多见。常用的切开方式有会阴后-侧切开(图 19-1)及会阴正中切开(图 19-2)两种，临床上前者多用。会阴后-侧切可充分扩张阴道口，不易出现会阴及盆底严重裂伤，但切开组织较多，缝合技术要求较高，手术后产妇疼痛感较重；会阴正中切开由于切开组织较少，故易缝合，且手术后疼痛轻，愈合后瘢痕不明显，但易出现会阴Ⅲ度裂伤，需严格掌握手术指征并要求手术者技术熟练。

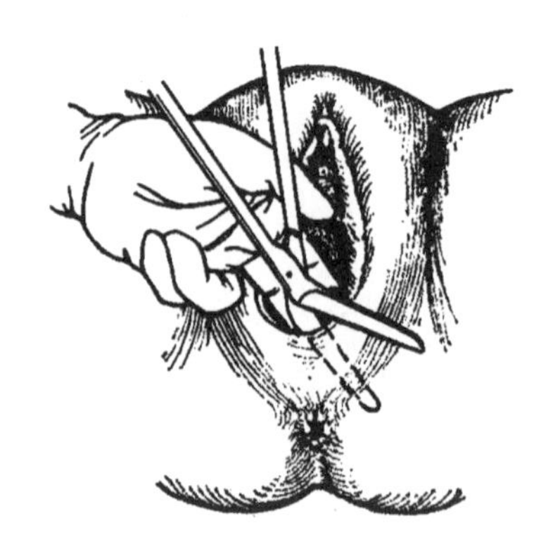

图 19-1　会阴后-侧切开

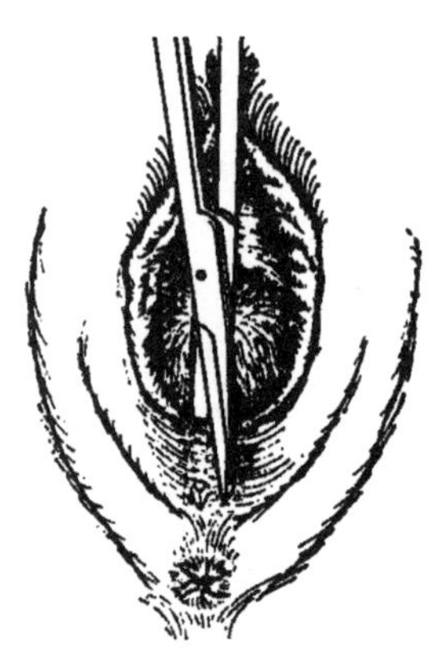

图 19-2　会阴正中切开

【适应证】

(1) 会阴条件不良造成的分娩阻滞,如会阴体长、会阴部坚韧等。
(2) 初产妇需行产钳术、胎头吸引术或臀位助产术。
(3) 缩短第二产程,如妊娠合并心脏病、子痫前期、胎儿窘迫等。
(4) 第二产程延长、子宫收缩乏力。
(5) 早产儿预防颅内出血。

【用物准备】

1. 器械

会阴切开剪或钝头直剪刀 1 把、20 mL 注射器 1 个、长穿刺针头 1 个、弯止血钳 4 把、巾钳 4 把、有齿镊子 1 把、持针器 1 把、三角缝合针 1 枚,圆缝合针 1 枚、1 号丝线 1 团、0 号络制肠线 1 根。

2. 敷料

治疗巾 4 块、纱布 10 块。

3. 药物

0. 25%~0.5%普鲁卡因 20 mL 或 2%利多卡因 5 mL。

【麻醉方式】

采用阴部神经阻滞(图 19-3)和皮下浸润麻醉(图 19-4)。

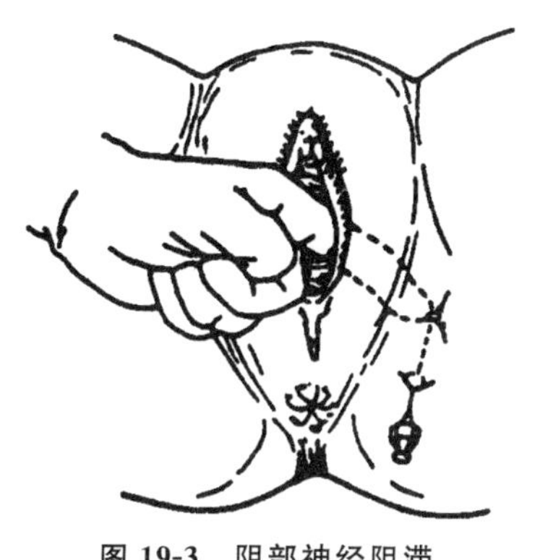

图 19-3 阴部神经阻滞

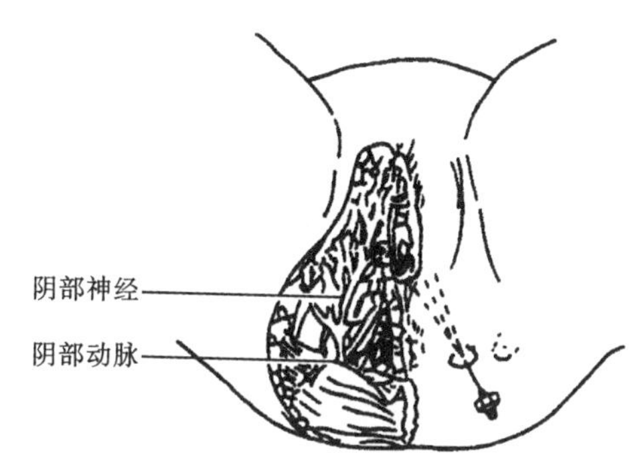

图 19-4 皮下浸润麻醉

【操作步骤】

1. 切开

以会阴左后-侧切开为多。手术者左手示指、中指伸入胎先露与阴道侧后壁之间,右手持剪刀于会阴后联合中线偏左约 0.5 cm 处,与正中线成 45°(会阴高度膨隆时 60°)放好,于子宫收缩时剪开会阴皮肤与黏膜,切口长度一般为 3~5 cm。

2. 止血

纱布压迫止血,小动脉出血时应予以结扎。

3. 缝合

胎盘、胎膜完全娩出后按层次缝合。先检查其他部位有无裂伤,然后将带尾线的纱布塞入阴道内,以免宫腔血液流出而影响手术,手术结束后取出。

(1) 缝合阴道黏膜:用示指、中指撑开阴道壁,暴露阴道黏膜切口顶端及整个切口,用0号络制肠线,自切口顶端上方0.5 cm处开始,间断或连续缝合阴道黏膜及黏膜下组织,直到处女膜外缘打结。缝合时应对齐创缘。

(2) 缝合肌层(肛提肌):用0号络制肠线间断缝合肌层,缝针不宜过密,肌层切口缘应对齐缝合,切开的下缘肌组织往往会略向下错开,应注意恢复解剖关系。

(3) 缝合皮肤:1号丝线或1号络制肠线间断缝合皮肤。注意缝针勿过密,缝线勿过紧,以免组织水肿或缝线嵌入组织内,影响伤口愈合,或造成拆线困难。

4. 肛门检查

取出阴道内纱布,仔细检查缝合处有无出血或血肿。常规肛门检查有无肠线穿透直肠黏膜,如有肠线穿透直肠黏膜,应立即拆除,重新消毒缝合。

【护理要点】

(1) 手术前向产妇讲解手术的目的、必要性、意义,取得产妇知情同意并积极配合。

(2) 手术中多陪伴与鼓励产妇,指导产妇屏气用力,帮助擦汗、递水等。

(3) 密切观察产程,协助医生恰当把握会阴切开时机,切开时间应在预计胎儿娩出前5~10 min,不宜过早。

(4) 手术后指导产妇取健侧卧位;保持外阴清洁,每天擦洗切口2次;手术后5日内,每次大小便后,用0.025%碘伏棉球擦洗外阴,勤换外阴垫。

(5) 外阴伤口处水肿、疼痛明显者,24 h内可用95%乙醇溶液湿敷或冷敷,24 h后可用50%硫酸镁溶液纱布湿热敷,或进行超短波或红外线照射,1次/日,每次15 min。缝线于手术后3~5日拆线。

(6) 手术后每日查看切口有无出血、红肿,若发现感染,应立即拆线,彻底清创,引流,换药;并按医嘱给予抗生素。

任务二　阴道助产术

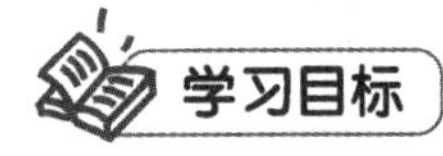

1. 熟悉胎头吸引术和产钳术的适应证、条件及护理要点。
2. 了解胎头吸引术和产钳术的操作步骤
3. 能配合医生完成胎头吸引术和产钳术。

阴道助产术是第二产程协助胎儿娩出的重要手段,对缩短第二产程、降低母儿风险、提高产科质量有着积极作用。主要有胎头吸引术、产钳术等。

一、胎头吸引术

胎头吸引术是利用真空负压吸引原理,用胎头吸引器吸住胎头,在子宫收缩配合下,按分娩机制牵引协助胎儿娩出的一种助产术。胎头吸引器(图19-5)有以下类型:①锥形吸引

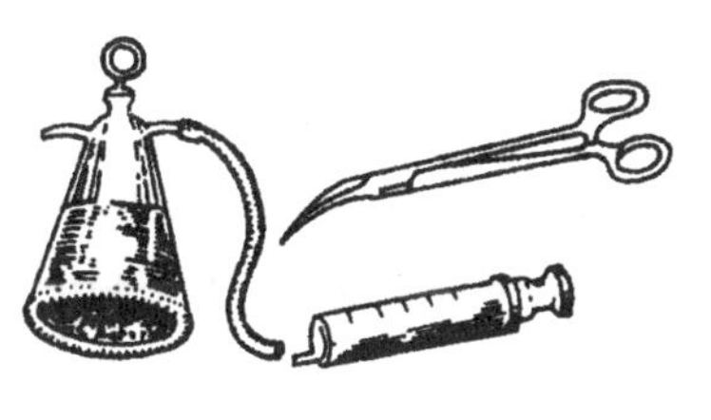
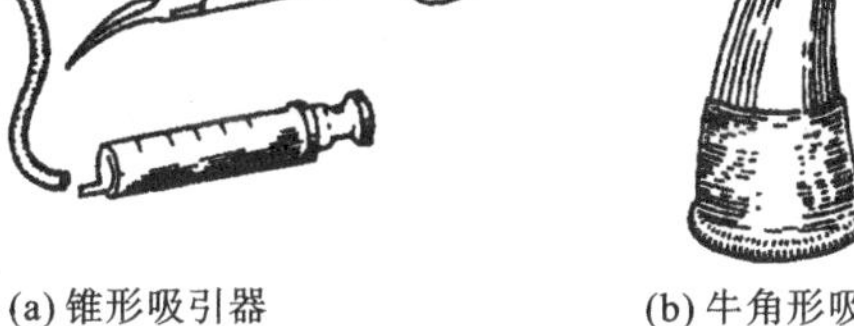
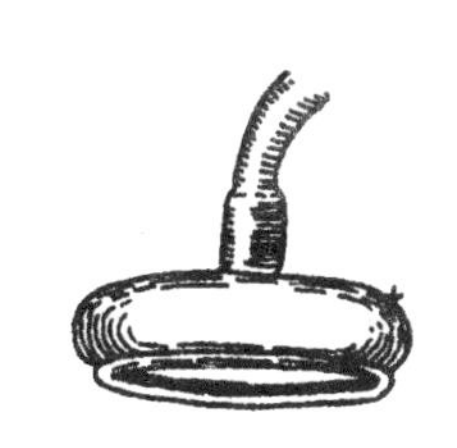

(a) 锥形吸引器　(b) 牛角形吸引器　(c) 金属扁圆形吸引器

图 19-5　常用胎头吸引器

器；②牛角形吸引器；③金属扁圆形吸引器。

【适应证】

(1) 子宫收缩乏力、第二产程延长。

(2) 缩短第二产程，如妊娠合并心脏病、妊娠期高血压病、胎儿窘迫或有剖宫产史等。

(3) 持续性枕后位分娩进展缓慢。

【条件】

(1) 宫口开全。

(2) 胎头双顶径于坐骨棘以下，胎先露已达阴道口。

(3) 无头盆不称。

(4) 顶先露、活胎、胎膜已破。

【用物准备】

会阴切开包 1 个、胎头吸引器 1 个、50 mL 或 100 mL 注射器 1 个、止血钳 2 把、橡皮连接管 1 根(需高压灭菌)、治疗巾 2 块、纱布 4 块。吸氧面罩、氧气、抢救药品等。

【操作步骤】

(1) 取膀胱截石位；消毒外阴、导尿；阴道检查确定胎方位、胎先露高低、宫口大小、头盆情况等是否具备手术条件；会阴后-侧切开。

(2) 放置胎头吸引器。左手示指、中指下压阴道后壁，右手持胎头吸引器将其下缘沿阴道后壁放入，然后在示指、中指指引下紧贴胎头依次缓慢送入阴道右侧壁、前壁、左侧壁，胎头吸引器全部滑入阴道内。以右手示指沿胎头吸引器检查有无夹住阴道软组织、宫颈或脐带等。调整胎头吸引器横柄与矢状缝方向一致，作为旋转胎头的标记。

(3) 抽吸负压。用 50 mL 或 100 mL 注射器，分数次从橡皮连接管抽出空气 150～200 mL(金属扁圆形吸引器抽出空气 60～80 mL)，将橡皮连接管夹紧，等待 2～3 min，使胎头吸引器牢固吸附于胎头上。或开动电动吸引器形成负压 200～300 mmHg。

(4) 牵引。子宫收缩时，嘱产妇向下屏气，手持牵引柄顺产轴方向，按分娩机制缓缓牵引。开始稍向下牵引，保持胎头俯屈，随胎头的下降、会阴部有些膨隆时转为平牵，当胎头枕部露于耻骨弓下、会阴部明显膨隆时，渐渐向上提牵，协助胎头仰伸。胎头娩出后，立即松开止血钳，消除负压，取下胎头吸引器，相继娩出胎体。牵引时，注意力度、方向，避免漏气、滑脱,争取一次成功,同时注意保护会阴。

【护理要点】

(1) 手术前向产妇讲解手术的必要性、方法,取得产妇知情配合。

(2) 密切观察产程,勤听胎心音,手术中多安慰与鼓励产妇,指导产妇屏气用力。

(3) 牵引时,若听到"嘶嘶"声,说明漏气,可能与放置或牵引方向不妥有关,可稍旋转胎头吸引器,或重新抽出一些空气后再牵。牵引滑脱2次,应改用其他助产方法。牵引时间不超过20 min。

(4) 术后检查软产道,密切观察宫缩,防止产后出血。

(5) 密切观察新生儿面色、呼吸、反应、肌张力,注意有无头皮损伤或头皮血肿,警惕发生头颅血肿,按医嘱给予维生素K_1,防止出血;注意保暖,静卧24 h,避免搬动,出生后3日内勿洗头。

二、产钳术

产钳术是使用产钳牵拉胎头,协助胎儿娩出的手术。根据胎头在盆腔内位置的高低,分为高位产钳术、中位产钳术、低位产钳术、出口产钳术四种。中位产钳术、高位产钳术因产钳位置高,难度大,危险性大,已基本不采用。当胎头双顶径达坐骨棘水平以下或胎头骨质部达盆底,矢状缝在出口前后径上时,可采用低位产钳术。出口产钳术是指胎头露于阴道口时施行的产钳术。

产钳由左、右两叶组成,每叶分为钳叶、钳胫、钳锁、钳柄四部分(图19-6)。

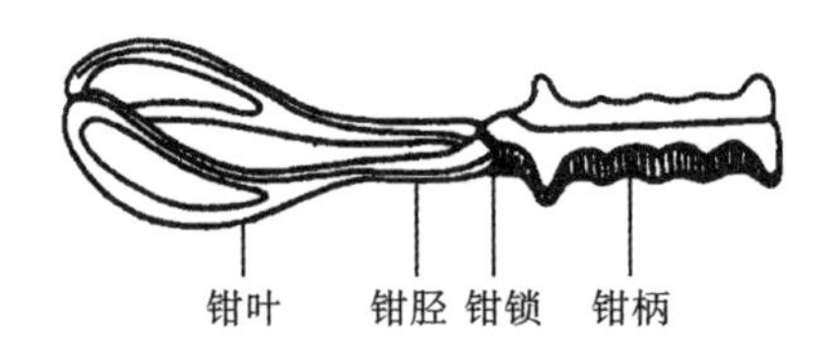

图19-6 产钳构造

【适应证】

(1) 同胎头吸引术。

(2) 胎头吸引术失败。

(3) 臀位分娩后胎头娩出困难。

(4) 剖宫产胎头娩出困难。

【条件】

同胎头吸引术。

【用物准备】

会阴切开包1个,产钳1把,宫颈钳4把,阴道拉钩1对。

【手术步骤】

(1) 取膀胱截石位；消毒外阴，导尿；阴道检查确定胎先露高低、宫口大小等是否具备手术条件；会阴后-侧切开。

(2) 放置产钳。手术者右手掌面四指伸入阴道后壁与胎头之间，左手以执笔式握住产钳左叶钳柄，开始置入时，钳叶与地面垂直，产钳的凹面朝向会阴部，经阴道后壁顺骨盆的弯度慢慢插入手掌与胎头间，在右手的引导下，边进边移向骨盆左侧，放到胎头的左侧面。放妥后取出右手，此时产钳钳叶、钳柄与地面平行，由助手托住固定。以同样方法，用右手握产钳右叶，在左手的引导下慢慢送入阴道，置于胎头的右侧面。

(3) 扣合钳锁。一般产钳右叶在上，左叶在下，如两叶放置适当，即可顺利合拢。否则可略向前后上下移动使其合拢。子宫收缩间歇时稍放松产钳钳锁，两钳柄间始终保持约一指尖宽的距离，不要紧靠，以免过度压迫胎头。

(4) 检查产钳放置情况。检查产钳与胎头之间有无软组织夹入，产钳是否置入胎耳前，胎头矢状缝应处于两钳叶正中。

(5) 牵引。合拢后如胎心音正常，于子宫收缩时双手握住钳柄向外、向下缓慢牵拉，子宫收缩间歇期间应松开产钳，以减少胎头受压，并注意听胎心音，牵引方向随胎头的下降而改变，胎头拨露时水平位牵拉，当枕部出现于耻骨联合下缘时，可改用单手缓缓向上提，助胎头仰伸娩出。

(6) 取下产钳。当胎头额部娩出后，即可取下产钳。取产钳顺序与置入产钳时相反，先取右叶，再取左叶，然后用手协助胎头娩出。应注意保护会阴。

【护理要点】

(1) 手术前向产妇讲解手术的必要性、方法，取得产妇知情配合；手术中安慰与鼓励产妇，密切观察子宫收缩与胎心等情况，指导产妇屏气用力。

(2) 随子宫收缩进行牵引时应缓慢、均匀，方向、力度应准确适当，一般需 15～20 min。情况较急者，应尽快娩出胎儿，但不可粗暴操作。遇有困难，应详细检查，酌情重新考虑分娩方式，切忌强行牵引。必要时可改行剖宫产术。

(3) 为了防止牵引时因用力过度而造成创伤，手术者应坐着牵引，双臂稍弯曲，双肘紧贴胸部，缓慢用力。切不可伸直双臂、用足蹬踩产床猛力进行牵引，以防失去控制，重创母婴。

(4) 牵引时勿紧扣产钳两钳柄，可在两钳柄间夹入小块纱布，以减少对胎头的压迫。

(5) 手术后注意观察子宫收缩及流血情况，检查宫颈及阴道，如有撕裂，立即缝合。

(6) 新生儿护理同胎头吸引术。

任务三　剖 宫 产 术

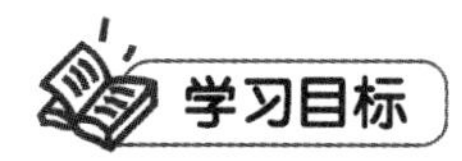

1. 掌握剖宫产术的护理要点。

2. 熟悉剖宫产术的适应证。

3. 了解剖宫产术的手术方式与用物准备。
4. 能运用所学知识配合医生对孕妇进行剖宫产术及护理。

【适应证】

1. 产力异常

子宫收缩乏力、先兆子宫破裂、滞产经处理无效。

2. 产道异常

骨盆狭窄、软产道异常(畸形、宫颈坚韧、瘢痕等)。

3. 胎儿异常

胎儿窘迫、脐带脱垂、巨大胎儿、多胎妊娠、胎位异常等。

4. 妊娠合并症及并发症

妊娠合并心脏病、妊娠期高血压病、前置胎盘、胎盘早剥等。

5. 其他

高龄初产妇、珍贵儿、引产失败、瘢痕子宫、生殖道修补术后等。

【用物准备】

25 cm 不锈钢盆 1 个,弯盘 1 个,卵圆钳 6 把,1 号刀柄和 7 号刀柄各 1 把,解剖镊子 2 把,小无齿镊子 2 把,大无齿镊子 2 把,18 cm 弯止血钳 6 把,10 cm、12 cm、14 cm 直止血钳各 4 把,艾力斯钳 10 把,巾钳 4 把,持针器 3 把,吸引器头 1 个,阑尾拉钩 2 个,腹腔双头拉钩 2 个,压肠板 1 个,刀片 3 个,组织剪 2 把,1 号丝线、4 号丝线及 7 号丝线各 1 束,可吸收缝线 2 根。双层剖腹单 1 块,治疗巾 10 块,中单 6 块,纱布垫 6 块,纱布 20 块、手术衣 6 件、消毒手套 10 副。

【麻醉方式】

以持续硬膜外麻醉为主,特殊情况用全身麻醉或局部麻醉。

【手术方式】

1. 子宫下段剖宫产术

在妊娠晚期或临产后,于子宫下段切开子宫膀胱反折腹膜,下推膀胱,暴露子宫下段,在子宫下段前壁正中做横小切口,并钝性撕开 10～12 cm,取出胎儿、胎盘。此术式切口愈合好,与盆腔粘连的概率小,再次妊娠发生子宫破裂的机会少,目前临床上广泛使用。

2. 子宫体剖宫产术

在子宫体正中做纵行切开。手术方法较易掌握,可用于妊娠期的任何时间。但手术中出血多,手术后切口愈合差且易与周围脏器粘连,再次妊娠、分娩时发生子宫破裂的可能性较大。此手术仅用于急于娩出胎儿或不能在子宫下段进行手术者。

3. 腹膜外剖宫产术

腹膜外剖宫产术是切开腹壁,经腹膜外分离膀胱子宫反折腹膜,推开膀胱,暴露子宫下段后切开子宫取出胎儿的手术,多用于子宫腔有严重感染者。手术较复杂,有损伤膀胱的可能，若为巨大胎儿，则娩出胎头有困难。此术式具有手术后肠蠕动恢复快、腹痛轻的特点。

【护理要点】

（一）手术前准备

（1）知识宣教：向患者及家属讲解剖宫产术的必要性、手术过程及术后的注意事项，消除其紧张情绪及恐惧心理，以取得患者和家属的配合。

（2）手术前禁食 12 h、禁水 6 h，紧急手术立即禁水、禁食。

（3）备皮。同一般腹部手术。

（4）药物敏感试验。遵医嘱做好青霉素、普鲁卡因等药物敏感试验。手术前禁用呼吸抑制剂，以防新生儿窒息。

（5）留置导尿管，排空膀胱。

（6）核实交叉配血情况，做好输血准备。

（7）做好新生儿保暖和抢救准备，如气管插管、氧气及急救药品。

（8）观察产妇的生命体征，监测胎心，并做好记录。

（9）术前 30 min 遵医嘱注射阿托品。

（二）手术中配合

1. 巡回护士

协助产妇取仰卧位，必要时稍倾斜手术台，可防止或纠正产妇血压下降和胎儿窘迫情况；开放静脉通道，观察产妇生命体征，听胎心音，必要时按医嘱输血、给宫缩剂。如因胎头下降太深，取胎头困难，助手可在手术台下戴消毒手套，自阴道向上推胎头，以利胎儿娩出；备好术中所需物品，协助助产士处理及抢救新生儿。

2. 器械护士

应熟悉手术步骤，及时递送器械、敷料，随时清点物品，确保无误。

3. 助产士

携带新生儿用品、抢救器械及药品等到手术室候产，胎儿娩出后协助医生处理和抢救新生儿。

（三）手术后护理

（1）病房值班护士与麻醉师及手术室护士床边交接班，了解术中情况，测量生命体征，检查输液管、导尿管、腹部切口、阴道流血等情况，做好记录。

（2）手术后 24 h 产妇取半卧位，利于恶露排出。

（3）鼓励产妇术后做深呼吸、勤翻身、尽早下床活动，以防肺部感染及脏器粘连。

（4）减轻切口疼痛，指导产妇深呼吸、分散注意力等，必要时给止痛药物。

（5）观察产妇体温、切口、恶露，注意子宫收缩及阴道流血情况，如有异常，及时通知医生。

（6）酌情补液 2～3 日，有感染者按医嘱加用抗生素。

（7）术后留置导尿管 24 h，观察尿液颜色及尿量。拔出导尿管后注意产妇排尿情况。

（8）健康指导。保持外阴部清洁；注意乳房护理，按需哺乳；指导高热量、高蛋白、高维生素、高纤维素、多汤饮食；坚持做产后保健操，以帮助身体的恢复；产后 6 周内禁止性生活,产后6周到门诊复查,手术后避孕2年。

任务四 生殖细胞学检查

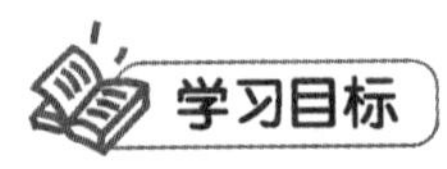

了解阴道脱落细胞学检查和宫颈刮片细胞学检查的适应证、禁忌证、用物准备、取材方法及护理要点。

一、阴道脱落细胞学检查

阴道脱落细胞主要来自阴道上段和宫颈阴道部。阴道上皮细胞受体内激素的影响有周期性变化,可以反映体内性激素水平。

【适应证】

卵巢或胎盘功能检查。

【禁忌证】

月经期、生殖器官急性炎症期。

【用物准备】

阴道窥器、棉签、棉球、玻片、装有固定液(95%乙醇溶液)的小瓶等。

【取材】

(1) 患者准备:取膀胱截石位,取标本前24 h内禁止性生活、阴道冲洗、阴道检查和上药,以免影响结果。

(2) 用未涂润滑剂的阴道窥器扩张阴道,取棉签在阴道侧壁上1/3处轻轻刮取分泌物及细胞,薄而均匀地涂在玻片上,置于95%乙醇溶液内固定。

(3) 未婚女性,用无菌棉签先在生理盐水中浸湿后,伸入阴道侧壁上1/3处涂抹,取出棉签,横放在玻片上向一个方向滚涂,置于95%乙醇溶液内固定。

【护理要点】

(1) 向患者讲解阴道脱落细胞学检查的意义及步骤。

(2) 用物准备齐全,并协助患者摆好体位。

(3) 所用器具必须消毒、干燥,不残留任何化学药品或润滑剂。

(4) 取标本时,动作轻、稳、准,以免损伤组织,引起出血。

(5) 涂片不宜太厚,不可来回涂抹,以防细胞被破坏。

(6) 玻片应做好标记,立即固定在95%乙醇溶液中,至少15 min。

(7) 嘱患者及时将病理报告反馈医生,以免延误治疗。

二、宫颈刮片细胞学检查

宫颈刮片细胞学检查是筛查早期宫颈癌的重要方法。

【适应证】

筛查宫颈癌，宫颈炎症、疑宫颈管恶变。

【禁忌证】

月经期、生殖器官急性炎症期。

【用物准备】

阴道窥器、宫颈刮片、棉签、装有固定液的小瓶等。

【取材】

(1) 患者准备：取膀胱截石位。

(2) 取材部位：应在宫颈外口鳞状-柱状上皮交界处，以宫颈外口为圆心，将木质刮板轻轻刮取一周，涂于玻片上或放入盛有固定液的小瓶中。动作应轻柔，以免出血影响检查结果。若白带过多，应先用无菌干棉签轻轻擦净黏液，再刮取标本。

【护理要点】

(1) 嘱患者刮片前 24 h 内避免性生活、避免冲洗阴道或使用置入阴道的栓剂，也不要进行阴道内诊检查。

(2) 有炎症时先进行治疗，然后再刮片，以免片中充满大量白细胞及其他炎性细胞，影响诊断。

(3) 检查最好安排在非月经期进行。

任务五　宫颈活组织检查

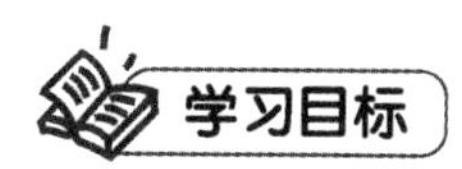

了解宫颈活组织检查（简称活检）的适应证、禁忌证、用物准备、取材方法、护理要点。

宫颈活检是取宫颈病灶小部分组织做病理学检查，以确定病变性质，临床上较为常用。可分点切法及锥切法两种。

一、宫颈活组织检查

【适应证】

(1) 肉眼观察宫颈有溃疡或赘生物，需明确诊断。

(2) 宫颈脱落细胞学检查巴氏Ⅲ级及以上,TBS分类为鳞状上皮细胞异常。

(3) 宫颈细胞学检查已查到癌细胞,需进一步确定浸润范围。

(4) 特异性宫颈炎,如阿米巴原虫、结核杆菌、HPV等感染引起的宫颈炎。

(5) 临床上有宫颈接触出血或可疑宫颈癌。

【禁忌证】

(1) 妊娠期、月经前一周。

(2) 各种原因引起的阴道炎。

【用物准备】

阴道窥器、宫颈活检钳、小刮匙、消毒剂、棉签、消毒纱布、带尾纱布、带尾棉球、标本瓶等。

【取材】

(1) 患者排尿后,取膀胱截石位。

(2) 阴道窥器暴露宫颈,用棉签拭去黏附于宫颈表面的黏液,涂75%乙醇溶液消毒。

(3) 用宫颈活检钳顶住宫颈病变区,夹取病变组织。有困难时可用宫颈活检钳牵拉宫颈,以便于活检。尽可能在鳞状-柱状上皮交界处取材,一般宜做多点活检,即在3、6、9、12点处取材。

(4) 取材后用消毒纱布紧压止血,待无活动性出血后,紧塞一带尾棉球或带尾纱布,嘱其于24 h后取出。

(5) 将所取组织,放入10%甲醛溶液中固定,送病理检查。

【护理要点】

(1) 向患者介绍检查目的、配合方法。

(2) 妊娠期原则上不做活检,月经前一周为避免影响创口愈合一般不宜行活检。

(3) 嘱患者24 h后取出纱布。

(4) 保持会阴局部清洁,1个月内禁止盆浴及性生活。

二、诊断性宫颈锥切术

诊断性宫颈锥切术是妇产科切除宫颈的一种手术,也就是由外向内呈圆锥形的形状切下一部分宫颈组织。它一方面是为了做病理检查,以确诊宫颈的病变;另一方面也是切除病变组织的一种治疗方法。

【适应证】

(1) 宫颈刮片细胞学检查多次找到恶性细胞,而宫颈多处活检及分段诊刮病理检查均未发现病灶。

(2) 宫颈活检为原位癌或镜下早期浸润癌,而临床上可疑为浸润癌,为明确病变累及程度及决定手术范围。

(3) 宫颈活检证实有重度不典型增生。

【禁忌证】

(1) 阴道、宫颈、子宫及盆腔有急性或亚急性炎症。

(2) 有出血倾向。

【用物准备】

阴道窥器、宫颈活检钳、宫颈扩张器、刮匙、锥切刀等。

【取材】

(1) 患者排尿后取膀胱结石位，外阴、阴道消毒，铺无菌巾。

(2) 蛛网膜下腔麻醉(简称腰麻)或硬膜外麻醉。

(3) 阴道窥器暴露宫颈并消毒阴道、宫颈及宫颈管。

(4) 宫颈活检钳夹宫颈前唇向外牵引，扩张宫颈管并做宫颈管搔刮术。在病灶处或碘不着色区外 0.5 cm 处做环形切口，斜向宫颈管。根据不同的手术指征，可深入宫颈管 1～2.5 cm，呈锥形切除。若为明确诊断不宜用电刀、激光刀，以免破坏切缘组织影响病理诊断。

(5) 于切除标本的 12 点处做一标志，用 10%甲醛溶液固定，送病理检查。

(6) 将要行子宫切除者，子宫切除的手术最好在诊断性宫颈锥切术后 48 h 内进行，可行宫颈前后唇相对缝合。若不能在短期内行子宫切除或无需做进一步手术者，则应行宫颈成形缝合术或荷包缝合术，手术结束后探查宫颈管。

【护理要点】

(1) 用于诊断者，不宜用电刀、激光刀，以免破坏边缘组织而影响诊断。

(2) 用于治疗者，应在月经干净后 3～7 日内施行。

(3) 手术后用抗生素预防感染。

(4) 手术后 6 周探查宫颈管有无狭窄。

(5) 手术后 2 个月内禁止性生活及盆浴。

任务六　阴道后穹隆穿刺术

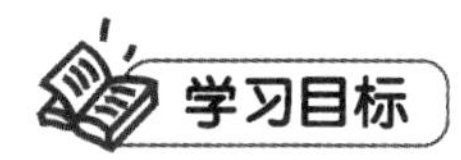

了解阴道后穹隆穿刺术的适应证、用物准备、手术步骤及护理要点。

【适应证】

(1) 明确直肠子宫陷凹内积液性质，多见于输卵管妊娠破裂。

(2) 对盆腔内实性肿物可穿刺活检，在穿刺吸出物中查找癌细胞，以协助诊断。

(3) 穿刺引流或注射药物等治疗。

(4) 阴道后穹隆切开术前的穿刺定位。

【用物准备】

阴道窥器1个,宫颈活检钳1把,消毒溶液,阴道后穹隆穿刺包(内有18号腰椎穿刺针头1个、10 mL注射器、无菌试管、弯盘、纱布、无菌巾),无菌手套。

【手术步骤】

(1) 患者排尿或导尿后,取膀胱截石位,外阴、阴道常规消毒,戴手套,铺无菌巾。

(2) 阴道窥器暴露宫颈及阴道后穹隆,再次消毒。

(3) 用宫颈活检钳夹持宫颈后唇向前牵引,以充分暴露阴道后穹隆,用碘酊、75%乙醇溶液消毒穿刺部位。

(4) 注射器接上腰椎穿刺针头,于宫颈阴道黏膜交界下方1 cm后穹隆中央部位与宫颈平行方向刺入,当针穿过阴道壁后失去阻力、有落空感时,表示进入直肠子宫陷凹,穿刺深度2～3 cm,抽出标本5 mL。

(5) 拔出针头,观察局部有无出血,出血时用纱布压迫止血,取出阴道窥器。

(6) 整理用物,脱手套,洗手。

【护理要点】

(1) 操作中注意观察患者病情变化,如患者出现面色苍白、血压下降等,应及时抢救。

(2) 穿刺时注意进针方向、深度,避免误伤子宫及直肠。如误入直肠,应立即拔出针头,重新消毒,更换针头和注射器后再穿刺。

(3) 抽出物如为血液,可静置4～5 min,血液凝固者为血管内血液,则应改变穿刺部位、方向,重新穿刺。若血液不凝固,提示为腹腔内出血。若抽出液为浅红色稀薄液,多为盆腔炎症渗出液。若抽出物为脓液,则可作涂片,染色后进行显微镜下检查,并送细菌培养及药物敏感试验。

(4) 协助医生做好记录。

任务七　诊断性刮宫

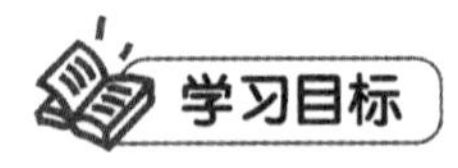

了解诊断性刮宫的适应证、禁忌证、用物准备、操作步骤和护理要点。

诊断性刮宫简称诊刮,为妇科常用门诊手术。通过刮取宫腔内容物做病理检查协助诊断。若同时疑有宫颈管病变时,需对宫颈管及宫腔分步进行刮宫,称分段诊刮。

【适应证】

(1) 子宫异常出血或阴道排液,疑为子宫内膜癌或宫颈管癌。

(2) 不孕症,需了解有无排卵或疑有子宫内膜结核。

(3) 月经失调,如功能失调性子宫出血或闭经,需了解子宫内膜变化及其对性激素的反应。

(4) 因宫腔内有组织残留或功能失调性子宫出血长期多量出血时,刮宫不仅有助于诊断,还有止血效果。

【禁忌证】

(1) 生殖器急性或亚急性炎症期。

(2) 严重心血管疾病或有出血倾向。

【用物准备】

阴道窥器,卵圆钳,宫颈钳,宫颈扩张器,吸管,子宫探针,弯盘,刮匙(5 号、7 号、8 号),小方纱,无菌巾,标本瓶,消毒液,棉球,棉签,盐水纱布等。

【操作步骤】

一般不需麻醉。对于宫颈内口较紧者,酌情给镇痛剂、局部麻醉或静脉麻醉。

(1) 患者排尿后取膀胱截石位。外阴、阴道常规消毒,铺无菌巾。做双合诊检查,了解子宫大小及位置。

(2) 阴道窥器暴露宫颈,再次消毒宫颈与宫颈管,用宫颈钳夹宫颈前唇或后唇,用子宫探针探子宫方向及宫腔深度。若宫颈内口过紧,可用宫颈扩张器扩张至刮匙能进入为止。

(3) 阴道后穹隆处置盐水纱布一块,用相应刮匙按前壁、侧壁、后壁、宫底顺序刮取宫腔各壁组织,特别注意刮宫底及两侧宫角处,直至有粗糙感,术中注意有无活动性出血。

(4) 刮出组织分别装瓶、固定、送检。

(5) 分段诊刮时,不探测宫腔深度,先用小刮匙自宫颈内口至外口顺序刮宫颈管一周,将所刮取组织置纱布上,然后刮匙进入宫腔刮取子宫内膜,宫颈与宫腔刮出物分别装瓶、固定、送检。

【护理要点】

(一) 术前准备

(1) 向患者解释诊刮的目的、意义,介绍诊刮的方法、步骤和配合要点,消除患者的紧张情绪。

(2) 备好固定标本的标本瓶,填好病理检查单。

(3) 预约时告诉患者手术前 5 日禁止性生活。对因不孕症而进行刮宫者,应选择月经前或月经来潮 12 h 内进行。

(4) 出血、子宫穿孔、感染是刮宫的主要并发症。有些疾病可能导致刮宫时大出血,应备好抢救物品,以便出现紧急情况抢救时使用。

(二) 术中配合

(1) 陪伴患者,给予精神支持与心理安慰,密切观察患者情况。

(2) 协助医生仔细观察刮出的组织后,将刮出的组织放入装有固定液的小瓶内,并做好标记,立即送病理科做病理检查。

（三）术后护理

(1) 手术后严密观察患者有无腹痛和阴道出血情况，如无异常，1 h后可让患者回家休息。

(2) 嘱患者注意保持外阴清洁、禁止性生活和盆浴2周，1周后来医院复查并了解病理检查结果。

任务八　妇产科内镜检查

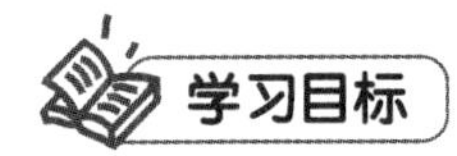

了解妇产科内镜检查的适应证、禁忌证、用物准备和护理要点等。

一、阴道镜检查

【适应证】

(1) 宫颈刮片细胞学检查巴氏Ⅱ级以上，或TBS提示上皮细胞异常，或持续阴道分泌物异常。

(2) 有接触性出血，肉眼观察宫颈无明显病变者。

(3) 肉眼观察可疑癌变，可疑病灶行定位活检。

(4) 可疑下生殖道尖锐湿疣。

(5) 阴道恶性肿瘤。

(6) 宫颈、阴道及外阴病变治疗后的复查和评估。

【禁忌证】

(1) 生殖器急性炎症期。

(2) 大量阴道流血。

(3) 已确诊宫颈恶性肿瘤。

【用物准备】

阴道镜、阴道窥器、宫颈钳、活检钳、标本瓶、生理盐水、3%醋酸溶液、复方碘液、棉球、棉签等。

【操作步骤】

(1) 患者取膀胱截石位，用阴道窥器充分暴露宫颈阴道部，用棉球轻轻擦净宫颈分泌物。为避免出血，不可用力涂擦。

(2) 打开照明开关，将物镜调至与被检部位同一水平，调整好焦距(一般物镜距被检物约为20 cm)，调至物像清晰为止。先在白光下用10倍低倍镜粗略观察被检部位。以宫颈为例，可粗略观察宫颈外形、颜色及血管等。

(3) 用3%醋酸棉球涂擦宫颈阴道部，使上皮净化并肿胀，对病变的境界及其表面形态观察更清楚，需长时间观察时，每3～5 min应重复涂擦3%醋酸溶液一次。精密观察血管时应加绿色滤光镜片，并放大20倍。最后涂以复方碘液(碘30 g，碘化钾0.6 g，蒸馏水100 mL)，在碘试验阴性区或可疑病变部位，取材送病理检查。

【护理要点】

(1) 检查前应有阴道细胞涂片检查结果，排除阴道毛滴虫、假丝酵母菌、淋病奈瑟菌等感染。嘱患者检查前24 h避免阴道冲洗、性生活、双合诊检查和宫颈刮片。

(2) 阴道窥器不用润滑剂，勿损伤宫颈。

(3) 如患者行宫颈活检，可能会出现阴道点滴状出血或少量排液，应禁止性生活及盆浴1个月。

(4) 嘱患者最理想的检查时间是月经周期第8～12日。

二、宫腔镜检查

【适应证】

(1) 绝经前后的异常子宫出血。

(2) 诊断或决定能否经宫颈取出子宫黏膜下肌瘤或子宫内膜息肉。

(3) 宫内节育器定位或取出。

(4) 评估子宫输卵管造影的异常图像。

(5) 评估B型超声的异常宫腔回声或占位性病变。

(6) 诊断宫腔粘连并试行分离。

(7) 多次习惯性流产或妊娠失败。

(8) 检查原因不明的不孕症。

(9) 早期诊断子宫内膜癌。

【禁忌证】

(1) 内外生殖器未控制的急性炎症。

(2) 宫腔中等量以上出血时或月经期。

(3) 严重心、肺、血管、血液系统疾病。

(4) 子宫壁手术史，尤其近期子宫穿孔。

(5) 确诊为子宫颈浸润癌。

(6) 宫腔深10 cm或以上，合并盆腔内较大肿块时。

【用物准备】

手术前用2%戊二醛溶液浸泡检查镜30 min，使用前用无菌蒸馏水冲洗后备用。连接各种导线，开机预热，认真检查仪器性能及使用情况，充分估计可能发生的意外，做到有备无患。

【操作步骤】

1. 麻醉

一般不需麻醉。精神过度紧张者肌内注射哌替啶 100 mg。

2. 检查方法

患者取膀胱截石位,常规消毒外阴及阴道,用宫颈钳夹持宫颈前唇,用探针探明宫腔深度和方向,根据鞘套外径扩张宫颈至 6.5～7 号。常用 5%葡萄糖溶液或生理盐水为膨宫液,先排空镜鞘与光学镜管间的空气,缓慢置入宫腔镜,打开光源,注入膨宫液,膨宫压力为 120～150 mmHg,待宫腔充盈后,视野明亮,可转动宫腔镜并按顺序全面观察。先检查宫底和宫腔前壁、后壁、左壁、右壁,再检查子宫角及输卵管开口。注意宫腔形态、有无子宫内膜异常或占位性病变,必要时定位活检,最后按顺序仔细检查宫颈内口和宫颈管,并缓慢退出宫腔镜。

【护理要点】

(1) 手术后卧床观察 1 h,注意观察患者反应。

(2) 遵医嘱使用抗生素 3～5 日。

(3) 告知患者手术后可能有少量阴道流血,要保持会阴清洁。

(4) 2 周内禁止性生活、盆浴。

三、腹腔镜检查

【适应证】

(1) 宫外孕的手术治疗。

(2) 卵巢囊肿剥除术。

(3) 输卵管或卵巢良性肿瘤切除术。

(4) 附件切除术。

(5) 子宫穿孔修补术。

(6) 盆腔粘连分解术。

(7) 输卵管造口术。

(8) 子宫肌瘤的手术治疗。

(9) 辅助生育手术。

(10) 子宫内膜异位症的诊断与治疗。

【禁忌证】

(1) 有严重的心血管疾病、肺功能不全。

(2) 各种类型的肠梗阻及弥漫性腹膜炎。

(3) 脐疝、膈疝、腹壁疝、腹股沟疝或股疝等。

(4) 腹部肿块大于妊娠 4 个月或中、晚期妊娠。

(5) 凝血功能障碍、血液病等。

(6) 既往有腹部手术史,有广泛的腹部瘢痕或腹腔内广泛粘连。

（7）过度肥胖或过度消瘦者。

（8）局限性腹膜炎。

【用物准备】

腹腔镜、阴道窥器 1 个、宫颈钳 1 把、敷料钳 1 把、卵圆钳 1 把、子宫探针 1 支、细齿镊子 2 把、刀柄 1 把、有齿镊子 1 把、持针钳 1 把、小药杯 2 个、缝线、缝针、刀片、棉球、棉签、纱布、内镜、CO_2气体、举宫器、2 mL 注射器 1 个、局部麻醉药等。

【护理要点】

（1）手术后 6 h 内，采用去枕平卧位，头侧向一边，防止呕吐物吸入。

（2）因术后大多数患者无疼痛感，不要忽略按摩患者的腰部和腿部，每隔半小时为患者翻身一次，以促进血液循环，防止压疮发生。

（3）当日液体输完即可拔掉导尿管，鼓励患者下床活动。

（4）手术后 6 h 即可让患者进少量流质饮食，如稀米汤、面汤等，但不要给患者含糖饮料。

（5）腹腔镜手术切口仅 1 cm，因此，手术后一周腹部敷料即可去掉，并可淋浴，然后即可逐步恢复正常活动。但手术后一周内应注意适当活动，使身体早日复原。

能力检测

A 型选择题（以下每一道题有 A、B、C、D、E 五个备选答案，请从中选择一个最佳答案）

1. 最常用于检查卵巢功能的方法是（　　）。

A. 宫颈刮片　　B. 宫颈管涂片　　C. 阴道侧壁涂片

D. 阴道后穹隆涂片　　E. 阴道前穹隆涂片

2. 筛查早期宫颈癌最常用的方法是（　　）。

A. 阴道窥器检查　　B. 阴道镜检查　　C. 宫腔镜检查

D. 宫颈刮片细胞学检查　　E. 宫颈活组织检查

3. 会阴切开缝合术的产妇，手术后宜采取的体位是（　　）。

A. 平卧位　　B. 半卧位　　C. 健侧卧位

D. 伤口侧卧位　　E. 俯卧位

4. 能协助诊断子宫内膜癌经济、有效的方法是（　　）。

A. 阴道后穹隆脱落细胞学检查　　B. 宫颈活组织检查

C. 分段诊断性刮宫　　D. 宫腔冲洗法

E. 宫颈刮片

5. 患者，30 岁，停经 50 日，阴道少量流血 1 日。早晨 5 时突发下腹剧痛，伴面色苍白、恶心、呕吐及一过性晕厥。血压 70/40 mmHg，脉搏 120 次/分。妇科检查：阴道后穹隆触痛（+），盆腔触诊不满意，尿妊娠试验弱阳性。此时快速可靠的辅助检查是（　　）。

A. 血 HCG　　B. 腹部 X 线摄片　　C. 阴道后穹隆穿刺

D. 诊断性刮宫　　E. 腹腔镜检查

6. 患者，35 岁，白带增多半年，近来出现性交后出血。妇科检查宫颈糜烂样改变，附件未见异常。为排除宫颈癌,首选的检查项目是(　　)。

A. 阴道分泌物悬滴检查　B. 宫颈活组织检查　C. 宫颈碘试验

D. 宫颈刮片细胞学检查　E. 宫腔镜检查

7. 分段诊断性刮宫术的护理措施不包括(　　)。

A. 准备大号吸管　B. 准备两个标本瓶

C. 准备子宫探针　D. 嘱患者术后2周内禁止性生活

E. 嘱患者术后2周内禁止盆浴

8. 接受会阴侧切缝合术的产妇若伤口肿胀、疼痛,可用来进行局部湿热敷的是(　　)。

A. 50%乙醇溶液　B. 75%乙醇溶液　C. 75%硫酸镁溶液

D. 50%硫酸镁溶液　E. 25%硫酸镁溶液

9. 下列会阴侧切缝合术后的护理,不恰当的是(　　)。

A. 大便后擦洗外阴　B. 每日用苯扎溴铵棉球擦洗两次外阴

C. 有红肿可用95%乙醇溶液湿敷　D. 伤口化脓要延期拆线

E. 伤口正常3~5日拆线

10. 用胎头吸引术助产时,吸引时间不宜超过(　　)。

A. 5 min　B. 10 min　C. 15 min　D. 20 min　E. 25 min

11. 胎头吸引术助产不宜超过(　　)。

A. 1次　B. 2次　C. 3次　D. 4次　E. 5次

12. 阴道镜检查最适用于(　　)。

A. 子宫内膜异位症　B. 子宫黏膜下肌瘤　C. 子宫内膜癌

D. 子宫颈癌　E. 子宫内膜息肉

13. 会阴正中切开术拆线的时间为术后第几日?(　　)

A. 2日　B. 3日　C. 5日　D. 7日　E. 10日

14. 下列剖宫产术的适应证,哪项除外?(　　)

A. 胎盘早剥　B. 前置胎盘　C. 头盆不称

D. 死胎　E. 胎儿窘迫

15. 患者,女,48岁,近半年偶有接触性出血。妇科检查:宫颈糜烂样改变,宫颈刮片结果为不典型鳞状上皮细胞,性质未定。进一步的检查应是(　　)。

A. 阴道涂片　B. 阴道镜　C. 宫腔镜

D. 腹腔镜　E. 诊断性宫颈锥切术

16. 子宫内膜异位症多见于30~40岁妇女,目前诊断子宫内膜异位症最可靠的方法是(　　)。

A. 诊断性刮宫　B. B型超声检查　C. 腹腔镜检查

D. 妇科检查　E. 子宫输卵管碘油造影

17. 产后若出现会阴切口处剧烈疼痛或有肛门坠胀感,则应怀疑(　　)。

A. 会阴部伤口血肿　B. 会阴部伤口水肿　C. 产后出血

D. 胎盘残留　E. 体位不妥

18. 确诊宫颈癌的方法是(　　)。

A. 阴道涂片　B. 宫颈刮片　C. 宫颈活组织检查

D. 宫颈黏液检查　　　　E. 阴道窥器检查

19. 腹腔镜检查患者手术后多久可进流质饮食？（　　）

A. 2 h　　B. 3 h　　C. 5 h　　D. 6 h　　E. 10 h

20. 宫腔镜检查患者手术后多久禁止性生活、盆浴？（　　）

A. 2 周内　　B. 3 周内　　C. 5 周内　　D. 7 周内　　E. 10 周内

参考答案

1～5　C D C C C　　6～10　D A D D D　　11～15　B D B D B

16～20　C A C D A

（于　蕾）

实训一 女性骨盆

一、实训目的

(1) 说出骨盆的结构与分界。

(2) 熟练找出女性骨盆的骨性标记，简述其临床意义。

(3) 能熟练测量女性骨盆各平面的径线。

(4) 培养科学严谨、一丝不苟的学习态度。

二、实训内容与步骤

(一) 实训前准备

1. 用物准备

女性骨盆标本或模型、骨盆测量器或软尺。

2. 操作者准备

检查骨盆测量器刻度是否准确。

(二) 内容与步骤

1. 骨盆的骨骼组成

识别构成骨盆的骶骨(5～6块骶椎合成)、尾骨(4～5块尾椎合成)和髋骨，在标本或模型上指出构成左右髋骨的髂骨、坐骨及耻骨。

2. 骨盆的重要标记

在标本或模型上辨认骶岬、坐骨棘、坐骨结节、耻骨弓及髂嵴，同时说出其临床意义。

3. 骨盆的分界

在标本或模型上找到耻骨联合上缘、左右髂耻缘及骶岬上缘，其连线即为假骨盆、真骨盆的分界面，分界面以上为假骨盆，分界面以下为真骨盆。

4. 骨盆各平面的形态及其径线

(1) 骨盆入口平面：骨盆腔上口，呈横椭圆形，前面为耻骨联合上缘，两侧为髂耻缘，后面为骶岬上缘，分别在标本或模型上辨认其结构。

入口前后径：又称真结合径，分别找到耻骨联合上缘中点与骶岬前缘中点，将骨盆测量器或软尺置于这两个部位测出其距离，正常平均值为11 cm。

入口横径：分别找到骨盆两侧髂耻缘间最宽部位，将骨盆测量器或软尺置于这两个部位测出其距离，正常平均值为13 cm。

入口斜径：分别找到右骶髂关节与左髂耻隆突，将骨盆测量器或软尺置于这两处测出右斜径的距离；分别找到左骶髂关节与右髂耻隆突，将骨盆测量器或软尺置于这两处并测出左斜径的距离，两者等长，正常平均值为 12.75 cm。

（2）中骨盆平面：骨盆的最小平面，呈纵椭圆形，前为耻骨联合下缘，两侧为坐骨棘，后为骶骨下端，分别在标本或模型上辨认其结构。

中骨盆横径：又称坐骨棘间径，在标本或模型上找到左、右坐骨棘并测其距离，正常平均值为 10 cm。

中骨盆前后径：分别找到耻骨联合下缘中点与骶骨下端，将骨盆测量器或软尺置于这两处并测出其距离，正常平均值为 11.5 cm。

（3）出口平面：骨盆腔下口，由两个不同平面的三角形组成，前三角顶端为耻骨联合下缘，两侧为耻骨降支；后三角顶端为骶尾关节，两侧为骶结节韧带；前三角、后三角的共同底边是坐骨结节内侧缘的连线。分别在标本或模型上辨认其结构。

出口前后径：分别找到耻骨联合下缘与骶尾关节，将骨盆测量器或软尺置于这两处并测出其距离，正常平均值为 11.5 cm。

出口横径：也称坐骨结节间径，在标本或模型上找到左、右坐骨结节内侧缘并测其距离，正常平均值为 9 cm。若出口横径稍短，则应进一步测量出口后矢状径，当出口横径与出口后矢状径之和大于 15 cm 时，一般正常足月大小的胎头可通过后三角区经阴道娩出。

三、实训提示

（1）注意检查骨盆测量器刻度是否精确。

（2）骨盆各径线的标记点辨认正确，保证测量准确性。

四、实训思考

（一）简答题

（1）怎样划分骨盆分界？

（2）简述骨盆各平面的形态结构。

（3）简述入口前后径、中骨盆横径、出口横径的定义与正常值。

（二）A 型选择题（以下每一道题有 A、B、C、D、E 五个备选答案，请从中选择一个最佳答案）

1. 以下哪项与骨盆的骨骼构成无关？（　　）

A. 髂骨　　B. 股骨　　C. 耻骨　　D. 骶骨　　E. 尾骨

2. 下列哪项与骨盆的分界有关？（　　）

A. 坐骨结节　　B. 坐骨棘　　C. 骶岬上缘

D. 耻骨降支　　E. 耻骨联合下缘

3. 关于中骨盆平面，下列哪项叙述错误？（　　）

A. 最小平面　　B. 呈纵椭圆形

C. 前为耻骨联合下缘　　D. 两侧为坐骨结节

E. 后为骶骨下端

4. 有关入口平面的前后径，下列哪项叙述错误？（　　）

A. 又称真结合径　　B. 其长短与胎儿能否入盆关系密切

C. 前为耻骨联合下缘中点　　D. 后为骶岬前缘中点

E. 正常平均值为 11 cm

5. 关于骨盆平面,下列哪项正确?( )

A. 入口平面呈纵椭圆形

B. 出口平面为最小平面

C. 中骨盆平面面积大于出口平面面积

D. 出口平面由两个不在同一平面的三角平面构成

E. 除出口平面外,各平面均呈横椭圆形

A 型选择题参考答案

1～5 B C D C D

(谭文绮)

实训二

孕期腹部检查

一、实训目的

（1）能说出四步触诊的目的。

（2）能熟练进行四步触诊，并判断胎方位。

（3）会测量宫底高度与腹围。

（4）能用听诊器听胎心音、会计数胎心。

（5）严谨、热情、真诚、细心，能体现良好的护理职业素质。

二、实训内容与步骤

（一）实训前准备

1. 用物准备

孕妇模型、胎心听诊器、软尺、孕产妇保健手册等。

2. 孕妇准备

（1）排尿。

（2）仰卧位，头部垫一小枕头，充分袒露腹部，两腿略屈曲稍分开，放松腹部。

3. 检查者准备

（1）告知孕妇所做的检查及其目的。

（2）衣帽整齐，双手清洁、温暖。

（3）站立于孕妇右侧。

（二）内容与步骤

1. 视诊

观察腹部形态、大小，注意有无水肿、手术瘢痕、妊娠纹等。

2. 触诊

前三步检查面向孕妇的头部进行。

（1）第一步：检查者双手置于宫底，触摸子宫外形，摸清宫底后，用软尺或手测量宫高（从耻骨联合上缘至宫底之间的距离）与腹围（绕脐一周），估计胎儿大小与孕龄是否相符；接着将手放在宫底稍下 1 cm 处，用双手指腹相对轻推，分辨在宫底处的胎儿部分：若触及圆而硬有浮球感的部分则为胎头；若触到宽、软、不规则的结构则为胎臀。根据检查结果推断胎产式。

（2）第二步：检查者两手由宫底顺势下移至孕妇腹部左、右两侧，一手固定，另一手由上至下轻轻深按检查,两手轮流交替。若触及饱满、宽而平坦的部位则为胎背;若触及部位高低不平、有结节感、可活动则为胎儿四肢。应仔细分辨胎背与胎肢所在位置。

(3) 第三步:将右手拇指与其余四指分开,放在耻骨联合上方,握住胎先露轻轻深按检查,查清是胎头还是胎臀;然后左右轻轻推动胎先露,判断是否衔接,可以左右推动者则胎先露尚未衔接,不能推动者则胎先露已衔接。

(4) 第四步:检查者面向孕妇足端,左右手分别放在胎先露两侧轻轻按压,进一步核对胎先露,然后轻轻向骨盆入口方向向下深按,确定其入盆的程度。双手能伸入、左右推胎先露能推动者,表示胎先露尚未入盆;手仅能伸入一点、胎先露稍活动说明入盆程度较浅;手不能伸入、胎先露不能活动说明入盆程度较深。

3. 听诊

听胎心音最清楚的部位在靠近胎背上方的孕妇腹壁处。

(1) 孕妇仰卧,两腿伸直。

(2) 将胎心听诊器置于靠近胎背上方的孕妇腹壁处听诊。

(3) 看表计数 1 min 胎心音的次数。

三、实训提示

(1) 关心爱护孕妇,动作轻柔,态度亲切。

(2) 检查前嘱孕妇排空膀胱,检查结束后协助孕妇坐起和整理衣裤。

(3) 向孕妇进行孕期宣教,交代注意事项与复查时间。

四、实训思考

(一) 简答题

(1) 简述用听诊器在孕妇腹壁处听到胎心音的开始时间、正常范围、鉴别方法。

(2) 什么叫胎方位? 正常胎方位有哪些? 可通过哪些方法判断?

(3) 简述四步触诊法各步骤的检查内容。

(二) A 型选择题(以下每一道题有 A、B、C、D、E 五个备选答案,请从中选择一个最佳答案)

1. 初孕妇,23 岁,妊娠 28 周末,单胎妊娠,目前胎儿生长发育良好,其宫底高度大约在(　　)。

A. 脐上三横指　　B. 脐耻之间　　C. 脐上一横指

D. 脐下一横指　　E. 脐与剑突间

2. 下列各种胎方位中,胎先露的指示点哪项是错误的?(　　)

A. 枕左前-枕骨　　B. 枕右后-枕骨　　C. 骶左前-臀部

D. 肩右前-肩胛骨　　E. 颏右前-颏骨

3. 下列关于产科四步触诊法,错误的是(　　)。

A. 第一步了解宫高及宫底的胎儿部分　　B. 第二步估计羊水多少

C. 第三步判断胎先露及是否入盆　　D. 第四步进一步核对胎先露

E. 第四步面向孕妇做足部检查

4. 某孕妇,29 岁,G_1P_0。妊娠 32 周,胎方位为枕左前位,护士听诊胎心音最清楚的部位在(　　)。

A. 脐左侧下方　　B. 脐左侧上方　　C. 脐右侧下方
D. 脐右侧上方　　E. 脐部周围

5. 下述与胎心者频率一致的杂音是(　　)。
A. 子宫杂音　　B. 脐带杂音　　C. 胎动杂音
D. 腹主动脉杂音　　E. 以上都是

6. 某孕妇,30 岁,G_1P_0。妊娠 33 周,产检时听诊胎心音最清楚的部位在脐部右上方,其胎方位为(　　)。
A. 枕左前　B. 枕右前　C. 骶左前　D. 骶右前　E. 枕左横

(7～9 题共用题干)

王女士,25 岁。停经 45 日,近两天出现恶心、呕吐、头晕、乏力、嗜睡、流涎、喜食酸物等症状,尿妊娠试验阳性,医生诊断为早期妊娠。

7. 该孕妇初次产检的时间是(　　)。
A. 确诊早孕时　　B. 孕 16 周　　C. 孕 20 周
D. 孕 24 周　　E. 孕 28 周

8. 该孕妇妊娠 20 周时,到医院进行产检,听诊胎心音正常,其胎心率的范围应为(　　)。
A. 80～100 次/分　　B. 100～120 次/分　　C. 110～160 次/分
D. 140～180 次/分　　E. 160～180 次/分

9. 护士告知孕妇,每周进行 1 次产检的时间从何时开始(　　)。
A. 孕 16 周　B. 孕 20 周　C. 孕 28 周　D. 孕 32 周　E. 孕 36 周

A 型选择题参考答案

1～5　A C B A B　　6～9　D A C E

(谭文绮)

实训三 骨盆外测量

一、实训目的

(1) 说出骨盆外测量各条径线的定义、正常值。

(2) 能熟练进行骨盆外测量,并初步判断有无骨盆狭窄。

(3) 练习时严肃、认真、轻柔,培养人文关怀护理理念。

二、实训内容与步骤

(一) 实训前准备

1. 用物准备

骨盆模型、骨盆外测量器、坐骨结节测量器、孕产妇保健手册。

2. 孕妇准备

(1) 排空膀胱。

(2) 平卧位,两腿伸直,腹部袒露充分。

3. 操作者准备

(1) 告知孕妇所做的检查及其目的。

(2) 衣帽整齐,检查骨盆外测量器和坐骨结节测量器刻度是否准确。

(3) 站在孕妇右侧。

(二) 内容与步骤

1. 测量髂棘间径

孕妇取伸腿仰卧位,检查者用两手大拇指或示指分别于腹壁上触摸到两侧髂前上棘,将骨盆外测量器两端置于其上稍向外滑后测量,读其数值。正常值为23～26 cm。

2. 测量髂嵴间径

体位和方法同上。测量两髂嵴外缘间最宽距离。正常值为25～28 cm。

3. 测量骶耻外径

孕妇取左侧卧位,左腿屈曲,右腿伸直。骨盆外测量器两端分别置于耻骨联合上缘中点和第五腰椎棘突下(即米氏菱形窝的上角或两髂嵴后连线中点下1～1.5 cm处),测量其间距离。正常值为18～20 cm。

4. 测量坐骨结节间径(出口横径)

孕妇取仰卧位,嘱其两腿屈曲,双手抱双膝,使髋关节和膝关节屈曲,双腿贴近腹部,充分暴露臀部;两手大拇指分别于肛门两侧对称处触及硬的骨性结节,将坐骨结节测量器两端分别置于两坐骨结节内缘，测量其间距离。也可用检查者拳头估测，若此径能容纳成人横置手拳属正常。正常值为8.5～9.5 cm，若此径线值小于8 cm时，应加测出口后矢状径。

三、实训提示

(1) 态度亲切，动作轻柔，合作良好。

(2) 注意检查骨盆外测量器和坐骨结节测量器刻度是否准确。

(3) 测量体位、各条径线取点正确充分。

(4) 向孕妇进行孕期宣教，交代检查情况与复查时间。

四、实训思考

(一) 简答题

(1) 骨盆外测量的主要径线有哪些？哪条径线最重要？

(2) 临床上，通过测量哪些项目来推断骨盆出口平面大小？

(二) A型选择题(以下每一道题有A、B、C、D、E五个备选答案，请从中选择一个最佳答案)

1. 中骨盆平面的横径是(　　)。

A. 髂棘间径　　B. 髂嵴间径　　C. 坐骨结节间径
D. 坐骨棘间径　　E. 骶耻外径

2. 下列哪项数值不在正常范围内？(　　)

A. 髂棘间径24 cm　　B. 髂嵴间径27 cm　　C. 骶耻外径17 cm
D. 坐骨棘间径10 cm　　E. 坐骨结节间径9 cm

3. 骨盆外测量骶耻外径小于18 cm，应进一步测量(　　)。

A. 坐骨棘间径　　B. 出口后矢状径　　C. 骶耻内径
D. 出口前后径　　E. 耻骨弓角度

(4～5题共用题干)

某初孕妇，29岁，产前测骨盆出口横径为8 cm。

4. 应进一步测量(　　)。

A. 坐骨棘间径　　B. 出口后矢状径　　C. 对角径
D. 出口前矢状径　　E. 耻骨弓角度

5. 除出口横径与出口后矢状径之外，下列哪项亦可帮助估计骨盆出口平面的大小？(　　)

A. 坐骨棘间距　　B. 骶耻内径　　C. 骶棘韧带宽度
D. 耻骨弓角度　　E. 骨盆侧壁倾斜度

(6～7题共用题干)

初孕妇，25岁，妊娠8周，到医院进行第一次产检，护士告知骨盆外测量的各条径线均在正常范围内。

6. 该孕妇骶耻外径的范围是(　　)。

A. 19～21 cm　　B. 12.5～13 cm　　C. 18～20 cm
D. 23～26 cm　　E. 25～28 cm

7. 测量骶耻外径可间接反映哪条骨盆径线的大小？(　　)

A. 骨盆入口平面前后径　　B. 骨盆入口平面横径　　C. 骨盆出口平面前后径
D. 中骨盆平面前后径　　E. 骨盆出口平面横径

A型选择题参考答案

1～5　DCCBD　　6～7　CA

（谭文绮）

实训四

正常分娩的护理

一、实训目的

(1) 能熟练进行外阴冲洗、消毒、铺巾。

(2) 能协助完成接产操作。

二、实训内容与步骤

(一) 实训前准备

1. 用物准备

肥皂水、温开水、冲洗壶、无菌持物钳、便盆、消毒干纱布及棉球、0.1%苯扎溴铵溶液或0.5%聚维酮碘、手套、产包等。

2. 产妇准备

(1) 外阴清洁:产妇取仰卧屈膝位,臀下置便盆或塑料布,消毒干棉球堵住阴道外口。用纱布浸蘸肥皂水,按顺序擦洗阴阜、大腿内侧上1/3、大小阴唇、会阴及肛门周围,继以温开水冲洗干净,顺序同上,再用消毒干棉球依次擦干外阴部。

(2) 外阴消毒:用0.1%苯扎溴铵溶液冲洗或0.5%聚维酮碘棉球消毒,消毒顺序:小阴唇、大阴唇、阴阜、大腿内侧上1/3、会阴、肛周。取出阴道外口干棉球,撤去便盆。

(3) 铺巾:打开产包,依次铺臀下中单,穿右、左腿套,再分别于下腹部、右大腿、左大腿铺上无菌巾。

3. 接产者准备

按外科手术要求洗手,穿手术衣、戴手套。

(二) 内容与步骤

1. 接产前的准备工作

接产者站于产妇右侧。

2. 接产

(1) 当胎头拨露使阴唇后联合紧张时,开始保护会阴。

(2) 在会阴部盖上一块消毒巾,接生者右肘支在产床上,右手拇指与其余四指分开,利用手掌大鱼际肌顶住会阴部。

(3) 每当宫缩时应向上内方托压,同时左手轻轻下压胎头枕部,协助胎头俯屈和使胎头缓慢下降。

(4) 宫缩间歇时,保护会阴的右手稍放松,以免压迫过久引起会阴水肿。

(5) 当胎头枕部在耻骨弓下露出时,左手应按分娩机制协助胎头仰伸。此时,若宫缩过强应嘱产妇张口哈气解除腹压,让产妇在宫缩间歇时稍向下屏气,使胎头缓慢娩出。

(6) 胎头娩出后,右手应注意保护会阴,左手自新生儿鼻根向下颏挤压,挤出口鼻内的黏液和羊水,然后协助胎头复位及外旋转,使胎儿双肩径与骨盆出口前后径一致。

(7) 接产者左手将胎儿颈部向下轻压,使前肩自耻骨弓下先娩出,继之再托胎颈处,使后肩从会阴前缘缓慢娩出。双肩娩出后,右手方可放松,最后双手协助胎体及下肢相继以侧位娩出。

三、实训提示

(1) 须防止冲洗液流入阴道。

(2) 正确把握开始与结束保护会阴、协助胎头仰伸的时机;注意保护会阴的同时协助胎头俯屈,保护会阴力量要适当,切忌过分按压。

(3) 胎儿娩出后首先清理呼吸道黏液及羊水。

四、实训思考

(一) 简答题

(1) 简述产程的分期及所需时间。

(2) 简述胎盘剥离的征象。

(3) 产后 2 h 观察的主要内容有哪些?

(4) Apgar 评分的内容有哪些?

(5) 说出会阴切开的指征。

(二) A 型选择题(以下每一道题有 A、B、C、D、E 五个备选答案,请从中选择一个最佳答案)

1. 临产后的主要产力是哪项?(　　)

A. 腹肌收缩力　　B. 膈肌收缩力　　C. 肛提肌收缩力

D. 骨骼肌收缩力　　E. 子宫收缩力

2. 下列哪项不属于软产道?(　　)

A. 子宫下段　　B. 子宫体部　　C. 子宫颈

D. 阴道　　E. 骨盆底软组织

3. 何为胎头衔接?(　　)

A. 枕骨进入骨盆入口　　B. 双顶径进入骨盆入口

C. 顶骨进入骨盆入口　　D. 双顶径达到坐骨结节水平

E. 双顶径达到坐骨棘水平

4. 枕先露时,胎头以哪条径线通过产道?(　　)

A. 双顶径　　B. 枕额径　　C. 双颞径

D. 枕下前囟径　　E. 枕颏径

5. 头先露时,胎头内旋转是使胎头的前后径与下列的哪条径线一致?(　　)

A. 骨盆入口前后径　　B. 中骨盆横径　　C. 中骨盆前后径

D. 骨盆出口横径　　E. 骨盆入口横径

6. 枕左前位,胎头娩出后,复位时应如何旋转?(　　)

A. 向产妇左旋转 90°　　B. 向产妇右旋转 90°　　C. 向产妇左旋转 45°
D. 向产妇右旋转 90°　　E. 向产妇右旋转 180°

7. 产程进展的标志是(　　)。
A. 宫缩频度　　B. 宫缩强度　　C. 胎心率及胎位
D. 产妇的一般情况　　E. 胎头下降及宫口扩张

8. 接生过程中,下列处理除哪项外均是正确的?(　　)
A. 宫缩时协助胎头俯屈
B. 协助胎头俯屈,利于胎头以枕下前囟径娩出
C. 应让胎头在宫缩期娩出
D. 胎头娩出后,应注意保护会阴
E. 协助胎头复位及外旋转

9. 产后应在产室观察产妇多长时间(　　)。
A. 30 min　B. 1 h　C. 1.5 h　D. 2 h　E. 2.5 h

10. 为产妇接产时,用肥皂水擦洗外阴部,正确的顺序应首先擦洗何部位?(　　)
A. 阴阜　　B. 大小阴唇　　C. 大腿内上 1/3
D. 会阴　　E. 肛门周围

11. 初产妇,妊娠 39 周,宫高 30 cm,胎心率 140 次/分,宫口开全 30 min,胎头已拔露,阴唇后联合紧张,处理的方法是(　　)。
A. 保护会阴　　B. 静脉滴注维生素　　C. 加腹压,自然分娩
D. 产钳术　　E. 剖宫产术

12. 有关接产与保护会阴,下述哪项不妥?(　　)
A. 接生者站在产妇右侧　　B. 胎头着冠时,开始保护会阴
C. 宫缩间歇时保护会阴手放松,但不能离开　　D. 胎头娩出后,右手继续保护会阴
E. 双肩娩出后,才松开保护会阴的手

13. 结扎脐带高锰酸钾溶液烧灼时浓度为(　　)。
A. 5%　B. 10%　C. 15%　D. 20%　E. 25%

(14～15 题共用题干)

王女士,足月妊娠,规律性腹痛 9 h,宫口开大 5 cm,先露部为头 S-2,大囟门位于 7 点处,小囟门位于 1 点处。

14. 该产妇正确的胎位是(　　)。
A. 枕右后位　B. 枕左前位　C. 枕左后位　D. 枕右横位　E. 枕右前位

15. 该产妇在分娩时,胎头内旋转应向哪个方向转动?(　　)
A. 顺时针转 45°　　B. 逆时针转 45°　　C. 顺时针转 90°
D. 逆时针转 90°　　E. 顺时针转 60°

A 型选择题参考答案

1～5　E B B D C　　6～10　C E C D A　　11～15　A B D B B

(靳　晶)

实训五
产褥期会阴护理

一、实训目的

(1) 说出会阴擦洗/冲洗的目的。

(2) 能熟练进行会阴擦洗/冲洗操作。

(3) 对产妇具有关爱、体贴之情,并能体现良好的护理职业素质。

二、实训内容与步骤

(一) 实训前准备

1. 用物准备

无菌弯盘2个,无菌镊子1把,无菌卵圆钳1把,擦洗液(0.05%碘伏溶液、1∶5 000高锰酸钾溶液等),擦洗液浸泡的棉球4~5个,无菌干棉球2~3个,无菌干纱布2块,冲洗壶1个,卧式便盆1个,棉垫、橡胶单或一次性会阴垫1块,治疗巾1块等。

2. 产妇准备

(1) 排尿。

(2) 脱去左侧裤腿,屈膝仰卧,双腿略外展,暴露外阴,臀下垫橡胶单或治疗巾。

3. 操作者准备

(1) 携带用物到产妇床旁,核对产妇床号、姓名。

(2) 向产妇解释操作过程及注意事项。

(二) 内容与步骤

(1) 用镊子夹取浸有擦洗液的棉球,用卵圆钳夹持棉球进行擦洗,一般擦洗3遍。

①第1遍顺序为自上而下,由外向内,依次擦洗阴阜、大腿内上1/3、大小阴唇、会阴及肛门周围,初步擦净会阴部的污垢、血迹和分泌物等。

②第2遍顺序为由内向外,或以伤口为中心向外擦洗,每擦洗一个部位更换一个棉球,以防伤口、阴道口、尿道口被污染,最后擦洗肛门。

③第3遍顺序同第2遍,也可根据患者情况增加擦洗次数,直至擦净。

(2) 最后用纱布擦干。

(3) 如行会阴部冲洗,先将便盆放于橡胶单上,用卵圆钳夹住无菌干棉球,边冲洗边擦洗,冲洗的顺序同会阴擦洗。冲洗结束后,撤掉便盆,换干净的橡胶单。

三、实训提示

(1) 操作时应动作轻柔,态度亲切。

(2) 擦洗/冲洗前嘱产妇排空膀胱;操作结束后协助产妇整理衣裤。

(3) 向产妇进行产褥期宣教并交代注意事项。

四、实训思考

(一) 简答题

简述会阴擦洗/冲洗的步骤。

(二) A 型选择题(以下每一道题有 A、B、C、D、E 五个备选答案,请从中选择一个最佳答案)

1. 产后护理会阴,每天应该用(   )。

A. 清水擦洗　　B. 肥皂水擦洗

C. 1∶5 000 高锰酸钾溶液擦洗　　D. 75%乙醇溶液擦洗

E. 2%～4%碳酸氢钠溶液擦洗

2. 张女士接受产褥期保健知识宣教后,向护士复述的内容中,错误的是(   )。

A. 饮食营养丰富、易消化　　B. 血性恶露可持续 2 周

C. 产后 4～6 h 及时排尿　　D. 经常擦浴,勤换衣裤

E. 卧室清洁,注意通风

3. 关于会阴擦洗不正确的是(   )。

A. 第 2 遍按阴唇、阴阜、大腿内侧、会阴体、肛门的顺序擦洗

B. 勿使擦洗液流入阴道

C. 取膀胱截石位暴露外阴

D. 如会阴有伤口,应以伤口为中心向外擦洗

E. 应最先擦洗肛门,以免污染

4. 会阴擦洗的顺序正确的是(   )。

A. 第 1 遍顺序自下而上,由外向内　　B. 第 1 遍顺序自上而下,由内向外

C. 第 2 遍顺序自上而下,由外向内　　D. 第 2 遍顺序自上而下,由内向外

E. 第 2 遍顺序自下而上,由外向内

5. 产妇产后常规回医院进行健康检查的时间是(   )。

A. 产后 2 周　B. 产后 3 周　C. 产后 5 周　D. 产后 6 周　E. 产后 7 周

A 型选择题参考答案

1～5　C B E D D

(王　晶　靳　晶)

实训六
妇科检查

一、实训目的

(1) 详述盆腔检查的注意事项。

(2) 熟练进行阴道窥器检查、双合诊检查。

(3) 学会记录盆腔检查结果。

(4) 具有严谨、求实的工作作风，体现良好的护理职业素质。

二、实训内容与步骤

(一) 实训前准备

1. 用物准备

妇科检查模型、阴道窥器、长镊子、无菌手套、玻片、试管、宫颈刮板、长棉签、液体石蜡、消毒液、垫单、一次性臀垫等。

2. 患者准备

(1) 排尿;大便充盈者应排便或灌肠。

(2) 取膀胱截石位，铺一次性臀垫，臀部置于检查床边缘，两手放于身体两侧或放于胸部，使腹肌放松以便于检查。

3. 检查者准备

(1) 告知患者所做检查及其目的。

(2) 关心体贴患者，检查时仔细认真，动作轻柔，注意保护患者的隐私。

(3) 男护理人员给患者进行检查时，应有其他医护人员在场，以避免不必要的误会。

(4) 面向患者，站立于患者两腿间。

(二) 内容与步骤

1. 外阴部检查

观察外阴发育、阴毛分布及疏密情况，注意皮肤及黏膜色泽。分开小阴唇，暴露阴道前庭、尿道口及阴道口，观察尿道口有无红肿，前庭大腺有无肿大;检查处女膜的完整性，有无残痕。嘱患者用力向下屏气，观察有无阴道前后壁膨出、子宫脱垂及尿失禁等。

2. 阴道窥器检查

将阴道窥器两叶合拢，旋紧中部螺丝，放松侧部螺丝，用润滑剂润滑阴道窥器两叶前端，左手拇指和示指分开两侧小阴唇，暴露阴道口，右手持阴道窥器避开尿道口周围侧斜插入阴道，沿阴道侧后壁缓慢插入阴道，向上向后推进，并将两叶转平、张开，直至完全暴露宫颈，固定阴道窥器于阴道内，依次检查宫颈、阴道侧壁、前后壁，检查完毕，放松侧部螺丝，将阴道窥器两叶合拢，侧斜缓慢退出阴道，以免引起患者不适或损伤阴唇及阴道黏膜。

3. 双合诊检查

检查者一手戴手套，示指、中指涂润滑剂后伸入阴道，了解阴道通畅度和深度，有无畸形、肿块、结节及阴道后穹隆情况。触摸宫颈大小、形态、硬度及宫颈外口情况，检查有无接触性出血及宫颈举痛。检查子宫时将阴道内两指放在宫颈后方，另一手掌心朝下平放于患者腹部平脐处，当阴道内手指向上向前方抬举宫颈时，置于腹部的手同时向下向后按压腹壁，并逐渐移向耻骨联合部位。通过内、外两手相互配合，扪清子宫的大小、位置、形态、活动度、硬度以及有无压痛；检查附件时将阴道内两指由宫颈后方移至一侧穹隆部，另一手自同侧下腹壁髂嵴水平开始，由上而下按压腹壁，与阴道内手指相互配合检查该侧附件，检查完毕，同样方法检查对侧附件。

4. 三合诊检查

检查者一手示指放入阴道，中指伸入直肠内；另一手在腹部配合，方法同双合诊检查。

5. 肛腹诊检查

检查者一手示指伸入直肠内，另一手在腹部配合，检查内容同双合诊检查和三合诊检查。

6. 记录

盆腔检查结果按解剖部位依次记录。

(1) 外阴：发育情况及婚产式，发现异常应详细描述。

(2) 阴道：是否通畅、黏膜情况及分泌物量、色、形状、气味。

(3) 宫颈：颜色、大小、硬度，有无糜烂、撕裂、息肉、腺囊肿，有无接触性出血、举痛及其他赘生物。

(4) 宫体：位置、大小、硬度、活动度、有无压痛等。

(5) 附件：有无肿块、增厚及压痛，有肿块者要记录其大小、位置、硬度、表面是否光滑、活动度，有无压痛及疼痛的性质和部位，疼痛与子宫及盆壁的关系。

三、实训提示

(1) 关心体贴患者，态度严肃认真，语言亲切。

(2) 检查前嘱患者排空膀胱及直肠；检查结束后协助患者坐起和整理衣裤。

(3) 每检查一人，应更换置于臀下的垫单、无菌手套和检查器械，以防交叉感染。

四、实训思考

(一) 简答题

(1) 妇科检查包括哪些方法？

(2) 简述妇科检查的注意事项。

(3) 简述阴道窥器检查的方法。

(4) 简述双合诊检查的目的。

(二) A 型选择题(以下每一道题有 A、B、C、D、E 五个备选答案，请从中选择一个最佳答案)

1. 有关妇科双合诊检查，下列哪项是错误的？(　　)

A. 用于检查阴道、子宫、双侧附件及宫旁组织

B. 腹部与阴道联合检查

C. 用具消毒,防止交叉感染

D. 适用于所有妇科患者

E. 双合诊检查是妇科最常用的检查方法

2. 患者,结婚三年未孕,停经35日,尿HCG(+),伴里急后重、面色苍白、出冷汗,遂来院就诊。妇科检查:宫口闭合,宫颈举痛(+),子宫前位正常大小,左附件区可触及包块,触痛明显,最可能的诊断为(　　)。

A. 异位妊娠　　B. 先兆流产　　C. 胎盘早剥

D. 卵巢肿瘤蒂扭转　　E. 子宫肌瘤

3. 下列哪项不属于妇科检查?(　　)

A. 外阴检查　　B. 阴道窥器检查　　C. 白带检查

D. 双合诊检查　　E. 三合诊检查

4. 下列妇科检查前的注意事项,哪项是错误的?(　　)

A. 检查前排空膀胱　　B. 取膀胱截石位

C. 臀垫及检查器具应每人更换　　D. 阴道流血者绝对禁止阴道检查

E. 检查者是男性时,应有第三者陪同

5. 某女,18岁,无性生活史。自诉近日在下腹部摸到一肿块,疑"卵巢肿瘤",应进行的检查为(　　)。

A. 下腹部触诊　　B. 下腹部叩诊　　C. 肛腹诊检查

D. 双合诊检查　　E. 三合诊检查

A型选择题参考答案

1~5　D A C D C

(王　芬)

实训七 放置(取出)宫内节育器手术的护理

一、实训目的

(1) 熟练完成宫内节育器放置术的手术前准备与手术中配合。

(2) 能协助医师进行宫内节育器放置术。

(3) 关心、爱护患者,动作轻柔,态度亲切。

二、实训内容与步骤

(一) 实训前准备

1. 用物准备

(1) 手术包物品　其包括阴道窥器1个、宫颈钳1把、长止血钳2把、子宫探针1支、宫颈扩张器(4～6号)各1根、放环器1个、取环器1个、剪刀1把、节育器1个、弯盘1个、酒杯1个。双层大包布1块、孔巾1块、小纱布3～4块、干棉球数个、长棉签2支、无菌手套1副。

(2) 节育器选择:宫腔深度在7 cm以上者用28号或30号,7 cm及以下者用26号。

(3) 计划生育模型、多媒体资料等。

2. 患者准备

(1) 月经干净后3～7日。

(2) 排空膀胱。

(3) 取膀胱截石位,铺一次性臀垫,臀部置于检查床边缘。

3. 操作者准备

(1) 了解受术者的月经史、生育史、既往健康状况及避孕情况,确定术前3日无性生活史。

(2) 询问有无自觉不适;评估体温、血压是否正常。妇科检查生殖器官有无急性炎症等异常。

(3) 了解受术者是否适宜放置IUD。关心体贴受术者,向其介绍手术步骤,消除顾虑,积极配合手术。

(二) 内容与步骤

1. 宫内节育器放置术

(1) 排尿后取膀胱截石位,清洁、消毒外阴,铺孔巾。

(2) 双合诊检查核实子宫位置、大小及两侧附件情况。

(3) 阴道窥器暴露宫颈,消毒阴道、宫颈、宫颈管。

(4) 宫颈钳夹住宫颈前唇,探针探查宫腔深度。

(5) 借助放置器将节育器一次性送至宫底,有尾丝者在距宫颈外口 2 cm 处剪断。

(6) 观察无出血后,取出宫颈钳及阴道窥器。

(7) 填写手术记录。观察患者无异常情况出现方可离开。

2. 宫内节育器取出术

(1) 手术前做B型超声或X线检查,确定节育器的类型及在宫腔的位置。

(2) 探针探测前的步骤同宫内节育器放置术。

(3) 有尾丝的节育器,可用止血钳夹住尾丝,轻轻向外牵拉即可取出。无尾丝的环形节育器,可用取环器钩住环下缘后牵引取出,取出有困难者可在B型超声监护下操作。

三、实训提示

(1) 放置节育器前,先让患者了解节育器的外形,以便能及时发现脱落的节育器。

(2) 关心、爱护患者,动作轻柔,态度亲切。

(3) 严格执行无菌操作,向宫腔放置节育器时避免碰触外阴及阴道,防止感染。

(4) 取节育器时切忌硬性牵拉,以免发生脏器损伤和大出血。

(5) 操作前嘱患者排空膀胱,操作结束后协助患者坐起和整理衣裤。

(6) 手术后对患者进行健康教育。

四、实训思考

(一) 简答题

(1) 放置宫内节育器时的手术包内需准备哪些物品?

(2) 简述宫内节育器放置术的基本步骤。

(二) A型选择题(以下每一道题有A、B、C、D、E五个备选答案,请从中选择一个最佳答案)

1. 剖宫产后放置宫内节育器的时间为(　　)。

A. 剖宫产后2个月　　B. 剖宫产后3个月　　C. 剖宫产后4个月

D. 剖宫产后5个月　　E. 剖宫产后6个月

2. 行宫内节育器放置术后,护士对患者进行的健康教育中不符合要求的是(　　)。

A. 保持外阴清洁

B. 手术后休息3日

C. 3日内禁止重体力劳动,1周内禁止性生活

D. 手术后3个月内排便时注意有无节育器脱落

E. 手术后定期复查

A型选择题参考答案

1～2　E C

(刘　丹)

实训八

人工流产手术的护理

一、实训目的

(1) 熟练完成人工流产负压吸引术的术前准备和术中配合。

(2) 协助进行人工流产负压吸引术。

(3) 动作轻柔,态度严肃、认真,关爱患者,保护患者隐私。

二、实训内容与步骤

(一) 实训前准备

1. 用物准备

手术器械及敷料与宫内节育器放置术基本相同,需增加宫颈扩张器1套,不同型号吸管各1个,小头卵圆钳1把,有齿卵圆钳1把,刮匙1把,人工流产负压电吸引器。计划生育模型、多媒体资料等。

2. 环境准备

每日用紫外线照射进行空气消毒。

3. 患者准备

(1) 排空膀胱。

(2) 取膀胱截石位,铺一次性臀垫,臀部置于检查床边缘。

4. 操作者准备

(1) 做好术前的心理护理,缓解其紧张的情绪,以避免人工流产综合征的发生。

(2) 操作者应在指定地点更衣、换鞋、戴好口罩后才可进入手术间。

(3) 检查用物是否到期。每周按规定更换器械盘中浸泡器械的消毒液1～2次。

(二) 内容与步骤

1. 负压吸引术

(1) 探针探测宫腔前的操作同IUD放置。

(2) 按序号依次扩张宫颈至比吸管大1号。

(3) 根据妊娠周数选择吸管型号和负压大小。将吸管送入子宫底部,转动吸管吸取胚胎组织,直至感到宫腔缩小有紧束感,宫壁变粗糙,关闭负压或折叠橡皮管,取出吸管。

(4) 复测宫腔深度,检查无活动性出血,取下宫颈钳和阴道窥器,手术结束。

(5) 仔细检查有无绒毛及胚胎组织,与妊娠周数是否相符,必要时送病理检查。

(6) 填写手术记录。

2. 钳刮术

宫颈充分扩张后,先用卵圆钳夹取胎儿及胎盘组织,再行吸(刮)宫的手术。

三、实训提示

(1) 手术前告知受术者手术过程及可能出现的情况,解除其思想顾虑。

(2) 严格遵守无菌操作规程,防止感染。

(3) 哺乳期子宫、瘢痕子宫等特殊情况要特别小心细致,防止子宫穿孔。

(4) 吸管进出宫颈必须关闭负压开关或将橡皮管夹住,以防伤及宫颈致宫颈粘连。

(5) 手术后留观察室休息1～2 h,注意观察腹痛及阴道流血情况,并且做好健康教育。

四、实训思考

(一) 简答题

人工流产术与宫内节育器放置术的手术包内物品有何不同?

(二) A型选择题(以下每一道题有A、B、C、D、E五个备选答案,请从中选择一个最佳答案)

1. 关于人工流产后的注意事项,下述不正确的是(　　)。

A. 加强手术后检查,注意阴道流血和腹痛情况

B. 防止感染,保持外阴清洁,1个月内禁止性生活

C. 若出现腹痛、出血多、持续出血超过10日,则须及时到医院就诊

D. 指导避孕

E. 手术后3日应盆浴清洁

2. 妊娠10～14周,终止妊娠宜用(　　)。

A. 负压吸引术　　B. 钳刮术

C. 肌内注射天花粉蛋白引产　　D. 水囊引产

E. 剖宫产术

3. 人工流产负压吸引术中,患者突然感到剧烈腹痛、出血,甚至休克,可能是由于(　　)所致。

A. 扩张宫颈口时牵拉反应　　B. 子宫穿孔　　C. 盆腔炎症

D. 流产不全　　E. 羊水栓塞

4. 某妇女,30岁,因意外妊娠行吸宫术,手术中突然感觉胸闷、头晕、大汗淋漓,测血压80/50 mmHg,脉搏50次/分,此时考虑(　　)。

A. 子宫穿孔　　B. 人工流产综合征　　C. 吸宫不全

D. 失血性休克　　E. 脏器损伤

A型选择题参考答案

1～4　EBBB

(刘　丹)

实训九
经腹输卵管结扎手术的护理

一、实训目的

(1) 能熟练完成经腹输卵管结扎术的手术前准备。

(2) 简述经腹输卵管结扎术的操作步骤。

(3) 关心、爱护患者,态度认真、亲切。

二、实训内容与步骤

(一) 实训前准备

1. 用物准备

(1) 手术器械包及其他用物准备包括消毒用卵圆钳 1 把,输卵管钩(或指板)1 个,弯头无齿卵圆钳 1 把,小直拉钩 2 个,直止血钳 4 把,弯止血钳 4 把,鼠齿钳 2 把,弯蚊钳 4 把,巾钳 4 把,持针器 1 把,无齿镊子及有齿镊子各 1 把,组织剪及线剪各 1 把,尖刀片及圆刀片各 1 片,刀柄 2 把,弯盘 1 个,药杯 2 个,5 mL 注射器 1 个,0 号及 4 号线各 1 团,9×24 弯圆针及弯三角针各 1 枚,6×14 弯圆针 3 枚。双层大包布 1 块,双层方包布 1 块,腹单 1 块,治疗巾 5 块,手术衣 2 件,细纱布 10 块,粗纱布 2 块,消毒手套 2 副。

(2) 计划生育模型、多媒体资料等。

2. 操作者准备

(1) 向患者及家属解释手术无明显疼痛,对今后的生理和心理无明显影响,缓解患者焦虑情绪,消除其心理障碍,促其主动配合手术。

(2) 同腹部手术常规准备。

(3) 术前晚肥皂水灌肠 1 次。

(4) 术前禁食 1 餐。

(5) 术前晚给予镇静剂,如苯巴比妥 0.1 g 或安定 10 mg。

(6) 操作者应在指定地点更衣、换鞋、戴好口罩后才可进入手术间。

(二) 内容与步骤

(1) 排空膀胱,取仰卧位,留导尿管。腹部皮肤常规消毒,铺治疗巾。

(2) 下腹正中耻骨联合上两横指(3~4 cm)做 2 cm 纵切口,逐层切开腹壁。

(3) 提取一侧输卵管,方法有指板取管法、卵圆钳取管法和吊钩取管法三种。找到输卵管伞部后方可结扎。

(4) 近端抽心包埋法结扎输卵管。

(5) 检查无出血后,将输卵管送回腹腔。同法处理对侧输卵管。

(6) 清点器械、纱布,关闭腹腔,手术结束。

三、实训提示

(1) 手术时关心、爱护患者,态度认真、亲切。

(2) 严格执行无菌操作,器械护士应注意力集中,熟悉手术操作步骤,按顺序递送器械和敷料。手术前、手术后清点用物无误。

(3) 巡回护士应随时注意患者情况,有异常情况时及时向手术医生报告。

四、实训思考

(一) 简答题

经腹输卵管结扎术的手术器械包里有哪些器械?

(二) A型选择题(以下每一道题有A、B、C、D、E五个备选答案,请从中选择一个最佳答案)

1. 下列哪项是经腹输卵管结扎术的避孕机制?(　　)

A. 阻止精子进入宫腔
B. 影响子宫内膜,不利于孕卵着床
C. 影响输卵管的蠕动速度
D. 阻止精子、卵子相遇
E. 干扰内分泌调节

2. 判断输卵管绝育是否成功,可靠的方法是(　　)。

A. 输卵管通液术
B. 宫腔镜检查
C. 子宫输卵管碘油造影术
D. 腹腔镜检查
E. 阴道镜检查

A型选择题参考答案

1～2　D C

(刘　丹)

实训十
阴道冲洗

一、实训目的

(1) 说出阴道冲洗的目的。

(2) 能熟练进行阴道冲洗操作。

(3) 动作轻柔,态度严肃,关爱患者,保护患者隐私。

二、实训内容与步骤

(一) 实训前准备

1. 用物准备

(1) 物品准备:橡胶单 1 块,治疗巾 1 块,无菌冲洗桶 1 个,带调节器的橡皮管 1 根,阴道冲洗头 1 个,弯盘 1 个,便盆 1 个,无菌干棉球 1～2 个,遵医嘱准备冲洗液。

(2) 冲洗液准备:①冲洗桶盛冲洗液 500～1000 mL,温度以 38～41 ℃为宜;②冲洗桶挂在高于床面 60～70 cm 处;③取出无菌阴道冲洗头放置在弯盘内。

2. 患者准备

(1) 排尿。

(2) 取膀胱截石位。

(3) 臀下放置便盆。

3. 检查者准备

(1) 携带用物到患者床旁,核对患者床号、姓名。

(2) 向患者解释操作的目的、方法及可能的感受,以取得患者配合。

(二) 内容与步骤

(1) 戴一次性手套。

(2) 冲洗桶橡皮管接上阴道冲洗头,挂在冲洗架上,排出橡皮管内空气。

(3) 右手持阴道冲洗头,用冲洗液冲洗外阴部(阴道冲洗头不能接触外阴部)。

(4) 用左手分开小阴唇,将阴道冲洗头沿阴道侧壁缓慢插入阴道至阴道后穹隆。

(5) 将阴道冲洗头围绕子宫颈轻轻上下左右移动,以 7～10 min 内流量约 1000 mL 的速度冲洗。

(6) 冲洗液剩下 100 mL 时,将阴道冲洗头向下压,使阴道内液体流出,抽出阴道冲洗头,再次冲洗外阴部。

(7) 扶起患者坐于便盆上,使阴道内残留的液体流出。

(8) 撤去便盆,用干棉球擦干外阴部并整理好床铺。

(9) 冲洗液将流尽时,关闭开关。

三、实训提示

(1) 操作时检查者应动作轻柔,态度亲切。

(2) 检查前嘱患者排空膀胱;检查完毕协助患者整理衣裤。

(3) 向患者交代注意事项。

四、实训思考

(一) 简答题

简述阴道冲洗的操作步骤。

(二) A型选择题(以下每一道题有A、B、C、D、E五个备选答案,请从中选择一个最佳答案)

1. 哪段时间可做阴道冲洗?(　　)

A. 月经期　　B. 妊娠期

C. 月经后3日至月经来潮前2日　　D. 产褥期

E. 阴道流血期间

2. 阴道冲洗一次的冲洗液量为(　　)。

A. 100～300 mL　　B. 300 mL　　C. 400 mL

D. 500～1000 mL　　E. 500 mL

A型选择题参考答案

1～2　C D

(靳　晶)

实训十一
会阴湿热敷

一、实训目的

(1) 说出会阴湿热敷的目的。
(2) 能熟练进行会阴湿热敷操作。
(3) 关心、爱护患者,态度认真、亲切。

二、实训内容与步骤

(一) 实训前准备

1. 用物准备

橡胶单1块,棉垫1块,治疗巾1块,医用凡士林,有盖搪瓷缸1个,无菌纱布2块,无菌镊子2把,若干块浸泡在沸水或煮沸的50%硫酸镁溶液中的纱布备用。

2. 患者准备

(1) 排尿。
(2) 取膀胱截石位。
(3) 用屏风遮挡。

3. 检查者准备

(1) 携带用物到患者床旁,核对患者床号、姓名。
(2) 向患者解释操作的目的、方法、效果,以取得其配合。

(二) 内容与步骤

(1) 臀下垫橡胶单。
(2) 先行会阴擦洗,清洁外阴局部污垢。
(3) 在病变部位先涂一薄层凡士林,盖上无菌纱布。
(4) 敷上浸有50%硫酸镁溶液的温纱布。
(5) 盖上棉垫保温。
(6) 3~5 min更换一次热敷垫,也可将热水袋放在棉垫外保温,减少热敷垫更换次数。
(7) 热敷持续时间15~30 min。
(8) 更换清洁会阴垫并整理床铺。
(9) 洗手、记录。

三、实训提示

(1) 操作时检查者应动作轻柔,态度亲切。

(2) 检查前嘱患者排空膀胱，检查完毕协助患者整理衣裤。

(3) 向患者交代注意事项。

四、实训思考

(一) 简答题

简述会阴湿热敷的操作步骤。

(二) A型选择题(以下每一道题有A、B、C、D、E五个备选答案，请从中选择一个最佳答案)

(1～3题共用题干)

李女士，妊娠期高血压，产后2日，外阴水肿未消退。

1. 请问李女士采用哪项局部治疗较恰当？(　　)

A. 坐浴　　B. 会阴冷敷法　　C. 会阴热敷法
D. 阴道冲洗法　　E. 水肿刺破加用抗生素

2. 做此项局部治疗不需要的器具是(　　)。

A. 纱布垫　　B. 橡皮布　　C. 治疗碗
D. 热源　　E. 冲洗橡皮管及冲洗头

3. 做此项局部治疗的溶液是(　　)。

A. 50%硫酸镁溶液　　B. 0.2%苯扎溴铵溶液　　C. 1%乳酸溶液
D. 1∶5 000高锰酸钾溶液　　E. 4%碳酸氢钠溶液

A型选择题参考答案

1～3　C E A

(靳　晶)

实训十二
阴道或宫颈上药

一、实训目的

(1) 说出阴道或宫颈上药的目的。

(2) 能熟练进行阴道或宫颈上药操作。

(3) 动作轻柔,关爱患者,保护患者隐私。

二、实训内容与步骤

(一) 实训前准备

1. 用物准备

阴道窥器1个,长镊子1把,一次性手套1副,无菌纱布若干、无菌干棉球若干、消毒长棉棒及带尾线棉球,一次性软垫1块,各种治疗用的药液、药粉及药片等。

2. 患者准备

(1) 排尿。

(2) 取膀胱截石位。

(3) 臀下垫一次性会阴垫。

3. 检查者准备

向患者解释操作目的及注意事项,以取得其配合。

(二) 内容与步骤

1. 滴虫阴道炎

(1) 阴道冲洗:用0.5%醋酸溶液或1%乳酸溶液冲洗后用纱布吸干。

(2) 上药:于阴道后穹隆处放甲硝唑泡腾片,每日1次,7～10日为1个疗程。也可教会患者每晚临睡前用0.5%醋酸溶液或1%乳酸溶液灌洗后,用右手示指、中指夹持药片放至阴道后穹隆部。

2. 外阴阴道假丝酵母菌病

(1) 阴道冲洗:用2%～4%碳酸氢钠溶液进行阴道冲洗后用纱布吸干。

(2) 上药:将咪康唑栓剂或制霉菌素栓剂置于阴道后穹隆处,每日1次,7～10日为1个疗程。

3. 非特异性阴道炎及老年性阴道炎

(1) 阴道冲洗:用0.5%醋酸溶液或1%乳酸溶液冲洗后用纱布吸干。

(2) 喷洒药物:磺胺嘧啶、呋喃西林、土霉素、己烯雌酚等,或冲洗后涂药膏,如新霉素、氯霉素、己烯雌酚、鱼肝油等。

4. 宫颈炎

(1) 20%～50%硝酸银溶液:用蘸有药液的长棉签涂遍宫颈糜烂面,再插入宫颈管内,深度约0.5 cm,稍后用生理盐水棉球洗去表面多余的药液,最后用干棉球吸干。每周1次,1个月为1个疗程。

(2) 宫颈棉球上药:用带尾线的棉球蘸药粉后塞于宫颈处,将尾线置于阴阜侧上方并用胶布固定,让患者在上药后12～24 h取出。

三、实训提示

(1) 操作时检查者应动作轻柔,态度亲切。

(2) 检查前嘱患者排空膀胱,检查完毕协助患者整理衣裤。

(3) 向患者交代注意事项。

四、实训思考

(一) 简答题

如何为滴虫阴道炎的患者进行阴道上药?

(二) A型选择题(以下每一道题有A、B、C、D、E五个备选答案,请从中选择一个最佳答案)

1. 在阴道、宫颈上药时,随药塞进阴道的带尾线棉球,嘱患者何时取出?(　　)

A. 术后12～24 h　B. 术后2～4 h　C. 术后6～8 h
D. 术后30 h　E. 术后48 h

2. 外阴阴道假丝酵母菌病选用何种药液冲洗阴道?(　　)

A. 0.5%醋酸溶液　B. 1∶5 000高锰酸钾溶液　C. 1%乳酸溶液
D. 2%～4%碳酸氢钠溶液　E. 生理盐水

3. 滴虫阴道炎应选用何种药液冲洗阴道?(　　)

A. 1∶2000苯扎溴铵溶液　B. 5∶1 000碘伏溶液　C. 1%乳酸溶液
D. 2%～4%碳酸氢钠溶液　E. 生理盐水

4. 下列哪种阴道炎不用酸性溶液冲洗?(　　)

A. 外阴阴道假丝酵母菌病　B. 老年性阴道炎　C. 幼女性阴道炎
D. 滴虫阴道炎　E. 慢性宫颈炎

A型选择题参考答案

1～4　A D C A

(靳　晶)

实训十三

会阴切开缝合术的护理

一、实训目的

(1) 能熟练完成会阴切开缝合术的手术前准备。

(2) 协助医师完成会阴切开缝合术。

(3) 严谨、热情、真诚、细心，能体现良好的护理职业素质。

二、实训内容与步骤

(一) 实训前准备

1. 用物准备

会阴切开剪或钝头直剪刀 1 把、20 mL 注射器 1 个、长穿刺针头 1 个、弯止血钳 4 把、巾钳 4 把、有齿镊子 1 把、持针器 1 把、三角缝合针 1 枚、圆缝合针 1 枚、1 号丝线 1 团、0 号肠线 1 根、治疗巾 4 块、纱布 10 块、0.25%～0.5%普鲁卡因 20 mL 或 2%利多卡因 5 mL 等。

2. 会阴模型准备

3. 手术者准备

(1) 换鞋，穿洗手衣，戴帽子、口罩。

(2) 打开无菌包外层，洗手，会阴消毒，铺无菌巾。

(3) 穿无菌手术衣，戴无菌手套，打开手术包，清点用物。

(4) 阴部神经阻滞麻醉或局部麻醉。

(二) 内容与步骤

(1) 会阴后-侧切开。手术者左手示指、中指伸入胎先露与阴道侧后壁之间，右手持剪刀于会阴后联合中线偏左约 0.5 cm 处，与会阴后联合中线成 45°(会阴高度膨隆时 60°)，于子宫收缩时剪开会阴皮肤与黏膜，切口一般为 3～4 cm。注意皮肤与黏膜切口长度一致。用纱布压迫止血，有明显的血管出血时应予以钳夹、结扎。

(2) 会阴缝合。胎儿胎盘娩出后缝合伤口，为防止手术视野不清晰，应用纱布条塞住阴道，充分暴露手术视野。用 0 号肠线从阴道黏膜切口顶端上 0.5 cm 处开始间断缝合，达处女膜外缘打结，同号肠线间断缝合深肌层，注意不留死腔。1 号丝线间断缝合皮下组织及皮肤。打结不宜过紧，注意解剖层次的恢复。手术后取出阴道纱布，阴道检查有无残留裂口及阴道血肿。

(3) 肛门检查。常规肛门检查有无肠线穿透直肠黏膜，如有，应立即拆除，重新消毒缝合。

(4) 清点用物。

三、实训提示

(1) 要求护生视模型为产妇,关心、爱护产妇,动作轻柔,态度亲切。

(2) 注意培养护生的无菌操作观念。

四、实训思考

(一) 简答题

(1) 会阴切开缝合术的适应证有哪些?

(2) 简述会阴切开缝合术的用物准备。

(二) A型选择题(以下每一道题有A、B、C、D、E五个备选答案,请从中选择一个最佳答案)

1. 会阴切开缝合术的产妇,手术后宜采取的体位是(　　)。

A. 俯卧位　　B. 半卧位　　C. 健侧卧位

D. 伤口侧卧位　　E. 平卧位

2. 会阴切开缝合术的适应证不包括(　　)。

A. 会阴条件不良　　B. 第二产程延长　　C. 胎儿窘迫

D. 初产妇需产钳助产　　E. 糖尿病产妇

3. 会阴切开缝合术术后切口若感染流脓时,应该(　　)。

A. 立即拆线引流　　B. 延期拆线　　C. 手术后3～5日拆线

D. 红外线照射　　E. 95%乙醇溶液湿敷或冷敷

4. 会阴后-侧切开在通常情况下应使剪刀切线与会阴后联合中线成多少度角?(　　)

A. 45°　　B. 60°　　C. 90°　　D. 30°　　E. 55°

A型选择题参考答案

1～4　C E A A

(于　蕾)

参考文献

references

[1] 谢幸,苟文丽.妇产科学[M].8版.北京:人民卫生出版社,2013.
[2] 郑修霞.妇产科护理学[M].5版.北京:人民卫生出版社,2012.
[3] 夏海鸥.妇产科护理学[M].3版.北京:人民卫生出版社,2014.
[4] 谢幸.妇产科学[M].2版.北京:人民卫生出版社,2009.
[5] 张新宇.妇产科护理学[M].2版.北京:人民卫生出版社,2008.
[6] 郑修霞.妇产科护理学[M].2版.北京:北京大学医学出版社,2008.
[7] 王娅莉.妇产科护理学[M].北京:高等教育出版社,2009.
[8] 柏树令.系统解剖学[M].7版.北京:人民卫生出版社,2008.
[9] 邹仲之,李继承.组织学与胚胎学[M].7版.北京:人民卫生出版社,2008.
[10] 全国护士执业资格考试用书编写专家委员会. 2014全国护士执业资格考试指导同步练习题集[M].北京:人民卫生出版社,2013.
[11] 护士执业资格考试专家组. 2014护士执业资格考试试题金典[M].北京:人民卫生出版社,2013.
[12] 王玉升. 2014全国护士执业资格考试考点与试题精编[M].北京:人民卫生出版社,2013.
[13] 何仲,吴丽萍.妇产科护理学[M].北京:中国协和医科大学出版社,2014.
[14] 丰有吉,沈铿.妇产科学[M]. 北京:人民卫生出版社,2005.
[15] 罗琼,刁桂杰,孙婉萍.妇产科护理技术[M].武汉:华中科技大学出版社,2010.
[16] 刘文娜.妇产科护理[M].2版. 北京:人民卫生出版社,2008.
[17] 任新贞.妇产科护理学[M]. 北京:人民卫生出版社,2006.
[18] 陈霞云,吴培英.妇产科护理学[M]. 西安:第四军医大学出版社,2010.
[19] 周慧珍.妇产科护理学[M]. 北京:科学出版社,2008.
[20] 张慧敏. 妇产科护理学[M]. 西安:第四军医大学出版社,2007.
[21] 杜立丛. 妇产科护理学[M]. 北京:科学出版社,2007.
[22] 罗琼. 妇产科护理学[M].北京:科学出版社,2010.
[23] 曹艳萍,李金芝.妇产科护理学[M].合肥:安徽科学技术出版社,2010.
[24] 乔杰.妇产科教学案例选编[M].北京:北京大学医学出版社,2007.